CAMBRIDGE
HISTÓRIA DA
MEDICINA

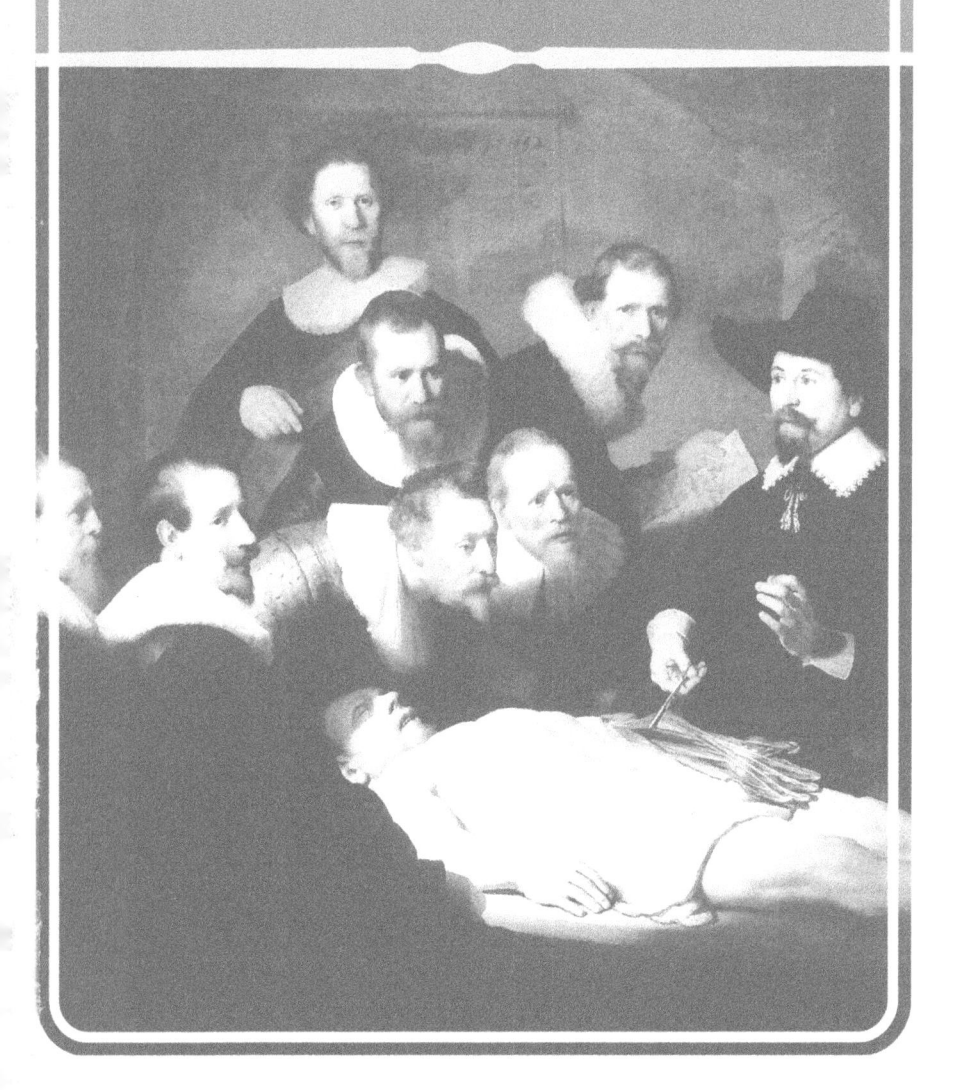

CAMBRIDGE
HISTÓRIA DA MEDICINA

Roy Porter

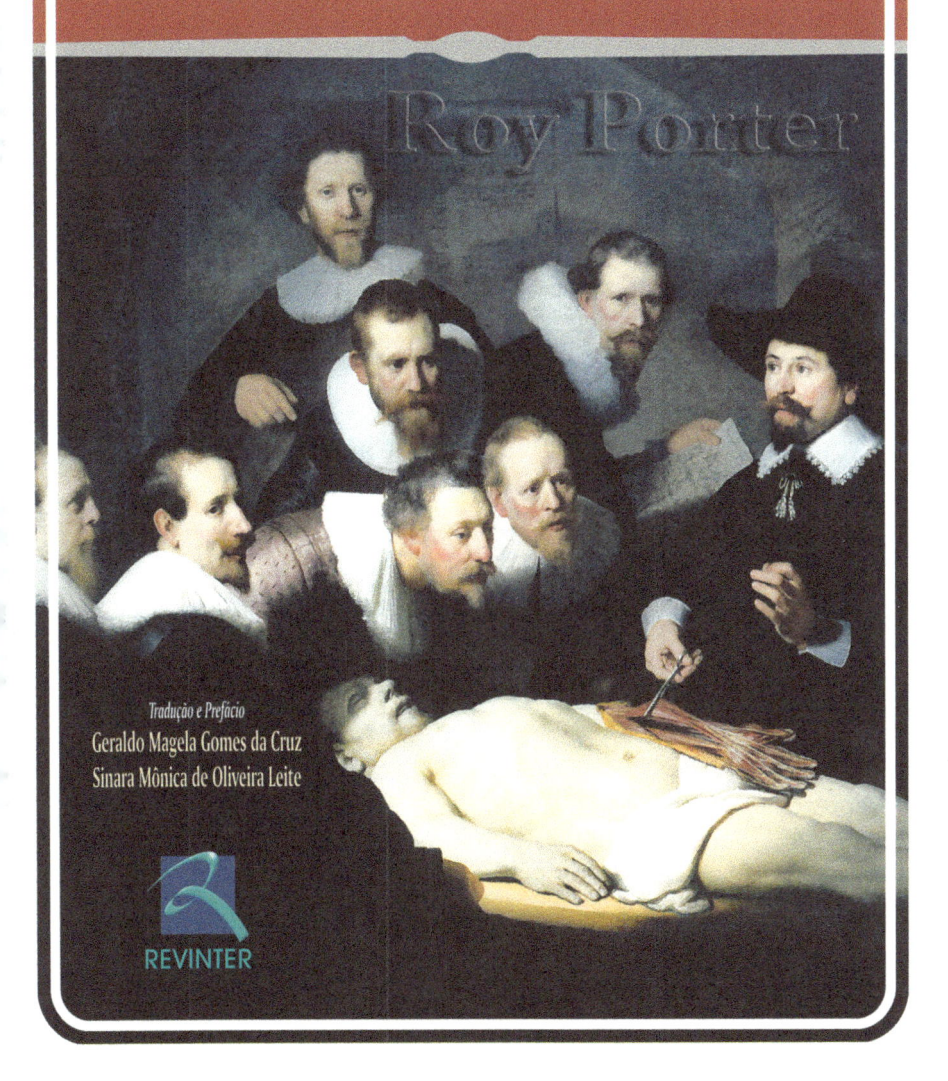

Tradução e Prefácio
Geraldo Magela Gomes da Cruz
Sinara Mônica de Oliveira Leite

REVINTER

Cambridge – História da Medicina
Copyright © 2008 by Livraria e Editora Revinter Ltda.

ISBN 978-85-372-0176-3

Todos os direitos reservados.
É expressamente proibida a reprodução
deste livro, no seu todo ou em parte,
por quaisquer meios, sem o consentimento
por escrito da Editora.

Tradução:
GERALDO MAGELA GOMES DA CRUZ
Doutor em Medicina
Professor Titular de Coloproctologia da Faculdade de Ciências Médicas de Minas Gerais
Chefe do Serviço de Coloproctologia da Santa Casa de Belo Horizonte, MG
Ex-Diretor Geral da Faculdade de Ciências Médicas de Minas Gerais
Research Fellow at the Harrison Department of the University of Pennsylvania, Philadelphia, USA
Acadêmico Titular da Cadeira 54 da Academia Mineira de Medicina
Membro Titular do Instituto Mineiro de História da Medicina, Cadeira 22
Membro Titular do Instituto Histórico e Geográfico de Minas Gerais (IHGMG)
Ex-Presidente da Sociedade Brasileira de Coloproctologia (SBCP)
Ex-Presidente da Sociedade Mineira de Coloproctologia (SMCP)
Vice-Presidente da *International Society of University Colon and Rectal Surgeons*
Membro Titular: Sociedade Brasileira de Coloproctologia (TSBCP),
Sociedade Mineira de Coloproctologia (SMCP), Associação Médica de Minas Gerais (AMMG),
Associação Médica Brasileira (AMB), *Associación Latinoamericana de Coloproctología (ALACP)*,
Colégio Brasileiro de Cirurgiões (CBC), *The American Society of Colon and Rectal Surgeons (ASCRS)*,
*The American Medical Association (AMA), Sociedad Paraguaya de Cirugía y Coloproctología,
International College of Surgeons (ICS) e International Society of University Colon and
Rectal Surgeons (ISUCRS)*

SINARA MÔNICA DE OLIVEIRA LEITE
Doutora em Medicina
Professora-Assistente da Disciplina de Coloproctologia da
Faculdade de Ciências Médicas de Minas Gerais
Assistente do Serviço de Coloproctologia da Santa Casa de Belo Horizonte, MG
Membro Titular: Sociedade Brasileira de Coloproctologia (TSBCP),
Sociedade Mineira de Coloproctologia (SMCP), Associação Médica de Minas Gerais (AMMG),
Associação Médica Brasileira (AMB), *Associación Latinoamericana de Coloproctología (ALACP)* e
International Society of University Colon and Rectal Surgeons (ISUCRS)

Título original:
The Cambridge History of Medicine
Copyright © 2006 by Cambridge University Press

Livraria e Editora REVINTER Ltda.
Rua do Matoso, 170 – Tijuca
20270-135 – Rio de Janeiro – RJ
Tel.: (21) 2563-9700 – Fax: (21) 2563-9701
livraria@revinter.com.br – www.revinter.com.br

A História da Medicina de Cambridge

Tendo por cenário a preocupação sem precedentes com o futuro dos cuidados da saúde, *Cambridge – História da Medicina* faz uma avaliação da ascensão da medicina no Ocidente desde os tempos clássicos até o presente. Abrangendo tanto a história social como a científica da medicina, esta obra traça a cronologia dos principais desenvolvimentos e eventos combinados com questões, descobertas e controvérsias que envolveram e caracterizaram o progresso médico. Os autores compuseram uma narrativa que une doença, médicos, cuidados primários, cirurgia, surgimento de hospitais, tratamento com drogas e farmacologia, doença mental e psiquiatria. Este livro ressalta os desenvolvimentos cruciais dos últimos 150 anos, mas também examina as medicinas clássica, medieval e islâmica, bem como a do leste asiático. Uma obra competente e acessível, *Cambridge – História da Medicina* destina-se a leitores que desejam uma introdução viva à história médica.

Roy Porter (1946-2002), Professor Émerito de História Social da Medicina do *Wellcome Trust Center for the History of Medicine* na *University College London*, é autor de mais de 200 livros e artigos, entre os quais *Doctor of Society: Thomas Beddoes and the Sick Trade in Late Enlightenment England* (1991), *London: A Social History* (1994), *The Greatest Benefit to Mankind: A Medical History of Humanity* (1997) e *Bodies Politic: Disease, Death and Doctors in Britain, 1650-1900* (2001).

Agradecimentos dos Mapas

Foram envidados esforços para a obtenção da permissão para o uso do material protegido por direitos autorais listado a seguir; os editores pedem desculpas por quaisquer erros ou omissões e serão bem-vindas as observações do leitor nesse sentido.

MAPAS E DIAGRAMAS

1. adaptado de "The bubonic plague" por C. McEvedy; Copyright (1988) *Scientific American* Inc., todos os direitos reservados; 2. de "North America" por Frank C. Innes, em *The Cambridge World History of Human Disease* (Cambridge University Press, 1993); 3. de Paul F. Russell, Luther S. West e Reginald D. Manwell, *Practical Malariology* (W. B. Saunders, 1946), fig. 128; 4. de George K. Strode (ed.), *Yellow Fever* (McGraw-Hill, 1951), fig. 67; 5. adaptado de Edward P. Cheyney, *The Dawn of a New Era, 1250-1453* (Harper & Row, 1962); 6. reproduzido, com permissão, de WHO, de "The current global situation of the HIV/AIDS pandemic", *Weekly Epidemiological Record* vol. 70 (2), 8 (1995), map 2; 7. dados de Population Reference Bureau, *World Population Data Sheet*, 1995; 8. reproduzido, com permissão, de WHO, de "World malaria situation, 1989, Parts I and II", *Weekly Epidemiological Record* vol. 66 (22-23), 157-63, 167-70 (1991), Map 91363.

Prefácio da Edição Brasileira

> "A história é isto. Todos somos o fio do tecido que as mãos do tecelão vai compondo, para servir aos olhos vindouros, com os seus vários aspectos morais e políticos."
>
> Joaquim Maria Machado de Assis (21/06/1839 – 29/09/1908).
> Morte de Floriano (*in:* Memórias Póstumas, pág. 120).

> "Vejam a vantagem de escrever: o escrito traz a assinatura dos amores, dos ciúmes, das esperanças e das lágrimas."
>
> Joaquim Maria Machado de Assis (21/06/1839 – 29/09/1908).
> Flor Anônima (*in:* Obra Completa, pág. 1121).

> "Contar é muito, muito dificultoso. Não pelos anos que se já passaram. Mas pela astúcia que têm certas coisas passadas – de fazer balance, de se remexerem dos lugares". "O senhor sabe?: não acerto no contar, porque estou remexendo o vivido longe alto, com pouco caroço, querendo esquentar, demear, de feito, meu coração, naquelas lembranças. Ou quero enfiar a idéia, achar o rumorzinho forte das coisas, caminho do que houve e do que não houve. Às vezes não é fácil. Fé que não é."
>
> João Guimarães Rosa (27/06/1908 – 19/11/1967).
> Grande Sertão: Veredas (pág. 273).

Há sete anos, recebemos o convite da Revinter para traduzir o maravilhoso livro *Cambridge – História Ilustrada da Medicina*, editado por Roy Porter, um verdadeiro gênio nesta vertente literária. Antes de ser um trabalho, o encargo foi, para nós, um privilégio ímpar, pois, além do conteúdo singular, do fascínio exercido pela narrativa, sentimos a presença, em nossos dias, postos ante nossa contemplação, centenas de anos depois, de atos e fatos interligados à esta arte e ciência hipocrática milenar, tão antiga quanto o próprio homem.

Confessamos – e esta é uma confissão, também, da Revinter e de tantos colegas que leram o livro traduzido: a edição traduzida ficou mais maravilhosa que a edição original. O sucesso foi tão grande, que, esgotada a edição, a Editora pensou, antes mesmo de reeditá-la, em produzir uma edição compactada, suprimindo o que mais encareceu a obra – a documentação fotográfica em cores – possibilitando, destarte, difundir ainda mais o conhecimento da história da

Medicina. Esta preocupação da Revinter – possibilitar e facilitar a difusão da cultura – é que destaca esta Editora de tantas outras.

E a Revinter não poderia ter escolhido ocasião mais feliz para editar este livro, que dignifica a arte e a ciência médicas: o ano do centenário dos dois monstros sagrados de nossa literatura – centenário de morte de Joaquim Maria Machado de Assis (21/06/1839 – 29/09/1908) e de nascimento de João Guimarães Rosa (27/06/1908 – 19/11/1967). Reproduzimos, na epígrafe do prefácio, pensamentos destes dois magos de nossa literatura, que traduzem o valor que ambos atribuíam à história, o que inclui a história da Medicina.

Assim, quando recebemos o convite da Revinter para proceder a uma revisão de todo o texto do livro e de seus conteúdos pré-textuais, visando editá-lo em forma mais compacta para atingir o grande público e difundir, ainda mais, a cultura, aceitamos sem titubear, pois encontramos respaldo em sábios conselhos dos nossos dois aniversariantes centenários: *"Tu tens pressa de envelhecer, e o livro anda devagar; tu amas a narração direita e nutrida, o estilo regular e fluente, e este livro e o meu estilo são como os ébrios, guinam à direita e à esquerda, andam e param, resmungam, urram, gargalham, ameaçam o céu, escorregam e caem..."* Joaquim Maria Machado de Assis (21/06/1839 – 29/09/1908). Memórias Póstumas de Brás Cubas (pág. 102). *"Mestre não é quem sempre ensina; mestre é quem de repente aprende."* (...) *"Meu lema é: a linguagem e a vida são uma cosa só." "O idioma é a única porta para o infinito, mas infelizmente está oculto sob montanhas de cinzas." "A língua e eu somos um casal de amantes que juntos procriam apaixonadamente." "Quem se sente responsável pela palavra ajuda o homem a vencer o mal." "O que é para ser – são as palavras."* João Guimarães Rosa (27/06/1908 – 19/11/1967). Grande Sertão: Veredas (pág. 128).

Todos nós, que amamos a Medicina como arte e ciência, e reverenciamos escrever e ler, sem falsos pudores, não podemos, nos esquivar da confissão do pecado da inveja: gostaríamos de ter escrito esta monumental obra – *Cambridge – História da Medicina*. Todavia, se não tivemos este privilégio de escrever, tivemos a honra inenarrável de traduzi-lo e fazer sua revisão. Traduzir um livro não se resume a traduzir palavras e frases. Traduzir um livro é traduzir as entrelinhas e os sentimentos, é ler o pensamento do autor, é escrever não o que ele disse ou escreveu, mas o que ele pensou, é adivinhar seus pensamentos. Traduzir é contar a história do autor com nossas palavras, sem jamais trair seus pensamentos. E o que significou para nós traduzir esta obra? *"Quand on cherche à traduire, il faut choisir son auteur, comme on choisir un ami, d'un goût conforme au notre"* ("Quando se procura traduzir, cumpre escolher o seu autor, como se escolhe um amigo, de um gosto conforme ao nosso"), afirmou Voltaire (1694-1788), em *Le Sottisier*. E podemos afirmar, sem melindres e sem falsa modéstia, que fizemos o melhor que pudemos, mantendo a autenticidade dos dados da Medicina Ciência, com suas informações técnicas, históricas e científicas, dos autores, com a nossa razão; e mantivemos a veracidade da Medicina Arte, reproduzindo, com fidedignidade, os sonhos e os devaneios dos autores, com nosso coração.

E não poderíamos deixar de externar nosso agradecimento à Editora Revinter, na pessoa de seus diretores Sergio e Laércio Dortas, por nos terem confiado a tradução deste tesouro da Medicina.

Sentimo-nos extremamente gratificados por sermos os intermediários entre vocês, leitores, que optaram pelo conforto de ler este maravilhoso livro em nossa própria língua, e a obra editada por Porter.

Prof. Dr. Geraldo Magela Gomes da Cruz
Profa. Dra. Sinara Mônica de Oliveira Leite

Sumário

Introdução 1

1. História da Doença 11
Kenneth F. Kiple

2. Ascensão da Medicina 47
Vivian Nutton

3. O que É Doença? 73
Roy Porter

4. Cuidados Primários 105
Edward Shorter

5. Ciência Médica 141
Roy Porter

6. Hospitais e Cirurgia 181
Roy Porter

7. Tratamento por Drogas e Surgimento da Farmacologia . . 217
Miles Weatherall

8. Doença Mental 243
Roy Porter

9. Medicina, Sociedade e Estado 265
John Pickstone

10. Olhando para o Futuro (1996) 303
Geoff Watts

ADENDO

Olhando para o Futuro Revisitado. 335
Geoff Watts

Guia de Referência. 347
    Cronologia 349
    Principais Doenças Humanas. 363
    Notas 369
    Leituras Recomendadas 375
    Índice das Personalidades Médicas. 387
    Índice Remissivo 399

CAMBRIDGE
HISTÓRIA DA
MEDICINA

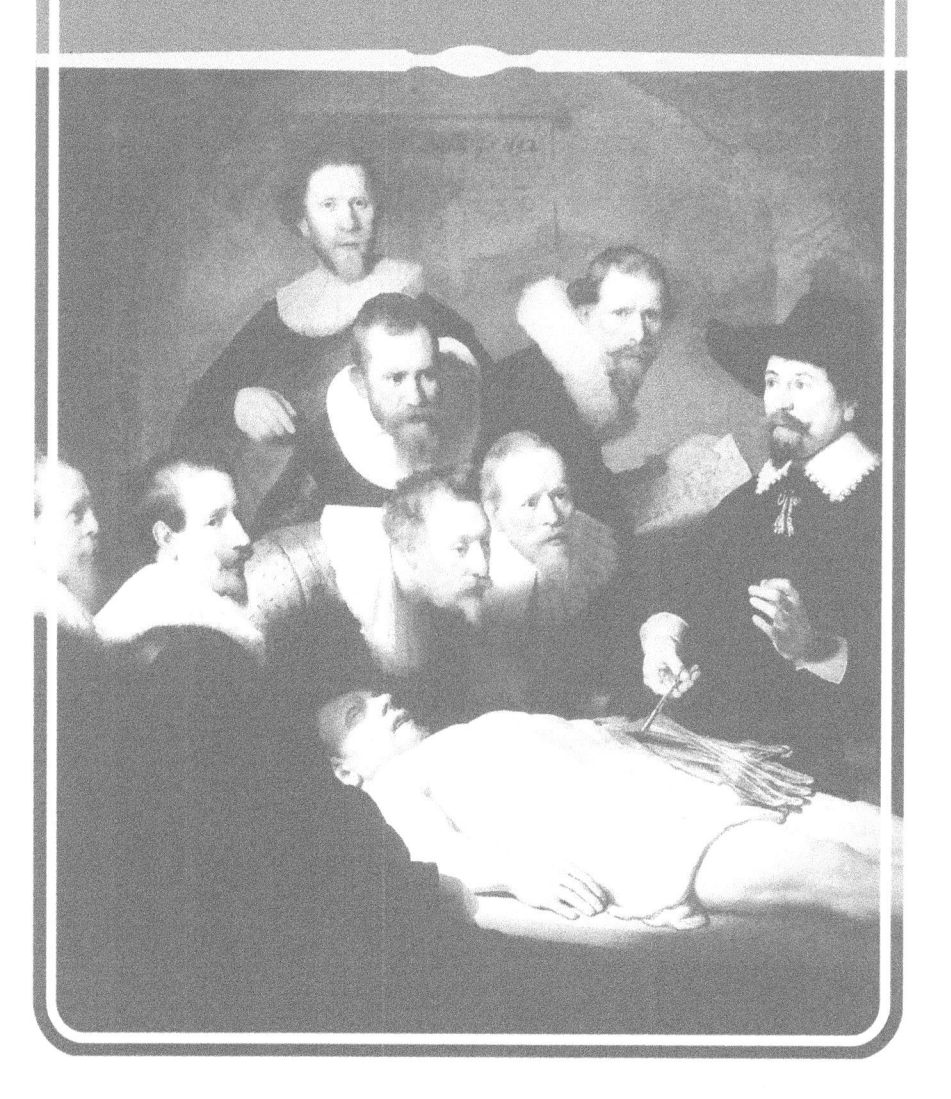

Introdução

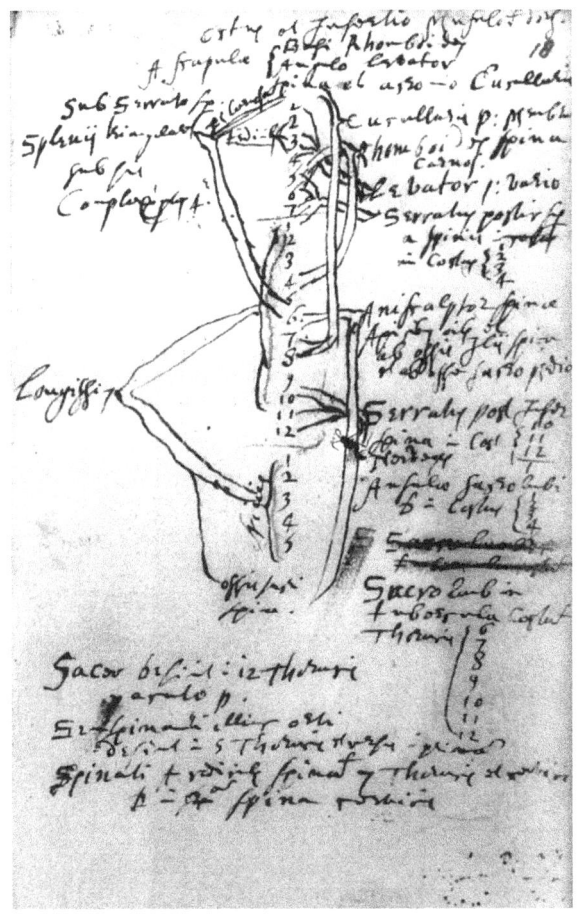

Uma página do manuscrito de William Harvey intitulado *De Musculis* (Sobre os Músculos) (1619), atualmente no Museu Britânico. A Medicina avançou de uma prática tradicional para a pesquisa científica, uma vez que os anatomistas renascentistas, como Harvey, iniciaram a dissecção sistemática do corpo humano e expuseram, pela primeira vez, seus vários sistemas. A observação e os experimentos, no século XVII, colocaram a Medicina em uma posição de vanguarda.

Nunca as pessoas no Ocidente viveram tanto, ou estiveram tão sadias, e nunca as conquistas médicas foram tão grandes. Contudo, paradoxalmente, raramente a Medicina atraiu dúvidas tão intensas e desaprovação como ocorre em nossos dias. Ninguém pode negar que os avanços nos últimos 50 anos – o cume de uma longa tradição de ciência médica – salvou mais vidas que os avanços observados em qualquer era desde o alvorecer da Medicina. Tão apáticos nos tornamos em relação ao progresso médico que se torna muito importante revermos algumas das tremendas inovações aceitas como certas hoje, ainda que absolutamente indisponíveis um ou dois séculos atrás. Esses avanços são discutidos e explicados, detalhadamente, nos capítulos que se seguem. Para servir de introdução, aqui está um breve sumário das mais dramáticas modificações que ocorreram durante a segunda metade do século XXI.

No desencadear da Segunda Grande Guerra Mundial, a penicilina ainda estava latente nos laboratórios e continuou racionada por muitos anos. Antes do advento desta "arma mortal mágica" antibiótica, a pneumonia, a meningite e as infecções similares eram freqüentemente fatais. A tuberculose – também chamada de "praga branca" (N. do T.: porque os portadores de tuberculose apresentavam uma palidez característica) em contraste com a Peste Negra – foi, por muito tempo, a causa isolada mais importante de morte no mundo desenvolvido. Então foi dado o "golpe de misericórdia" com a introdução da vacina BCG (N. do T.: abreviatura de *Bacillus de Calmette-Guerin*) e da estreptomicina nos anos 1940. Os anos 1950 presenciaram a "primeira revolução farmacológica" que se prolongaria pela próxima década. As novas drogas biológicas matam bactérias e melhoram o controle das doenças por deficiências, além de produzirem as medicações efetivas, como a droga psicotrópica clorpromazina, para as doenças mentais. As primeiras vacinas contra a pólio chegaram ao mesmo tempo.

Outros avanços no campo das drogas, notadamente esteróides como a cortisona, tornaram possível tirar vantagem do crescente conhecimento do sistema imunológico. Estudando o problema da rejeição, o desenvolvimento dos imunossupressores abriu vastos campos novos para a cirurgia plástica e dos transplantes. A cardiologia também floresceu. Um marco importante foi a primeira intervenção cirúrgica, em 1944, para as "crianças azuis" (N. do T.: cianose), nascidas com cardiopatia congênita; desde então, a cardiologia pediátrica avançou. A cirurgia cardíaca aberta data dos anos 1950; as operações de *bypass* (N. do T.: curto-circuito por interposição de órgãos ocos e tubos de várias naturezas), outro avanço, tiveram início em 1967.

Naquele tempo, a cirurgia estava começando a assemelhar-se a uma viagem espacial, e, da mesma forma, estava capturando a imaginação do público; parecia não conhecer limites. A substituição de órgãos tinha se desenvolvido, primeiramente com rins. Os transplantes tornaram-se manchetes em 1967, quando Christian Barnard costurou o coração de uma mulher em Louis Washkansky, que sobreviveu por 18 dias. Em meados dos anos 1980, centenas de transplantes estavam sendo realizados a cada ano, apenas nos Estados Unidos, com dois terços dos receptores sobrevivendo cinco anos ou mais. Durante os últimos 50 anos, a cirurgia não somente cresceu: sua natureza transformou-se. No início do século XX, a essência da cirurgia repousava sobretudo na extirpação: localizar a lesão e ressecá-la (procedimento freqüentemente efetivo, embora brutal). Atualmente a filosofia cirúrgica sofisticou-se, tornando-se mais ligada à reconstituição orgânica e funcional e à criação e trocas orgânicas.

Ao lado desses avanços da intervenção cirúrgica, a ciência médica tem contribuído para a cura das doenças. Evoluções tecnológicas, como microscópios eletrônicos, endoscópios, tomografias axiais computadorizadas (CAT), tomografias por emissão de pósitrons (PET), ressonância magnética nuclear de imagens (MRI), *lasers*, rastreadores e ultra-sons, criaram uma revolução na capacidade diagnóstica da Medicina. Os *lasers* trouxeram a microcirurgia. Pulmões de aço, máquinas de hemodiálise, máquinas coração-pulmão e marca-passos ocuparam lugares importantes entre a parafernália propedêutica da Medicina. Entrementes, a pesquisa em ciência básica vem transformando nossa compreensão do corpo e das batalhas contra as doenças que nele se instalam. Em particular, a genética e a biologia molecular têm sido alvos de desenvolvimentos incríveis, após a descoberta de Francis Crick e James Watson, da estrutura duplo-helicoidal do DNA (N. do T.: ácido desoxirribonucléico) e da quebra do código genético, em 1953. O estudo das estruturas e a engenharia genética induziram grandes progressos. Ao mesmo tempo, a química cerebral abriu novos horizontes para a Medicina: as pesquisas sobre endorfinas descobriram e conheceram, a fundo, os segredos da dor; a manipulação sintética de neurotransmissores, como a L-dopa (N. do T.: 3,4-diidroxi-fenil-alanina), proporcionou tratamentos para a doença de Parkinson (N. do T.: James Parkinson, 1755-1824, médico inglês que descreveu a síndrome neurológica resultante da deficiência da dopamina neurotransmissora, como conseqüência de processos patológicos degenerativos, vasculares, inflamatórios ou medicamentosos, ao nível dos gânglios basais, caracterizando-se, clinicamente, por tremores musculares rítmicos, rigidez de movimentos, face em máscara, entre outros sintomas) e outras desordens do sistema nervoso central. Por tanto tempo negligenciada, a ciência clínica – a aplicação dos métodos científicos na experiência real do doente – ultrapassou seus próprios limites, graças, parcialmente, aos trabalhos clínicos randomizados, desenvolvidos em meados dos anos 1940.

Tais avanços, tanto na ciência quanto na terapêutica, não floresceram casualmente. Eles surgiram dos vastos talentos da Medicina como utilidade social (discutido no Capítulo 9). No Reino Unido, a criação do Serviço Nacional de Saúde (NHS – *National Health Service*) em 1948 constitui uma data memorável, mas as grandes nações em todo o mundo têm devotado grandes recursos públicos e privados para os cuidados médicos. Nos Estados Unidos e em algumas nações da União Européia, mais de 10% do produto interno bruto agora vão para a área da saúde. A Organização Mundial de Saúde (OMS) continua em expansão. Seus programas de prevenção e erradicação de doenças, especialmente nos países em desenvolvimento, têm alcançado retumbantes sucessos, sendo exemplo a erradicação global da varíola, em 1977.

Resumindo, em poucas palavras, dois fatos dão uma poderosa e conflitante evidência do crescente significado da Medicina. Primeiro, a duplicação da população mundial nos últimos 50 anos (algo em torno de 2,5 milhões em 1950 para uma estimativa de 6,250 milhões no ano 2000), uma porcentagem considerável do que tem sido causado por novas intervenções e prevenções médicas. Segundo, a introdução da pílula contraceptiva, que, em teoria, pelo menos, preparou o caminho para um meio simples e seguro capaz de controlar uma explosão populacional. Esses desenvolvimentos são bem conhecidos, mas a familiaridade com os fatos não deve diminuir a realização. Muitas revoluções ocorreram na história humana – a introdução da agricultura, o crescimento das cidades, a imprensa, os grandes avanços científicos no século XVII e as revoluções industriais. Mas não foi senão na última metade do século XX que ocorreu uma revolução médica com dramáticas implicações terapêuticas, se tomarmos como padrão a habilidade digna de confiança de vencermos, em vasta escala, doenças que ameaçam a vida. A saúde e a longevidade do mundo rico e a explosão populacional do mundo pobre, da mesma forma, atestam este fato.

O maior propósito deste livro é estabelecer as mudanças na Medicina em seu contexto histórico. Nós traçamos a longa tradição que surgiu na Antiga Grécia, que, pela primeira vez, colocou a Medicina em bases racionais e científicas. Examinamos as transformações estimuladas pela Renascença e pela Revolução Científica, que agraciou a Medicina com os triunfos da física e da química. Também consideramos a extraordinária contribuição da ciência médica do século XIX, com seus avanços em saúde pública, biologia celular, bacteriologia, parasitologia, anti-sepsia e cirurgia anestésica. Grandes progressos foram obtidos no início do século XX: os raios X, a imunologia, o conhecimento dos hormônios e das vitaminas, a quimioterapia e mesmo a psicanálise.

Como os capítulos seguintes mostram, o conhecimento histórico da Medicina é muito mais que uma cavalgada de triunfos. Ele envolve a tentativa de explicar os antecedentes mais distantes e indiretos das modificações modernas, para relatar por que um caminho foi escolhido e não outro, alternativo, para examinar as inter-relações dos aspectos teóricos e práticos da Medicina, ciência, cura, médico e paciente; analisar as relações entre a comunidade e o indivíduo; e, não menos importante, revelar o pensamento – freqüentemente, bizarro e não científico, para nossa concepção – acerca dos fatos sobre os quais se baseiam os sistemas fisiológicos e terapêuticos concebidos no passado.

Mas a *História Ilustrada da Medicina* também tenta ir além, contando a história da ascensão da Medicina e de sua interação com a ciência, com a sociedade e com o público. Pretende, através da análise histórica, colocar a Medicina sob o microscópio e levantar questões sobre as grandes forças que alimentaram o progresso médico durante os séculos e que continuam a fazê-lo até nossos dias. Quem tem controlado a Medicina? Tem sido ela modelada por oferta ou por demanda, por força de dinheiro e por pressões do mercado? O quanto ela tem preenchido adequadamente as necessidades do doente? O quanto ela tem sido responsiva aos desejos da profissão médica? Qual tem sido o papel do Estado no financiamento e no direcionamento da cura?

O livro propõe, assim, questões sobre o papel social e político da Medicina. Se sua tarefa visa, obviamente, ao lado bom que é a cura, ela poderia ter, também, escondido programas, os quais, segundo alguns críticos afirmam, visariam à finalidade oposta? O envolvimento de médicos e cientistas alemães com a "solução final" nazista, que ia de uma experimentação humana não ética e mortal à supervisão das câmaras de gás em Auschwitz e outros locais, necessita ser lembrado, mas ao lado da abnegada dedicação de inumeráveis outros médicos e profissionais de saúde. Em parte pelo pesadelo das atrocidades da Segunda Grande Guerra Mundial, os médicos tornaram-se notáveis nos movimentos humanitários, durante os últimos 50 anos, nas campanhas pelo desarmamento nuclear e contra a tortura.

Questionar o papel da Medicina é importante, não apenas por razões cínicas, mas sobretudo porque, se queremos compreender que rumos ela está tomando agora – suas prioridades, fundamentos e regulamentos –, é crucial que tenhamos uma perspectiva histórica de como ela será. Por isso, torna-se útil retornar ao estado paradoxal da Medicina de hoje.

A despeito de todos os tremendos avanços, uma atmosfera de inquietude e dúvida invade agora a Medicina. O entusiasmo dos anos 1960 desapareceu. A euforia tomou conta quando da descoberta da penicilina, da chegada dos transplantes cardíacos e do primeiro bebê de proveta, Louise Brown, em 1978. Agora, temores estão-se formando sobre os estranhos poderes que a Medicina pode assumir à medida que a engenharia genética e a biotecnologia se expandam. Ao mesmo tempo em que os custos da Medicina saem do controle, assomam-se perspectivas de real redução nas grandes sociedades ocidentais. O desenvolvimento da medicina científica irá torná-la inacessível para muitas pessoas? Sucumbirá a Medicina a uma regra ao quadrado invertida – custos e complexidade crescentes acarretando utilidade decrescente?

Agora que as grandes batalhas foram vencidas, a Medicina está mais aberta às críticas. Contratempos, maiores e menores, naturalmente não ajudam. Por exemplo, a talidomida provou ser desastrosa; as doenças iatrogênicas (causadas por médicos e medicamentos) cresceram; pesquisas sobre o câncer, esquizofrenia, esclerose múltipla, Alzheimer (N. do T.: Alois Alzheimer, 1864-1915, neurologista alemão, que descreveu o estado de demência causada pela degeneração hialina dos pequenos vasos sanguíneos cerebrais) e outras doenças degenerativas se arrastam a passo de caramujo; e dúvidas continuam sobre as bases médicas da psiquiatria. Na Inglaterra, o Serviço Nacional de Saúde (*NHS*) transformou-se em "terra de ninguém" e defronta-se com a desintegração ou possível desmantelamento; nos Estados Unidos, escândalos envolvendo seguros e processos perseguem a profissão médica. Em países ricos, o pobre ainda recebe um tratamento médico ruim. No mundo em desenvolvimento, pela falta de vontade internacional, a malária e outras doenças tropicais continuam em franca ascensão, enquanto que a difteria e a tuberculose, que se acreditava terem sido derrotadas, estão ressurgindo na antiga União Soviética e em outras nações industrializadas. E, mais ainda, a pandemia da AIDS (síndrome da imunodeficiência adquirida) destruiu toda crença ingênua de que a doença por si tinha sido conquistada.

A Medicina está, indiscutivelmente, passando por uma séria crise, em grande parte em função do preço do progresso, além da grande expectativa que foi fustigada pela mídia e também pela própria profissão médica. A Medicina parece estar perdendo seu rumo ou tendo que redefinir quais são seus objetivos. Em 1949, em um artigo do *British Medical Journal*, o renomado médico Lord Horder colocou a questão: "Qual o futuro da Medicina?" e retornou a resposta direta: "É claro, qualquer que seja o futuro, ela vai seguir em frente".[1] Atualmente, quem sabe mesmo o que é "seguir em frente"?

Por séculos, a iniciativa médica foi muito mesquinha atraindo críticas radicais sobre si mesma. Ela tinha seus detratores; todavia, aqueles que podiam, invariavelmente, chamavam o doutor sempre que estavam doentes. Tal qual Edward Shorter sugere no Capítulo 4, naqueles que poderiam paradoxalmente ser chamados de "os bons e ruins velhos tempos", as coisas eram simples: as pessoas não tinham grandes esperanças na Medicina, e quando o velho doutor tipicamente conseguia tão pouco, seus pacientes não o censuravam muito. A Medicina era uma profissão, mas não tinha grande prestígio; pelo contrário, tinha pouco poder. No século XX, todavia, a Medicina reivindicou grande autoridade para si e tornou-se imensamente cara. Uma vez grande e poderosa, ela atraiu críticas para si. Pelo menos, ela provou ser eficaz, o flagelo da peste foi esquecido e o médico passou a ser visto revestido de uma aura de autoridade, instrumento do patriarcalismo ou servo do Estado.

Sob outro ponto de vista, a Medicina tornou-se prisioneira de seu próprio sucesso. Tendo, finalmente, vencido muitas das grandes doenças e proporcionado alívio para grandes sofrimentos, seus objetivos deixaram de ser claros e sua ordem se tornou confusa. Quais são suas pretensões? Onde ela vai parar? É seu dever primário manter as pessoas vivas, tanto quanto possível, não importando as circunstâncias e a qualidade de vida? É seu encargo tornar a vida das pessoas saudável? Ou ela não é mais que um serviço da indústria, para preencher as fantasias que seus clientes podem criar e sonhar para seus próprios corpos – no caso, por exemplo, de um *lift* facial ou remodelamento cosmético?

No caso em questão, muitas dessas incertezas podem ser resolvidas, razoável e satisfatoriamente, com a ajuda da decência comum, boa índole e um comitê de ética sensível. Mas, em um mundo selvagem, quem pode ordenar e se responsabilizar pelos rumos que a Medicina pode estar tomando? Agora que (pelo menos no mundo rico) a Medicina alcançou a maioria de seus objetivos básicos, tal qual entendido por Hipócrates, William Harver ou Lord Horver, quem decide quais são as novas missões e objetivos?

Nesta situação, o alarme público está ligado à crescente abordagem "*high-tech*" (alta tecnologia) do "se pode ser feito, deve ser feito", aparentemente abraçado pela Medicina científica ao limite, a qual é guiada por uma elite que, algumas vezes, parece primariamente interessada em estender suas proezas técnicas, com escassa atenção para os fins e valores ou mesmo para o ser humano que sofre. Quando pacientes são vistos como "problemas" e reduzidos a biopsias e testes laboratoriais, não há como estranhar o fato de que segmentos do público optem por tipos de medicina holística, que se apresentam a eles, enquanto pacientes, como mais humanos.

O que pode ser mais inquietante que a escolha de tratamentos alternativos é a fixação do público à Medicina. Ironicamente, quanto mais saudáveis se tornam as sociedades ocidentais, mais tratamentos elas desejam; além do mais, julgam o máximo acesso à Medicina como um direito político e um dever privado. Especialmente nos Estados Unidos, onde opera um mercado livre, intensas pressões são criadas – pela profissão médica, empresários médicos, mídia e indivíduos complacentes (ou suscetíveis) – para expandir o diagnóstico de doenças tratáveis. Surge pânico sobre novas doenças e condições. As pessoas são enganadas em mais e mais testes laboratoriais, freqüentemente de confiabilidade duvidosa. Graças ao "calafrio diagnóstico", sempre mais doenças são reveladas ou, como muitos diriam, "inventadas". Tratamentos caros e prolongados são propostos. Nos Estados Unidos, o médico que escolhe não tratar, fica exposto a acusações de negligência. Ansiedades e intervenções crescem vertiginosamente. Clínicos, advogados e companhias farmacêuticas vão bem, mesmo não indo bem os pacientes.

Para conhecer as raízes do problema, particularmente nos Estados Unidos e em qualquer outro lugar, necessitamos examinar esses elementos à luz das mudanças históricas. O problema é endêmico de um sistema no qual um conjunto de grupos médicos, diante de uma população mais sadia, em razão de sua própria criação, é impelido a medicar eventos normais da vida (tal como a menopausa), converter riscos em doença e tratar queixas triviais com procedimentos imaginários. Médicos e "consumidores", da mesma forma, estão sendo aprisionados por uma fantasia que une a criação da ansiedade com o perfeccionismo tecnológico entusiástico do "se pode ser feito, deve ser feito": todos têm algum problema, todos podem ser curados. O sucesso médico pode estar criando um monstro Frankenstein, fato que foi chamado, por Ivan Illich, em uma crítica da medicina moderna, de a "medicalização da vida". Tornar públicas essas dificuldades não significa rancor antimédico – uma represália mau-humorada contra a Medicina pelas suas vitórias –, mas simplesmente a confirmação do poder médico que está crescendo, não exatamente sem responsabilidade, contudo dissolvendo objetivos. Mesmo que isto possa ser o ocaso da Medicina, pode também ser a aurora de seus dilemas.

Por séculos a Medicina tem sido impotente e, portanto, não problemática. Dos gregos à Primeira Grande Guerra Mundial, seu trabalho foi simples: lutar contra doenças letais e seqüelas grosseiras, assegurar nascimentos de crianças vivas e lidar com a dor. Ela tem executado essas tarefas não controversas, na maior parte das vezes, com sucesso parcial e insuficiente. Hoje, com a missão cumprida, os triunfos da Medicina estão se dissolvendo em desorientação. A tarefa da Medicina, às vésperas do século XXI, será redefinir seus limites, mesmo se forem além de suas capacidades.

Os triunfos e as tentativas da Medicina moderna podem ser compreendidos somente dentro de um processo histórico. E este conhecimento deve ser baseado na erudição natural. Freqüentemente visões caricatas e muito simplificadas da ascensão da Medicina têm sido reproduzidas em livros e jornais. Por exemplo, o antigo e notavelmente renomado médico americano, Lewis Thomas, escreveu que:

> A história da Medicina nunca foi um assunto particularmente atraente na educação médica, e uma das razões para isto é que ela é tão inacreditavelmente deplorável... sangrias, purgações, amputações e a administração de infusões de toda planta conhecida, soluções de todo e qualquer metal conhecido, qualquer dieta concebível incluindo jejum total, a maioria delas baseada nas imagens mais sobrenaturais sobre a causa da doença, inventadas do nada – esta foi a herança da Medicina até há pouco mais de um século.[2]

Entendem-se as emoções por trás das afirmações do Professor Thomas. Sua visão, contudo, soma-se a uma história extremamente ruim: quase toda afirmação contida na citação acima será mostrada, em algum lugar deste livro, por não ser falsa. Se nós reduzimos a história da Medicina a uma imitação grotesca, através de demasiada simplificação, como podemos esperar conseguir mais que um entendimento superficial das tendências hoje em voga? Um dos principais propósitos deste livro é criar a sensação de que a Medicina vem se auto-remodelando, constantemente, demolindo velhos dogmas, construindo sobre o passado, criando novas perspectivas e redefinindo objetivos. Em um aspecto, evidentemente, a Medicina tem sido praticamente a mesma coisa: na cura do doente. Mas o que ela tem acarretado – imaginativa, organizada, científica e humanamente – tem sido sempre (como este livro mostra) em um estado de transformação.

Algumas palavras adicionais de explicação são necessárias. Este livro não tem a intenção de versar sobre a história universal da Medicina, e alguns tópicos – tais como cuidados primários, cirurgia e psiquiatria – são cobertos em maior detalhe que, por exemplo, a medicina tropical, odontologia, jurisprudência médica e terapias complementares. O livro é, essencialmente, a história das raízes, ascensão e estado atual das grandes especialidades da medicina ocidental ou, como poderia ser chamada, medicina científica. Muito pouco é dito sobre os sistemas médicos encontrados em centenas de sociedades tribais por todo o mundo; nem existem capítulos sobre a medicina chinesa, medicina islâmica e medicina aiurvédica da Índia e muitos outros sistemas médicos que floresceram na Ásia. A omissão dessas tradições não tem o objetivo de diminuir a sua importância ou o seu valor histórico. Tivéssemos dado a tais assuntos a atenção necessária – e incluído mais detalhes sobre outros assuntos – teríamos dobrado o tamanho do livro. Estes tópicos foram sacrificados a título de coerência e concentração. Escolhemos, da mesma forma, examinar, detalhadamente, as raízes históricas da medicina científica ocidental, que, em grau maior ou menor, está, agora, tornando-se o sistema dominante do mundo. Porque esta é a forma das questões que endereçamos neste volume.

Como a história contada aqui mostra, estamos vivendo através de tempos importantes para a Medicina, mas são tempos também cheios de dúvidas. Durante os dois últimos séculos e, especialmente, nas décadas mais recentes, a Medicina tornou-se realmente mais poderosa e bem-sucedida. No entanto, existe profunda ansiedade pessoal e debate público sobre muitas das direções para as quais a Medicina pode estar apontando. O paradoxo envolvido (saúde melhor e vida mais longa, porém maior ansiedade médica) pode ser compreendido, se não resolvido, pelas perspectivas históricas que este livro oferece.

Roy Porter

CAPÍTULO 1

Kenneth F. Kiple

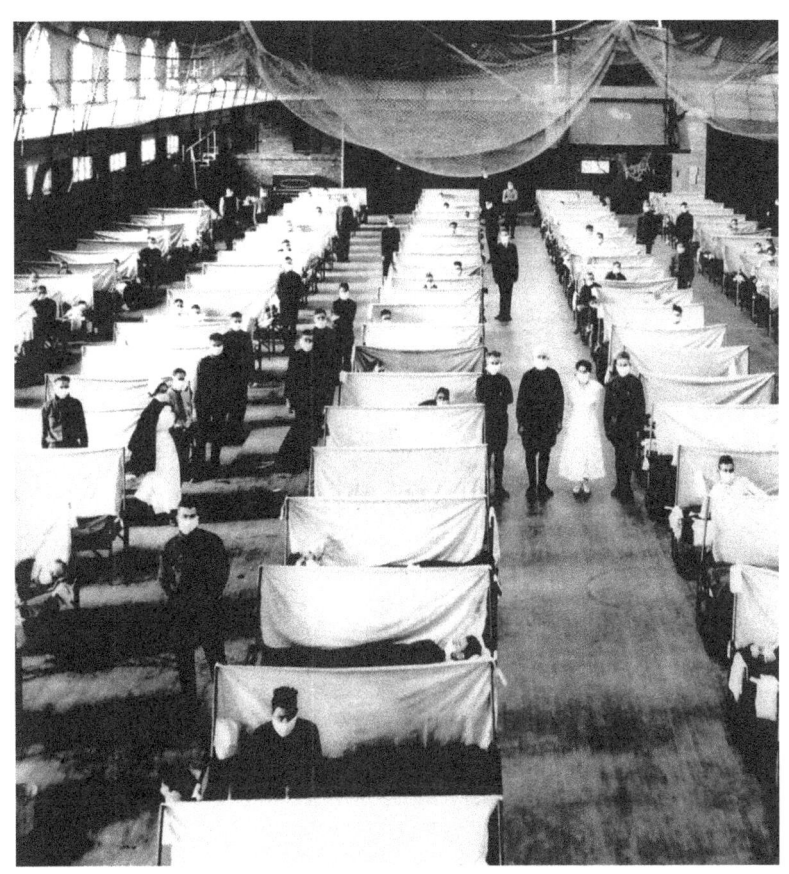

História da Doença

A pandemia de febre espanhola que se alastrou por todo o globo, em 1918, após a Primeira Guerra Mundial, matou mais pessoas que a própria guerra. O Congresso americano investiu um milhão de dólares em Saúde Pública para contratar médicos e cuidar dos doentes. Enfermarias abrigando inúmeras pessoas, tais como esta no ginásio da Universidade do Estado de Iowa, tiveram de ser instaladas; mas não havia nenhum tratamento efetivo para os portadores da gripe.

Os seres humanos têm lutado com as doenças da "civilização" desde que começaram a se congregar em grandes grupos. Existem evidências escritas e ilustradas deste fato provenientes do Egito e da Mesopotâmia, pelo menos a partir de cerca do ano 1000 a.C., da Índia em 750 a.C., da Grécia no século VI a.C. e da China em torno de 100 a.C. Todavia, confirmando o comentário do médico e historiador canadense William Osler, "a Civilização não é senão uma franja nebulosa da história do homem". Quis ele dizer que os quatro ou cinco últimos milênios representam apenas uma diminuta fração de tempo desde que os primeiros ancestrais dos seres humanos surgiram na face da Terra. Não existe, é claro, nenhum registro histórico das doenças das pessoas antes da emergência das civilizações e, desta forma, antes das doenças que elas produziram; mas podemos fazer conjecturas sobre as doenças a partir de esqueletos e outros restos arqueológicos encontrados.

ANTES DA AGRICULTURA

Por pelo menos quatro milhões e meio de anos, os ancestrais dos seres humanos (hominidas) foram "caçadores-colhedores". Eles viviam em grupos esparsos de 50 a 100 pessoas. Os baixos números e as baixas densidades das populações reduziam a incidência de infecções bacterianas e virais, de maneira que as pessoas não eram afetadas por doenças contagiosas, tais como varíola e sarampo, cujos patógenos necessitam de populações grandes e densas para sobreviver. Além do mais, o estilo de vida dos "caçadores-colhedores" poupou-os de outras doenças. Eram grupos móveis, freqüentemente nômades, e assim não permaneciam em um mesmo ambiente natural por tempo suficientemente longo para poluir ou contaminar as fontes de água com dejetos humanos, o que poderia transmitir doenças, em decorrência do acúmulo de resíduos que atrairiam insetos vetores de várias doenças. Finalmente, os "caçadores-colhedores" não tinham animais domésticos. E, como se sabe, os animais domesti-

Capítulo 1
História da Doença

cados ajudaram a criar civilizações com sua carne, transporte, leite, ovos e ossos, mas também transmitiram doenças.

Nossos ancestrais caçadores, pescadores e formadores de grupos não eram livres de doenças como um todo, mas foram menos expostos a elas, se comparados aos seres humanos modernos. Existiram duas principais fontes de doença naqueles tempos longínquos, sendo uma delas os animais selvagens. As infecções (zoonoses) eram adquiridas pela ingestão ou apenas pelo contato com animais. A segunda ameaça de doença veio de organismos que estavam presentes nos ancestrais hominidas e continuaram a evoluir com os humanos. Nesta segunda categoria estavam numerosos vermes, piolhos e bactérias, tais como a *Salmonella* e o *Treponema* (agente etiológico da sífilis).

As doenças zoonóticas, na primeira categoria, incluiriam a triquinose, doença do sono, tularemia (febre do coelho), tétano, esquistossomose (bilharzíase) e leptospirose (doença de Weil). Outras possibilidades seriam uma ou mais formas de tifo, malária e mesmo febre amarela. Os contatos com essas infecções teriam sido principalmente incidentais e raros, jamais tendo afetado muitos membros de um grupo, especialmente tendo-se em vista a mobilidade dos "caçadores-colhedores" e sua tendência para abandonar áreas onde a comida se tornava escassa.

Tal mobilidade também colocava ao alcance dos caçadores uma grande variedade de plantas silvestres e comida animal, que presumivelmente ajudaram a estabelecer os tipos e quantidades de nutrientes de que os seres humanos necessitam atualmente. Os estudos dos poucos remanescentes, nos dias atuais, dos antigos "caçadores-colhedores" apontam para o consumo de uma variedade verdadeiramente surpreendente de alimentos. Se tal variedade foi uma característica da dieta dos "caçadores-colhedores" do passado, isso pode explicar, parcialmente, algumas anomalias dos seres humanos modernos, tal como a suscetibilidade para desenvolver escorbuto, se a dieta contiver quantidades insuficientes de vitamina C (ácido ascórbico). Os seres humanos e somente alguns poucos animais não podem sintetizar seu próprio ácido ascórbico. Por causa da importância da vitamina C para os processos metabólicos, parece improvável que a habilidade para sintetizá-la tivesse sido perdida durante a evolução, a menos que esta tivesse se tornado supérflua – desnecessária por ser o ácido ascórbico fartamente disponível na dieta durante centenas de milhares de anos.

Se, no entanto, os primeiros seres humanos foram abençoados com a abundância nutricional e com uma vida relativamente não acometida por doenças, por que eles continuaram como "caçadores-colhedores" por mais de 99,5% dos 2,5 milhões de anos que aquela "cultura" (isto é, construtora de ferramentas) se manteve na face da Terra? Por que as populações humanas não floresceram rapidamente em apenas alguns milhares de anos, de forma às pessoas não precisarem mais se alimentar com produtos da caça e estratégias grupais?

Tais crises populacionais podem, de fato, ter ocorrido incontáveis vezes. A fome, freqüentemente, deve ter colaborado para manter a população em um nível compatível com o suprimento de alimentos. Sem dúvida, também, muitas vidas foram perdidas em tentativas arriscadas associadas a ingestão de carniça decorrente da caça de grandes animais. Indubitavelmente, muitas vidas foram perdidas na atividade arriscada de matar outros seres humanos. Outros obstáculos ao crescimento de populações podem, também, ter interagido para permitir que a caça e a formação de grupos continuasse por tempo mais longo. O nascimento de crianças era arriscado e muitas delas provavelmente morriam de causas naturais. O infanticídio também pode ter sido praticado como rotina. Além do mais, visto pelo contexto da mobilidade dos caçadores, por um lado, quando se mudavam, eles tinham de carregar tudo que possuíam; por outro lado, tornava-se difícil acreditar que o infanticídio não fosse um fator importante, dificultando o crescimento das antigas populações.

A despeito dessas restrições, as populações cresceram. Se um bando de caçadores tornava-se muito numeroso para funcionar eficientemente, ele se dividia em dois. Esse tipo de multiplicação espalhou os seres humanos primitivos para todos os cantos do Velho Mundo, há 1,8 a 1,5 milhão de anos. Partindo de sua origem ancestral, na África, as populações de *Homo erectus* expandiram-se em direção às regiões tropicais da Ásia e, mais tarde, para zonas mais temperadas, continuando suas existências peripatéticas. Mesmo os modernos seres humanos *(Homo sapiens),* com cérebros do tamanho dos nossos, continuaram como "caçadores-colhedores" por aproximadamente mais 100 mil anos.

O advento de uma sofisticada cultura que dominava ferramentas, há 40 mil anos, levou a melhorias na caça e na preparação dos alimentos, mas não ocorreu nenhuma grande alteração no estilo de vida nômade até 12 mil a 10 mil anos atrás, no final da última Era Glacial. Este fato apresentou outro desafio para nós especialmente para aqueles que acreditam que a substituição da caça e a domesticação de animais e o cultivo de plantas tenham sido uma importante melhora na condição humana.

O antropólogo americano Mark Cohen argumenta que eles foram inteligentes o bastante para saber quando estavam preparados, tornando-se agri-

CAPÍTULO 1
HISTÓRIA DA DOENÇA

cultores somente porque a pressão de uma população em crescimento deixava-os com pouca escolha. Há pelo menos 50 mil anos a humanidade espalhou-se do Velho Mundo para a Australásia e algumas vezes, antes de 12.500 anos atrás, para as Américas. Durante os períodos mais frios da Era Glacial, era possível andar sobre esses novos continentes por terra. Quando as capas de gelo derreteram, há 12 mil a 10 mil anos, e o nível dos mares subiu, cessou este tipo de migração, simplesmente porque não havia lugar para absorver populações excedentes. A tecnologia da Idade da Pedra era explorada ao máximo para suportar pessoas em todas as partes habitadas do Velho Mundo e, nas palavras do historiador americano Alfred Crosby, a humanidade estava, então, diante da escolha de se tornar "isolada ou inteligente. Previsivelmente, as espécies escolheram o último caminho": as pessoas se estabeleceram e se responsabilizaram pela produção da própria comida.

AGRICULTURA E DOENÇA

Uma vez escolhido este caminho, os eventos ocorreram com velocidade vertiginosa – pelo menos em comparação com os 5 a 6 milhões de anos em que a família humana já tinha existido. Como Mark Cohen mencionou, há cerca de 10 mil anos, quase todos viviam exclusivamente de alimentação selvagem; há 2 mil anos, a maioria das pessoas já era fazendeira. Tal transição foi, indubitavelmente, o evento mais importante jamais arquitetado pela humanidade.

Ervas silvestres foram dominadas e enxertadas até que se tornaram variedades "domesticadas" de trigo, centeio, cevada e arroz. Os cães foram, provavelmente, os primeiros e os únicos animais a serem domesticados (em torno de 12 mil anos atrás), durante os próximos poucos milhares de anos, seguidos pelo gado, carneiros, cabras, porcos, cavalos e aves. O pequeno espaço de terra que um bando de "caçadores-colhedores" poderia, rapidamente, ter ocupado, era transformado em base na qual poderiam se manter muitas pessoas alimentadas, indefinidamente. A população expandiu-se, dramaticamente, porque aqueles que renunciaram ao estilo de vida nômade não mais estavam restritos ao número de descendentes que poderiam ter. Melhor ainda, quanto mais filhos tivessem mais mãos para os campos e segurança para os mais velhos haveria. Foi a partir desse severo teste para a revolução agrícola que as pessoas aprenderam a manipular o planeta – a rearranjar seus sistemas ecológicos, para não mencionar os genes das plantas e animais dentro daqueles sistemas. Elas começaram o empreendimento de desfazer a natureza auto-regeneradora sem saber o que estavam fazendo, um processo descuidado que continuou e persiste até nossos dias.

A revolução agrícola teve, assim, conseqüências ecológicas, cuja completa compreensão ainda não temos. Uma dessas conseqüências engloba os muitos estados dos parasitas. Pela invenção da agricultura, os seres humanos também cultivaram doenças. Patógenos de animais domésticos encontraram caminho para penetrar nos corpos humanos e, da mesma forma, começaram a se adaptar a eles. Segundo William McNeill, um historiador americano, os humanos compartilham algo em torno de 65 doenças com cachorros, 50 com o gado, 46 com ovelhas e cabras, 42 com porcos, 35 com cavalos e 26 com aves domésticas. Esses animais se juntaram aos humanos na poluição da água potável com seus dejetos corporais. Os humanos espalhavam os dejetos animais em terra cultivada, o que maximizava as oportunidades para vermes e parasitas, além de atrair insetos vetores de várias doenças.

As moradias permanentes atraíram outros animais domésticos, embora não domesticados. Camundongos e ratos aprenderam a se abrigar com os seres humanos, aproveitando-se de seu ambiente acolhedor, e a comer a mesma comida. Após alguns milhares de anos de evolução compartilhada, esses animais passaram a conviver com os humanos e desaprenderam como viver sem eles, tamanho o grau de adaptação. Todavia, esses incômodos comensais passaram a disseminar e transmitir várias doenças.

Os assentamentos permanentes atraíram mosquitos e vários outros insetos sugadores de sangue, os quais, então, dispunham de muitos humanos para se alimentar. Locais de proliferação de mosquitos estavam disponíveis em clareiras de florestas e em águas estagnadas próximas às residências. Moscas domésticas, que se alimentam de dejetos, floresceram nesses novos assentamentos e seus "pés sujos", vasculhando a comida com destino ao estômago humano, asseguraram uma gama variada de doenças diarréicas autoperpetuantes e disenterias bacilares. Pulgas e piolhos colonizaram o exterior do corpo humano, enquanto que amebas, tênias e incontáveis outros vermes parasitários ganharam o interior dos humanos. Todos podiam proliferar livremente, porque os indivíduos viviam em estreita e perigosa proximidade.

A despeito dessa imundície produtora de doenças, a habilidade de procriação humana assegurou que as vilas infectas se tornassem o lar para um número crescente de pessoas. Sem dúvida, as taxas de mortalidade infantil cresceram, mas as taxas de nascimento subiam mais ainda, o que significava mais e mais indivíduos vivendo juntos, expectorando, tossindo e espirrando a pou-

Capítulo 1
História da Doença

ca distância uns dos outros, preparando o terreno para uma miríade de moléstias transportadas pelo ar.

A agricultura tornou-se uma promotora de doença. O cultivo com irrigação das primeiras civilizações dos vales dos rios, tais como a do Rio Amarelo (Huang He) na China e a do Nilo, especialmente o alagamento de terras para o cultivo do arroz, tinha o efeito desejado de matar espécies competitivas de plantas. Porém, no verão, as águas rasas dos campos de arroz em crescimento ocultavam parasitas capazes de penetrar na pele e entrar na corrente sangüínea dos plantadores de arroz com os pés imersos na água. Digno de nota, entre estes, está um trematóide sangüíneo, *Schistosoma*, que usa um caramujo aquático como hospedeiro intermediário, através de sucessivos estágios de desenvolvimento em seu ciclo evolutivo, produzindo uma doença debilitante e, amiúde, mortal, chamada esquistossomose (ou bilharzíase). Evidência da presença da doença foi encontrada no Egito, nos rins de múmias egípcias com 3 mil anos de idade.

A agricultura da derrubada e queimada – um método de limpeza da terra no qual a vegetação é cortada, deixada a secar e, então, queimada antes do plantio do campo – criou nichos nos quais populações relativamente pequenas de parasitas poderiam se multiplicar e se tornar numerosas. Na África, ao sul do Saara, por exemplo, verificou-se que este tipo de cultivo levou à proliferação do mosquito *Anopheles gambiae*, que dissemina a malária *falciparum*, a mais perigosa das várias formas da doença.

Finalmente, apenas o ato de arar colocou os humanos em íntimo contato com novos e numerosos insetos e vermes, para não se mencionarem bactérias, vírus, protozoários e riquétsias (microrganismos intermediários entre as bactérias e os vírus), levados por carrapatos, pulgas e piolhos.

Claramente, então, desde o estabelecimento de assentamentos permanentes, há aproximadamente 12 mil anos, e o cultivo da terra em torno deles, a saúde dos humanos não evoluiu bem. Porém, pior ainda, a doença surgiu da domesticação de animais. Os bois contribuíram com suas pústulas para o crescimento de uma variedade de patógenos; porcos, pássaros e cavalos, com suas *influenzas*. O sarampo "provavelmente" é o resultado de doenças virais do boi ou oriundas do cão, infectando, de forma oscilante, humanos, o gado e cães; a varíola é provavelmente o produto de uma longa adaptação evolutiva da varíola do gado em humanos.

Dizemos "provavelmente" porque, embora haja pouca dúvida de que humanos adquiriram a maioria de suas doenças após terem-se tornado agricultores, podemos apenas especular sobre alterações evolutivas distantes. Foi um processo durante o qual vírus e bactérias "ricochetearam" para frente e para trás entre várias espécies de animais domesticados, que nunca estiveram em estreito contato antes, e entre esses animais e seus donos humanos. Neste novo cadinho patogênico, microrganismos foram incubados, combinaram-se, sofreram alterações, pereceram e prosperaram. Sua prosperidade foi freqüentemente em função ainda de um processo de tentativa e de erro, no qual os patógenos encontraram seu rumo em direção a hospedeiros intermediários, que serviram como áreas de estágio para, mais tarde, invadir humanos. De forma similar provavelmente levou muito tempo para que outros microrganismos adquirissem vetores para lançá-los dos hospedeiros intermediários para as pessoas, como também de pessoas para pessoas.

Algumas doenças, como a varíola e o sarampo, estavam tão perfeitamente adaptadas aos humanos que não mais precisaram de seu antigo hospedeiro ou hospedeiros para completarem seus ciclos de vida. Estas doenças eram tão contagiosas que se disseminaram com impressionante facilidade de humano para humano. Além disso, o surgimento dessas "novas doenças", que necessitam somente de hospedeiros humanos – senão muitos deles –, é o testemunho da explosão populacional que ocorreu após as pessoas terem renunciado à vida de caçadas e de coleta. Este fato aconteceu paralelamente ao declínio da saúde das pessoas. À medida que pequenas vilas se tornaram maiores, tornaram-se mais esquálidas, e a pressão populacional ditava a concentração da dieta em estoques de alimentos cada vez menores. Em outras palavras, as pessoas se tornaram nutricionalmente empobrecidas, enquanto as doenças se tornavam onipresentes, abrindo a porta para uma união sinérgica entre desnutrição e patógenos.

ASCENSÃO DE NOVAS DOENÇAS

O verme tubular *(Ascaris)*, que foi, provavelmente, adquirido a partir de porcos, e o verme achatado *(Tênia)* disseminaram-se a partir da poluição fecal do solo e deste ao corpo humano. Esses vermes vivem no intestino e competem com seus hospedeiros humanos por proteína, causando anemia. Expoliados de nutrientes importantes para o combate das doenças, os primeiros agricultores, especialmente seus filhos, teriam sido menos capazes de suportar a próxima onda de patógenos que os invadiria: e assim, o ciclo continuava, dizimando humanos.

Ironicamente, no entanto, assim que os humanos alteraram suas atividades de viver na natureza para manipulá-la, eles foram cada vez mais parasita-

CAPÍTULO 1
HISTÓRIA DA DOENÇA

dos por microrganismos com o vigor deles próprios. Os microrganismos possuíam clara vantagem, porque se reproduziam com velocidade enorme e poderiam passar por alguns milhares de ciclos de vida, enquanto os humanos ainda estavam evoluindo da infância para a vida reprodutiva.

Os humanos não estavam totalmente indefesos nesta luta aparentemente desigual. Aqueles que sobreviviam a uma doença eram, no mínimo, deixados com maior habilidade para escaparem, completamente, de sua próxima visita ou, pior, com alguma imunidade contra sua devastação. Os humanos, por isto, começaram a desenvolver sofisticados sistemas imunes que lhes permitiriam viver com seus invasores. Os patógenos contribuíram, assim, para esse desenvolvimento imunológico. Os humanos, mais suscetíveis que eles, infectavam-se e morriam; contudo morriam também os mais virulentos patógenos, que se autodestruíam pela morte de seus hospedeiros. Desta forma, invasor e invadido alcançaram um compromisso: o hospedeiro sobrevivia à custa de transmitir o patógeno para outros hospedeiros.

Anticorpos desenvolvidos pelas mães contra doenças com as quais entravam em contato eram passados através da placenta, proporcionando ao recém-nascido alguma defesa contra a inevitável invasão de germes. Alguns indivíduos eram também protegidos, geneticamente, contra doenças. No caso da perigosa malária *falciparum*, por exemplo, indivíduos com o traço falcêmico, um déficit no metabolismo energético chamado deficiência da glicose-6-fosfato desidrogenase (G6PD), β-talassemia ou algumas outras anormalidades sangüíneas, aumentaram a resistência à doença. Genes para tais traços proliferaram nas áreas endêmicas de malária.

Onde os parasitas são difundidos, as pessoas desenvolvem uma tolerância para eles – ou mimetizam uma imunidade parcial contra eles. Além do mais, a regra parece ser que os que vivem em estreita proximidade com um patógeno particular, por tempo suficiente, desenvolvem uma habilidade para "conviver" com a doença que o patógeno provoca.

Outras doenças são, no entanto, mais difíceis de se conviver. Essas representam os patógenos que primeiramente emergiram quando o número de humanos aumentou suficientemente para abrigá-los em sua nova forma. Especulações sobre quando e onde essas novas pragas da humanidade se manifestaram são fascinantes, porém nada mais são além de conjecturas, dada a escassez de dados arqueológicos e a natureza freqüentemente contraditória do que existe. Certamente ocorreu não muito antes de 3 mil anos antes de Cristo. Durante aquele tempo, cidades com populações de cerca de 50 mil pessoas estavam florescendo na Mesopotâmia e no Egito. No vale do Indu e também no subcontinente indiano, grandes populações estavam também emergindo. Nessas cidades havia quantidades substanciais de gado e rebanhos, dos quais alguns patógenos, incluindo, talvez, aquele da varíola, disseminaram-se para os humanos. A evidência para fortalecer a suspeita de que a varíola estava presente muito precocemente no sudeste da Ásia jaz na existência da antigos templos indianos que parecem ter sido construídos para adoração da deidade da varíola. Em adição, a inoculação da varíola parece ter sido praticada na Índia em tempos remotos.

Focando um pouco mais no presente, William McNeill afirmou que, no período começando em torno de 500 a.C., os patógenos começaram a ter influência no crescimento das civilizações na Ásia e Europa. Foram eles os microparasitas que causavam a varíola, difteria, *influenza,* varicela, cachumba e numerosas outras doenças. Eles eram transmitidos, rápida e diretamente, de humano para humano, e não necessitavam de hospedeiro intermediário. Essas novas doenças alteraram o curso da história humana. As populações em que uma doença em particular havia surgido, presumivelmente, desenvolveram alguma imunidade contra ela, da mesma forma como haviam desenvolvido resistência às doenças mais antigas nos seus ambientes imediatos. Mas os saqueadores, mercadores, missionários e exércitos em marcha não mais permitiram que as civilizações florescessem em isolamento exótico. Movendo-se de um lugar para outro, eles também conectaram seus conjuntos de patógenos. Assim, uma doença familiar para um povo tornou-se a praga para outros povos.

A conseqüência imediata de uma invasão por novos patógenos teria sido uma epidemia maciça e uma queda dramática na população, pois os mais suscetíveis eram eliminados. Os sobreviventes teriam então iniciado o doloroso processo de recuperação da população, que seria atacada por outra nova doença e ainda outras. As populações que tinham crescido o bastante para abrigar tais doenças tornaram-se, subitamente, muito pequenas para fazê-lo. Com quase todos imunes e poucos indivíduos não imunes nascendo, as moléstias teriam desaparecido por elas mesmas, somente para retornarem após as populações terem crescido novamente, repletas de pessoas com baixa resistência.

Enquanto um grupo de humanos gozava de uma pausa epidemiológica, novas doenças atacavam outras populações que haviam crescido muito, amiúde próximas aos limites de seus suprimentos de alimentos. Em resumo, as novas doenças tornaram-se importantes na prevenção da superpopulação humana, pois acomodaram imunologicamente aqueles que haviam sobrevivido a elas.

Capítulo 1
História da Doença

CIDADES COMO MAGNETOS PARA AS DOENÇAS

Limitando o crescimento populacional, tais doenças tornaram possível os excedentes da agricultura que aceleraram o crescimento das cidades. Estas, por sua vez, tornaram-se como magnetos para os patógenos, bem como para as pessoas. Até relativamente época recente, as cidades eram, em geral, tão insalubres que suas populações não poderiam se auto-renovar pela reprodução. Elas mantinham seus números ou cresciam somente em função das migrações das regiões circundantes. Muitos dos que foram atraídos para a vida social pereceram frente ao desafio das doenças que acompanhavam a vida na cidade. Porém, aqueles que sobreviviam, se juntavam a uma elite imunológica crescente nos aglomerados urbanos — uma multidão abundante e infecciosa que era agudamente perigosa para as vizinhanças imunologicamente menos desenvolvidas. Quando tais pessoas, biologicamente perigosas, tiveram necessidade de expandir seus territórios, seus patógenos muitas vezes lideravam os esforços.

Portanto, onde quer que os exércitos marchassem, os patógenos floresciam. A Guerra do Peloponeso (431-404 a.C.) foi um dos primeiros e melhores exemplos disso. Sabemos, a partir dos tratados hipocráticos, que, antes da guerra, enquanto os antigos gregos sofriam de malária, tuberculose, difteria e *influenza*, eles pareciam ter sido poupados de epidemias mortais, tal como a varíola. Contudo, as populações em crescimento, especialmente as de Atenas, ajudaram a acender as chamas da ambição imperial. Aquelas chamas foram abruptamente extintas durante a Guerra de Atenas com Esparta e com o súbito advento da doença epidêmica.

A famosa descrição do historiador grego Tucídides nos diz muito sobre essa epidemia que, celebremente, começou na África, espalhou-se para a Pérsia e alcançou a Grécia em 430 a.C. Ele alega que, inicialmente, a epidemia matou 25% das forças atenienses; depois demorou-se no sul da Grécia pelos próximos 4 anos, matando mais de 25% da população civil. Com base nos sintomas descritos, a peste, a varíola, o sarampo, o tifo ou mesmo a sífilis e o ergotismo foram propostos como os candidatos mórbidos mais prováveis. Seja qual for a doença, ela parece ter destruído a capacidade do povo grego para abrigá-la, matando-o ou imunizando-o. E, então, ela desapareceu, deixando em seu rastro os destroços do sonho ateniense de hegemonia, que foi denominado o "ponto de virada" da história da Civilização Ocidental.

A doença ocasionou outros "pontos de partida". A conquista romana uniu grande parte do mundo conhecido da época e a maioria de seus mortais patógenos, anexando sucessivamente a Macedônia e a Grécia (146 a.C.), Ásia Selêucida (64 a.C.) e, finalmente, o Egito (30 a.C.). A doença começou afetando o Império e Roma a partir do século II da nossa era. A primeira epidemia difundida, a chamada praga de Antonino, pode ter matado de um quarto a um terço das populações nas áreas infectadas entre 165 e 180 d.C., ao passo que uma segunda epidemia, que teve início entre 211 e 266 d.C., castigou Roma e as regiões rurais. Em resumo, após 200 d.C., ocorreram 200 epidemias e invasões dos bárbaros, assolando e, por último, levando à queda do Império Romano. Um mundo em constante retração também resultou em conjuntos de doenças cada vez maiores, compartilhadas por um número maior de pessoas no Sudeste da Ásia, Oriente Médio e Leste da Ásia; ou seja, centros a partir dos quais moléstias saíam em direção ao exterior, movendo-se em direção a outros povos do Velho Mundo, como em um turbilhão. O Japão constitui um exemplo clássico a esse respeito. Antes de 552 d.C., os japoneses parecem ter escapado às doenças epidêmicas, que, por muito tempo, castigaram as populações do continente. Naquele ano, contudo, missionários budistas, vindos da Coréia, visitaram a corte japonesa e, logo após, muitos japoneses morreram do que pode ter sido um surto de varíola.

Em 585 – após uma nova geração não imune que surgira no Japão – ocorreu outro ataque da doença que, claramente, parece ter sido varíola ou sarampo. Uma vez mais muitos morreram. Então, um século se passou, aparentemente, sem notáveis insurreições de doenças. O século VII, no entanto, chegou abruptamente ao fim, dando início à "Era Japonesa das Pragas" (700-1050). Durante o oitavo século, o país foi sacudido por 34 epidemias; durante o século IX, ele sofreu 35; no século X, 26; e no século XI, 24, 16 das quais tinham ocorrido em torno da metade do século.

Na vanguarda das doenças conhecidas como responsáveis pelo desencadeamento dessas epidemias estavam a varíola e sarampo, embora a *influenza*, a caxumba e a disenteria tivessem sido também representadas. Todas continuaram a golpear o Japão durante o período de 1050-1260, mas não com a mesma intensidade, e a população, finalmente, começou a crescer, após ficar estagnada por séculos. A maior razão para este renovado crescimento pode ser encontrada no fato de que, em torno de 1250, a varíola e o sarampo começaram a ser vistos como doenças da infância.

Analisada no presente momento, tal transformação das pragas em doenças da infância sobressai-se como um grande marco na história epidemiológica da humanidade. No caso dos japoneses, significou que quase todos os adultos já tinham sofrido moléstias das quais não mais poderiam padecer

CAPÍTULO 1
HISTÓRIA DA DOENÇA

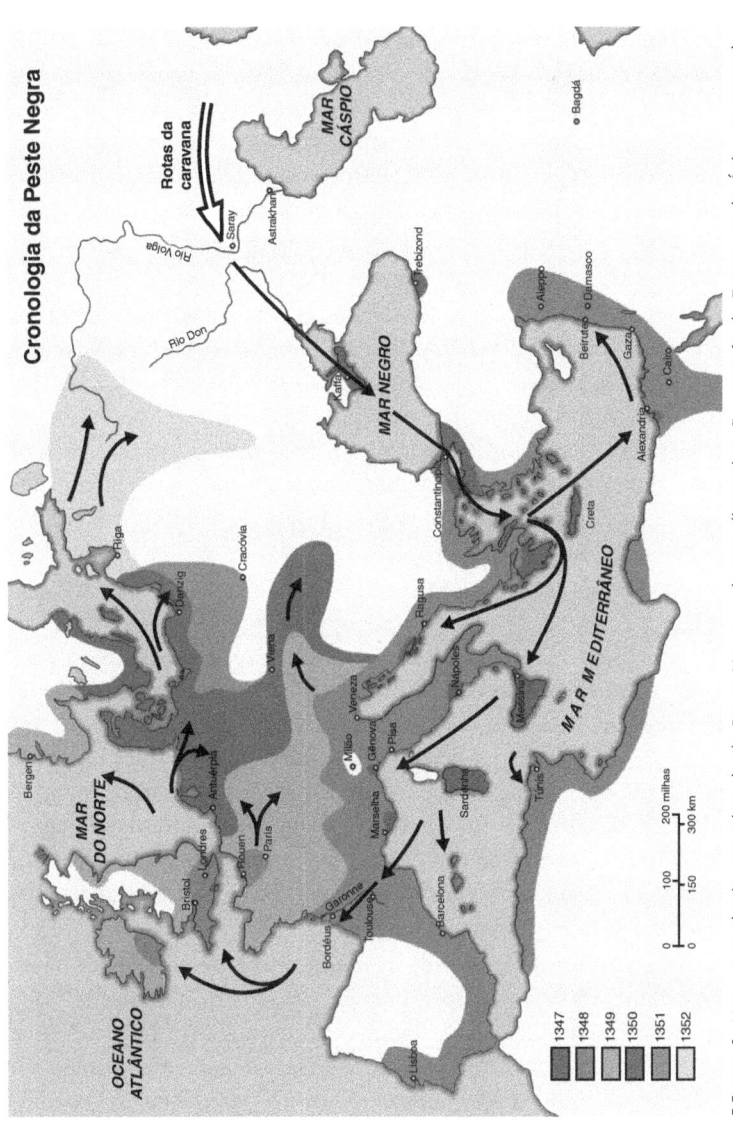

Mapa 1. Uma cronologia aproximada da Peste Negra e de sua disseminação através da Europa pela Ásia, na metade do século XIV.

por terem ficado imunizados. Porém, isto significava, da mesma forma, que eles estavam produzindo suficientes crianças não imunes para abrigar doenças, de modo que estas viveram geração após geração nos corpos dos jovens – e não deixaram de retornar posteriormente, como pragas devastadoras. As doenças epidêmicas que se tornaram doenças endêmicas não foram menos destruidoras da vida política, social e econômica; mas foram também poupadoras da vida humana, porque muitas doenças epidêmicas tendem a afetar o jovem menos intensamente que o adulto.

Todavia, se as populações maiores colheram o resultado do domínio das doenças epidêmicas, tais populações continuaram expostas a outras doenças infecciosas graves. Eram doenças contra as quais seus membros eram imunologicamente indefesos, porque estas eram próprias de animais, não usualmente ocorrendo em humanos. Um exemplo é a peste bubônica, que assaltou os humanos com extrema ferocidade, sempre e onde quer que as populações fossem pegas no fogo cruzado da transmissão da doença envolvendo ratos, pulgas e o bacilo da peste.

Tal como aconteceu tão amiúde no passado, uma doença mortal (neste caso, a peste) fez sua aparição quando as populações estavam gozando de um período substancial de crescimento, e, na Europa, os próximos poucos séculos foram testemunhos da estagnação demográfica, com crescimento de populações se processando em velocidades diferentes. Após a Grande Peste de Londres, em 1665, por exemplo, a doença retirou-se do noroeste da Europa, mas não do Mediterrâneo. A Espanha, que havia sofrido, cruelmente, de epidemias em 1596-1602 e 1648-1652, também suportou outros nove anos de peste, de 1677 a 1685. O momento dessas epidemias parece especialmente significante quando lembramos a ascensão das classes sociais inglesas, durante este período, e o declínio das mesmas na Espanha.

Nos séculos XV e XVI, contudo, nem mesmo a peste foi capaz de impedir os habitantes da Península Ibérica de iniciarem a expansão européia. Os portugueses deram seguimento à captura de Ceuta em 1415 (o ano em que sua rainha, Filipa, morrera de peste), com as viagens de comércio e exploração que, finalmente, os levaria pelo Oceano Índico até as fronteiras do vasto império das Índias Orientais. Entrementes, os espanhóis foram também ativos nas águas ao longo da costa africana, conquistando as Ilhas Canárias. Lá, a resistência nativa dos guanches, embora inicialmente sólida, sucumbiu diante das doenças que, eventualmente, os aniquilaram. As plantações de açúcar eram operadas por escravos negros trazidos da costa africana, a fim de substi-

Capítulo 1
História da Doença

tuir os guanches que estavam morrendo. Tudo isso constituiu prenúncio terrível e sinistro de eventos que logo seriam de conhecimento nas Américas.

É importante notar que, embora com a peste, os ibéricos, que eram seguros de si para reunir o Novo com o Velho Mundo, eram tão imunologicamente adaptados como qualquer povo na Terra. Durante muito tempo eles haviam estado em contato com o mundo desconhecido de um modo que poucos haviam. Os ibéricos tinham visitado Roma da mesma forma que imperadores e soldados ibéricos tinham marchado nas legiões romanas. A partir de 710 e em diante, eles estiveram intimamente envolvidos com invasões árabes e com o grande Império Muçulmano. Além do mais, a Península Ibérica tornou-se algo como uma mistura de culturas de cristãos, árabes e os recém-chegados judeus. Os cruzados paravam nos portos ibéricos a caminho e vindo da Terra Santa (algumas vezes por períodos prolongados, atraídos para dentro de disputas políticas e militares locais). Os ibéricos comerciaram desde o Mar do Norte ao leste Mediterrâneo, e sua esquadra cobriu o Atlântico Norte. Ao atingir o século XIV, os catalães tinham construído um império no Mediterrâneo que se espalhou até a Grécia. No século XV, os portugueses atraíram a África e os africanos para a esfera ibérica de proximidade patogênica.

Em resumo, as cidades da Espanha e de Portugal, especialmente aquelas com portos, eram lugares de "troca de doenças" *(clearing houses)* assim como "retirada de doenças" *(bank-drafts)*, e nelas, como em outros centros da Renascença, as doenças floresceram.* Banhos eram vistos com desaprovação e a vestimenta era rústica e trocada raramente. Conseqüentemente, o corpo humano era um verdadeiro ninho de pulgas e piolhos. Os dejetos humanos eram despejados nas ruas misturando-se com os dos cães e os dos cavalos. Tudo isso constituía um paraíso para as moscas que voavam das fezes para os alimentos. A água para beber e cozinhar era praticamente uma sopa de microrganismos. Ratos, camundongos e outros animais daninhos os mais variados proliferavam, rastejavam, deslizavam e escondiam-se pelas casas, escritórios, armazéns, igrejas e bares. Corpos de cães, gatos e cavalos eram, freqüentemente, abandonados, colaborando com o mau odor das ruas e promovendo sustento para animais nocivos.

---

*N. do T. *Clearing houses:* escritórios dentro dos antigos bancos onde cheques eram trocados por dinheiro. Aqui, o autor faz uma comparação entre a facilidade de transmissão de doenças de pessoa a pessoa, nas cidades insalubres. Da mesma forma, *Bank-draft* significa retirar dinheiro, sacar; também uma comparação onde pessoas sadias poderiam facilmente tornar-se doentes ao chegar a um porto ibérico.

Claramente, os sobreviventes desse meio eram equipados com sistemas imunológicos muito alertas e ágeis. Para alcançarem a vida adulta, os humanos não somente tinham de suportar o desafio das doenças da infância, tais como varíola, sarampo, difteria e similares, mas também precisavam vencer inúmeras infecções gastrintestinais, além de outras afecções da pele, sangue, ossos e órgãos, raramente vistas hoje fora das nações mais pobres. Os exploradores e conquistadores das Américas, então, podem ser vistos como um tipo de elite imunológica, que construíram um contraste marcante (e mortal) entre eles e aqueles que eles conquistaram.

A DOENÇA CONQUISTA O NOVO MUNDO

Os ancestrais daqueles que chegaram a ser conhecidos como ameríndios eram caçadores e colhedores. Há pelo menos 12.500 anos, alguns atravessaram o Estreito de Bering, da Ásia ao Alasca, por uma ponte de terra criada pela última Era Glacial, que havia baixado substancialmente os níveis dos oceanos do mundo e exposto os rasos recifes continentais entre a Ásia e a América do Norte. Com base em evidência genética, foi recentemente sugerido que humanos podem ter aí chegado vindos da Polinésia. Cruzar o Estreito de Bering não foi um passeio ensolarado. A ponte de terra era açoitada por ventos, enevoada e gélida, induzindo alguns estudiosos a suspeitarem que a pressão populacional forçou tal expedição não tanto em função de inquietação humana, mas em razão de sobrevivência. Em outras palavras, as ondas sucessivas de migrantes podem ter sido perfeitamente impulsionadas pelo espírito de aventura.

Os "caçadores-colhedores" eram relativamente livres de doenças, e os rigores do cruzamento do Estreito de Bering, indubitavelmente, eliminaria qualquer um que fosse doente ou fraco. Além disso, os pioneiros deixaram o Velho Mundo antes da domesticação dos animais, o que significou que (salvo talvez para o cachorro, nas últimas levas) não trouxeram nenhum outro depositário portátil de doenças, exceto eles mesmos. Estes pioneiros encontrarram humanos, doentes, após sua chegada.

O gelo chegou ao fim há aproximadamente 10 mil anos, tendo as capas de gelo derretido e os mares subido, cobrindo a ponte de terra e isolando os novos americanos. Ao mesmo tempo, as grandes geleiras que cobriam a maior parte da América do Norte derreteram, abrindo um continente inteiro para os pioneiros. Se os "caçadores-colhedores" tinham sonhado com o paraíso, ali estava ele.

Capítulo 1
História da Doença

A nova terra, todavia, guardava algumas surpresas desagradáveis. Primeiro, as Américas tinham algumas poucas doenças típicas a oferecer. A febre maculada das Montanhas Rochosas, por exemplo, é uma doença causada por riquétsia e encontrada atualmente do Brasil ao Canadá. Embora a doença, cuja transmissão se faz através de carrapatos, fosse realmente identificada somente no século XX, é concebível que ela tenha afetado os pioneiros, bem como seus habitantes modernos. Aqueles que migraram para a América do Sul encontraram a leishmaniose mucocutânea, uma protozoose transmitida por mosquitos hematófagos. Aqueles que chegaram na região dos Andes foram expostos à doença de Carrión (também chamada de febre de Oroya e verruga Peruana). Esta doença também é disseminada por mosquitos, e seu impacto desfigurante é ilustrado em cerâmicas de milhares de anos de idade. Outra doença nativa da América do Sul é o mal de Chagas ou tripanossomíase americana, que provavelmente teve sua origem no Brasil. Ela é causada por um protozoário tripanossoma levado por porcos e outros animais e transmitida a humanos por insetos sugadores de sangue.

Além do mais, existiam doenças de animais silvestres, tais como triquinose e tularemia, para combater e, mais tarde, algumas doenças da civilização fizeram sua aparição como uma preparação para a revolução agrícola e do Novo Mundo. Os Maias, os Astecas, os Incas e os povos do Mississipi da América do Norte se dedicaram à agricultura sedentária e construíram complexas civilizações com cidades e muitos dos concomitantes problemas de saúde que, até hoje, acompanham tal estilo de vida. Alguns tipos de tuberculose se desenvolveram, e parasitas intestinais e a hepatite passavam de pessoa para pessoa através da água e de alimentos. A pinta, uma das doenças causadas por bactérias do gênero *Treponema*, parece ter sido um problema sério em clima quente o bastante para o uso de pouca vestimenta, permitindo a fácil transmissão pele a pele. Outras treponematoses parecem ter estado presentes, incluindo algum tipo de sífilis não venérea.

Mas os povos do Novo Mundo, que foram chamados de "índios" por Cristóvão Colombo e sua tripulação de aventureiros, foram "terreno virgem" para a avalancha de doenças que chegaram provenientes da Europa. Os conquistadores tinham sido perigosamente tornado isentos do conjunto de doenças do Velho Mundo, tal qual o estudioso americano Alfred Crosby relacionou, incluindo varíola, sarampo, difteria, tracoma, coqueluche, varicela, peste bubônica, malária, febre tifóide, cólera, febre amarela, dengue, escarlatina, disenteria amebiana, *influenza* e infestações helmínticas. A esta lista poderíamos adicionar doenças como o tifo, brucelose, erisipela, filaríase, caxumba, oncocerquíase, febre recorrente, lepra e teníase.

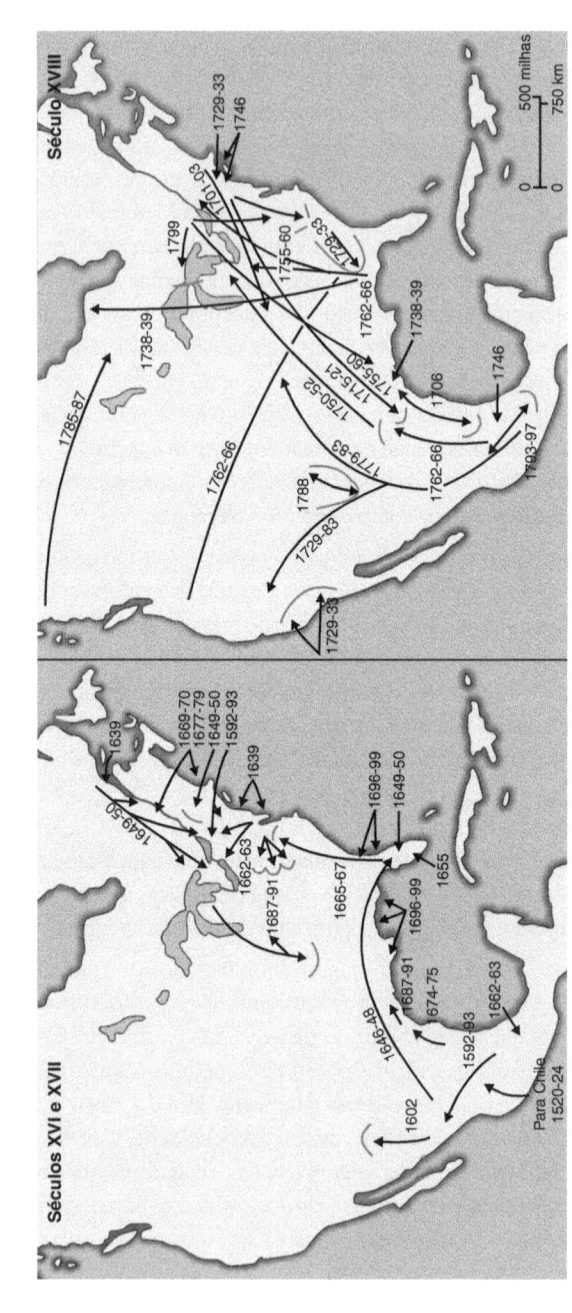

Mapa 2. As populações nativas das Américas foram devastadas por uma avalancha de doenças infecciosas, que os colonizadores europeus trouxeram com eles do século XV em diante. A varíola chegou ao Caribe em 1518 e entrou no México e América do Sul logo após, matando milhões em uma epidemia após a outra. Mais tarde, a doença espalhou-se para a América do Norte. Esta é uma interpretação da propagação da varíola na América do Norte, do século XVI ao XVIII.

Capítulo 1
História da Doença

Ninguém sabe quantos nativos americanos existiam no Novo Mundo quando Colombo e a doença chegaram e, desta forma, ninguém sabe ao certo a magnitude numérica do desastre demográfico que os nativos suportaram. De fato, questões sobre o tratamento das populações americanas no momento do contato com os europeus têm suscitado estudos profundos por parte dos demógrafos históricos e antropólogos, durante todo o século XX, tornando-se motivo de aguçado debate nas comemorações dos 500 anos da descoberta da América, em 1992. Porém se estamos inclinados a aceitar altas estimativas, em torno de 100 milhões de humanos, ou de uma maneira mais conservadora, 50 milhões ou menos, existe algum acordo de que o furacão das doenças que varreu as Américas, definitivamente, atingiu em torno de 90% das populações de 1492.

A primeira epidemia americana, que acometeu a ilha de *Hispaniola* (N. do T.: atual Haiti) em 1493, pode muito bem ter sido de *influenza* porcina. Outras doenças não conhecidas se seguiram, paralelamente, ao declínio dessas doenças nas Índias Ocidentais, mesmo antes que a varíola tivesse feito estréia oficial no Caribe, em 1518. A varíola acompanhou Hernando Cortés ao México e correu à frente de Pizarro no Peru, facilitando ambas as conquistas, enquanto irradiava-se em outras direções, matando outros milhões de humanos não relatados, que os espanhóis jamais conquistariam. Em seguida a isto, epidemia após epidemia reinaram no Novo Mundo. Uma das piores epidemias a ser lembrada foi o tifo epidêmico, que matou cerca de 2 milhões de humanos nas montanhas mexicanas, no final do século XVI.

Podemos apenas imaginar o horror: adultos jovens são freqüentemente as principais vítimas das epidemias, significando que poucos sobreviveram para plantar, cozinhar, limpar e cuidar de velhos e crianças. As epidemias, com freqüência, surgiram em balbúrdia, não dando tempo para as populações se recuperarem e os sistemas imunológicos se ajustarem. A vida social, política, econômica e religiosa desintegrou-se, tornando-se um milagre a sobrevivência de humanos para desenvolver imunidade e passá-la adiante. Mas eles o fizeram, e as populações do continente mexicano e da região andina gradualmente se recuperaram.

O declínio da população (e recuperação) chegou mais tarde na América do Norte. Ele tomou um curso particularmente desagradável no Caribe e partes do Brasil, onde o declínio de fato foi marcante. A razão para essas diferentes circunstâncias demográficas, no entanto, não repousa nas doenças eurasianas, mas, antes, em outro grupo de doenças do Velho Mundo, cujo berço localiza-se no Subsaara africano.

DOENÇAS AFRICANAS PENETRAM NO NOVO MUNDO

A chegada dos africanos nas Américas foi uma tragédia gerada por outra tragédia do Novo Mundo, ou seja, o estabelecimento da escravatura africana que, por sua vez, foi conseqüência da queda na população indígena. Os conquistadores ibéricos tinham confiado no trabalho dos ameríndios para colonizar a vastidão das Américas. Mas o rápido declínio populacional dos nativos americanos significou que eles teriam de procurar, em outras paragens, por um substituto. Em 1518 o comércio transatlântico de escravos já estava bem estabelecido.

A chegada dos africanos trouxe consigo muitas das mesmas imunidades que os europeus já portavam porque, durante milênios, a maior parte das doenças eurasianas tinha encontrado seu caminho junto às caravanas do deserto do Subsaara africano e através do Oceano Índico. Em adição, os africanos eram resistentes às doenças tropicais existentes em seu próprio mundo, contra as quais a maioria das outras pessoas não era. Uma dessas era a malária *falciparum*, a mais perigosa das formas de malária e também um tipo relativamente novo, que, como sabemos, foi gerada pelo desenvolvimento da agricultura sedentária na África. Embora tenha permanecido como uma doença estritamente africana, no passado, moveu-se em direção ao Norte para regiões do Mediterrâneo. Sem dúvida a malária, constituiu outra força letal que alguns julgam ter contribuído, significativamente, para o declínio do Império Romano. Evidência de que, em algum momento, a malária *falciparum* foi de considerável prevalência no sul da Itália e na Grécia pode ser encontrada nas anomalias do sangue de muitos povos do Mediterrâneo, que sabemos serem defesas genéticas contra doença.

A incidência de anomalias protetoras, como o traço falcêmico e a deficiência da glicose-6-fosfatase desidrogenase (G6PD), é muito maior entre os africanos e constitui testemunho de sua longa e íntima associação com a malária *falciparum*. Tais defesas também atestam uma extensa experiência com outro tipo de malária mais onipresente, a malária *vivax*, que, virtualmente, desaparecera da África. Acredita-se que a malária *vivax*, dentre os tipos de malária, seja a mais antiga forma da doença. Similarmente às outras formas, ela originou-se na África, onde o protozoário *Plasmodium*, a causa de todas as malárias, parasitara milhares de gerações de humanos. Em tal processo, todavia, cerca de 100% dos africanos adquiriram um traço genético que os protege contra a malária *vivax* e, provavelmente, da mesma forma, contra a malária *falciparum*.

CAPÍTULO 1
HISTÓRIA DA DOENÇA

Com poucos humanos portadores de malária *vivax* na África, a doença mudou de região para se tornar o flagelo de muitos no resto do mundo, incluindo a Europa. Conseqüentemente, os europeus foram os portadores da malária *vivax* para o Novo Mundo; a mais perigosa, a malária *falciparum*, chegou com os africanos. Os mosquitos anofelinos estavam presentes nas Américas propagando as infecções por protozoários e adicionando-os à lista de micróbios que estavam aniquilando os nativos americanos.

A febre amarela, outra grande dizimadora tropical oriunda da África, foi mais lenta na sua aparição americana, porque seu principal vetor, o mosquito *Aedes aegypti*, não preexistia no continente americano. Evidência entomológica sugere que os navios de escravos trouxeram o *Aedes* a partir da África, juntamente com o vírus da febre amarela. A partir de 1647, quando uma epidemia em Barbados propagou-se por todo o Caribe, a febre amarela açoitou tanto as cidades da costa americana que começou a ser vista como uma doença americana autóctone.

Em se tratando da queda das populações ameríndias, é importante o impacto desta segunda onda (africana) de doenças. Nas áreas montanhosas dos Andes e México Central, as populações nativas cambalearam sob o assalto das doenças eurasianas, embora, no final, tenham-se recuperado. Isto ocorreu, pelo menos em parte, porque foram poupadas das doenças africanas, pois os mosquitos vetores não se desenvolvem bem em altitudes muito acima do nível do mar. As populações das regiões baixas do Caribe e da Bacia Amazônica, por outro lado, foram seriamente afetadas tanto pelas doenças africanas quanto eurasianas, sendo quase dizimadas. Outras doenças africanas menos letais, todavia igualmente importantes, também chegaram com os navios negreiros, entre elas a dracunculíase, a filaríase, a oncocerquíase, a doença do "verme com ganchos" (causada pelo incorretamente denominado *Necator americanus*), a bouba (similar à pinta) e mesmo a lepra, que havia previamente desaparecido da Europa.

NOVOS MUNDOS, NOVOS PATÓGENOS?

O abrupto vínculo dos ambientes de doenças da Europa, Américas e África foi objeto de muita pesquisa pelos estudiosos. Suspeitam que tenha acontecido mais que uma simples dispersão mais extensa de doenças conhecidas – que, de fato, gerou algumas novas doenças para o mundo. De um ponto de vista europeu, algumas das novas moléstias parecem ter surgido na época das viagens de

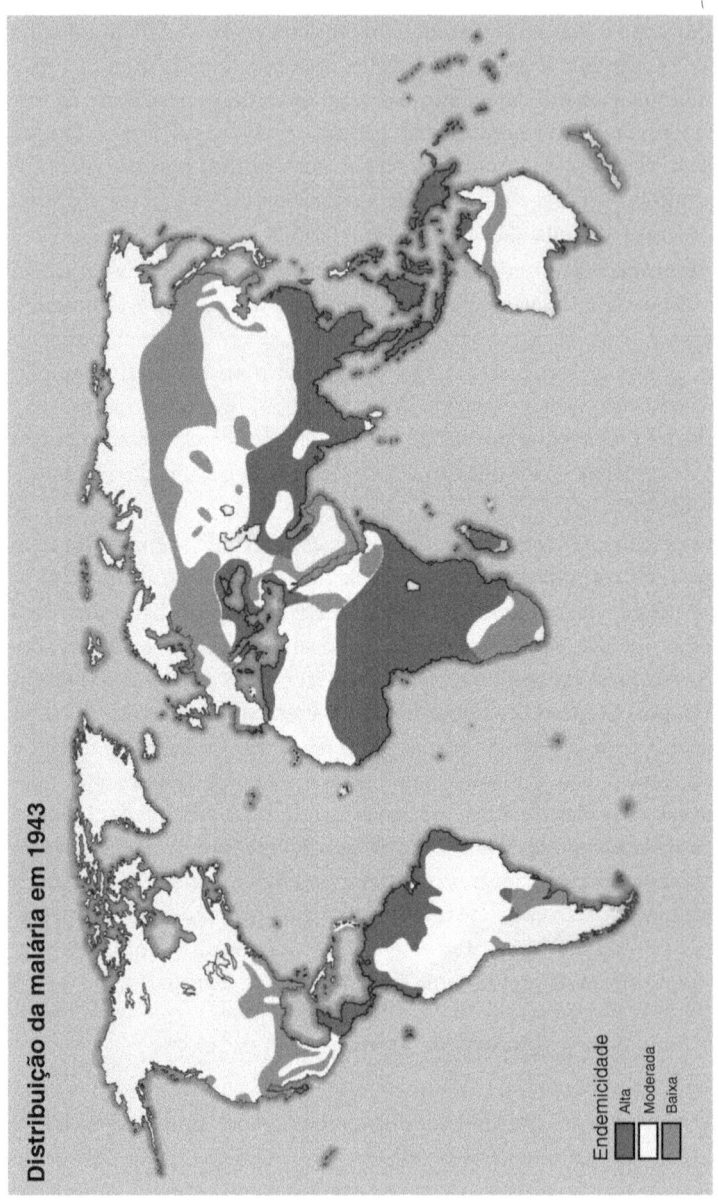

Mapa 3. Distribuição mundial da malária antes das viagens em massa.

Distribuição da malária em 1943

Endemicidade
Alta
Moderada
Baixa

Colombo. O tifo foi uma delas, tendo surgido na Europa durante a última das guerras de reconquista, assim que a Espanha conquistou Granada em 1492; a doença parece ter alcançado a Espanha vinda do mundo árabe. Neste caso, por conseguinte, Colombo parece não ser o "culpado".

Da mesma forma que a sífilis, a varíola constitui um quebra-cabeça para os historiadores de Medicina. Ela parece ter variado sua virulência consideravelmente, com o passar dos tempos. Houve dois tipos de varíola, antes que a doença finalmente desaparecesse na segunda metade dos anos 1970: a "varíola maior", que tinha taxas de mortalidade de até 25-30%, e a "varíola menor", uma doença muito mais branda, com taxas de mortalidade de 1% ou menos. Indubitavelmente, cepas intermediárias entre as duas formas também existiram. Antes de 1500, pelo menos na Europa, a varíola não era uma dizimadora virulenta, mas, em torno daquela época, ela se tornou algo assim, causando cerca de 10 a 15% de todas as mortes em alguns países. Os investigadores levantaram a suspeita de que a forma mais virulenta da varíola tenha se originado na África Subsaariana e não na Ásia. Recentemente, surgiu o argumento de que fora com o comércio atlântico de escravos que sua forma mais mortal saíra de controle.

As novas doenças, ou as doenças recentemente modificadas, serviram para enriquecer o já volumoso enxame de patógenos que varreu os "novos povos descobertos" que, como os ameríndios, foram tão brutalmente ligados ao resto do mundo. Vasco da Gama, liderando os portugueses pelo Oceano Índico (1498) e por um império oriental, promoveu a difusão da sífilis para o leste, chegando ao Japão. A viagem de Fernão de Magalhães (1519-22) concluiu o que Colombo tinha começado: navegando para oeste e chegando à Espanha, pelo leste. Mas no rastro de seus navios, veio a doença com as tripulações dos galeões de Manilla, como também de outros exploradores, missionários, comerciantes e, durante o século XVIII, nos baleeiros britânicos e americanos.

Os habitantes de muitas ilhas do Pacífico tinham sofrido de malária, filaríase e afecções cutâneas tropicais antes da chegada dos europeus. Entretanto, essas populações de horticultores asiáticos, em muitos casos separados do resto do mundo por milhares de anos, constituíram "terreno virgem" para doenças infecciosas estrangeiras. No entanto, a relativa pequenez de suas populações, por um lado, e o isolamento, por outro, teriam causado mais epidemias para dizimá-los rapidamente.

Alguma idéia sobre os milhares de pequenos holocaustos de doença que devem ter acontecido entre essas populações pode ser vislumbrada pelo exemplo das ilhas havaianas. Inicialmente estabelecidos em torno de 300 d.C., eles continuaram "não descobertos" até a chegada do capitão James Cook em 1778. O cirurgião de Cook escreveu que no ano seguinte a tripulação deste, deliberadamente, introduzira a sífilis nas ilhas. Verdade ou não, juntamente com a varíola e outras doenças, a sífilis sabidamente reduziu as populações nativas em 90% em um século.

Um declínio íngreme similar das populações nativas da Austrália teve seu lugar após o início do estabelecimento dos ingleses em 1788. A varíola eclodiu quase que imediatamente (1789) entre os aborígenes na metade leste do continente e, de acordo com estimativas britânicas, destruiu metade daqueles com qualquer contato com Port Arthur (Sidney). Após isso, a doença se espalhou para o interior, com conseqüências desconhecidas. Um jovem, Charles Darwin, em 1836, tinha claramente absorvido muito da natureza lamentável dessa história, quando escreveu em seu diário *Beagle:* "Onde quer que o europeu tenha pisado, a morte parece ter perseguido o aborígene".

Enquanto os europeus estavam estabelecendo seus impérios e levando a morte para povos aborígenes, eles mesmos foram envolvidos no fogo cruzado da doença em sua própria casa. Epidemias de peste puniram áreas do sul e leste; a malária estava em ascensão; no século XVI, pelo menos três epidemias graves de *influenza* varreram o continente, e a varíola mais virulenta tinha surgido; a sífilis estava cada vez mais virulenta; havia epidemias de difteria e febre escarlate; e o tifo começara a fazer aparições regulares entre os exércitos. De fato, foi a doença (neste caso o tifo em vez da sífilis) uma vez mais, decisiva na espoliação das tropas francesas da conquista do Reino de Nápoles. O tifo eclodiu entre os soldados franceses tão logo a vitória sobre Carlos V parecia assegurada. Perto de 30 mil soldados morreram antes que os remanescentes do exército fossem retirados.

Do outro lado do mundo, novas doenças como a sífilis, a escarlatina e a difteria penetravam na China para se juntarem à varíola, ao sarampo, à malária e a outras antigas moléstias. A cólera foi descrita pelos ocidentais, pela primeira vez, quando os portugueses visitaram a Índia, no século XVI, onde, aparentemente, a peste estava também em atividade. No Japão – os primeiros ocidentais a visitá-lo, em 1543, chegaram durante um período de grande crescimento populacional –, os japoneses chegavam a um acordo imunológico com suas doenças mais importantes. A única nova doença em seu ambiente era a sífilis, que tinha alcançado as ilhas a partir da China, onde europeus tinham-na introduzido um pouco antes. Os japoneses chamaram-na de "pústula chinesa".

Capítulo 1
História da Doença

Na Europa, os ventos da mudança agitados pela Renascença assinalaram o fim do feudalismo, ao mesmo tempo que alimentaram a ascensão do capitalismo, nações predatórias, impérios e cada vez mais governos autoritários. Houve progressos em direção à industrialização e à urbanização, estimulados, de um lado, por burocracias governamentais em crescimento e, por outro, pelas necessidades e frutos do império – ou pela busca determinada da queles frutos.

É dentro desse arranjo das circunstâncias históricas que as populações da Grã-Bretanha e do norte da Europa gradualmente escaparam da antiga tirania da doença e de seu controle no crescimento populacional. As cidades em crescimento expuseram mais pessoas à doença, e números cada vez maiores se tornaram imunizados no processo. Governos fortes, através do estabelecimento de medidas de quarentena, direta e indiretamente, com a inspeção de navios para o recolhimento de impostos, ajudaram a manter a peste e outras doenças a distância. Além disso, governos lançaram campanhas de saúde pública, que reduziram as populações de animais nocivos e insetos, especialmente as de moscas domésticas. Finalmente, foram feitas tentativas, no início do século XVIII, para reduzir surtos de varíola através da variolação, uma técnica que pode ter-se originado na China. O pus proveniente das pústulas da varíola das pessoas infectadas era inserido, através de escarificações, em pessoas não afetadas, causando-lhes uma forma branda da doença. O procedimento algumas vezes era fatal e até resultava em epidemias; porém, após 1760, métodos de inoculação mais seguros foram encontrados. O mais forte golpe contra a varicela veio com a vacinação introduzida na Inglaterra por Edward Jenner, em 1796. Ela foi rapidamente adotada por toda a Europa e dentro de poucos anos tinha alcançado as colônias espanholas na América do Sul e Ásia.

NUTRIÇÃO E DECLÍNIO DA MORTALIDADE

Outro importante fator nesta momentosa retomada do progresso demográfico leva em conta a nutrição. Se as Américas ofereceram poucos patógenos para o resto do mundo, elas proporcionaram muitos embutidos em alimentos. O cultivo cada vez mais generalizado da batata, que foi introduzida na Europa no século XVI (juntamente com a abóbora), ajudou a construir uma vida melhor para muitos, especialmente para os pobres. Além de preencher estômagos, a batata, a qual crescia facilmente nos climas do Norte, tornou-se uma importante fonte de vitaminas (especialmente de ácido ascórbico) e minerais.

O milho das Américas tornou-se uma rotina na dieta de muitos, os quais, talvez não entusiasmadamente, começaram a substituir os bolos de aveia pelo mais caro pão de trigo. Milho e batatas são colheitas rotineiras que produzem mais calorias por unidade de terra que qualquer outra (salvo a mandioca) e, certamente, ajudaram a sustentar um crescente proletariado urbano. Talvez, entretanto, a maior contribuição para a saúde humana, a partir do milho, tenha sido a comida animal. Com cada vez mais pessoas sendo forçadas a se deslocarem do campo para as cidades, mais espaço estava disponível para os animais domésticos. Com feno e milho para sustentá-los, tornou-se possível manter maior número de animais durante o inverno. Assim, outra grande característica da mudança de padrão da nutrição foi uma maior disponibilidade, durante todo o ano, de proteína de boa qualidade, na forma de leite, queijo, ovos e carne. Tal aporte protéico poderia ter ajudado muitas pessoas contra muitas doenças. O suprimento adequado de leite, indubitavelmente, ajudou muitos indivíduos a sobreviverem durante o período lactente e na infância, se comparado ao passado. Melhorias nas redes de transportes de distribuição de alimentos frescos foram, obviamente, vitais para ajudar a melhorar a nutrição.

Continua um fogo cruzado de debates a respeito da importância da nutrição no crescimento da população européia – e desta forma também sobre a importância das safras americanas na dieta européia. Pode ser que as respostas sejam tão difíceis e obscuras por outras forças complexas, mas alguma luz pode incidir sobre o problema através de exemplos de outras partes do mundo. Na China, por razões ainda não explicadas, houve uma queda na taxa de mortalidade após a introdução, no século XVI, do milho e de batatas-doce e branca vindas da América. A África Ocidental e Centro-Ocidental também experimentou alguma explosão populacional após a introdução da mandioca, do milho, da batata-doce e do amendoim. Ironicamente, a população fora drenada por um comércio escravo para o mesmo hemisfério que tinha proporcionado as plantas introduzidas.

NOVAS PRAGAS – FEBRE AMARELA E CÓLERA

A África também enviou doenças mortais em direção ao Oeste. No final do século XVII, a febre amarela, além de assombrar os portos do Caribe, América Central e México, parecia estar onipresente ao longo da costa leste do continente. Ela atingiu o estado de Pernambuco no Brasil em 1685, matando milhares em Recife e em Olinda, e espalhou-se para o estado do Ceará, antes de desaparecer, cerca de 5 anos depois. Em direção ao Norte, a doença entrou em Nova Iorque, em 1668, Filadélfia e Charleston, em 1960, e em Boston, em 1691.

Capítulo 1
História da Doença

No século XVIII a febre amarela estendeu sua fúria para se tornar uma visitante regular dos portos da Colômbia, Peru e Equador, nas Américas; e dos portos de, Lisboa, Barcelona, Málaga e Cadiz, na Europa. Ao mesmo tempo, ela atacou os filadelfienses não-veteranos com seis epidemias. A doença também se tornou decisiva nas campanhas militares do Caribe. Frustrou o ataque de 1741 do almirante Edward Vernon sobre Cartagena na Colômbia – metade de sua força de terra original de 19 mil homens foi perdida para o vírus. Este vírus ajudou a exterminar 80 mil homens do exército britânico nas Índias Ocidentais durante os anos de 1793-96, e foi responsável por uma elevada perda de 40 mil franceses mortos em sua fracassada tentativa de reconquistar San Domingo, na ilha de Hispaniola (atual Haiti).

No século XIX, a febre amarela foi especialmente prevalente nas cidades portuárias mais ao sul dos Estados Unidos, onde, antes da Guerra Civil, assolou *Savannah*, com 15 epidemias; *Charleston*, com 22; e Nova Orleans, com pelo menos 33. Após a Guerra, ela retomou seu assalto, que culminou na epidemia de 1878. Moveu-se em direção ao interior até o Mississipi, para deixar incontáveis mortos, em uma faixa que ia de Nova Orleans a Memphis e mesmo além. Pelo menos no que dizia respeito aos Estados Unidos, a febre amarela equilibrou a contagem em relação à participação no comércio escravo africano: suas perdas para a doença excederam em muito o número de escravos importados.

A febre amarela também continuou a massacrar os europeus no Caribe, mais notadamente as tropas espanholas, enviadas para pôr um fim na rebelião de Cuba de 1868-78 (Guerra dos Dez Anos), e franceses, primeiramente enviados para construir uma ferrovia através do Panamá e, então, construir um canal. Ela também matou europeus em casa, invadindo numerosas cidades de Espanha, Portugal, bem como Gibraltar, e, movendo-se em direção ao norte, atingiu as costas da França e da Inglaterra.

Salvo pela epidemia de 1821, em Barcelona, e a de 1857, em Lisboa, no entanto, a febre amarela aparentou ser uma doença branda na Europa, comparada às devastações do tifo e da cólera. O tifo exerceu um importante papel na transformação da expedição de 1812 de Napoleão, na Rússia, em catástrofe e, entre 1816 e 1819, a doença assolou a Irlanda. As revoluções de 1848 dispararam o tifo epidêmico para o Leste da Europa, diminuindo até a Primeira Guerra Mundial. Durante esta guerra, há relatos de que ele matou de 2 a 3 milhões de soldados e civis. Mais tarde, continuou a matar russos e europeus do Leste, dizimando outros 3 milhões ou mais ainda.

A cólera, contudo, foi facilmente a maior das novas epidemias do século XIX. Antes daquele tempo (antes dos maiores avanços na tecnologia e transportes), a doença parecia ter-se autoconfinado na Índia, onde tinha sido observada e descrita por forasteiros, pelo menos desde o século XVI. A partir de 1817, no entanto, a cólera surgiu com crescente freqüência fora da Índia. Em torno de 1821, tinha envolvido Java e a China, no leste, e a Pérsia, no oeste.

DOENÇA E IMPERIALISMO

Enquanto a cólera e algumas das "antigas" doenças da civilização estavam sendo mantidas sob controle, a própria civilização estava gerando e propagando outras infecções. Os avanços médicos abriram a África – outrora conhecida como "o túmulo do homem branco" devido à febre tropical – à colonização européia, pois o século XIX chegava ao seu término. A descoberta da causa da malária e o estabelecimento de um suprimento confiável de quinino (derivado da casca da árvore cinchona) para proteção contra ela, simultaneamente, deu o sinal verde para a aventura imperial.

Uma vez estabelecidos na África, contudo, os europeus pareciam querer torná-la o túmulo de homens negros. Eles forçaram os africanos para dentro das minas para extrair os recursos minerais do continente; confiscaram terras agrícolas férteis antes ocupadas por comunidades tribais; introduziram criações de gado estrangeiro; transformaram a economia de trocas em economias monetárias; e construíram ferrovias e estradas para ligá-los.

Nesta proletarização da África e no rearranjo dos ecossistemas, os colonizadores dispararam epidemias maciças de doença do sono e tudo fizeram para estender o alcance de outras moléstias. Além do mais, trouxeram a tuberculose para a África. Operários africanos, altamente errantes, disseminaram-na para todos os cantos da África Subsaariana, onde ela ardia no seio das favelas de um contingente urbano em expansão. O padrão nutricional dos africanos também decaiu drasticamente no contexto de economia "colheita-dinheiro", que era freqüentemente baseada na monocultura (tais como o cacau, em Gana). A despeito dos esforços dos missionários, porém, a medicina colonial era direcionada principalmente para a preservação da saúde dos opressores e, raramente, chegava aos oprimidos.

DOENÇAS NUTRICIONAIS

As explicações nutricionais da ascensão e queda das doenças são complicadas pela nossa escassez de conhecimentos sobre o que constitui boa nutrição. Nossos

CAPÍTULO 1
HISTÓRIA DA DOENÇA

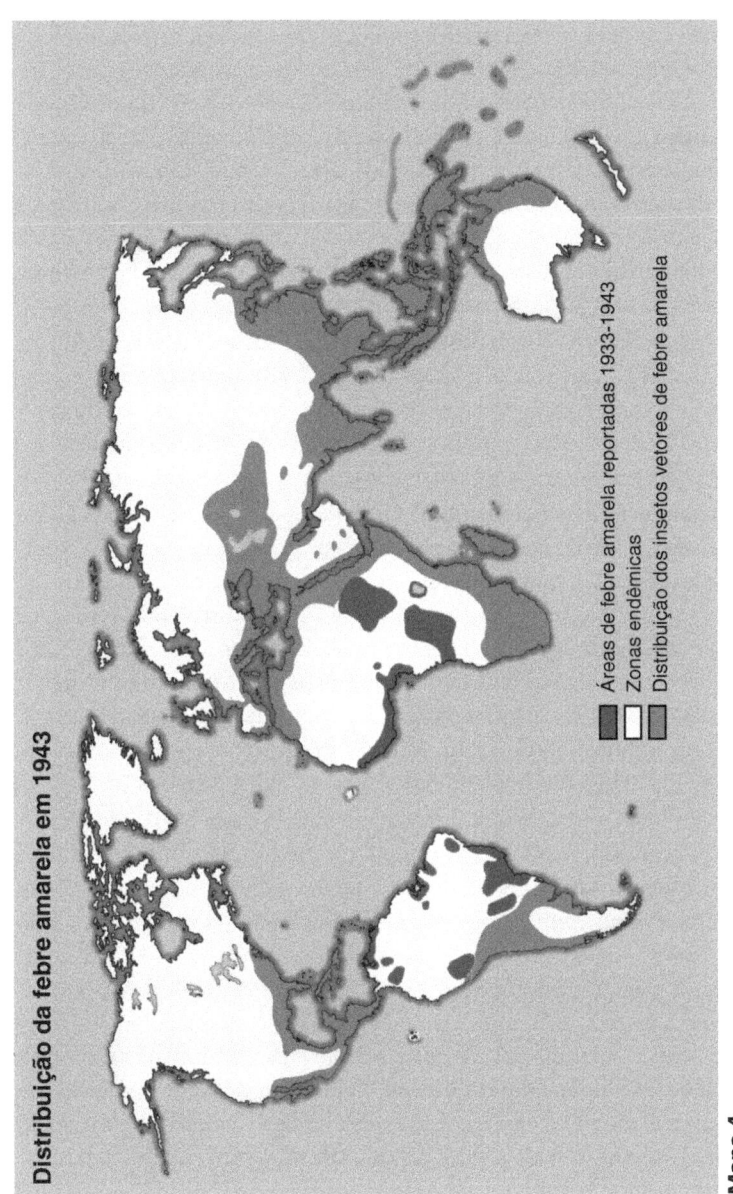

Mapa 4. Distribuição da febre amarela em 1943

- Áreas de febre amarela reportadas 1933-1943
- Zonas endêmicas
- Distribuição dos insetos vetores de febre amarela

ancestrais "caçadores-colhedores" consumiram uma variedade surpreendente de alimentos, enquanto nós, em contraste, consumimos relativamente pouca variedade. Os registros arqueológicos não deixam dúvidas de que os humanos que renunciaram a seus hábitos e procuraram caminhos de agricultura sedentária pagaram elevado preço com a própria saúde. Eles tornaram-se mais baixos e sofreram de anemia, como resultado de uma dieta cada vez mais limitada, centrada em colheitas rotineiras. Ao mesmo tempo, suas crianças sofriam do que parecia ter sido desnutrição protéico-calórica após o desmame, o que, indubitavelmente, contribuiu para as ascendentes taxas de mortalidade infantil.

As melhorias tecnológicas de safras como conseqüência da viagem de Colombo, em 1492, significaram maiores quantidades de alimentos para o sustento de mais pessoas. Porém, para aqueles cuja sobrevivência dependia de uma dieta centrada em colheitas, significava um tremendo sacrifício na qualidade nutricional. Daí o surgimento das clássicas doenças de deficiências nutricionais.

Os pobres na América do Sul, africanos, europeus do sul e povos da Índia, Egito e Oriente Médio que abraçaram o cultivo do milho, freqüentemente, caíam vítimas da pelagra, uma doença caracterizada por diarréia, dermatite, demência e, por último, a morte de tanto quanto 70% de suas vítimas. A causa da doença é complicada, porém, o fator principal é a deficiência de niacina. Não é que o milho careça de niacina. O problema é que ele contém um ligante químico que não libera a niacina para o organismo, a menos que o ligante seja quebrado com tratamento pelo limão, um segredo que os nativos americanos conheciam, mas não o transmitiram de volta para o Velho Mundo.

O beribéri é outra doença ligada à vitamina B, neste caso, a tiamina. A afecção é geralmente associada às culturas de arroz na Ásia. A casca do arroz contém plenas quantidades de tiamina, porém os humanos, desde priscas eras, sempre removeram a casca do arroz, beneficiando-o para tornar o grão mais saboroso, mais vistoso e de armazenamento mais fácil. A tradicional moagem, à mão, do arroz produziu os sintomas neurológicos e cardiovasculares do beribéri "seco" e "úmido", em muitas pessoas, por todo o mundo, e levou ao beribéri infantil, que era quase sempre fatal para lactentes e crianças nascidas de mães deficientes em tiamina. O problema torna-se especialmente agudo após o advento da moagem a vapor e, no final dos anos 1950, quando o beribéri tinha-se tornado a principal causa da morte em regiões da Ásia, especialmente entre crianças.

O arroz, no entanto, não tem sido o único culpado na etiologia do beribéri. A doença tem sido causada por dietas muito centradas na alimentação com a

CAPÍTULO 1
HISTÓRIA DA DOENÇA

mandioca e a farinha e naquelas restritas ao pão branco, antes da adoção de procedimentos de enriquecimento. Igualmente à pelagra, o beribéri era particularmente prevalente entre as populações institucionalizadas – por exemplo, escravos em plantações, prisioneiros, crianças em orfanatos e habitantes de asilos – e aqueles embarcados em navios por longos períodos de tempo.

A clássica doença de populações embarcadas, contudo, era o escorbuto, desencadeado por uma deficiência de vitamina C (ácido ascórbico). Pelo fato dos humanos não sintetizarem sua própria vitamina C, o escorbuto provavelmente é uma doença muito antiga. No entanto, são necessárias mais de 30 semanas de privação da vitamina C para o surgimento dos sintomas clássicos de porosidade óssea e sangramento gengival e mesmo mais tempo para antigas feridas abrirem e a morte ocorrer, e, por esta razão, seu surgimento antes do século XV teria sido relativamente raro. Porém, o desejo de comércio, exploração e império que acompanhou o crescimento do poderio econômico da Europa enviou navios para o mar por períodos longos o bastante para a doença se desenvolver e tornar-se o flagelo dos marinheiros, por mais de 300-400 anos.

O escorbuto também afetou os exércitos (especialmente durante cercos), eclodiu em campos de prisioneiros de guerra, seguiu, implacavelmente, as pegadas dos exploradores do Ártico e da Antártida, e torturou os irlandeses após o grande malogro da safra de batatas de 1845-46, pois estas contêm vitamina C enquanto que os grãos enviados para aliviar sua situação difícil não ajudaram por serem desprovidos de tal vitamina.

Em meados do século XVIII, foi demonstrado repetidamente que o suco de frutas cítricas poderia prevenir o escorbuto. Mas foi somente ao final daquele século, que os velejadores ingleses foram supridos com suco de limão para combater a doença. Ao final do século XIX, todavia, estando a Medicina com a atenção voltada para a teoria dos germes, o escorbuto e outras doenças nutricionais eram, amiúde, vistos como obra de patógenos. Foi necessário o conhecimento científico gerado durante o século XX para se retomar as pesquisas sobre nutrição e estabelecer o conceito de doenças nutricionais.

Todas essas doenças de deficiência, pelo menos quando generalizadas, podem ser encaradas como conseqüência de problemas nutricionais causados pelos avanços da civilização. O mesmo é verdadeiro para outras moléstias que, embora não estritamente doenças de deficiência, são relacionadas à alimentação. O ergotismo, por exemplo, é uma doença causada pelo consumo de grãos cereais – especialmente o centeio – infectado pelo fungo do *ergot (Claviceps purpurea)*. Conhecidos desde os tempos de Galeno, tornou-se prevalente na Europa Medieval entre as pessoas pobres. Seus pães, que constituíram a base de suas dietas, eram freqüentemente feitos com centeio apodrecido, produzindo a forma "convulsiva" da doença, quando afetava o sistema nervoso central, e a forma "gangrenosa", quando acometia o suprimento sangüíneo das extremidades. A doença era geralmente denominada "fogo de Santo Antônio". Pelo menos 130 epidemias ocorreram na Europa entre 591 e 1789, e milhares faleceram. Foram relatados surtos em várias partes da Europa até por volta de 1920.

Um tipo diferente de problema nutricional, criado pelas dietas restritas, é a desnutrição protéico-calórica (DPC) que, como vimos antes, constitui, essencialmente, um problema infantil e que se desenvolveu assim que os humanos se estabeleceram na agricultura. Evidências são notadas nos dentes dos primeiros fazendeiros, na forma de hipoplasias (linha de parada de crescimento), que indicam um real esforço para a sobrevivência durante o período de desmame. Nos homens modernos, a evidência é manifesta e vista nos ventres inchados do "kwashiorkor" (N. do T.: doença originária dos nativos africanos, menores de 3 anos, causada por deficiência dietética protéica) e no definhamento do marasmo, os dois pólos sintomáticos da DPC.

A raiz da causa da DPC é o desmame da criança do leite materno em troca de uma papa de cereais, que contém pouca ou nenhuma das proteínas que a criança necessita para o seu crescimento e desenvolvimento. Enquanto os "caçadores-colhedores" eram obrigados a pilhar para seus pequenos desmamados, as pessoas sedentárias concentravam um cereal rotineiro, que simplificou o progresso de desmame. Tal simplicidade, por sua vez, encorajou mais gestações, de maneira que uma criança era (e é) em geral abruptamente desmamada para dar lugar a outra. Assim, a palavra africana "kwashiorkor" significa "a doença da criança desnutrida".

A DPC amiúde desabrocha quando a criança adquire uma infecção, que, em vez da condição nutricional, leva à culpa. Entretanto, a DPC é uma das maiores dizimadoras do mundo, especialmente nas regiões em desenvolvimento. Ela pode retardar o desenvolvimento e prejudicar a saúde, tardiamente, na vida daqueles que sobrevivem enquanto crianças.

A DOENÇA NO MUNDO MODERNO

O resultado da revolução agrícola – a concentração das dietas em colheitas rotineiras – foi um benefício misto, por permitir que mais e mais pessoas vivessem, porém a um custo significativo para sua saúde. O mesmo poderia ser dito

CAPÍTULO 1
HISTÓRIA DA DOENÇA

para a muito mais recente Revolução Industrial, que, enquanto criava condições para ulterior explosão populacional, também produziu um mal geral, bem como algumas novas doenças específicas.

Por exemplo, a doença do pulmão negro (pneumoconiose dos trabalhadores de carvão) que ceifou a vida de muitos mineiros precocemente; a doença do pulmão marrom (bissinose), que se tornou a desgraça dos operários da indústria têxtil do algodão; a doença do pulmão branco (asbestose) que afetou trabalhadores engajados no trabalho com asbesto; a exposição ao chumbo que levou ao envenenamento; a "mandíbula fosfórica", que constituía um risco ocupacional para os trabalhadores que eram expostos ao fósforo; e pó de pedras, pedra de isqueiro e areia que levavam à silicose ou "doença do esmerilhador".

Em 1775, um cirurgião de Londres, Percivall Pott, chamou a atenção para o fato de que muitos homens que tinham sido limpadores de chaminé, enquanto jovens, mais tarde sofriam de câncer escrotal. Ele associou este fato com a irritação causada pela fuligem, e assim identificou o primeiro câncer ocupacional. Subseqüentemente, a luz ultravioleta, os raios X, as substâncias radioativas, tais como o rádio e o urânio e outros irritantes, como os derivados da hulha-alcatrão, foram implicados na origem do câncer.

Câncer, enfermidades cardíacas e provavelmente a doença de Alzheimer são doenças antigas da humanidade. Existe muita discussão sobre elas, porque, aparentemente, está ocorrendo um aumento substancial em todas as três, no século XX, especialmente no mundo desenvolvido. Uma possibilidade é que muitas pessoas estejam vivendo mais tempo, o bastante para adquiri-las. Outra explicação tem relação com o estilo de vida – produção em massa dos largamente utilizados produtos do tabaco e destilados, também produtos do mundo moderno, contribuem consideravelmente para, pelo menos, duas dessas condições.

Provavelmente um bom número de outros fatores derivados dos avanços da civilização sejam também responsáveis. Provavelmente existe mais carbono na atmosfera hoje por causa de desmatamento florestal e pelo cultivo que em função da industrialização; mas o derramamento de fumaça das chaminés e a exaustão de gases dos veículos automotores têm lançado muitos outros produtos químicos no ar que respiramos, nos alimentos que comemos e na água que bebemos. Além disso, muitos suspeitam que a incidência de câncer de pele esteja aumentando por causa da poluição atmosférica, que está incrementando a intensidade da radiação ultravioleta. O uso abusivo do sódio tem sido implicado no câncer de estômago e na hipertensão. Assim, os alimentos e a água são processados com compostos químicos, que estão cada vez mais sob a mira dos pesquisadores, tanto do câncer quanto das doenças cardíacas.

A maior longevidade é, certamente, um fator importante na freqüência de algumas das doenças genéticas e na predisposição genética para outras enfermidades. No passado, uma porcentagem muito menor de vítimas dessas doenças teria sobrevivido para reproduzir e transmitir a doença. Tal como alguns geneticistas demonstraram, no mundo desenvolvido, em qualquer grau, os princípios da rigorosa seleção natural não mais se aplicam. Entramos em outro estágio – aquele da "seleção relaxada" – e temos de pagar por isso com a maior freqüência de doenças, variando da esclerose múltipla à mastoidite.

A Medicina tem tido a oportunidade, no século XX, de direcionar muito da pesquisa sobre as doenças genéticas e crônicas – as novas doenças da civilização – por causa do seu triunfo sobre antigas doenças contagiosas, culminando com a erradicação da varíola nos anos 1970. Mas a autoconfiança coletiva da comunidade médica tem sido abalada em algumas ocasiões, durante os últimos 100 anos. Isto aconteceu, por exemplo, em 1918-19, quando uma pandemia de *influenza*, de virulência sem precedentes, varreu o mundo, matando entre 25 e 50 milhões de pessoas. Seguindo seus passos, chegou uma epidemia de encefalite letárgica (um tipo de inflamação do cérebro e da medula espinal) e outra onda de *influenza* em 1920. Como e por que, subitamente, a *influenza* tornou-se tão mortal (especialmente para adultos jovens) jamais foi satisfatoriamente explicado – nem sua relação com a encefalite letárgica.

O encontro da Medicina moderna com a poliomielite, em contraste, teve um desfecho mais satisfatório. A poliomielite é uma antiga doença viral da humanidade, mas as epidemias identificadas como pólio tornaram-se freqüentes somente ao final do século XIX. Isto criou a crença de que se tratava de uma nova doença, e a grande epidemia de Nova Iorque, em 1916, produziu temores de que a pólio fosse uma praga dos tempos modernos – especialmente quando tinha sido vista como uma doença de crianças e começava a afetar adultos. Tais temores desapareceram com a compreensão que, no passado, a maior parte das crianças tinha sido imunizada muito cedo em suas vidas pela própria doença, que viaja pela rota oral–fecal. Melhorias no saneamento, que em muitos casos tinha bloqueado essa imunização, foram de fato responsáveis pelo recrudescimento da doença. A introdução das vacinações, primeiramente por Jonas Edward Salk (1955) e, depois, por Albert Bruce Sabin (1960), provocou um declínio drástico da doença no mundo desenvolvido e da mesma forma em grande parte do mundo em desenvolvimento. Em 1994, as Américas foram declaradas uma zona livre da pólio após 2 anos sem casos notificados, e a Organização Mundial de Saúde espera erradicar a doença em todo o mundo.

A Medicina, contudo, até o momento, provou ser impotente contra outras doenças. Como foi o caso no início com a pólio, a síndrome da imunodeficiência adquirida (AIDS) parece ser uma nova doença. Infortunadamente, o agente causador, o vírus da imunodeficiência humana (HIV), sofre mutações mais rapidamente que os agentes virais da *influenza*, que tem frustrado o desenvolvimento tanto de vacinas como de drogas antivirais. Realmente, parecem haver dois tipos principais de vírus envolvidos. O HIV-1 foi o primeiro a ser identificado (1981), embora, em retrospecto, pareça que a doença tinha estado se disseminando silenciosamente durante anos. O principal meio de transmissão da maior parte de seus subtipos tem sido através do contato homossexual e através do sangue e seus produtos. Em 1985, o HIV-2 foi identificado na África Ocidental; seu padrão de transmissão parece ser através da relação sexual heterossexual. O HIV-1 e o HIV-2 têm, agora, ampla distribuição por todo o mundo, mas ambos parecem ter-se originado na África Subsaariana onde anticorpos contra o HIV foram descobertos em sangue armazenado datando desde 1959, enquanto a maior parte dos casos do mundo (em torno de dois terços) foram localizados desde 1995.

Porque o HIV mina o sistema imune, os pacientes, freqüentemente, caem vítimas de doenças, como pneumonia por *Pneumocystis*, tuberculose e outras infecções. Todavia, a AIDS é uma doença em si, embora leve uma década ou mais após a contaminação para que a infecção se manifeste, até o momento, parecendo ter conseqüências invariavelmente fatais. Tal hiato, no entanto, torna difícil calcular a disseminação da doença, e, assim, as projeções devem ser baseadas em estimativas. Infelizmente, mesmo a mais otimista dessas estimativas sugerem que milhões morrerão de AIDS. Alguns mesmo prevêem que, em termos de mortalidade global, a doença tomará a liderança como a maior matadora de seres humanos da História.

Ainda outras doenças virais mortais aparecem na África, entre elas a febre do Ebola, Lassa, Marburg e febre do Vale Rift, e ainda outras na América do Sul, tais como a febre hemorrágica boliviana e a febre hemorrágica argentina. É concebível que, como a AIDS, uma ou mais dessas poderiam se disseminar, liberadas, amplamente, no mundo. Em um certo contexto, também, elas são doenças da civilização – no caso do mundo em desenvolvimento, onde as populações empobrecidas estão aumentando e as doenças crônicas da idade avançada tomam o segundo lugar após as doenças infecciosas.

A Medicina moderna tem feito o possível para o aumento do número de pessoas que sobrevivem ao período lactente e infância no mundo em desenvolvimento, mas pouco faz por eles após isso (exceto por campanhas notáveis como aquelas contra a varíola e pólio). Contudo, em um mundo em constante crescimento, onde as populações são cada vez mais concentradas, a questão surge de termos recursos para tal descuido. Decerto, o auto-interesse, senão nada mais, pode indicar a importância de se cultivar a saúde no mundo em desenvolvimento, especialmente se esse mundo continuar incubando doenças que alcançam os países desenvolvidos e matam.

CAPÍTULO 2

Vivian Nutton

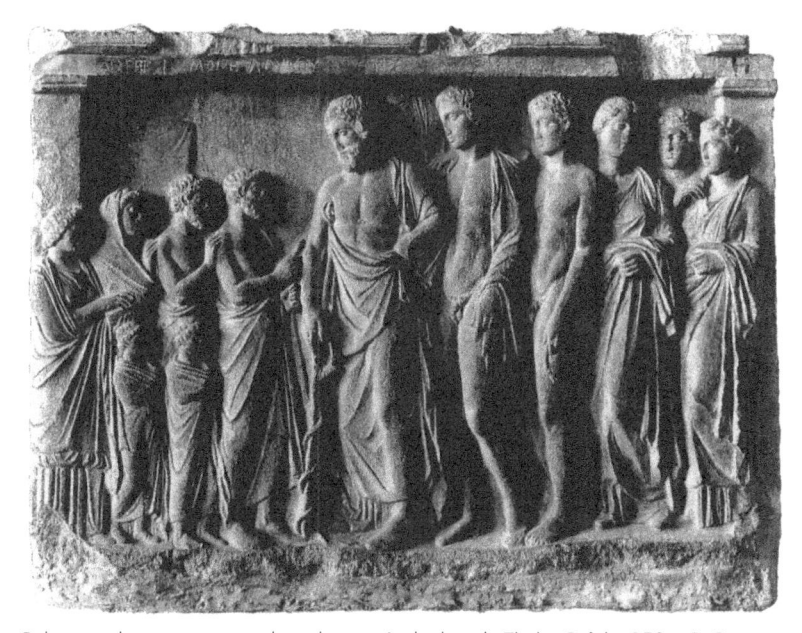

Ascensão da Medicina

Relevo em homenagem ao deus da cura Asclepius, de Tireia, Grécia, 350 a.C. Com o deus, que está apoiado no bastão com a serpente entrelaçada, estão membros de sua família – sua esposa Epione, os filhos Machaon e Podaleirius e as filhas Higiéia, Aigle e Panacéia. Higiéia foi a deusa da saúde.

Em torno de 1570, o clínico e professor médico suíço, Theodor Zwinger, traçou o passado da arte da Medicina até os antigos gregos. Mesmo que ele, um bom protestante, não pudesse acreditar inteiramente que um deus pagão como Apolo houvesse criado a arte da cura para beneficiar a humanidade, ele aceitou o semideus Asclepius como um dos fundadores da Medicina e o centauro mítico Chiron, metade deus metade cavalo, como o criador da farmacologia. Mas muito antes, acreditava ele, Deus tinha colocado no mundo substâncias curadoras para o benefício das pessoas doentes, esperando que fossem descobertas pelas gerações vindouras.

Podemos ser simpáticos às ficções históricas de Zwinger, ainda que seu refúgio à lenda carregue uma verdade essencial; a evidência para a cura e medicina é anterior a qualquer texto literário ou evento histórico. Escavações arqueológicas de sítios com milhares de anos de idade revelaram corpos que mostram sinais de cuidados médicos – membros quebrados que foram imobilizados, luxações restituídas e feridas tratadas com sucesso. Alguns crânios mostram sinais de trepanação (orifícios perfurados através dos ossos), um procedimento que demandava experiência técnica e uma razão para a operação, embora o que tenha sido seja objeto de conjecturas. Podemos, também, supor que diversas plantas e outras substâncias foram igualmente utilizadas para tratar aqueles que se sentiam doentes e que alguns indivíduos ganharam reputação pela destreza manual, conhecimento de ervas medicinais ou pela habilidade de se comunicarem com qualquer força que estivesse causando a doença. Neste sentido, a medicina esteve sempre conosco, e falar sobre sua ascensão seria trabalhar com o óbvio.

O doutor Zwinger não foi ingênuo, no entanto; e sua tentativa de escrever a história da Medicina foi baseada na crença segura de que a Medicina de seu próprio tempo era o resultado do acúmulo progressivo de conhecimentos durante séculos e que aqueles que possuíam esses conhecimentos, os doutores e os cirurgiões, eram as melhores (alguns diriam as únicas) pessoas a serem consultadas quando alguém adoecia. A automedicação poderia não ser o bastante, enquanto que aqueles que meramente alegavam conhecimentos médicos, freqüentemente chamados de médicos charlatães ou simplesmente charlatães, poderiam matar tão amiúde quanto curar.

A Medicina, em resumo, estava sendo definida como algo acima e além da mera cura, mas como a possessão de um volume específico de aprendizado, teórico e prático, que poderia ser empregado para tratar o doente. O que esse aprendizado foi e como a Medicina tomou o lugar da cura são questões que este capítulo tentará responder.

ANTIGOS CURANDEIROS DA BABILÔNIA E EGITO

Embora Theodor Zwinger estivesse certo em colocar as origens da tradição da Medicina na Antiga Grécia, os gregos não foram as únicas pessoas da região leste do Mediterrâneo que poderiam alegar ter inventado esta arte. A Antiga Mesopotâmia e o Egito possuíam textos médicos e tradições que há muito precediam aqueles dos gregos. Os da Índia, da China e do Extremo Oriente, embora colidindo raramente com a Medicina ocidental até tempos mais modernos, têm igual reivindicação pela antigüidade.

A abundância de novas descobertas a partir das escavações no Oriente Médio, juntamente com reinterpretações recentes de fragmentos de antigos textos, escritos em placas de cerâmica, torna qualquer caracterização da medicina babilônica extremamente arriscada. Todavia, é claro que observadores perspicazes notaram uma grande variedade de sintomas de doenças, alguns dos quais podem ser facilmente identificados em doenças como epilepsia, escorbuto e bronquite. Já no ano 1700 a.C., acreditava-se que certas doenças da pele eram infecciosas, sendo perigoso o contato direto e mesmo o indireto com um doente. Mas muitas condições permaneceram desconhecidas, geralmente porque elas eram associadas, usualmente na seqüência da cabeça aos pés, a somente um membro ou órgão em particular.

Uma grande variedade de drogas era utilizada, tanto interna quanto externamente, e algumas listas de drogas eram acatadas o bastante para serem copiadas e comentadas por centenas de anos. Em algumas placas babilônicas, uma descrição dos sintomas é ligada ao diagnóstico de um tipo de doença envolvida e, mais freqüentemente, a uma referência do desfecho provável da condição. Um texto médico babilônico de cerca de 650 anos a.C. descreve bem alguns dos sintomas da epilepsia, bem como relata a natureza mais séria das convulsões ocorrendo durante o sono ou a recorrência durante um ataque:

> No momento de sua possessão, enquanto ele está sentado, o olho esquerdo do paciente move-se para um lado, um dos lábios enruga-se, a saliva flui de sua boca, e a mão, perna e tronco do lado esquerdo sofrem abalos como uma ovelha sendo morta: é o *migtu*. Se no momento da possessão sua mente estiver alerta, o demônio pode ser expulso; se no momento da possessão sua mente não estiver tão alerta, o demônio não pode ser expulso.[1]

Esta ênfase na previsão encaixa-se bem com a perícia dos babilônios na previsão astronômica e na confecção de horóscopos através do exame de fígados de animais. O mais impressionante de tudo isso é a freqüente atribuição das doenças à mão de um deus ou espírito, amiúde acompanhadas por um prognóstico de morte.

Não é surpreendente, então, encontrar dois tipos de curadores mencionados nos textos babilônicos: um trabalhando amplamente com drogas, poções, bandagens e similares; e o outro, semelhante a um exorcista, no uso de encantos e rituais de cura. Se esses grupos estavam em conflito ou complementavam-se – ou, de fato, se uma pessoa podia realizar ambos os tipos de cura – é controverso, mas existe ampla evidência para ambos serem oficialmente reconhecidos. O Código de Hamurábi (reinou de 1792-1750/1743 a.C.) especifica as taxas a serem pagas ao curandeiro para uma operação em particular, em uma escala contínua, dependendo do *status* do paciente (ou animal), bem como as penalidades draconianas para o fracasso, semelhantes àquelas impostas aos arquitetos incompetentes ou construtores.

A despeito desses perigos potenciais do fracasso, é claro que muitos procedimentos cirúrgicos menores eram executados (um texto descreve o caso de um sangramento nasal incompletamente tratado com bandagens) e existem mesmo relatos de tentativas de operação cesariana. Em resumo, estamos longe da situação atribuída a Babilônia no quinto século antes de Cristo, pelo historiador contemporâneo grego Heródoto, de uma terra sem médicos, onde os doentes eram trazidos para dentro do mercado e tinham seus casos diagnosticados e tratados por transeuntes que haviam tido ou sabiam de outros com condições patológicas similares.

Heródoto pode simplesmente ter interpretado mal o hábito comum no Oriente Médio, onde os doentes são colocados fora das casas por amigos e vizinhos para falarem e aconselharem. Em seus comentários sobre a medicina

CAPÍTULO 2
ASCENSÃO DA MEDICINA

egípcia, no entanto, ele estava mais bem informado e bem mais entusiasmado. Ele enumerou uma multidão de especialistas, um para cada doença, e alegou que todo o país estava cheio de médicos: da cabeça, dos dentes, do abdome e para as mais obscuras doenças. Ele não estava só em sua alta consideração com relação aos médicos egípcios. O rei da Pérsia possuía médicos egípcios na corte e, em torno de 500 a.C., tinha enviado um deles, chamado Udjohorresne, de volta para o Egito para restabelecer a "casa da vida" (uma instituição médica), "porque ele conhecia as virtudes da arte".[2] Cerca de 750 anos antes, o rei dos hititas (Turquia Central) tinha solicitado a Ramsés II do Egito um médico e um sacerdote para assistirem sua irmã, e os médicos egípcios aparecem em outros documentos diplomáticos antigos.

A elevada reputação do médicos egípcios foi graças às suas habilidades como diagnosticadores e cirurgiões; no papiro de cirurgia de Edwin Smith, 42 dos 58 exames levavam a recomendações de tratamento. A despeito dos encantos, das curas mágicas e religiosas, os tratados médicos são geralmente cuidadosos na distinção entre eles, deixando-os para outros curandeiros. Tocar, ver e cheirar o paciente (até mesmo aferir o pulso) deram ao médico uma noção sobre os processos orgânicos, cujas alterações patológicas eram freqüentemente atribuídas ao resultado de resíduos em putrefação que se coletavam dentro dele; a temperatura elevada do ânus, por exemplo, poderia causar fraqueza no coração. Por essa razão, a necessidade de se concentrar a atenção em parar a produção de pus e na limpeza do corpo, pelo uso de purgantes e enemas, bem como de banhos e perfumes.

Tais procedimentos eram também seguidos na mumificação, através da qual um corpo era preservado. Está aberto a debates se a remoção dos órgãos na mumificação iguala-se à anatomia e se o conhecimento dos mumificadores era passado para os médicos, mas, certamente, não existia no Egito o mesmo tabu no manuseio de um cadáver que ocorria em muitas outras sociedades.

Acima de tudo, os egípcios eram famosos por suas drogas. Elas variavam amplamente do alho-poró à gordura do hipopótamo e da romã ao lápis-lazúli. "Traga-me mel para os meus olhos e alguma gordura... e genuína pintura para os olhos, tão logo quanto possível", escreveu o pintor Poi para seu filho Pe-Rahotep, em torno de 1220 a.C. "Eu estou fraco. Quero meus olhos e eles estão ausentes."[3] As drogas vieram do Mediterrâneo Oriental, África e Ásia. Para nós, atualmente, a combinação de ingredientes identificáveis e estranhas substâncias semimágicas é menos importante que a vasta variedade de fontes que eles encerram.

A MEDICINA GREGA

Ambas as medicinas, babilônica e egípcia, evidenciam uma observação precisa, bem como hierarquias de praticantes. O que seus escritos não revelam são as discussões especulativas, argumentativas e questionamentos que marcam a antiga medicina grega, tal qual encontrados no *Corpus Hippocraticus*, uma coleção de 60 tratados atribuídos a Hipócrates (viveu em torno de 410 a.C.). Em conseqüência, os estudiosos têm insistido na independência da medicina grega das civilizações vizinhas, uma alegação mais provavelmente verdadeira do conhecimento grego que da real prática terapêutica.

A variedade de tratados no *Corpus Hippocraticus* é típica de um período em que a prática da medicina estava evoluindo, na Grécia, de um sistema familiar, exemplificado nas lendas de Asclepius e de seus descendentes, um dos quais dizia-se ser o próprio Hipócrates. O famoso Juramento Hipocrático representa um estágio parcial, estabelecendo o professor como uma figura semelhante ao pai para o estudante, porém outra evidência mostra uma multiplicidade de curandeiros – raizeiros, médicos, obstetras, sacerdotes, exorcistas, médicos de ossos, cirurgiões, sem falar nos leigos e leigas interessados, na automedicação e na intervenção divina. A Medicina foi uma arte aberta às especulações dos filósofos, tais como Empédocles e Platão, durante o quinto e quarto séculos a.C., e estas foram tão importantes na influência e na disseminação das idéias médicas quanto aquelas dos mais práticos médicos da época.

Neste mercado médico cada vendedor poderia angariar seus instrumentos, em oposição e/ou em cooperação com outros e a escolha era deixada para os pacientes. Em uma situação como esta, estabelecer regras para a boa prática serviu tanto como ética médica e publicidade, não apenas enfatizando a contribuição efetiva de um médico, mas distinguindo-o das práticas duvidosas ou ineficazes de outro.

A cura religiosa foi uma alternativa onipresente e era procurada particularmente em casos crônicos. Poucos médicos rejeitavam a intervenção divina, e a maior parte deles acreditava numa palavra divinamente proferida, ainda que eles estivessem também convencidos de que seus tratamentos seriam eficazes mesmo sem a orientação dos deuses, não podendo ser acusados de serem mágicos. Outros poderiam discordar. O começo de uma epidemia freqüentemente resultava em tentativas de curas religiosas por meio de cerimônias públicas ou pela introdução de novos deuses, presumivelmente capazes de por fim à doença da massa, às epidemias. Assim, a misteriosa epidemia que afetou

CAPÍTULO 2
ASCENSÃO DA MEDICINA

Atenas e outras partes da Grécia, em 430-427 a.C., ajudou a disseminar a adoração de Asclepius, que substituiu Apolo como o proeminente deus grego da cura (embora quase toda deidade pudesse curar e houvessem muitos cultos locais em homenagem às curas).

Nos templos de Asclepius, especialmente nos grandes templos de Tricca (ao norte da Grécia), Epidaurus (sul da Grécia), Lebena (Creta), Cos e, mais tarde, Pergamum (atual Turquia), os doentes podiam passar a noite (incubar) dentro do templo. Se afortunados, podiam receber a cura em um sonho, seja diretamente, de Asclepius, ou em forma de instruções interpretadas pelo sacerdote e, freqüentemente, compatíveis com as receitas e conselhos de médicos seculares. Tal cura talvez fosse mais barata e mais acessível que os serviços de um médico.

É impossível determinar o número de médicos. Poucas cidades tinham mais de 2.000 habitantes, e médicos de tempo integral poderiam ter existido somente em Atenas e em outras grandes cidades ou viajando por determinadas regiões. Muitos médicos somavam, abertamente, os rendimentos provenientes da medicina com os provenientes da lavoura e de outras profissões – ferreiros em associação com médico de ossos eram uma espécie comum, mesmo durante a Idade Média. Alguns mudavam-se para grandes cidades para estudar como aprendizes; outros, especialmente na ilha de Cos, eram educados por suas famílias; e ainda outros confiavam inteiramente em suas próprias habilidades, aprendendo, observando e ouvindo debates médicos no mercado.

Algumas grandes cidades, especialmente a Atenas de 500 a.C., tentaram manter os serviços de um médico residente, por meio do pagamento de uma taxa para que este se fixasse (incidentalmente, também, atestando uma esperança de sua competência). Contudo, o Estado não intervinha na relação entre médico e paciente; e embora tais médicos urbanos pudessem tratar cidadãos, voluntariamente, de graça, os estrangeiros (os quais eram especialmente numerosos em Atenas) tinham de pagar por todo o serviço.

A Medicina que esses doutores praticavam era baseada inicialmente na dietética – ou seja, ajustando o estilo de vida por completo. Drogas eram utilizadas (as provenientes do Egito tinham grande reputação), sendo a cirurgia amplamente usada como tratamento de último recurso. O pincelamento com vinho reduzia a sepse nas operações de hérnia. As recomendações para o tratamento de fraturas, deslocamentos, ferimentos na cabeça e prolapso uterino parecem mais atuais, mas faltava um conhecimento detalhado dos órgãos internos e da organização do corpo humano. As comparações com animais e objetos do dia-a-dia tomaram o lugar da observação cuidadosa. O arranjo interno de uma mulher, por exemplo, era imaginado como um tubo, no qual o útero deslocava-se de sua posição normal e à qual poderia ser atraído de volta por doce ou repelido por sujeira, substâncias introduzidas no interior da vulva ou do nariz.

O conhecimento anatômico sofreu mudanças ao final do século IV a.C. O filósofo-cientista Aristóteles e seus seguidores iniciaram um programa maciço de investigação zoológica e biológica e a seu contemporâneo Diocles de Caristos é creditado o primeiro livro sobre dissecção (no entanto, sobre animais). Os progressos em anatomia humana surgiram fora da Grécia, na nova cidade de Alexandria, fundada na desembocadura do Nilo, no Egito. As conquistas de Alexandre, o Grande (reinou de 336-323 a.C.), trouxeram a civilização grega para fora da bacia do Egeu (e Sicília), cobrindo todo o Oriente Médio, da Líbia ao Punjab. Embora seu império tenha se fragmentado após sua morte, seus sucessores mantiveram a cultura (helenística) grega. Importante entre eles foi Ptolomeu, que governou no Egito de 323 a 282 a.C. e que criou, em Alexandria, o maior centro cultural com sua famosa biblioteca e a "Casa das Musas".

Aqui, talvez livres de algumas das conhecidas restrições existentes na Grécia sobre a mutilação de cadáveres, dois médicos-cientistas gregos, quase simultaneamente, em torno de 280 a.C., começaram a investigar o interior do corpo humano. Herophilus examinou, cuidadosamente, a disposição e os órgãos do corpo humano, dando nomes ao duodeno e a outras estruturas anatômicas. Ele dissecou o olho e, seguindo seu mestre Praxagoras de Cos, estudou o pulso como um guia para a doença. Seu contemporâneo, Erasistratus de Ceos, foi muito mais radical em seus intuitos.

Erasistratus dissecou o cérebro, tentando estabelecer como os movimentos e as sensações eram produzidas e, utilizando analogias emprestadas da ciência alexandrina, descreveu o corpo e seus processos em termos mecânicos. Ele desafiou muitas das doutrinas associadas às de Hipócrates. Ele tinha pouco tempo para humores e pensava que as artérias continham somente ar, *pneuma*, uma forma de ar refinado produzido no coração. Ele explicou a presença de sangue dentro das artérias pela infiltração ou pela atração após o escape de *pneuma* e a criação temporária de um vácuo. Ele igualmente rejeitou, fortemente, a visão de Platão e Aristóteles, de que tudo era criado com um propósito (teleologia), favorecendo um desenvolvimento mecânico do corpo.

Embora estudiosos, mais tarde, louvassem as descobertas anatômicas de Erasistratus, especialmente no cérebro, muitos médicos as consideraram amplamente irrelevantes. De fato, um grupo influente ou facção, os Empiristas, rejeitaram todas as investigações anatômicas e especulações teóricas, em favor de tratamentos baseados em comparações com o que havia acontecido no passado com casos similares.

O mundo grego, de 250 a.c. em diante, caía mais e mais sob o poderio militar de Roma, que estendia seu controle sobre a Itália, sul da França e Espanha e, até 100 d.C., dominava desde o sul da Escócia, o Reno e o Danúbio até o Saara, Israel e fronteiras do atual Iraque. Contudo, muitos políticos romanos chauvinistas poderiam ter deplorado a chegada da medicina grega e suas inovadoras teorias, juntamente com móveis luxuosos e roupas de seda. Até 80 a.C. os médicos gregos e as idéias gregas eram comuns na Itália, especialmente em Roma. Lá surgiu uma nova facção médica, os metodistas, que desde 60 d.C. foram dominantes na medicina latina. Eles combinavam uma visão do corpo composta de átomos e poros e as doenças como um desequilíbrio entre eles, com a propaganda salientando a simplicidade e a efetividade de seus diagnósticos e curas. Neste contexto, eles repetiam o *slogan* de um antigo imigrante grego, Asclepiades, em torno de 92 a.C., que ganhara uma vasta clientela pela sua alegação de curar "rapidamente, seguramente e prazerosamente".

Os romanos eram reconhecidos por seus trabalhos públicos, alfaiates e aquedutos (estes eram características das cidades gregas até 50 a.C.) e por sua provisão para hospitais. Formavam dois grupos sociais, escravos domésticos (100 a.C.–70 d.C.) e soldados em fortalezas permanentes, nos territórios recentemente conquistados (9 a.C.–220 d.C.). Grandes fortalezas hospitalares, como em Chester (Inglaterra) ou Inchtuthil (Escócia), eram destinadas aos legionários (não aos habitantes locais) e eram projetadas como um plano de quartos abrindo-se em corredor quadrado. Situadas geralmente muitas milhas atrás da fronteira, cuidavam dos doentes (em vez daqueles seriamente feridos em batalha). Alguns poucos pequenos fortes acolhendo soldados não cidadãos – em, por exemplo, Fendoch na Escócia – tinham hospitais em uma escala reduzida, mas uma alteração na estratégia militar em torno de 220, confiando numa força móvel de campo, pôs fim a estes hospitais permanentes.

Na metade ocidental de língua latina do Império Romano, a medicina era praticada por imigrantes relativamente pobres; os médicos gregos, que viviam na metade oriental, floresceram intelectual e socialmente. Muitos estavam entre a elite de suas cidades, atuando como magistrados ou oficiais e servindo, também, como médicos civis – praticantes distintos, de maneira que os advogados declararam pela "sua moral e experiência" e também pelos seus privilégios perante os impostos. A medicina latina, mesmo no tratado de Celsus *On Medicine* (Sobre a Medicina – 40 d.C.), um elegante manual para leigos baseado em fontes gregas, não começou a fazer comparações com as investigações gregas e as drogas de Dioscorides, nem com as introspecções terapêuticas à beira do leito de Rufus de Éfeso, ou o escritor metodista sobre ginecologia, Soranus de Éfeso (ambos em torno de 110 d.C.). Esses, por sua vez, foram ofuscados por Galeno de Pergamum.

Cerca de 30 anos depois, os livros de Galeno estavam sendo estudados no Egito e em outros lugares próximos a Cartago, na moderna Tunísia, e também pelo escritor latino Gargilius Martialis, autor de um livro sobre vegetais de horta, frutas e ervas. Galeno estabeleceu uma nova ordem para a Medicina no mundo de língua grega, cujas visões alternativas foram gradualmente salientadas. À medida que a segurança confortável da vida urbana grega gradualmente desaparecia sob o caos político e invasões de bárbaros, o aparente domínio de Galeno da literatura médica do passado, bem como de suas conquistas na anatomia e outros ramos da Medicina, foram vistos como impossíveis de rivalizar. Os escritores médicos continuaram a adicionar suas próprias descobertas, porém, com maior freqüência eles produziam vastas enciclopédias do aprendizado antigo ou elegantes reargumentações de uma doutrina padrão. Oribasius, por exemplo, no quarto século, produziu pelo menos quatro *Synopses* separadas.

A preservação do conhecimento idôneo, em uma era progressivamente empobrecida, quando os textos médicos tinham de ser copiados, laboriosamente, à mão e as drogas e os instrumentos cirúrgicos eram difíceis de serem encontrados, é digna de louvor. Mais controverso, porém mais difícil de se confiar, são três progressos relatados.

Entre 200 e 600 d.C. formaram-se na medicina, como na literatura e na filosofia, princípios dos trabalhos de Galeno e Hipócrates, aos quais foram concedidos um local especial para o ensino, certamente em Alexandria e talvez em outros lugares. A Medicina estava começando a ser definida em termos de um aprendizado específico pelos livros e poderia ser testada como uma série de respostas a questões nos livros. O segundo progresso foi uma crescente dicotomia entre a teoria e a prática, com a primeira sendo tratada com um pouco mais de respeito. Finalmente, as pretensões de Galeno para médico-filósofo foram interpretadas como significando que um médico deve, primeiramente, estudar filosofia (ou seja, lógica e algumas das teorias de Platão e Aristóteles sobre as questões do universo). Esse modelo erudito encontrado em Alexandria, Atenas ou na nova capital Constantinopla (hoje, Istambul) foi, em parte, copiado dos biscateiros campesinos, que ofereciam seus serviços para o doente – o curandeiro mágico, o fazendeiro "cuidador de ossos", o adivinho, o viajante vendedor de remédios ou o oculista, o fazedor de amuletos, a parteira, o professor transformado em fornecedor de receitas ou a mulher experiente com trabalho maravilhoso de pele de hiena. Os teóricos tornaram-se aceitos como verdadeiros médicos, mesmo que seus oponentes declarassem, algumas vezes com justiça, que sua perícia intelectual era confinada às palavras e não à terapia prática.

VISÃO CRISTÃ DO DOENTE

Mais importante que qualquer uma dessas mudanças dentro da Medicina, foi o reconhecimento, de 313 em diante, do cristianismo como uma (mais tarde a) religião oficial do Império Romano. Como o judaísmo, do qual ele muito herdou, o cristianismo tinha uma atitude ambígua em relação à Medicina. Alguns pregadores, expondo os milagres da cura nos Evangelhos, enfatizavam o poder da fé para a cura das doenças (embora poucos tenham ido longe para alegar que aquilo era suficiente) e, especialmente de 370 em diante, os santuários de mártires e santos tornaram-se lugares de peregrinações para o doente, rivalizando com e, por último, substituindo os templos pagãos de Asclepius.

Tanto o cristianismo como o judaísmo acreditavam na noção de toda uma comunidade unida por uma religião, na qual todas as coisas, incluindo a Medicina, tinha seu lugar e onde as doutrinas religiosas e autoridades religiosas pudessem intervir, corretamente, no que tinha sido antes puramente um negócio secular. Era importante, por exemplo, preparar o paciente para uma boa morte, levando-o para uma vida eterna no paraíso, e, por esta razão, incluindo um padre à beira do leito, bem como um médico.

Apesar do contragosto com que esta intervenção pudesse ocasionalmente aparecer, a Igreja via a Medicina positivamente como um todo. É verdade que alguns dos seus mais eminentes praticantes nos séculos V e VI eram pagãos não arrependidos, porém a medicina galênica, com sua atração para um criador monoteísta, poderia ser, facilmente, assimilada, e a ação de drogas e as habilidades do cirurgião a sustentaram, como exemplos primordiais da bondade de Deus em relação à humanidade. Embora as instituições da Igreja oferecessem uma fonte potencial de conflito com a Medicina, isto foi superado pelas maneiras com as quais, cada vez mais, a Igreja agia como uma preservadora do ensino, incluindo a Medicina.

Em nenhuma outra parte isto foi mais evidente que nesta nova instituição, o hospital, produto das idéias judaicas e cristãs sobre a caridade. A antiga caridade havia sido estreitamente definida, limitada a grupos particulares, geralmente de cidadãos homens. Os judeus e cristãos ampliaram-na de maneira a incluir seus seguidores e, no caso dos cristãos, todos os que poderiam estar necessitados eram cristãos em potencial. Até 60 d.C., os judeus haviam construído albergues para pessoas em peregrinação ao Templo de Jerusalém, em pelo menos um dos quais a assistência médica era disponível. A cristandade estendeu esses albergues geograficamente. Cerca de 400 deles existiram na Ásia Menor (atual Turquia) e na Terra Prometida, e, em torno de 450, tinham se espalhado pela Itália, Norte da África e Sul da França. Ao mesmo tempo, as leis da Igreja, por todo o Oriente Médio, especificavam que cada comunidade deveria ter um lugar para os necessitados.

A maior parte dos "hospitais" era constituída de poucos leitos, mas em Constantinopla e Jerusalém eles tinham 200 ou mais leitos. A variedade de nomes usados para os hospitais revela seus diferentes destinos – o doente, o idoso, o pobre e o forasteiro; algumas vezes juntos, às vezes diversificados. Algumas instituições excluíam o mutilado e o doente; outros os tratavam em enfermarias separadas. O aumento das dimensões hospitalares trouxe a especialização administrativa, como enfermarias por sexo; e em um hospital em Constantinopla com 600 leitos, por enfermidades. A assistência médica era disponível nos maiores hospitais, porém a maior parte proporcionava somente cuidados (alimentos, aquecimento e abrigo), embora isso não deva ser desprezado como um importante componente do processo da cura. Alguns hospitais floresceram quase como um negócio de família, outros como extensões das atividades religiosas de um bispo como pastor de seu rebanho. Todos eram exemplos da caridade cristã em ação.

Do quarto século em diante, a divisão doutrinária dentro da Igreja cristã contribuiu para a gradual desintegração política e militar do Império Romano. A metade ocidental, de língua latina e centrada em Roma, tinha, até o ano 570, se tornado uma mistura de Estados bárbaros. No leste, o governo central de Constantinopla continuava a exercer o controle sobre o lado leste do Mediterrâneo, até a conquista árabe do século VII tê-lo limitado à bacia do Egeu e da Ásia Menor.

Em uma região que se estende do Egito e através da Síria entrando pela Pérsia, uma língua local, o siríaco (N. do T.: semelhante ao hebraico – língua semítica antiga falada na Mesopotâmia setentrional), competia com o grego, como linguagem primeiramente da Igreja e, depois, da cultura avançada. Até o ano 531 os textos de Galeno, que formavam a base do conhecimento médico alexandrino, tinham sido traduzidos para o siríaco; e os compêndios médicos estavam sendo escritos em siríaco em um padrão comparável aos escritos em grego. A fácil disponibilidade das traduções em siríaco de Aristóteles ajudou a confirmar a autoridade de Galeno, tão afeito a Aristóteles em suas idéias e preconceitos. Novamente a medicina grega era transplantada para outra sociedade lingüística.

INFLUÊNCIA ÁRABE

As conquistas árabes do século VII inseriram uma nova política dentro de uma sociedade basicamente cristã, de língua siríaca. Embora os árabes tivessem sua própria medicina, baseada em ervas e salmos, não eram tão numerosos para impô-la aos seus súditos. Além disso, o Corão e as tradições que logo cresceram em torno da figura do profeta Maomé falavam muito pouco sobre medicina; e o pouco lá existente, que poderia facilmente ser reconciliado com o monoteísmo teológico de Galeno, pelo menos a princípio, foi de encontro à população cristã conquistada. Aqui, a prática da medicina continuou, por muito tempo, como uma especialidade não muçulmana, famílias de médicos judeus ou cristãos cuidando das famílias dominantes, por séculos. Uma medicina especificamente muçulmana, a chamada "medicina do Profeta", não pareceu importante até o século X.

Da medicina do antigo califado nós sabemos pouco. Somente com a transferência do poder de Damasco para Bagdá em 762 e sob o domínio de alguns soberanos, tal como o califa Harun ar-Rashid (reinou de 786-809), a luz voltou. Este período testemunhou, no Oriente Médio, um conflito entre o Islã e aqueles que acreditavam no maniqueísmo, uma religião com muitos adeptos no Iraque e no Irã. O maniqueísmo tinha, há muito, sido atacado pelo Cristianismo como uma heresia perigosa, e as autoridades islâmicas tinham se voltado para os súditos cristãos, a fim de se aliarem contra um inimigo comum. Esta é a história de uma maciça sucessão da filosofia e ciência gregas, cuja insistência aristotélica está na idéia, sem sentido, do divino criador atacado pela noção maniqueísta de um mundo dividido entre o bem e o mal. Textos sobre lógica e filosofia foram traduzidos para o árabe e seguidos pela medicina, freqüentemente a mando de oficiais do governo e com o suporte deste.

A maior figura médica do século IX em Bagdá foi um cristão árabe, Hunain ibd Ishaq, um estudioso, surpreendentemente preciso e produtivo, que viajou para o Império Grego Bizantino à procura de tratados galênicos. Como um todo, ele, seus pupilos e alguns contemporâneos, traduziram 129 trabalhos de Galeno para o árabe, com freqüência traduzindo-os, primeiramente, para o siríaco. Seus trabalhos proporcionaram ao mundo árabe mais textos galênicos que os atuais sobreviventes no original em grego e com versões tecnicamente acuradas e estilisticamente elegantes.

Durante sua vida cheia de acontecimentos (certa vez fora feito prisioneiro pelo seu rei), Ibn Ishaq também escreveu um importante texto sobre doenças dos olhos e um sumário da medicina de Galeno na forma de *Perguntas e Respostas* (*c.* 850). Do grupo de médicos cristãos do Califa (incluindo por quatro séculos membros da família Bakhtishu'a), todos foram engajados em tarefas similares de tradução e reinterpretação de sua herança galênica para os pacientes e protetores árabes.

Essa bem-sucedida transferência do conhecimento clássico para uma nova língua (existem traduções modernas também para o armênio e o hebraico), levou, no século XIII, a uma maciça expansão dos escritos médicos em árabe. Ar-Razi, ou em latim Rhazes, descreveu a varíola e o sarampo acuradamente, bem como seus experimentos químicos; al-Biruni escreveu, de forma completa, sobre plantas e ervas que ele tinha visto em viagens pelo Afeganistão e Índia; e o médico sírio Ibn an-Nafis argumentava, fortemente, contra Galeno, sobre alguma forma de circulação do sangue (Galeno relatava que o sangue produzido no fígado era utilizado como um nutriente, e seus resíduos, excretados). Mas essas novas descobertas, embora impressionantes, como poderiam parecer, eram raras (e Ibn an-Nafis chegou às suas conclusões pela lógica, não pela experimentação).

Mais típicas foram as tentativas de desenvolver e sistematizar as idéias de Galeno. Galeno já tinha sugerido classificar as drogas de acordo com seus graus (ou classes) de ação, embora ele próprio tenha sugerido graus para somente um terço das substâncias médicas que discutia. Os farmacologistas árabes estenderam seu sistema para uma quantidade mais ampla de substâncias, as quais eles, então, combinavam em complexas misturas planejadas para, especificamente, cada paciente. Alhures, tal como as idéias de Galeno sobre o olho ou urina, suas opiniões estavam espalhadas por todos os seus enormes trabalhos, e foram os autores árabes que as reuniram, facilmente. Finalmente, existiram compêndios, de todos os tamanhos, expandindo o que Galeno havia sugerido, cuja mistura de uma variedade de observações difusas foi transformada em um todo coerente. Assim, foram os árabes que, primeiramente, escreveram sobre os três espíritos em vigor no corpo (Galeno tinha aceitado o

CAPÍTULO 2
ASCENSÃO DA MEDICINA

espírito psíquico no cérebro e nervos e, possivelmente, o espírito vital no coração e artérias, mas sua referência ao espírito natural relacionado ao fígado e veias, na melhor das hipóteses, estava muda) e desenvolveram suas idéias da psicologia física.

Os mais importantes de tais compêndios foram os de autoria de ar-Razi, al-Majusi (Haly Abbas) e Ibn Sina (Avicenna). Os *Princípios da Medicina,* de Ibn Sina, que ainda retém sua primazia dentro da tradição como é ensinada hoje, no mundo muçulmano, mostra uma maravilhosa apreciação dos escritos médicos de Galeno e é rigidamente estruturado pela lógica aristotélica. Não é coincidência que Ibn Sina, da mesma forma que Ibn Rushd (Averroës) e o médico judeu Moses ben Maimon (Maimonides), ativo na Espanha muçulmana do século XII, Norte da África e Cairo, tenha sido famoso como filósofo e igualmente médico, por Galeno ter encorajado o estudo da filosofia e da lógica, e seu método de argumentação convidava à pesquisa filosófica da mesma forma que fez com a experimentação. Outros apoiaram a insistência de Galeno em torno da leitura de livros, quase ao extremo: conta-se que a esposa de Ali ibn Ridwan, na sua morte em 1068, jogou toda sua volumosa biblioteca em uma lagoa, pois ela não queria mais dividir sua casa com o antigo grande amor de seu marido.

Este vício de leitura, possível somente em uma rica e educada sociedade como o Islã medieval, pode ter ajudado a subestimar as áreas de habilidades manuais, tais como a cirurgia; o melhor médico era aquele que podia diagnosticar corretamente sem ao menos ver o paciente. Mas isto não impediu que escritores – por exemplo, al-Zahrawi (Albucasis) – produzissem excelentes tratados cirúrgicos, nos quais relatavam detalhes de complicadas operações abdominais. Novas técnicas foram inventadas para o tratamento da catarata e outras queixas oculares, ao mesmo tempo que outros estudiosos promoviam novas teorias sobre os mecanismos da visão. Porém, os perigos que envolvem a cirurgia podem ter sido o maior obstáculo ao desenvolvimento na época.

Até que ponto o mundo islâmico sobrepujou as instituições médicas do mundo grego é uma questão sem resposta. Certamente, durante o século XI, existiam grandes hospitais em cada grande cidade muçulmana (e com uma tendência religiosa muçulmana em equiparar-se aos hospitais cristãos). A Medicina estava, também, sendo ensinada dentro do cenário hospitalar, com certificados agraciados pela freqüência às aulas. Os tratados teóricos sobre os deveres do "superintendente do mercado" exigiam que seu oficial examinasse os candidatos em Medicina e Cirurgia antes que eles pudessem praticá-las, mas evidência para a teoria transformada na prática é difícil de se encontrar.

Mais aceitável é a descrição de uma variedade de tipos sobrepostos de cura, na qual as tradições galênicas aprendidas constituiu uma pequena parte, ao lado da medicina do profeta, de curas astrológicas e mágicas e, até o século XI, curas nos templos dos famosos "santos" muçulmanos. A despeito de uma tradicional visão unificada do Islã, judeus e cristãos e outros grupos ainda continuaram a oferecer suas próprias formas de cura, para suas próprias comunidades e outras.

As invasões mongóis do início do século XIII devastaram a metade oriental do mundo islâmico, e a guerra civil bem como o sucesso crescente dos cristãos exerceram forte pressão sobre as comunidades islâmicas da Espanha e Norte da África. A abertura ao helenismo na Bagdá do século IX fora substituída por um Islã mais fundamentalista, no qual o apego à tradição, tanto religiosa como médica, foi ordenado na comunidade dos crentes. Mesmo assim, a medicina em Córdoba ou no Cairo do século XIII tinha, discutivelmente, alcançado seu maior nível de sofisticação e efetividade mais que em todo lugar do mundo ocidental, com possível exceção de Constantinopla.

MEDICINA NO MUNDO BIZANTINO

Em Constantinopla, à medida que o Império Bizantino encolhia para se tornar pouco mais que uma área em torno da capital, professores debatiam, ensinavam e talvez mesmo faziam demonstrações conforme a tradição galênica de medicina aprendida. Havia hospitais, como o Pantokrator, uma fundação real de 1136, cujos 50 ou mais pacientes (e pacientes externos) eram, de acordo com as regras, providos com uma dieta mais que adequada e tratados por pessoal médico treinado e com uma ampla variedade de drogas e terapias. Porém, mesmo se os critérios do estatuto de admissão fossem preenchidos, o hospital somente poderia fornecer uma diminuta contribuição à saúde da cidade, pois sua população somava, então, algo em torno de 300 mil pessoas. Fora de Constantinopla, havia muito menos provisão para o doente. Em 1185, Tessalônica, a segunda cidade do Império, possuía somente um hospital.

Apesar de todas as suas falhas, contudo, os serviços médicos do Império Bizantino eram superiores aos do oeste contemporâneo, e a captura de Constantinopla pelas cruzadas em 1204 pode ter levado à cópia, na Europa Ocidental, de algumas das instituições médicas bizantinas. Por exemplo, a partir de 1250, em algumas cidades na França e no norte da Itália, os hospitais tinham até 200 leitos e uma grande equipe de médicos, tornando-se pontos de cuidados para os doentes da comunidade.

CAPÍTULO 2
ASCENSÃO DA MEDICINA

MEDICINA NA IDADE DAS TREVAS

A situação na Europa nos séculos precedentes – durante a chamada Idade das Trevas (aproximadamente de 500-1050) – era muito diferente. Aqui o desmoronamento do poder imperial romano trouxe um declínio catastrófico na prosperidade econômica, mais notadamente na vida nas cidades. Embora os médicos continuassem a praticar a medicina em algumas das mais importantes cidades, existe evidência de um declínio maciço no número e na qualidade dos escritos médicos disponíveis. Manuais resumidos substituíram longos tratados, sumários em lugar de escritos, listas de drogas em vez de farmacopéias acadêmicas. Embora textos de direito continuassem a repetir as regras para o médico civil e os custos para os médicos de escravos, estavam legislando para o passado, não para a presente realidade.

Duas características sobressaem neste declínio. A primeira é a predominância de manuais do tipo "faça você mesmo", geralmente de medicina dietética, os quais apresentavam uma pequena quantidade de teoria básica, com uma breve exposição de uns poucos diagnósticos e tratamentos. Em contraste, somente um punhado dos textos galênicos e hipocráticos estavam disponíveis em traduções realizadas no norte da Itália em torno de 550, e mesmo a medicina metodista latina estava insuficientemente representada. A segunda característica é o domínio eclesiástico do conhecimento médico – e do conhecimento em geral, pois poucos podiam ler fora da comunidade eclesiástica.

Provavelmente, era somente dentro dos monastérios ou, a partir do século IX, nas escolas que floresceram em torno de algumas das maiores catedrais, tais como as de Laon e Chartres na França, que existiam textos médicos em latim sendo copiados e estudados. Apenas cerca de 150 manuscritos de Medicina do período de 800-1000 sobrevivem até hoje e, desse último ano, pode ter existido não mais que 1.000 em toda a Europa; e esses foram confinados a um pequeno número de centros. Contudo, houve alguma preservação dos ensinamentos clássicos. A Medicina na Inglaterra anglo-saxônica, quase única escrita em uma linguagem vernacular, mostra traços dos ensinamentos gregos e utiliza algumas drogas e receitas provenientes do leste do Mediterrâneo.

Esta medicina relativamente aprendida foi suplementada pelas curas oferecidas em santuários e por homens santos. Existem lendas sobre as chamadas curas milgrosas e, até o ano 1000, os santuários estavam competindo entre si no maior número de suas curas. Alguns santos eram quase especialistas – St. Dymphna cuidava das doenças mentais, São Roque da peste, São Huberto de doentes acometidos pela raiva e St. Blaise das queixas da garganta. Outros serviam uma localidade – por exemplo, o santuário de St. Godric em Finchale (Condado de Durham) era visitado principalmente pelos doentes provenientes do nordeste da Inglaterra. Somente poucos santuários, como o de Roquemadour (sul da França), atraía peregrinos de toda a Europa. Tampouco foram os cultos necessariamente dirigidos por curadores seculares. Eles poderiam aconselhar os pacientes para confiarem em Deus e nos santos e, por sua vez, São João de Beverley ou algum outro santo sabia quais doenças poderiam ser tratadas por meios seculares e por cuidadores seculares. Em adição, em uma era em que os cuidadores eram escassos, o enfermo necessitava de conforto numa variedade de recursos.

A mudança na medicina da Idade das Trevas data, aproximadamente, do ano de 1050, na região de Salerno, sul da Itália. Aqui havia uma próspera comunidade médica em contato com as culturas grega e árabe, bem como com as mais ricas e intelectualmente mais avançadas abadias da Europa, como Monte Cassino. De 1080 em diante, os mestres salernianos reintroduziram a especulação teórica no ensino médico. Ajudados por contatos com Constantinopla e, de 1200 em diante, por traduções latinas de alguns textos árabes por Constantino, o Africano, eles reestabeleceram o estudo acadêmico galênico, combinando comentários de alguns poucos conjuntos de textos com discussão filosófica de questões mais amplas e, até 1250, com demonstrações práticas de anatomia animal. A medicina galênica foi introduzida na forma árabe, em particular, por meio do compêndio médico de al-Majusi e do chamado *Introduction of Johannitius* (uma versão abreviada das *Questões e Respostas* de Hunain ibn Ishaq). O *Código de Salerno* (*c.*1300), um poema latino traduzido mais tarde para muitas línguas, ajudou a disseminar o conhecimento da dietética clássica por toda a Europa.

A base árabe da medicina latina foi adicionalmente fortalecida por uma série de traduções feitas na Espanha, por Gerard de Cremona e outros, de tais textos, como o *Cânone* de Sina e *Sobre as Etapas da Ação das Drogas*, por al-Kindi. Até 1190 muitos textos de Galeno tinham sido traduzidos, amplamente, do árabe, juntamente com a maioria dos maiores trabalhos árabes sobre medicina: até 1350, graças ao grego do sul da Itália Niccolò da Reggio, muitos dos menores trabalhos galênicos tornaram-se disponíveis em latim, embora muito poucos tenham se dado ao trabalho de lê-los. Houve três conseqüências desse movimento de traduções. Primeiro, a quantidade de material médico aprendido subitamente cresceu além de todas as expectativas. Segundo, a linguagem da Medicina estava fortemente "arábica" (por exemplo, *siphac* significando peritônio) e sua terapêutica dependia drasticamente dos recursos árabes, especialmente na farmacologia em cirurgia. Terceiro, havia, então, um forte componente filosófico, baseado em Aristóteles, cujo reflorescimento latino, também proveniente da Espanha, ajudou e, em parte, determinou o caráter do conhecimento médico medieval. Ninguém poderia, apropriadamente, entender a nova medicina sem algum conhecimento das técnicas da ciência aristotélica (ou filosofia natural).

DESENVOLVIMENTO DA UNIVERSIDADE DE MEDICINA

A tradução acompanhou o desenvolvimento da Universidade de Medicina, primeiramente no norte da Itália, nas ricas cidades de Bolonha e Pádua, e então na França (Paris e Montpellier) e Inglaterra (Oxford). A Alemanha veio logo depois, mas até 1400 muitas regiões da Europa Ocidental tinham suas próprias instituições de ensino superior. A medicina chegou tarde nas Universidades. Associações profissionais de professores médicos, tal como em Salerno, formaram-se nas Universidades somente quando vislumbraram as vantagens das habilidades das novas instituições em assegurar seus próprios direitos e privilégios na lei e teologia, e muitas Universidades, especialmente na França, nunca tiveram uma Faculdade de Medicina.

Uma vez nas Universidades, os doutores prontamente adotaram os procedimentos universitários – estudos em livros textos, tais como *A Introdução de Johannitius*, o *Cânone* de Ibn Sina e alguns escritos de Galeno, debates sobre questões médicas e uma tendência teórica (fortemente aristotélica) – e preconceitos universitários. Posto que sua medicina era baseada em textos, eles argumentavam que, cada vez mais, aquela peculiar medicina dependia de tal conhecimento, e que eles, na posição de graduados universitários, tinham o direito isolado de decidir quem deveria ou não praticar a medicina – um exame textual suplementou e, às vezes, substituiu a instrução prática através da aprendizagem.

O número de estudantes médicos era diminuto (nada surpreendente, desde que para conseguir o título de médico eram necessários pelo menos sete anos de estudo, incluindo um curso completo de artes): a maioria das Universidades, exceto Bolonha e Pádua, viu apenas um ou dois médicos graduados em uma década. Mas, por força de uma elite de administradores cada vez mais educada em universidades, eles amiúde eram bem-sucedidos impondo suas

Mapa 5. Europa em c. 1250

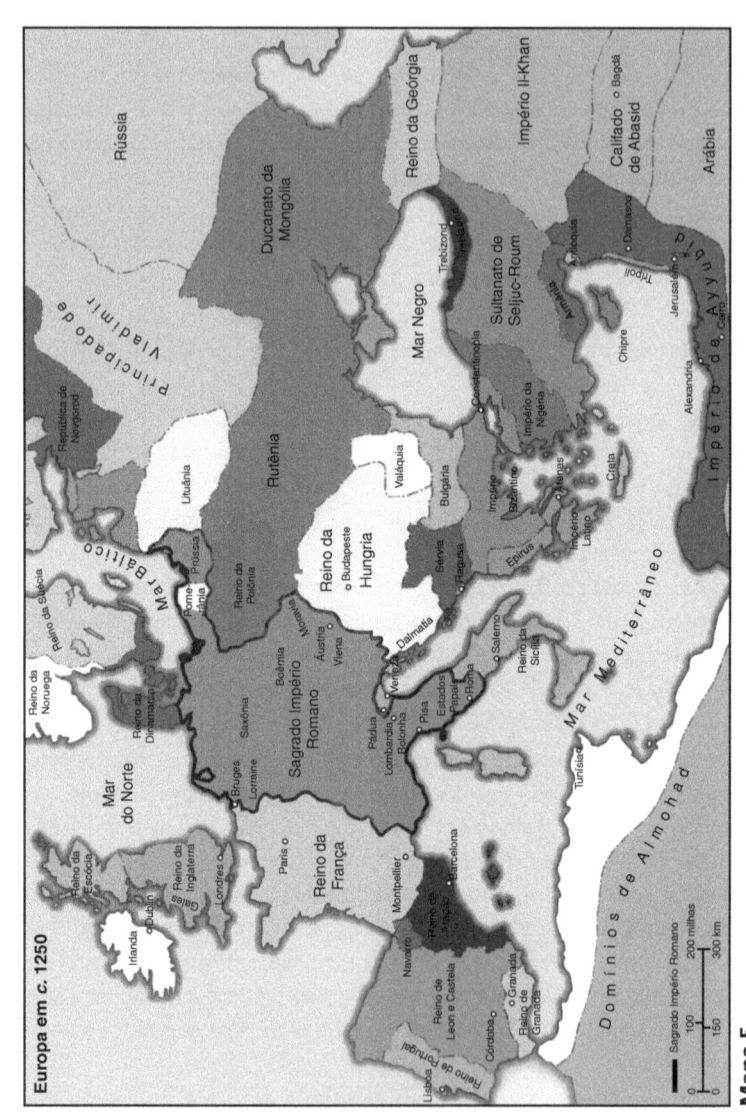

qualificações na comunidade médica. Um dito popular sobre o panorama dos médicos e advogados acadêmicos em torno de 1250 era que "Galeno dá riquezas, Justiniano consultórios". Essa visão era baseada em que somente os graduados podiam praticar, não havia legalmente lugar para judeus e mulheres (as quais podem ter realmente realizado cirurgias e com freqüência cuidaram de pacientes homens), e em uma potencial fonte de conflito com outras organizações, especialmente agremiações ou sociedades médicas, que adotaram uma visão mais realista da competência médica.

A medicina acadêmica medieval era, de fato, amiúde especulativa e altamente teórica. Ainda que sua alegação de que um conhecimento apropriado da saúde e doença requer um entendimento das estruturas fundamentais do corpo não seja insensata, nem sua tentativa de relacionar questões da medicina para campos mais amplamente "científicos". Durante o século XIII, professores como Taddeo Alderotti em Bolonha e Arnald de Villanova em Montpellier foram médicos experientes, assim como expositores, e poderiam recorrer a uma formidável variedade de conhecimentos. Seus sucessores do século XV foram além, enfatizando as bases práticas da terapêutica e tecendo um elo de ligação entre a medicina da sala de aula com a medicina à beira do leito. Muitos estatutos universitários, especialmente na Alemanha, demandavam um período de prática supervisionada antes da colação de grau; se de fato eles foram encorajados, constitui outra questão.

Abaixo do médico acadêmico, na hierarquia médica medieval, situava-se o cirurgião. Na Itália e na Alemanha, o cirurgião podia ser treinado separadamente na Universidade, embora um estágio como aprendiz fosse mais comum, e mesmo em Londres, a elite cirúrgica tinha mais em comum com os médicos que com os seus inferiores competidores, especialmente os cirurgiões-barbeiros.

Eles tinham seus próprios livros e alguns de seus bem-sucedidos tratamentos – de lesões abdominais, fístula anal, cálculos vesicais e catarata – são impressionantes, constituindo muito mais que simplesmente sangramento e cauterização. Havia inovações, tais como no tratamento da hérnia inguinal e em alguns tipos de membros artificiais, e os homens acadêmicos eram forçados a reconhecer a perícia de "cuidadores de fraturas" e "extratores de dentes" itinerantes. A sangria, um recurso benéfico e profilático, era freqüentemente praticada, especialmente na primavera, por um barbeiro local, o qual poderia também atender pessoas com cortes, contusões e vários tipos de ulcerações.

Outros também ofereciam os seus serviços. Embora excluídos das Universidades como não-cristãos, os judeus foram, com freqüência, benéficos como clínicos, especialmente na aristocracia. O comércio de drogas estava nas mãos de boticários, importadores de drogas vindas de longe e que poderiam também oferecer serviços médicos para seus clientes. As mulheres geralmente eram atendidas por mulheres terapeutas e parteiras, mas seria absurdo imaginar que as doenças das mulheres fossem inteiramente deixadas a cargo das mulheres ou que mulheres com habilidades na arte da cura fossem confinadas somente ao atendimento de mulheres e crianças. Embora os regulamentos se empenhassem para restringir a atuação das mulheres, eles nunca foram universalmente aceitos.

Esta situação reflete a multiplicidade das instituições e organizações com pretensões de autoridade sobre a Medicina – igreja, grêmios, associações médicas (geralmente, porém nem sempre, composta de médicos graduados), conselhos municipais (cada vez mais envolvidos, de 1200 em diante, na seleção do médico público) e magnatas de todos os tipos. Algumas vezes a autoridade era mediada por um indivíduo (por exemplo, um médico da realeza) e, em outras, por meio de um comitê. Na Bruxelas do século XV, as parteiras eram licenciadas por uma junta eclesiástica, por médicos e pelas próprias parteiras; em Bruges em 1486, o Conselho da cidade tinha autoridade sobre elas. "Em 24 de março, por ordem do Conselho de Maria, viúva de Henry Craps e de duas outras parteiras, tendo à solicitação do Conselho questionado e examinado uma mulher pretendendo mostrar conhecimento naquela área eram doze no geral e três verdadeiramente. Os conflitos, comuns nas bases, entre médicos e cirurgiões, ou homens médicos e administradores leigos, eram típicos desta fragmentação de autoridade na Europa. A solução definitiva destes conflitos refletia, muito mais, a crescente efetividade do Estado que qualquer consenso público sobre a adequação dos tipos de curas.

O crescente envolvimento do Estado é mostrado pelos Comitês de Saúde, que surgiram quando a Peste Negra chegou na Europa, em 1348. Originalmente criações temporárias, mesmo em pequenas comunidades, com o objetivo de enfrentar a Peste, tornaram-se permanentes nas maiores cidades da Itália até 1500. Compostos de homens leigos e conselheiros médicos e, amiúde, grandes equipes, eles podiam impor quarentenas (a primeira em Dubrovnik, em 1377), remover o doente para hospitais de isolamento, impedir que víveres chegassem ou partissem, limpar as ruas, desbloquear vias de irrigação e compilar listas de óbitos. Suas redes de informações, algumas vezes, es-

CAPÍTULO 2
ASCENSÃO DA MEDICINA

tendiam-se bem para longe, e seus poderes de punição eram draconianos. De fato, as sofisticadas cidades do norte da Itália enfrentavam um formidável desafio em suas vidas através de efetivas medidas administrativas, onde a resposta médica formava apenas uma parte.

A Peste Negra – peste bubônica com complicações – primeiramente notada na Ásia em 1346, foi o maior desastre médico da Idade Média, matando, na sua primeira leva, de 1347 a 1350, talvez 25% da população da Europa. Ela também tornou-se endêmica, com conseqüências possivelmente mais graves. Entre 1350 e 1400 a expectativa média de vida européia pode ter sido reduzida de 30 para meros 20 anos, e Florença perdera quase três quartos de sua população entre 1338 e 1447. (Dados razoavelmente precisos de população e mortalidade surgiram na Itália em torno de 1350, mas não existiram na maior parte da região norte da Europa por dois séculos ou mais.)

A Peste Negra diferiu das primeiras epidemias por sua extensão e onipresença. A lepra, que foi amplamente temida nos séculos XII e XIII e que foi explicada, da mesma maneira que a peste, afetou uma quantidade menor de pessoas, as quais puderam ser facilmente segregadas da comunidade em leprosários, como mortos vivos. A Peste, porém, atingiu a ambos mais extensamente e com resultados mais sombrios. A morte podia ser rápida e a imposição de uma medida por um Comitê de Saúde podia trazer a ruína financeira.

Qual a real saúde da sociedade medieval? Em uma apinhada cidade italiana, em 1480, o pobre raramente vivia além dos 30 anos e, mesmo no campo, poucos atingiam a faixa etária dos 40. Diarréias, varíola, tuberculose, tifo, sarampo e meningite eram comuns, cólicas e a "febre" constantes estavam presentes; e os resfriados de inverno matavam muitos dos velhos e desnutridos. Acidentes, afogamentos e queimaduras eram, freqüentemente, registrados, tal qual a febre da malária, cálculos renais e de bexiga e distúrbios intestinais. As doenças degenerativas, como o câncer, eram menos comuns, porque a população morria em idade relativamente mais baixa. Evidências oriundas de esqueletos nos mostram que poucos, mesmo entre os jovens, escapavam sem algum tipo de doença debilitante.

O processo de nascimento era particularmente perigoso. Os textos médicos, amplamente baseados nas idéias gregas, enfatizavam que a mulher era uma versão mais fraca (e ineficaz) do homem e, por isso, mais propensa às doenças, principalmente na gravidez. O parto era executado sem fórceps ou anestesia efetiva (embora alguma bebida à base de ópio pudesse reduzir a dor). Embora a cesariana seja mencionada, a evidência de seu uso é discutida. Tudo o que podia ser feito, na medida do possível, era que a criança estivesse na melhor posição dentro do ventre para que o parto fosse fácil – uma recomendação longe de ser alcançada. Existem histórias torturantes de mulheres morrendo em trabalho de parto ou de complicações tardias e, embora muitas das recomendações para os cuidados com o recém-nascido fossem eminentemente sensatas, o *Livro dos Óbitos* refere-se a um verdadeiro massacre dos inocentes.

As doenças mentais eram tratadas de várias maneiras. Os médicos geralmente acreditavam em um forte elo de ligação entre o bem-estar físico e mental e prestavam atenção, mesmo em pacientes febris, ao estado psicológico geral do paciente. Para alguns portadores de doenças mentais, medicamentos físicos poderiam ser sugeridos – boa alimentação, caminhadas saudáveis e, muito ocasionalmente, drogas para alterar o balanço humoral como um todo. Outros buscavam a cura vinda de Deus ou dos santos, através de peregrinações para santuários ou por meio de danças sagradas. Havia algumas condições, tais como a "loucura divina", que era uma marca especial de graça, muito além do amor-loucura cantada pelos trovadores medievais. Embora tenhamos ouvido falar de loucos acorrentados – em Nuremberg (Alemanha), no século XV, podia-se alugar uma cela na cadeia municipal –, eles eram trancados, principalmente em casa, dentro de sua própria comunidade, e, freqüentemente, a eles eram confiadas tarefas que os integraria à sociedade, reduzindo o aspecto assustador de seus distúrbios.

A fronteira entre a loucura e a inspiração divina era estreita, sendo difícil para os estudiosos modernos interpretarem a narrativa de uma insana mulher mística, como Margery Kempe, sem o emprego de categorias anacrônicas. Ainda assim é justo notar que ela viveu no mundo, deu à luz a 14 crianças, viajou para a Terra Prometida e a Alemanha e estava certamente consciente dos diferentes tipos de experiências psicológicas que sentiu durante muitas décadas.

Margery Kempe, que nasceu na Inglaterra em 1393, foi uma mulher saudável, familiarizada com a prática da medicina. Após um período de insanidade, ela realizou peregrinações para Jerusalém, Roma, Alemanha e Espanha e as descreveu em suas experiências espirituais no *Livro de Margery Kempe* (1423). Esta narrativa, que constitui uma das primeiras autobiografias na literatura inglesa, revela a interação entre a medicina medieval e a sociedade no fim da Era Medieval. Ela descreve uma medicina aprendida, com raízes na tradição grega, mas não inteligível para a pessoa leiga: a boa dona de casa devia ser mais eficaz na provisão de remédios saudáveis que muitos dos custosos clínicos ou cirurgiões.

CAPÍTULO 2
ASCENSÃO DA MEDICINA

Para alguns de seus companheiros ela foi uma mulher enferma, um estorvo com suas intermináveis lamúrias; para outros, ela havia sido escolhida como uma porta-voz de Deus. Seu relato descreve sua relação com os outros na sociedade e dá uma visão sobre como sua condição foi vista por outros naquele tempo.

> Muitos disseram que nunca houve santos no Paraíso que gritassem como ela o fez; e disto concluíram que ela possuía um demônio dentro dela, que a levava a gritar. E isso foi dito publicamente e o mal falou muito mais. Ela assumiu todas as coisas, pacientemente, pelo nosso amor a Deus, pois ela sabia muito bem que os judeus diziam coisas piores de seu próprio povo do que as pessoas diziam dela e, por isso, ela aceitou com humildade.[4]

Margery viveu até idade avançada e cuidou de seu marido na senectude.

O quadro que Margery Kempe retrata é muito diferente daquele da Medicina moderna. Não que muitas doenças fossem difíceis, senão impossíveis de curar – embora os remédios medievais pudessem ter funcionado mais freqüentemente que imaginamos e, certamente, tivessem causado pouco dano – mas todo o contexto da Medicina se modificou. A tradição galênica-árabe salientava uma forma holística de medicina e, se estamos lidando com o Islã, o cristianismo ou com as comunidades judaicas dispersas da Europa medieval, havia um envolvimento social que está faltando, com freqüência, hoje. O parto era um processo conduzido pelas mulheres do vilarejo; a limpeza das ruas era uma tarefa imposta a todos os cidadãos; e a morte era uma ocasião para uma afirmação dos valores comuns, bem como da aflição privada.

Todavia, a Medicina e as instituições médicas estavam também estimulando algumas das antigas formas de medicina. Um novo vocabulário médico, o crescimento de sindicâncias médicas e autópsias, comitês de saúde, livros de óbitos, clínicos públicos (e farmacopéias oficiais) e o isolamento de leprosos e vítimas da peste, todos, gradualmente, contribuíram para um afastamento do consenso dentro da Medicina. Alguns poderiam argumentar que esse fato constituiu uma tendência em direção a um sistema de saúde mais efetivo; outros argumentavam que em 1500 isto estava séculos no futuro; e outros que uma parte importante no processo da cura, a relação entre terapeuta e paciente, estava sendo corrompida pelo monopólio médico.

Qualquer que seja o ponto de vista adotado pelo leitor, a medicina medieval estava longe de ser estática ou inteiramente entregue à contemplação das autoridades passadas. Ela foi, de fato, capaz de responder, efetivamente, ao desafio da doença dentro de outro contexto, e através da invocação das reações da comunidade e religiosas e pelo envolvimento dos cuidados e da cura, ela pode ter feito tanto quanto possível, até a revolução terapêutica do final dos séculos XIX e XX, para manter a saúde.

Capítulo 3 — *O que É Doença?*

Roy Porter

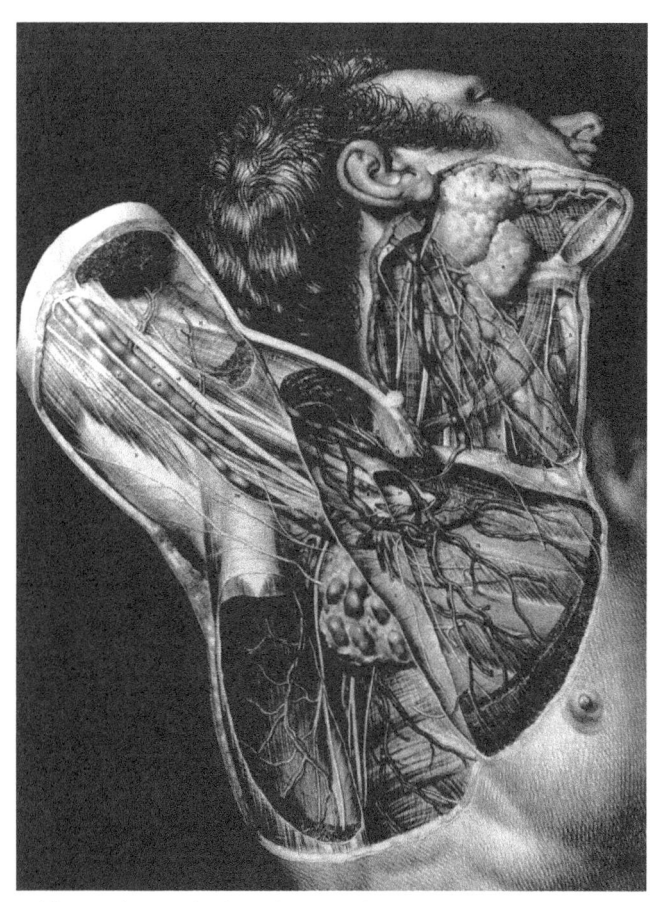

Após a publicação do tratado de Andreas Vesalius *De Humani Corporis Fabrica* (Sobre a Estrutura do Corpo Humano), em 1543, os anatomistas desenvolveram um conhecimento mais sofisticado dos sistemas corporais básicos. Esse novo conhecimento foi difundido por meio de suntuosos atlas anatômicos, onde médicos e artistas habilidosos colaboraram. O conhecimento da anatomia (estrutura) preparou o terreno para um melhor entendimento da fisiologia (função). Esta ilustração da estrutura da axila foi tirada do *Traité Complet de l'Anatomie de l'Homme* (Tratado Completo da Anatomia do Homem), por J. B. M. Bougéry e N.H. Jacob, 1831-54.

Entender a história da Medicina envolve muitos desafios. Não apenas porque a Medicina tem sofrido profundas mudanças em seus embates com as doenças e a morte, mas, também, pelo próprio conceito de doença – sua natureza, suas causas e seus significados –, que é complexo e enigmático. Percepções de doença têm variado enormemente em decorrência de tempo e de local, amoldadas por diversas circunstâncias. Grupos sociais diferentes conceituam doenças das mais variadas formas. Na época de Shakespeare, "melancolia" era chamada de "o brasão dos súditos" e considerada como uma desordem idônea e elegante da elite; mas um pobre apresentar o mesmo sintoma – o que poderíamos denominar depressão – era considerado censurável por este ser "pouco sociável" ou "mal-humorado". O sexo, como gênero, contava também: a condição que, em 1800, fora designada "histeria" em uma mulher era certamente diagnosticada como "hipocondria" em um homem. E, mais ainda, a doença podia ser vista de formas diferentes pelos pacientes e pelos praticantes da arte de curar. Os pacientes experimentam o lado pessoal de ser doente; e os médicos, especialmente aqueles com pretensões científicas, são mais propensos a salientar os aspectos objetivos da doença e os fatos correlacionados a seus diagnósticos e prognósticos.

DOENÇA E ENFERMIDADE

O Capítulo 1 lidou com a "doença" como uma força biológica na vastidão da natureza, mostrando humanos e micróbios presos em um esforço darwiniano para a sobrevivência; este capítulo examina a "enfermidade". Os termos são freqüentemente utilizados como sinônimos: "ele pegou uma doença", assim dizemos, ou "ele está sofrendo de uma enfermidade". Ainda assim, eles podem ser diferenciadas. Contudo, há pleno sentido em se dizer que alguém abriga um tumor: "ele tem câncer, mas ele não se sente doente". "Ele se sente mal" é como dizemos de alguém com "ressaca", não significando, necessariamente, que qualquer "doença" esteja envolvida – embora pudéssemos pensar que a pessoa estivesse sofrendo de alcoolismo, uma espécie particular de doença.

Na moderna língua inglesa, doença, geralmente, é uma coisa objetiva, freqüentemente desencadeada por um patógeno, tal como um bacilo ou um vírus, e marcada por uma constelação de sintomas – uma erupção cutânea ou elevação da temperatura. Enfermidade, por outro lado, denota algo subjetivo, sentimentos de mal-estar ou dor. Pode ser os dois lados da mesma moeda, mas nem sempre é. Pode dar a impressão de um rodeio semântico, mas palavras geralmente revelam sintomas de realidades subjacentes. E nosso hábito de distinguir entre doença e enfermidade em si revela as transformações históricas. No inglês, o termo *"disease"* (doença) evoluiu a partir de *"dis-ease"*; da mesma forma, *"malaise"* de *"mal-aise"* (*"ill at ease"*, mal-estar em meio ao sossego, um estado de desconforto). Assim, atualmente, o conceito científico de doença parece mais flexível, mais subjetivo e antecede conotações históricas. A emergência de um conceito neutro, científico, de "doença" a partir das primeiras idéias de *"dis-ease"* (semelhante ao nosso *"illness"*, aflição) oferece uma avaliação profunda sobre as diferentes percepções culturais e mudanças com o passar do tempo.

CURA E SANTIDADE

Primeiramente, são dignas de uma rápida avaliação, a título de contraste e comparação, as concepções de doença no que poderíamos chamar de sociedades tradicionais; grupos indígenas escrita sem uma cultura, cujas habilidades médicas são oralmente transmitidas. Seria inteiramente errado atualmente aceitar o veredito vitoriano depreciativo sobre as crenças médicas de tais sociedades, condenando-as como primitivas, supersticiosas e irracionais. Sentimo-nos presunçosos porque "progredimos" e a ciência certamente fornece a cura ocidental com poderes que faltam ao médico-místico ou médico-bruxo. Porém a medicina tribal "faz sentido" não menos que – e, em algumas maneiras, muito mais – que a medicina ocidental.

É fácil colocar em evidência as similaridades entre a medicina tradicional dos africanos ou aborígenes australianos de hoje e a estrutura religiosa que serviu de berço para as doenças e a cura na Europa medieval. A mágica médica estava explícita dentro do folclore, na Igreja e, da mesma forma, na medicina acadêmica. A religião e a Medicina dividiam uma orientação durante a Idade Média – formando um todo. Etimologicamente *"holiness"* (santidade) e *"healing"* (cura) derivam de uma raiz comum (a idéia de plenitude), assim como salvação e salubridade e também cura, cuidado e caridade (do latim *caritas*). Porém, nossa cultura (sendo letrada e analítica) desenvolveu também demarcações entre o corpo, por um lado, e do outro, a alma, mente ou espírito. Tais dualismos nutriram uma diferenciação da medicina da fé e o médico do padre, um se ocupando da cura dos corpos e o outro, da "cura das almas". Tais distinções têm sido contestadas, e o físico e a fé têm, continuamente, se entrecruzado ou colidido, engajando-se em disputas fronteiriças. Embora, freqüentemente complementares, existe um potencial para o conflito; enquanto separados, existe terreno para a unificação.

De maneira nenhuma, a medicina ocidental desenvolveu-se dentro de sistemas-valores dominantes estabelecidos pela Igreja (até muito recentemente, a Medicina continuava como uma profissão menor, subalterna, de menos prestígio que a batina). Como em outras grandes crenças, judeus-cristãos proclamam uma cosmologia dualista que enobrece a alma ou a mente ao mesmo tempo que despreza o corpo, o qual é visto como a prisão da alma. O espírito é imortal; a carne, em contraste, é fraca e corruptível e, graças ao pecado original, teologicamente depravada. Foi a desobediência de Adão e Eva no Jardim do Éden que, naquela queda, criou corpos impuros e trouxe o pecado, sofrimento e a morte para o mundo.

Ansiedades a respeito da corrupção da carne são registradas no estrito regulamento do corpo, exigido do povo escolhido no Pentateuco e sustentado, desde então, dentro dos elaborados rituais do judaísmo, em relação à higiene, à dieta e ao sexo. A limpeza tinha de ser defendida contra impurezas profanas, tais como o sangue menstrual da mulher. Era um requerimento talmúdico que os judeus não vivessem em uma cidade sem médico. Desconfiando do corpo decaído, os primeiros cristãos responderam com a resistência deles próprios. Assimilando as tradições do ascetismo oriental, os Pais do Deserto mortificaram a carne e exaltaram a continência. A sensualidade da carne tinha de ser submetida para a libertação do espírito. Na Idade Média, castidade, jejum e autoflagelação tornaram-se a marca característica de santidade.

A disciplina da carne tornou-se um elemento-chave em muitas crenças. O cristianismo, contudo, codifica atitudes extremamente complexas em relação ao corpo. Ele personaliza a deidade (Deus Pai) e liga-O no enredo do mundo terrestre. Deus tem um único Filho, que é nascido na carne, antes de ser crucificado em agonia corporal. A encarnação e o sacrifício são, por sua vez, comemorados na Eucaristia, pela qual, para os católicos romanos, o pão e o vinho sacramentais são literalmente transubstanciados no corpo e sangue do Salvador. Através de condições propícias divinas, aos fiéis é prometida a ressurreição do corpo no julgamento final. Enquanto odiando a carne por causa da mancha do pecado, o Cristianismo, em resumo, também enfatiza uma certa santidade imanando de dentro dela. Enquanto o ascetismo foi premiado, a mortificação nunca teve de ser seguida ao ponto da autodestruição. O suicídio era um pecado mortal: sendo uma criatura de Deus, como o homem poderia estar livre para dispor do próprio corpo e da própria vida?

CRISTIANISMO, DOR E SOFRIMENTO

Para a medicina moderna, a dor é um sinal de alarme, parte de um sistema que nos avisa sobre problemas dentro do corpo; é, então, um mal necessário. Para alguns eclesiásticos, tem sido uma positiva santificação: não é raro para os evangelistas seguirem São Paulo e recomendarem o "sofrimento da carne". O grande pregador batista vitoriano, Charles Haddon Spurgeon, estava convencido de que "a maior graça terrena que Deus pode dar a qualquer um de nós é a saúde, com exceção da doença... Uma esposa doente, uma nova lápide, pobreza, calúnia, pobreza de espírito, todos poderiam ensinar-nos lições de forma melhor que em nenhum outro lugar".[1]

O cidadão comum tem estado menos entusiasmado com a dor – o fanatismo cristão pode parecer beirar o masoquismo – e os filósofos sentiram-se obrigados a confrontar o problema da dor. O que fazer? Deveria ela ser gozada ou suportada? Se evitada, como? O propósito primário, por exemplo, dos epicuristas (seguidores do filósofo grego Epicurus) baseia-se em imaginar a limitação do dano, com a finalidade de limitar a exposição auto-infligida às agonias: a vida simples evitaria correr riscos no futuro. O estoicismo similarmente recomendava que se pairasse acima das paixões terrenas, pois elas trariam decepções, não prazer.

O cristianismo ensinou que a dor e a doença não faziam parte do plano original de Deus. A agonia penetrou no mundo através do pecado original, pelo qual o homem fora condenado ao trabalho pelo suor da testa e a mulher ao parto com dor; após a queda, a humanidade, a partir de então, sofreria de doenças e a morte. Assim a Bíblia fez da dor a penalidade para a desobediência – uma noção reforçada pela etimologia, pois a palavra dor (em inglês *pain*) deriva de *poena* (designação latina de punição).

As escrituras adicionalmente mostraram Deus infligindo desgraças aos perversos por meio de pestes, enquanto indivíduos escolhidos, devotamente, regojizavam-se na cruz das doenças. Tal qual a provação de Jó mostrou, a resposta devota à aflição divina era o padecimento duradouro. O martírio de uma doença neste "vale de lágrimas" poderia ser tão glorioso como o martírio do infiel. Especialmente dentro do catolicismo, a mortificação expiatória da carne, com incentivos, mantos e jejum, desferiu um golpe de santidade.

Todavia, a prudência sempre foi recomendada aos cristãos, com receio de que eles tornassem a dor um fetiche, tornando belo o homem sofredor. Da mesma forma, a caridade também demandava socorro ao enfermo e alívio para os males. Assim, a doutrina cristã, em relação ao bem-estar, filantropia e medicina, floresceu extremamente complexa. O sofrimento era uma bênção, ainda que tivesse de ser aliviada pela Medicina e pela caridade. Ambigüidades simililares a esta são espelhadas na convenção dos ensinamentos das Igrejas em relação à guerra: cristãos devem dar a outra face, todavia apenas as guerras podem ser santas.

MEDICINA NA CRISTANDADE

Durante os séculos, certas seitas cristãs fundamentalistas condenaram a Medicina como algo herege. Alguns calvinistas na Inglaterra e na América do Norte rejeitaram a inoculação e vacinação da varíola, alegando que o implante de um material de uma doença em uma pessoa sadia poria em risco o sexto mandamento. Os Testemunhas de Jeová, originalmente, rejeitavam a teoria da origem e ainda recusam transfusões de sangue, convencidos de que transgridem as escrituras (Gênesis 9:4) – embora, um tanto excentricamente, eles hoje aceitem o transplante de órgãos. Contudo, as principais doutrinas cristãs, rotineiramente, aceitam que a Medicina tem um papel válido. Não fora o evangelista Lucas "o médico amado"? E o próprio Cristo, enquanto desafiando médicos a se curarem a si mesmos, não dera provas de seus poderes divinos, por meio de cerca de 35 de tais milagres curativos? Os apóstolos praticaram a cura como "uma dádiva do espírito" (1 Cor. 12:9). Desde o início, o cristianismo estava curando com a fé.

A visão do corpo, segundo o cristianismo – impuro, ainda que instrumento de Deus – sugeria uma divisão de trabalho entre a Igreja e a profissão médica. Padres eram inclinados à salvação da alma, enquanto tratar as enfermidades do corpo tornara-se privilégio dos médicos. O Quarto Concílio de Latrão (1215), em Roma, proibiu aos clérigos o derramamento de sangue através da prática da cirurgia e advertiu contra o envolvimento imoderado destes no tratamento de queixas físicas. Médicos e pregadores, assim, delimitaram "campos separados" – um princípio mutuamente aceitável de *modus*

Capítulo 3
O QUE É DOENÇA?

vivendi. Questões pertinentes à alma eram tratadas pela Igreja; e o corpo era entregue aos médicos. A coexistência pacífica da Igreja e médicos era a norma, embora invasões fronteiriças fossem inevitáveis.

Em um assunto, o catolicismo se envolveu energicamente, como em rituais de cura, patrocinando recursos para relíquias, oferendas realizadas no cumprimento pleno de promessas, peregrinações, águas bentas e, acima de tudo, templos e cultos. Santos ganharam reputação por especiais poderes de cura: por exemplo, para curar a dor de dente, rezava-se para São Apolônio (d. 249), que havia sido martirizado tendo seus dentes arrancados. Exemplos adicionais são notados nos Capítulos 2 e 8.

Através dos séculos, pessoas santas têm alegado dádivas de cura. Na Inglaterra restaurada, o cavalheiro irlandês Valentine Greatrakes foi curado por oração e consagração; um século mais tarde, Bridget Bostock de Cheshire foi curada com saliva santificada; na França de meados do século XIX, as visões de Bernadette Soubirous, a menina do moinho, levou Lourdes a se tornar um santuário de curas, hoje visitada por cerca de 3 milhões de peregrinos a cada ano. A cura "milagrosa" exerceu um encanto sobre a massa, e quanto mais a profissão médica e mesmo a Igreja rejeitavam curas maravilhosas, mais curas sensacionais caíam nas mãos dos mascates.

Epidemias, com freqüência, reacendiam os confrontos entre a Igreja e a profissão médica, autoridades públicas e o povo, da mesma forma que o significado das doenças e as medidas terapêuticas necessárias. A peste, acima de tudo, provocou muitos problemas, pois a peste bubônica era letal, rapidamente fatal e disseminava-se como um incêndio, pondo em perigo comunidades inteiras. Onerada, tal qual a lepra, com associações nas escrituras e metáforas morais, a peste era tipicamente interpretada como um flagelo, necessitando reparação pública. No século XIV, a Peste Negra levou a movimentos violentos e perseguições anti-semíticas. Diante da peste, as autoridades da Igreja, na Itália, durante a Renascença, proclamaram intercessões de massa e preces conciliadoras. As municipalidades, por sua vez, recusaram a quarentena e o isolamento, algumas vezes banindo as procissões religiosas. Isto favoreceu testes de força, a população tipicamente apoiando os sacerdotes (pois os decretos de saúde pública, como a quarentena, eram comercialmente prejudiciais). Em certa ocasião, todo o Conselho de Saúde de Florença fora excomungado.

Nos tempos dos Tudor e Stuart, a peste fomentou lutas na Inglaterra entre a política real de saúde e os protestantes puritanos. A Coroa e as corporações das cidades responderam às epidemias com bloqueios, trancando as pontes das cidades, proibindo mercados e pondo em quarentena os doentes e os suspeitos. Os pregadores condenaram tais medidas como descabidas, medicamente sem valor e (porque elas pareciam discordar da Providência) sem crédito. "Não é a limpeza e a arrumação de nossas casas e nossas ruas que afastarão este terrível mensageiro da cólera de Deus", lamentava o pastor puritano Laurence Chaderton, "mas a purgação e a limpeza de nossas consciências do... pecado."[2] A verdadeira irmandade cristã demandava não higiene, mas santidade; não a segregação, mas a crença em Deus.

A feitiçaria tornou-se a espinha dorsal das disputas entre os pontos de vista médicos e religiosos. As bases estavam bem estabelecidas. Quase todos concordavam (aqui a Europa pré-industrial espelha as sociedades tribais modernas) que o demônio e seus servos poderiam vingar o mal pessoalmente: a doença e a morte eram indícios de tal força diabólica. Quando alguém caía doente sem uma causa óbvia, acusações de *maleficium* (maldade) poderiam se seguir. Mas poderia se estar certo de que a vítima estaria enfeitiçada? Perante sintomas, como ataques, vômitos, fala confusa ou delírio, parecia haver três explicações possíveis: doença, fraude ou possessão demoníaca. Os médicos desenvolveram procedimentos de exame para decidir a questão. Havia úlceras ou feridas inquestionáveis? Poderia o estigma do diabo *(stigmata diaboli)* ser discernido? Os pregadores tinham suas próprias experiências: como a vítima respondia ao pregador, ao ser apresentada à cruz?

Na maioria dos casos, médicos especialistas e religiosos concordavam entre si. Mas, nem sempre. Em 1602, Mary Glover ficou doente com ataques e Elizabeth Jackson, uma faxineira londrina, foi acusada de enfeitiçá-la. Testemunhando em julgamento, o médico, Edward Jorden, afirmou que seu distúrbio era orgânico. Contratestemunhas puritanas protestaram, dizendo que se tratava de um caso de demonismo, uma opinião apoiada pelo juiz Sir Edmund Anderson, um conhecido condenador de bruxas. Vencido, o raivoso Jorden publicou um livro intitulado *The Suffocation of the Mother* (A Sufocação da Mãe – 1603), argumentando que os sinais aceitos de bruxaria eram produzidos, geralmente, por uma doença somática que ele denominou "a Mãe", um termo antigo para histeria.

Jorden não negou a existência do demonismo; ele apenas argumentou que este não se aplicava ao caso de Glover. Médicos e padres não chegavam a uma clara distribuição deste caso. Autoridades eclesiásticas anglicanas apoiaram Jorden, pois os bispos queriam desencorajar as acusações de bruxaria, que eles viam como aproveitadas pelos católicos romanos e puritanos, semelhantes às suas batalhas contra a Igreja da Inglaterra. Embora possa parecer paradoxal para nós, os bispos anglicanos estavam ansiosos para lavar suas mãos na questão do demonismo e estavam felizes por confiarem casos de "possessão" aos médicos.

Fundamentalmente, os governos, as instituições da Igreja e a elite dominante, por toda a Europa, aterrorizados pela anarquia da bruxaria, "medicalizaram" o demonismo. Na verdade, durante o século XVIII, na atmosfera racional do conhecimento, a crença no demonismo, outrora tão ortodoxa, tornou-se condenada como fanatismo ou mesmo como psicopatológica, uma característica das que atingia as raias do lunático. Isto, por sua vez, originou uma nova moléstia: a insanidade religiosa (ver Capítulo 8).

VISÃO MÉDICA DA DOENÇA

Ao lado da crença cristã sobre a doença, sofrimento e cura – com sua visão transcendental sobre providência e punição, julgamento e tribulação – a Medicina estava, sempre, oferecendo suas próprias teorias sobre a natureza e o significado da doença. A medicina dos gregos e romanos legou uma complexa mensagem. Por um lado, a tradição hipocrática, baseada em escritos atribuídos a Hipócrates de Cos, insistia que a doença era do corpo, e que o corpo formava parte da abrangente economia da natureza (*physis, relativo ao físico*): daí, *physicians* (médicos clínicos) deveriam estudar *physis*. Hipócrates – ou mais precisamente um dos autores anônimos do *Corpus Hippocraticus* – espalhou o escárnio sobre a visão supersticiosa de que a doença era um castigo.

Por trás desse furioso ataque hipocrático houve um impulso em direção à criação de uma identidade profissional mais coerente. Na Grécia Antiga, não havia privilégios estatutários ou proteção legal para a arte médica, e qualquer um era livre para ludibriar o ofício do mercado médico. Em tais circunstâncias, os doutores hipocráticos empenharam-se de várias maneiras – evidência do celebrado juramento hipocrático – para eles próprios se elevarem acima de outros médicos. Impostores e médicos infames, "os quais, primeiramente, atribuíam uma característica sagrada à doença", dizia um autor hipocrático, "eram como mágicos, purificadores, charlatães e falsos médicos dos nossos dias, homens que alegam grande piedade e conhecimento superior. Estando perplexos e não tendo nenhum outro tratamento que pudesse ajudar, eles se abrigaram e se ocultaram por trás da superstição e denominaram este fato de enfermidade sagrada, com o intuito de que sua completa ignorância não se tornasse manifesta".[3]

Naturalmente, os hipocráticos também pensavam que sabiam mais que as outras pessoas; porém, suas alegações sobre o conhecimento único baseavam-se em apropriarem-se do orgânico. Tal qual fundada pelos hipocráticos e continuada pelo grande Galeno, a Medicina era perita no corpo. A teoria médica grega então arrancou a doença do plano do paraíso e a trouxe para a terra. Historiadores têm visto o plano hipocrático como, ao menos simbolicamente, constituindo os fundamentos da medicina científica, através da recusa de uma causa sobrenatural da enfermidade e sua concentração no corpo.

Todavia, como foi enfatizado no Capítulo 2, se a medicina greco-romana era secular e naturalista também era holística. Ela enfocava os que eram denominados de humores, aqueles fluidos cujos equilíbrios eram vitais para a vida; o corpo não deve se tornar nem quente, nem frio, nem muito úmido ou muito seco. Ela enfatizava os "espíritos animais", fluidos muito sutis que intermediavam o corpo e a mente. Postulava várias "almas" que governavam as funções corporais – uma "alma vegetal" direcionando a nutrição e o crescimento (ou seja, os processos autonômicos e regulação metabólica); uma "alma animal", governando o sentido, sentimento e movimento (similar, em nossos termos, ao sistema sensitivo/motor); e "uma alma intelectual", regulando os poderes mentais (ou seja, o que os teóricos renascentistas da natureza humana, mais tarde, designaram "razão", "desejo", "memória", "imaginação" e "julgamento"). Em resumo, o animal humano era apresentado como um todo integrado, complexo e diferenciado. Os humores formavam uma faceta e seu equilíbrio era refletido na "compleição" (ou aparência externa) e em seu "temperamento" – ou, como poderíamos dizer, tipo de personalidade. Humores, aparência externa e temperamento constituíam um sistema interativo.

A medicina grega era, assim, "holística", ou "da pessoa como um todo", de duas maneiras cruciais. Primeiro, assumiu a medicina greco-romana que saúde e doença eram "orgânicas" ou "constitucionais", no sentido de que derivariam de processos internos. Ela não via as enfermidades como sendo tipicamente causadas por patógenos invasivos: a causa das doenças era totalmente interna. Segundo, todos os aspectos do indivíduo eram interligados: o corpo afetava a mente, da mesma forma que a febre causava delírio. Igualmente, todavia, paixões e emoções influenciavam o corpo, produzindo o que poderíamos chamar de queixas psicossomáticas.

Assim a medicina grega – e por extensão a medicina acadêmica seguida pelos médicos estudiosos durante a Idade Média e a Renascença – adotou uma doutrina constitucional ou "psicológica" da doença. Era o produto dos processos físicos, não de possessões do espírito ou bruxaria. Foi uma expressão de mudanças, anormalidades ou fraquezas, no indivíduo, como um todo; peculiar ao indivíduo, tratava-se de "*dis-ease*" ("perturbação na calmaria") ao invés de "*disease*" (doença propriamente dita). Tal visão centrada no indivíduo poderia assegurar um certo otimismo terapêutico: o alívio estava nas mãos da "pessoa como um todo". A medicina clássica ensinou que, pela retidão de pensamento, compostura, controle das paixões e estilo de vida adequado, poder-se-ia vencer a doença – na verdade, preveni-la, em primeiro lugar: mentes sadias promoveriam corpos sadios.

CIÊNCIA MECÂNICA

O pensamento médico espelhara-se nos antigos durante muito tempo: Galeno de Pergamum, em particular, fora divinizado por toda a Idade Média. Mas a tradição seria desafiada pela revolução científica, especialmente através de seu ataque furioso contra as visões fundamentais e centradas no indivíduo, arraigadas na ciência grega e, especialmente, aristotélica. Os defensores da "nova ciência", tal como os filósofos do século XVII, René Descartes e Thomas Hobbes, acusaram Aristóteles por, falsamente, dotar a natureza com vitalidade, tendências, apetites, desejos, consciência e propósitos ("causas finais"). Na realidade, questionaram eles, a natureza era composta de partículas ou corpúsculos de matéria inerte. Os movimentos dos planetas, das bolas caindo da Torre de Pisa, não seriam explicados em termos de nenhum dos "desejos", senão através das leis da mecânica, da matéria em movimento, que encontraram a expressão ideal na linguagem da geometria e dos números. A natureza era, na verdade, uma máquina.

Esta percepção da natureza – vista como um material particulado uniformemente movido por leis imutáveis e universais (lei de Hooke, lei de Boyle e similares) – teve importantes implicações, não somente para o conhecimento do sistema solar ou da trajetória de um projetil, mas também para a concepção dos seres vivos. Eram os animais máquinas? Eram os humanos máquinas? Essas eram possibilidades tentadoras, senão perigosas, ponderadas pelos elegantes membros da Real Sociedade de Londres e seus equivalentes em Paris e Florença. Durante o século XVII, disseminou-se o desdém sobre os "humores" – foram descartados como palavrório vazio. Graças às técnicas de dissecção, valorizadas pelo anatomista flamengo Andreas Vesalius, a atenção foi reenfocada nas partes sólidas do corpo. Discutindo a circulação de sangue, o médico londrino William Harvey descreveu o coração como uma bomba. A dissecção e a experimentação estimularam a inspeção dos músculos, cartilagem, fibras, vasos e a interpretação de seus funcionamentos através da analogia com alavancas e molas, polias e canos nos mecanismos humanos, tal qual em moinhos e em relógios.

A análise das transformações na anatomia e fisiologia, surgida da revolução científica, é apresentada no Capítulo 5. Elas tiveram as mais profundas implicações para as concepções de saúde e de doença: o bem-estar tornou-se comparado ao funcionamento de uma bem regulada e bem lubrificada máquina, e a doença foi descrita como uma ruptura mecânica, em razão, talvez, de um bloqueio, falta de combustível ou atrito excessivo.

O recurso da perspectiva mecânica fora realçado pelas novas filosofias dualistas, associadas, acima de tudo, a Descartes. Ele postulou duas entidades radicalmente diferentes: extensão (material) e mente (imaterial). Somente a alma ou mente humanas possuíam consciência. Literalmente, tudo na natureza, incluindo o corpo humano e todos os outros aspectos em qualquer parte de todos os outros seres vivos, formavam parte do reino que Descartes denominou de "extensão" (obedecendo às leis da mecânica). "Extensão", que incluía todas as outras criaturas viventes, era um terreno legítimo para a investigação científica. Através da ágil manobra de Descartes, a mente tinha, por assim dizer, sido mistificada, enquanto o corpo fora descoberto.

Tal demarcação tinha, claramente, afinidades com a Medicina. Se o funcionamento do corpo fosse puramente "mecânico", este território deveria ser propriedade exclusiva da ciência médica. Um grande aviso de ENTRADA PROIBIDA tem sido, como de fato foi, espetado no corpo, excluindo teólogos, moralistas e qualquer um interessado em explorar o território da Medicina. Além do mais, se a carne fosse uma máquina – nem mais, nem menos – ela deveria dar provas de um funcionamento tão completo quanto o de um relógio. O reducionismo, agora, pela primeira vez, agigantou-se no programa da Medicina: explicando o inteiro em termos de partes, o complexo em termos de simples, o biológico em termos de físico ou químico.

A percepção mecânica global, com seu associado dualismo mente–corpo, estimulou um extraordinário programa produtivo de pesquisa anatômica e fisiológica, que originou frutos excepcionais, durante o século XIX, como a fisiologia experimental e a biologia celular, e, no século XX, com a biologia molecular. Os cientistas médicos do século XIX sentiram-se cada vez mais certos de que, para cada doença, eles encontrariam, sob a pele, lesões palpáveis localizadas: um órgão inflamado, uma obstrução, um tumor, ou patógenos e parasitas. Intervenções materiais – drogas e cirurgias – aliviavam ou curavam. Em artigos confiáveis, profis-

Capítulo 3
O QUE É DOENÇA?

sionais da doutrina proclamaram a autonomia e a autoridade da ciência biomédica. Tais desenvolvimentos concederam uma nova aura científica à medicina profissional do século XIX. A biomedicina sustentava um monopólio explanatório sobre o corpo, sua exploração e seu tratamento. Proponentes da medicina científica, tal como o bacteriologista alemão Robert Koch, descobridor do bacilo da cólera, acreditavam que haviam quebrado os segredos da doença.

Assim, o centro do projeto médico, durante os dois últimos séculos, ficou sendo a exploração do funcionamento dos tecidos corporais e células. O Capítulo 5 examina o papel do laboratório neste sentido, da mesma forma que as especialidades médicas que ele tem mantido. Por exemplo, graças ao microscópio e ao desenvolvimento da citologia, o câncer e outras doenças celulares puderam ser investigadas pela primeira vez. Na lâmina do microscópio foram exibidos as bactérias e os vírus responsáveis pelas infecções: os patógenos tornaram-se visíveis. Além do mais, a bioquímica examinou as doenças digestivas relacionadas às deficiências; a endocrinologia explicou os desequilíbrios hormonais; a neurologia revelou as bases dos distúrbios comportamentais no sistema nervoso; e a moderna genética está desvendando condições herdadas, tais como a coréia de Huntington.

Ao lado do laboratório, o hospital exerceu um papel importante no estabelecimento da enfermidade como objetivo ("ontológico"). Tal como o pensador francês Michel Foucault enfatizou em seu estudo *The Birth of Clinic* (O Nascimento do Hospital), em 1963, a grande expansão durante o século XIX dos hospitais criou mostruários de doenças. A presença, sob o mesmo teto, de casos de tuberculose ou tifo atraiu a atenção do indivíduo para o exemplo. O que parecia significativo no hospital não eram os sintomas escassamente diversos desse ou daquele paciente, mas o fato de que as doenças, rotineiramente, seguiam essencialmente o mesmo curso em casos após os outros e que as regularidades clínicas podiam então ser confirmadas no necrotério, através de exames patológicos após a morte. Nicholas Jewson, um médico e sociólogo britânico, falou, perceptualmente, no século XIX, do "desaparecimento do homem doente": médicos direcionaram o olhar não para o indivíduo doente, mas para a doença cujo corpo abrigava.[4]

Os hospitais também se tornaram locais para as cirurgias; e o progresso da cirurgia – especialmente após a anestesia e os anti-sépticos terem tornado possível e segura a cirurgia abdominal (ver Capítulo 6) – deu provas da importância e da fundamental reivindicação do programa da pesquisa médica e de pensamento adotados do século XVII. Pois a cirurgia era engenharia humana; tal qual em uma manutenção de carros, espreita-se sob o boné e reparam-se peças defeituosas. Hoje em dia a cirurgia dos transplantes permite, pela primeira vez, a substituição das partes que não têm mais conserto. As abordagens mecânicas e reducionistas encontraram seu apogeu na cirurgia de partes sobressalentes.

CORPO E ESSÊNCIA

O laboratório e o hospital criaram e confirmaram o ponto de vista de se pensar a doença como uma entidade objetiva e física, e assim contribuíram para uma mudança de "*dis-ease*" para "*diseases*" (doenças) ou de concepções "fisiológicas" para "ontológicas" da doença. Dessa forma, também, mudou a ênfase da prática geral e da medicina à beira do leito. Nas consultas médicas pré-modernas o trabalho dos médicos era principalmente cuidar das condições do paciente – geralmente com algum remédio ineficaz, engolido com um grande gole de efeito placebo. Com o advento da medicina científica, a abordagem foi transformada em ataque à doença. A característica marcante dessa mudança foi o surgimento do exame físico e de sua tecnologia diagnóstica associada – um tópico amplamente examinado no Capítulo 4.

Antes da virada do século XIX, quando um paciente via um médico, primeiramente o clínico tinha de ser inteirado do caso. Isto era feito através da pessoa doente relatando sua "história": quando e como as queixas tinham começado, o que poderia tê-las precipitado, características das dores e dor, e se os sintomas eram novos ou recorrentes. O paciente recitaria, também, as principais características de seu estilo de vida – hábitos alimentares e de sono, hábitos intestinais, detalhes de transtornos emocionais e tudo o mais.

O clínico avaliaria essa história, à luz de experiências prévias. Ele também conduziria algum tipo de exame físico do corpo, que, comparado aos padrões atuais, era superficial. Seria conduzido pelo olhar, não pelo tato, prestando atenção a características como cor e lesões da pele (erupções ou manchas), edemas e inflamação. Os médicos geralmente percebiam o pulso com o dedo, fazendo uma avaliação qualitativa (era este lento ou rápido, regular ou errático?), olhavam a língua, ouviam tosses e cheiravam odores ruins.

O exame físico era superficial. Por um lado, muita palpação ou exposição do corpo do paciente seria indelicado. Palpar sob as roupas não era digno de um médico elegante. Por outro lado a medicina tradicional não tinha instrumentos diagnósticos para realçar os sentidos. Estetoscópios, oftalmoscópios e outros instrumentos somente foram introduzidos após 1800 e mesmo então

Capítulo 3
O que é Doença?

estes encontraram resistência por parte de pacientes e médicos. Até o fim de seus dias, a rainha Vitória era famosa pela sua "grande aversão" ao estetoscópio. Durante os 20 anos que ele a atendeu, lembrava o último médico da rainha, Sir James Reid, "a primeira vez em que eu vi a rainha... no leito" foi quando ela estava realmente morrendo, e foi somente após sua morte que ele descobrira que ela possuía uma "hérnia ventral e um prolapso do útero" – prova de que ele jamais a havia examinado completamente.[5]

Nas consultas médicas tradicionais, o médico baseava-se no que o paciente dizia e nas suas habilidades em interpretar as palavras do paciente. Isto o deixava em um estado desconfortável, porque as pessoas leigas, tanto educadas quanto iletradas, tinham arraigadas noções deles próprios sobre seus sistemas e sobre o que os tornava doentes. Cartas e autobiografias dos primeiros séculos revelaram preocupações profundas com as questões de saúde e com as tentativas de se entender as origens da moléstia.

Samuel Pepys, por exemplo, ainda concordando com a teoria humoral das doenças, dava importância ao "resfriado" e, assim, ao papel do catarro. O resfriado era perigoso porque "obstruía os poros" e desta forma impedia a expulsão sadia dos "humores maléficos". Para o pensamento humoral comum, a chave para a saúde repousava na idéia do corpo funcionando como um eficiente sistema. Comida e bebida em abundância eram necessárias para atiçar os fogos vitais (a "chama da vida" era uma metáfora popular). As regulares evacuações eram igualmente necessárias para prevenir bloqueios. Por isso as pessoas davam muita importância à provocação de vômitos, às sangrias (venissecção ou flebotomia), fazer "suadouros" e, acima de tudo, em purgar elas mesmas (ver Capítulo 4). Evacuações regulares e enérgicas ajudavam a manter um bom "fluxo".

A situação estava para mudar e o desenvolvimento do exame físico foi um importante fator e um grande marco. Emergindo durante o século XIX, o exame físico revolucionou uma seqüência de atos altamente estilizados executados pelo médico – sentir o pulso, auscultar o tórax, medir a pressão sangüínea, inspecionar a garganta, medir a temperatura e tudo o mais. O paciente geralmente era solicitado a deitar-se num divã e a afrouxar ou remover as roupas. Muitos procedimentos envolviam o toque de zonas corporais não habitualmente expostas ou manuseadas. Do estetoscópio passando pelos raios X e biopsia e tomografia computadorizada e "PET scanner" (tomografia por emissão de pósitrons), os meios mecânicos permitiam, sucessivamente, à medicina científica espreitar através do corpo e ver a doença independentemente do indivíduo que vem a ser seu hospedeiro (portador da doença).

Através de tais meios, físicos e simbólicos, a profissão médica transformou radicalmente seu ponto de vista. Com sua custosa tecnologia, seus programas de pesquisa e laboratórios, a moderna medicina promoveu sua pretensão de ser científica e, daí, ser tão atenta às objetivas leis das doenças quanto, por assim dizer, a física o é em relação às partículas. Este minucioso interesse para com células e patógenos a expôs, evidentemente, à ira de críticos incompreensíveis, perguntando: "*cui bono*"? Há dois séculos Samuel Coleridge condenou os médicos por tal humilhação e vislumbraram o somatismo: "eles são animais superficiais", julgou o poeta, "tendo sempre empregado suas mentes nas questões do corpo e da essência, eles imaginam que no sistema de coisas como um todo não existe nada além de essência e de corpo".[6] Contudo, prendendo-se aos princípios da ciência, também concedeu à Medicina imensa autoridade e prestígio – como também grandes avanços no conhecimento médico e sua capacidade de vencer a doença. Muitos, agora, estão certos ao serem gratos à Medicina, que aprendeu muito sobre a essência.

CIÊNCIA E ESTIGMA

Esta narrativa da ascensão da ciência médica é, contudo, somente um lado da história. Por um lado, a ciência da doença há muito permaneceu e ainda permanece em circunstâncias obscuras, como uma realidade menos clara que como um programa. Sempre houve disputa sobre os conceitos científicos e controvérsias sobre os modelos de causa. Tal qual examinado no Capítulo 5, os experimentalistas, epidemiologistas, peritos em saúde pública e médicos têm estado em desacordo em relação à classificação e às causas de doenças individuais e das divisões completas dos distúrbios.

No século XVIII, a controvérsia causou furor no tocante ao valor da classificação das doenças ou nosologia: existiam espécies e variedades de doenças verdadeiramente diferentes que poderiam ser classificadas taxonomicamente? Ou, tal como alegou o radical médico escocês, John Brown e seus seguidores (denominados brownonianos), existiria apenas uma doença que atingiria diferentes níveis de intensidade e de diferentes maneiras? Debates sobre a parcela exercida pela "natureza" e "criação" e "semente" e "sementeira" foram proeminentes no final do século XIX e início do século XX – controvérsias deram maior margem aos fundamentos dos movimentos com o objetivo de diminuir a fertilidade dos alegados "degenerados" hereditários.

A tuberculose era o flagelo dos primórdios da sociedade industrial. Seria ela uma moléstia hereditária? Seria uma condição auto-inflingida que o indi-

CAPÍTULO 3
O QUE É DOENÇA?

gente trouxera consigo pelos seus hábitos pobres? Ou seria ela conseqüência do ambiente urbano miserável, onde o trabalhador pobre era forçado a viver? Teorias rivais foram ferozmente debatidas por toda a era vitoriana na Europa e América do Norte. Todos estavam errados: provou-se, depois, que a tuberculose era causada por um bacilo, descoberto em 1882 por Robert Koch.

Assim, as pretensões da ciência médica de penetrar nas causas das doenças – e a partir daí direcionar ações preventivas e curativas – freqüentemente estiveram à frente do conhecimento seguro. E seria simplista acreditar que a descoberta da presença de bactérias lesivas finalmente resolvera todas as questões. Pois as perguntas continuaram, tal como por que o bacilo da tuberculose precipitava a doença em algumas pessoas, enquanto que em outras não? A Medicina ainda parecia diferente da física, pois, evidentemente, bactérias não causam doenças precisamente como o raio causa o trovão. O mesmo debate, atualmente, desenrola-se sobre o vírus da imunodeficiência humana, o HIV. Desde 1984, a opinião oficial tem sido a de que o HIV é a "causa" da AIDS, mas alguns médicos pesquisadores agora acreditam que isto constitui modelo muito simples para o conhecimento da AIDS, pensando que "co-fatores" são igualmente importantes. Alguns – uma minoria – alegam que a presença do HIV não é indicação certa de que uma pessoa desenvolverá AIDS.

A causa das epidemias levou ao mais aguçado debate desde a Renascença até à era bacteriológica. Por que certas febres devastaram comunidades? E por que alguns indivíduos sucumbem às infecções enquanto outros escapam? Dando ênfase ao equilíbrio interno, o "humoralismo" – teoria grega dos humores – foi seguro em explicar por que um indivíduo ficava doente; mas, teorias analisando a doença como principalmente constitucional, apenas passaram longe da verdade. Eles inflexivelmente explicaram a Peste Negra ou a varíola – ou as doenças aparentemente "novas" em andamento, tais como a sífilis, que surgira ao final do século XV. Alguns diziam que ela foi trazida de volta do Novo Mundo; outros, que ela se disseminou a partir da Itália ou da França (a "doença francesa"). O que quer que seja, úlceras genitais pútridas revelavam marcas da doença transmitidas por contato íntimo e direto e as especulações abundaram. No século XVI, um médico italiano, Girolamo Fracastoro, promoveu a primeira teoria "contagionista" de influência da doença: a sífilis, ele afirmara em *Syphilis, Sive Morbus Gallicus* (1530), era disseminada por meio de "sementes" espalhadas por contato humano.

Assim, as doenças sexualmente transmissíveis e o "contagionismo" surgiram ao mesmo tempo e se tornaram arraigadas na mente. Certas conseqüências se seguiram. Se uma doença era contagiosa, não poderia sua disseminação ser suspensa retirando-se suspeitos e doentes de circulação? A Itália renascentista, conseqüentemente, desenvolveu sistemas de quarentena; pelo menos, a hospitalização dos novos "leprosos morais", ou seja, as "prostitutas sifilíticas".

A noção do contágio tornou-se familiar, terrível, mas controvertida nos primórdios do mundo moderno, por causa da importância moral, bem como das conseqüências médicas. O contágio já estava poderosamente associado à infecção, ao lado do demônio, às setas invisíveis da magia. Todos sabiam que o *maleficium* diabólico era transferido de pessoa para pessoa: o que mais parecia "possessão"? A bruxaria poderia, da mesma forma, envolver a força do charme ou o olho do mal. Em outras palavras, a noção de uma "doença contagiosa" era, desde o início, associada, na mente popular, à mágica e ao demonismo.

Associações residuais entre contágio, astrologia, mágica e o oculto explicavam o apelo da contrateoria das epidemias, que ganhou força durante o século XVIII – a noção do "miasma". "*Miasmata*" eram emanações atmosféricas liberadas de poços estagnados, matéria animal e vegetal em decomposição, dejetos humanos e tudo que era considerado imundo e em putrefação. O "miasmatismo" tentava explicar por que eram os cortiços e os pobres mais severamente afetados em tempos de epidemias. Além do mais, com sua palpável ligação com o solo, ambiente, atmosfera e doença, o "miasmatismo" parecia científico, aberto à investigação empírica.

Frente às epidemias furiosas das primeiras cidades industriais, disputas veementes se seguiram entre os "contagionistas", "miasmatistas" e muitos outros "istas". Os argumentos eram médicos; porém, eram, da mesma forma, implícita ou explicitamente políticos, econômicos e morais. À medida que a posição "contagionista" era associada às quarentenas, por exemplo, ativava-se a fúria dos interesses comerciais, temerosos da interrupção do comércio. Alternativamente, à medida que se presumia que as miseráveis habitações dos pobres multiplicavam miasmas carreadores de doenças, o "miasmatismo" tornava-se uma doutrina fatalista (o destituído criava um ambiente insalubre) ou uma chamada para mudanças (saneamento de bairros pobres e medidas de saúde pública reduziriam as moléstias).

Se a bacteriologia, finalmente, pôs fim aos debates, questões sobre as origens e natureza das doenças ainda surgem. Mesmo hoje, doenças importantes, difundidas e freqüentemente letais ainda escapam à completa elucidação científica. A maioria dos cânceres cai nesta categoria. O envolvimento de fatores hereditários, elementos ambientais e vírus na gênese de carcinomas continua profundamente contestado pelos oncologistas. Esperamos a completa elucidação de muitas doenças degenerativas, da artrite à demência senil, e, tal

Capítulo 3
O que é Doença?

como o Capítulo 8 explora, a doença mental continua a dividir profissionais médicos, neurologistas, psiquiatras e psicólogos. A medicina pode expressar confiança no "modelo médico"; mas, dentro desse modelo, todavia, persiste grande margem para desacordo e controvérsia. Em nenhum outro caso isto é mais percebido, em nossa própria era, como na AIDS.

Alguns fundamentalistas religiosos têm afirmado que a AIDS é uma punição divina pelos pecados. No início da epidemia era abundante a especulação de que ela pudesse ser a conseqüência de estilos de vida desastrosamente danosos: abuso de drogas e crescente promiscuidade sexual, notadamente na comunidade homossexual masculina ("a praga *gay*"). Uma vez mais, as hipóteses médicas e os julgamentos morais, à primeira vista, tinham-se tornado confusos. Houve, no entanto, grande alívio, quando uma origem viral (HIV) foi identificada em 1984. Nem Deus nem estilos de vida, mas um microrganismo neutro, científico, era o responsável – que poderia derrubar o supostamente "inocente" (como os receptores de transfusões de sangue) da mesma forma que os "culpados" (como os *gays* promíscuos).

Uma vez que a AIDS foi reapresentada como uma doença transmissível, contudo, uma "caixa de Pandora" foi aberta, liberando todos aqueles temores que se inflamam quando doenças são vistas como sendo causadas por agentes invisíveis e disseminados por "outras pessoas". Em particular, fantasias punitivas de culpados têm crescido, associando a AIDS a moléstias sexuais no nosso meio (um "câncer social"), que necessitam ser controladas, policiadas, segregadas e erradicadas.

As noções de contágio evocam espectros de poluição e impureza. Em um estudo da representação da doença, o historiador americano Sander Gilman chamou a atenção para tendências marcantes de se construírem esquemas do "eu" e "outro", "nós" e os "outros", nos quais a autodefinição é fortalecida através de estereótipos e "bodes expiatórios" em relação àqueles que são "diferentes", e portanto perigosos. É facil moldar o doente como o outro e rotular o outro como doente. Isto tem acontecido durante toda a história, especialmente com enfermidades que envolvem aspectos peculiares, pois anormalidades visíveis encerram defeitos morais – as marcas de Caim, Ham ou o diabo. Tidos como escolhidos de Deus, os leprosos, por exemplo, eram colocados à margem da sociedade, além do contato contaminante, condenados a vagar com sinos atados aos pés: eles eram "sujos" ou mesmo socialmente "mortos".

Com o declínio da lepra, os estigmas da impureza foram transferidos para os sifilíticos – leprosos morais que usavam suas peles pustulosas como um uniforme de convicto, tornando públicos seus pecados carnais. Os lunáticos, também, eram da mesma forma estigmatizados. Na arte, nos textos médicos e na imaginação popular, os maníacos eram uniformemente mostrados como selvagens, despenteados, desgrenhados, quase nus e esfarrapados: William Blake descreveu o rei Nebuchadnezzar, demenciado por Deus, reduzido à brutalidade desgrenhada, inferior aos animais. Colocando os doentes separados – em nossos quadros mentais, mas também atrás de paredes institucionais – sustentamos a fantasia de que somos completos. A pureza é mantida afastando-se a poluição. Em outras palavras, teorias "científicas" das doenças podem, freqüentemente, reforçar e mesmo esconder prejuízos morais coletivos e estigmas pessoais.

Quando a cólera varreu a Europa e as Américas durante os anos de 1830, médicos culparam a baixa moral e as bebedeiras dos pobres pelos surtos da doença. Escrevendo no final do século XVIII, um importante médico americano, Benjamin Rush, sugeriu que a raça negra era uma doença, tal qual a lepra. Médicos vitorianos propuseram que mulheres com apetites sexuais aguçados eram sofredoras de "ninfomania", e a elas, algumas vezes, recomendavam-se curas cirúrgicas – remoção dos ovários, útero e, muito ocasionalmente, clitóris. Casos publicados revelam também as atrocidades sexuais cometidas contra pacientes mulheres em nome da Medicina. Para um médico alemão do século XIX, Gustav Broun, as "anomalias físicas" na genitália feminina eram causas de sensibilidade sexual superativa: "sob a influência da imaginação lasciva, que é estimulada por conversas obscenas ou pela leitura de novelas pessimamente selecionadas, o útero desenvolveria uma hiperexcitabilidade que levaria à masturbação e suas conseqüências lesivas", escrevera ele. Em relação a uma paciente de 25 anos de idade, o conselho de Broun era impedi-la de tocar a genitália externa, como era seu hábito:

> Em 11 de novembro de 1864, os pequenos lábios da vulva e pele externa do clitóris eram cauterizados com instrumentos cauterizantes. Para limitar a copiosa descarga do útero (menstruação), a cavidade uterina era cauterizada com solução cáustica de Chiari. Ao mesmo tempo, era administrada à paciente Lupulin, na dose de três gramas, para combater a excitação sexual, e ferro lático.

Quando aquele e outros tratamentos não traziam benefícios, "a amputação do clitóris e boa parte dos lábios era proposta para a paciente como a única cura possível".[7]

Desde a época dos gregos, os escritores médicos sugeriam que o gênero feminino é, em si, uma anormalidade (Aristóteles denominou as mulheres de "monstros") e que, por conta de suas desordens ginecológicas, elas eram inerentemente patológicas. Em resumo, os relatos dos médicos sobre as causas das doenças dobraram, na realidade, como sagas de condenações.

A intenção aqui não é ridicularizar ou castigar médicos: responsabilizar médicos pelas culpas sobre as vítimas seria totalmente fútil. Em vez disso, dois pontos merecem consideração. Em primeiro lugar, devemos continuar a questionar as alegações de que a Medicina sempre tem sido, ou finalmente se tornou, "sem importância" em seus relatos de doenças e suas respectivas causas. Por um lado, a Medicina, generosamente, abraçou o modelo das ciências físicas, de um reducionismo materialista – o qual é, de alguma forma, manifestamente certo para a compreensão do verdadeiro caráter de todos os tipos de enfermidades humanas. Por outro, tal qual o cemitério das "doenças" descartadas mostra, a Medicina tem, geralmente, colecionado estranhas associações de sintomas clínicos, fenômenos sociais e preconceitos. Em segundo lugar, devemos ver que esta aparente "fragilidade" da Medicina surge do fato de que a doença não é simplesmente o trabalho de patógenos; é uma função das relações sociais. Por esta razão, a física geralmente vai além dos limites dos paradigmas da própria física.

CRÔNICAS DE DOENÇAS

É fácil encontrar evidências da profissão médica tecendo tentativas morais em torno do doente e em torno das doenças: se você se masturbar, ficará cego ou louco (a Medicina tem sido freqüentemente culpada por criar este tipo de folclore pseudocientífico). Isto permitiu aos médicos examinarem seus preconceitos e também camuflar sua ignorância por trás de fabricações plausíveis e de "histórias pré-fabricadas".

A necessidade de lutar contra a ignorância é muito maior nos próprios pacientes, especialmente naqueles sofredores, de condições misteriosas incuráveis e fatais. Pode parecer duplamente terrível (refletiu a escritora americana Susan Sontag em seu livro *A Doença como Metáfora)* sucumbir a um vírus se ele parecer um raio no céu azul, surgindo inexplicavelmente, ficando a vida, assim, reduzida a um irracional capítulo de acidentes. E sugere, então, o medonho vazio explicativo ("Por que eu? Que fiz eu de ruim para merecer isto?") que é preenchido pelo surgimento de histórias sobre o sentido das doenças. O órgão doente pode ser julgado "ruim" ou a personalidade de alguém pode ser acusada de precipitar a moléstia. Dessa forma, argumentou Susan Sontag, geralmente tem sido dito que determinada pessoa desenvolveu câncer em função de uma "personalidade cancerígena", uma suposta inclinação para controlar os sentimentos e direcionar a raiva para dentro, as paixões frustradas e, finalmente, descarregando sua vingança autodestrutiva na carne. Não é por acidente que a doença mais temida do nosso século, o "grande C" (de câncer; significativamente não se pode dizer seu nome), tenha sido associada às partes "sujas" – cólon, reto, útero, escroto e mama – ou que, na imaginação popular, a AIDS tenha adquirido uma identidade de doença associada ao sexo anal. Outro exemplo é oferecido pela tuberculose.

Os médicos do século XIX viam a tuberculose, primordialmente, como uma doença feminina. Simplesmente ser uma mulher constituía, por si, "uma condição favorável para o desenvolvimento da tuberculização", dizia um médico. O estado tubercular era o ideal feminino, levado ao limite do significado. Os padrões românticos esperavam que as mulheres fossem esbeltas – sua delicadeza expressava um ar infantil. Mesmo sátiros insinuavam que belas jovens incentivadas por suas mães expunham-se à tuberculose, andando, despreocupadamente, portando trajes sumários ou deliberadamente alimentando-se pouco, de modo a ficarem esbeltas o bastante para conquistar um marido. Por volta de 1800, o clínico inglês Thomas Beddoes afirmou zombeteiramente que a tuberculose tinha se tornado *à la mode* entre o sexo frágil. "Escritores de romance", queixava-se ele, "exibem o longo declínio da tísica, como um estado... no qual não é sentida muita desgraça se comparada à sentida por uma flor murcha pelas geadas antecipadas." A idéia absurda tinha, então, se difundido, protestara ele, de modo que "a tísica deve ser uma lisonja, irradiando mistério e fascinação".[8]

Ainda assim, o elegante aspecto tubercular cadavérico não era totalmente restrito às mulheres de um visual "pré-rafaélico". Porque a nobreza indicava um refinamento de altos ideais, o triunfo da mente sobre a moléstia; e poetas homens e pessoas afetadas igualmente a associaram a uma presença etérea. "Quando eu era jovem", lembrava o escritor francês Théophile Gautier, em meados do século XIX, "não poderia ter aceitado como poeta lírico ninguém pesando mais que 45 kg."[9] Idealmente, a carne simplesmente mudava, imperceptivelmente, a imaginação.

O visual tísico assinalava a conveniente pequenez do feminino mas, paradoxalmente, também carregava um vibrante erotismo. As beldades tísicas, tal como Mimi, em "*La Bohème*" de Puccini, e Marguerite Gauthier, na "*La Traviata*" de Verdi, eram frágeis, ao mesmo tempo que fervilhavam de paixão. Isto fazia parte da mitologia, confirmada pelos médicos, que a tuberculose era afrodi-

Capítulo 3
O que é Doença?

síaca. A mulher tuberculosa era fascinante na aparência, com seus olhos proeminentes, pele pálida e o febril rubor de seus fundos maxilares. E a doença, supostamente, despertava também desejos eróticos do fundo do ser. Para os entendidos em saúde pública, a tuberculose era, ao lado da sífilis, a principal doença das prostitutas atuantes em Paris – o resultado de "excessos venéreos", segundo René Laënnec, eminente clínico de Paris, durante o início do século XIX.

Era apenas justiça poética que a tuberculose fosse letal, ainda que constituísse uma aflição que destruía de uma maneira peculiar. Havia algo serenamente encantador a respeito do leito de morte tísico. O corpo, dizia-se, quase se extinguia, a carne dissolvia-se, deixando apenas um sorriso de despedida, liberando o espírito. O sofredor morria, porém sua agonia era o abandono da carne mortal que permitia à alma respirar. Então a morte não era apenas o fim, era satisfação; o sofrimento era moralmente redentor.

Tal moralidade com a doença (o que eu disse aplica-se, igualmente, a muitas outras doenças, não somente à tuberculose) tinha um encanto "prima facie": racionalizam-se moléstias ameaçadoras e torna-se a adversidade menos misteriosa. O conforto compensatório era, assim, oferecido pelo mito romântico de que os corpos, morrendo pela tuberculose, estavam realmente sendo refinados em "espiritualidade" pura e angélica. Melhor um conto com uma moral ríspida e um final trágico que nenhuma história, ainda que tais rótulos sirvam, principalmente, para "culpar a vítima": fantasias envolvendo doenças são, geralmente, punitivas.

Vale a pena dar uma olhada em uma diferente condição e um conjunto separado de metáforas: a gota era uma condição crônica e dolorosa, embora raramente fatal. A gota era amplamente estimada como doença, por causa do mito que os portadores de gota eram assim protegidos de doenças piores. A gota era, então, um tipo de imunização. Um pé gotoso poderia ser mesmo um sinal de saúde, pois o grande artelho, que era tipicamente afetado, estava muito longe de órgãos vitais. Seguro em seu "bootikin" (chinelo) gotoso, o erudito inglês de meados do século XVIII, Horace Walpole, recomendou suportá-la estoicamente. "Ela previne outras doenças e prolonga a vida", ele ainda afirmava: "Se eu ficasse curado da gota, não poderia ter uma febre, uma paralisia ou uma apoplexia?"[10]

Era de influência o antigo ditado de que as doenças eram ciumentas umas das outras e mutuamente exclusivas. Tão logo a gota estivesse em possessão, nenhum inimigo mais mortal poderia invadir. "Com a gota, minha mente está harmonizada". Samuel Johnson avisou sua amiga, Mrs. Thrale, que seu médico havia lhe assegurado "que a gota iria me proteger de qualquer coisa paralisante".[11]

Paradoxal tal qual possa parecer, a gota era, desta forma, encarada como uma doença que protegia – uma doença profilática. Gilbert Sheldon, arcebispo de Canterbury durante o reinado de Carlos II, manifestamente ofereceu 1.000 libras para qualquer pessoa que "pudesse ajudá-lo com a gota", considerando este fato como último recurso para a doença em sua cabeça, que ele temia, com o tempo, pudesse levar a uma apoplexia; como, de fato, aconteceu, matando-o".[12] Em resumo, ser portador de gota era preferível que ficar livre dela. Tudo o que precisava ser assegurado, de acordo com Jonathan Swift, é que ela nunca se entranhasse no corpo.

> Assim que a gota chegasse na cabeça,
> os médicos declarariam o paciente morto,
> Mas se eles pudessem, por todas as suas artes,
> Expulsá-la para as partes mais extremas,
> Eles dariam regozijo ao doente e louvor à
> Gota que prolongaria seus dias.[13]

A gota era, assim, um caso exemplar de como a doença era racionalizada. Nos relatos dos sofredores, a gota nem era foco de uma ficção romântica punitiva ou sadomasoquista, à maneira da "personalidade cancerígena", nem era reduzida a uma biopsia laboratorial, estranha e inexpressiva. Em vez disto, a gota era uma moléstia humanizada, aceita como a outra face da vida e parte da condição humana.

Ivan Illich, um crítico radical da medicina moderna, alegou, em *Limits to Medicine* (Limites da Medicina) (1977), que o progresso da medicina científica, ou pelo menos o sucesso de sua propaganda, tem sido a criação de expectativas "Prometeanas" de um prolongamento quase infinito saudável, ajustado e em pleno funcionamento da existência. A cirurgia cosmética e de substituição alimentou essas fantasias. Tais sonhos, argumentou Illich, são, finalmente, irreais: todos devem envelhecer e morrer; e vidas mais longas significa maior dor. Daí porque estes mitos utópicos da saúde perfeita e sem fim são desconcertantes, porque eles prejudicam nossa habilidade de chegar a condições com fatos que são inevitáveis. Além do mais, provam ser cruéis, porque levam os jovens, saudáveis, em forma, elegantes e bonitos a se distanciarem dos idosos, decrépitos e que estão morrendo.

A análise de Illich pode sugerir, em resumo, que nós mudamos – em parte graças à filosofia da medicina científica e em parte por causa das genuínas melhorias na saúde – de uma cultura mórbida e doente da cristandade medieval em que a doença é negada, tornando-se sem sentido ou figurando somente em contos punitivos morais. Em contraste com os mitos tradicionais da gota, o triunfo da medicina científica, reforçado pelo crescimento de expectativas de saúde irreais (acima de tudo nos EUA), tem desafiado a legitimidade das histórias tradicionais de doenças e subtraído nossa capacidade de lutar.

PAPEL DO DOENTE

A vida moderna, desta maneira, cria vários laços. Produz alegações ou ilusões ou libertação das doenças e saúde positiva, graças à intervenção benéfica da profissão médica, embora promova preocupações com a doença. De fato, o crescimento da Medicina encorajou o que tem sido chamado de "medicina-comércio".

A Medicina desfrutou de um "século de ouro" por volta de1850. Antes da era vitoriana, a Medicina não tinha senão pouco poder para curar doenças e salvar o doente, e poucos tinham grandes expectativas com relação a ela. Depois disso, a cirurgia desenvolveu-se, graças aos anestésicos e aos anti-sépticos; a saúde pública melhorou a higiene; a bacteriologia explicou a etiologia das doenças; a medicina laboratorial floresceu; e, no fim, sulfonamidas e os antibióticos estimularam uma revolução farmacêutica. Doenças letais foram vencidas, as expectativas de vida melhoraram. Medicina e sociedade desfrutaram de uma era de "lua-de-mel".

Desde os anos 1960, contudo, o casamento amargou. O câncer e muitas outras doenças permanecem como grandes obstáculos e mesmo um escândalo; a Medicina por si cada vez mais tornava-se responsável pela dor e por doenças chamadas "iatrogênicas" (criadas por médicos). Acima de tudo, críticos modernos acusam a Medicina de ter embarcado no que Ivan Illich chamou de "medicalização da vida". Por várias razões – alguns diriam compaixão genuína, outros acusariam de "imperialismo" profissional – a Medicina é declaradamente estimulada a colocar todos os aspectos da vida nas mãos dos médicos. Gravidez e parto são, atualmente, vistos, se não precisamente como doenças, pelo menos como condições que necessitam de cuidados profissionais médicos, pela lei, em sociedades ocidentais avançadas. Muitos geriatras argumentam que o envelhecimento é um processo patológico; e, como o nascimento, quem está morrendo está-se tornando rotineiramente hospitalizado. Durante os dois últimos séculos, todas as condutas dos hábitos pessoais, vícios e idiossincrasias, têm sido redefinidos pela profissão médica como indisposições ou doenças médico-psiquiátricas; por exemplo, o etilismo pesado tem sido medicalizado como alcoolismo.

Tal medicalização requer uma interpretação sutil. De alguma forma, poderia ser visto como emancipatório, como tem sido em relação ao suicídio. Tradicionalmente, a Igreja encara o auto-assassinato *(felo de se)* como um pecado mortal. A partir do final do século XVII, médicos, com aprovação pública, começaram a afirmar que o suicídio era tipicamente, quase por definição, cometido durante um estado desequilibrado da mente. Desse modo, a censura de pecado e crime foi evitada, bem como foi o confisco para o Estado das propriedades do suicida.

Freqüentemente, contudo, a medicalização envolveu estigmatização, tal como as feministas notaram, protestando contra os relatos médicos da menstruação, menopausa e anorexia nervosa. E pode ser particularmente perigosa à medida que a Medicina se apresenta, cada vez mais, como uma arma do Estado, através de seguros saúde compulsórios, o Serviço Nacional de Saúde e o uso de registros médicos para monitorizar os empregos, a criminalidade, a delinqüência e tudo o mais. A dissidência política tem sido chamada de "doente" e seus defensores submetidos à correção médica e psiquiátrica como um problema político na antiga União Soviética e na China comunista. De uma maneira mais sutil, pressões similares existem por toda parte.

Em parte, a medicalização disseminou-se porque o público conspira com ela: a Medicina promete benefícios. Além do mais, em uma sociedade secular, onde a igreja não mais explica o destino e não mais direciona o comportamento, a cultura da doença oferece um substituto. Estar enfermo torna-se um modo de vida de acordo com a aprovação social e encorajamento médico. Duas facetas são dignas de exame: o papel do doente e a queixa psicossomática – freqüentemente, é óbvio, dois lados da mesma moeda.

A idéia do papel do paciente foi formulada nos anos 1950 pelo sociólogo americano Talcott Parsons, que analisava este fato como um ideal tácito entre sofredor e sociedade, pelo qual seria permitido a John ou Joan Citizen, ocasionalmente, afastar-se das demandas sociais sob o rótulo de estar doente. Temporariamente, aliviado das responsabilidades sociais, ele ou ela, poderiam ficar afastados do trabalho, ficar de cama e desfrutar do chá e compaixão. Em compensação, ele poderia se abster de bebida, sexo, esporte e outros prazeres e seria honrado por se recuperar o mais rapidamente possível, de modo que seu "bom papel" poderia ser reassumido. Um legítimo "final" foi então oferecido, um tipo de feriado ocioso ou "domingo escocês", englobado pelas convenções e reciprocidade.

Os relatos de Parsons do "desvio legítimo" proporcionam avaliações sobre as atitudes perpetuamente ambíguas da sociedade, em relação ao doente.

CAPÍTULO 3
O QUE É DOENÇA?

Também expressam uma "censura da vítima" a si própria, reduzindo este protagonista social que presta-se ao papel de *malade imaginaire* ou, pelo menos, de um jogador manipulador.

O lado existencial de fingir estar doente é a doença psicossomática, cuja intrigante história foi traçada por Edward Shorter[14]. Ele enfocou o que chamou de "somatizadores" – ou seja, pessoas que sofrem de "dor e fadiga que não têm nenhuma causa física". Esses são pacientes frustrantes para médicos não tolos, como o médico de Kentucky do início do século XX, que pensava que "uma boa surra, mesmo algumas vezes uma boa 'corrida', era a maneira mais certeira para se lidar com tais hipocondríacos manifestos." A maioria dos sofredores, durante os dois últimos séculos, de condições variavelmente denominadas de "espinha nervosa", "neurastenia", "ataques" e, atualmente, encefalomielite miálgica ou EM (também chamada de "gripe *yuppie**" ou síndrome da fadiga crônica) e talvez lesão do esforço repetitivo (LER), não têm nada de intrinsicamente orgânico errado com eles, argumentou Shorter, mas buscam, consciente ou inconscientemente, consolo, atenção ou justificativas sociais. Tais somatizadores, sugeriu Shorter, têm produzido uma fascinante sucessão de doenças fantasmas, o "inconsciente" selecionando apresentações convenientes ou manifestações somatiformes a partir de uma ampla "gama de sintomas".

No início do século XIX, os distúrbios motores eram proeminentes. Senhoritas vitorianas arquetípicas definhavam em seus leitos, literalmente incapazes de se manter sobre os próprios pés, devido aos ataques, espasmos, convulsões ou paralisias. A partir de 1900, estes quadros abrandaram em uma sintomatológica música de câmara, e os defeitos motores foram amortecidos por queixas sensoriais mais destacadas: neuralgia, cefaléia e fadiga. Cada qual com seu sentido de acordo com o contexto. No meio claustrofóbico da família vitoriana, somente uma encenação melodramática de anormalidades poderia chamar a atenção. Entre o "solitário na multidão" do nosso século XX, em contraste, o ego introspectivo encontra expressão na dor particular.

Somatizadores fingem doença, e uma trama melancólica associou "somatizadores" e médicos – acima de tudo, médicos perspicazes ou cínicos o bastante para espreitarem os lucros dos ricos, fomentando os insaciáveis e ricos insanos. E na sucessão de álibis médicos, tacitamente negociados entre profissional e paciente durante a era vitoriana e subseqüentemente, a constante era um acordo de cavalheiros de que a queixa era verdadeiramente física.

---

* N. do T.: Nome dado ao jovem executivo bem-sucedido.

Sofredores eram aliviados ao ouvir que suas indisposições eram orgânicas, necessitando de tratamento médico ou cirúrgico. Para o rígido "modelo médico", pressupunha-se que uma moléstia somática fosse real; todas as outras poderiam ser ficção ou fraudulentas. Com uma queixa orgânica, os pacientes não tinham face: não havia pista de que estivessem simulando e nenhum risco de que fossem loucos. Os médicos mantinham a pretensão introduzindo inovações em pequenas cirurgias, regimes, águas coloridas e regimes de repouso, baseando-se na desesperada ingenuidade dos pacientes, prontos para acreditarem que todo e qualquer órgão poderia gerar dezenas de defeitos.

A presença – na verdade, incidência crescente – de distúrbios psicossomáticos, e daí as pessoas reassumindo seus papéis de doentes e colhendo seus ganhos secundários, falam intensamente sobre as profundas ambigüidades dos conceitos das doenças e estratégias nas enfermidades.

Em nosso ambiente secular e atômico, a doença é relativamente uma das poucas maneiras de expressar as queixas sociais e ambigüidades do eu. Este ainda está partido pela dualidade: publicamente desacreditado, amedrontado por estigmas e, amiúde, caçoado pelos próprios profissionais que o massageiam.

MEDICINA ALTERNATIVA

Uma fuga aparente de tais impasses está em postular idéias radicalmente diferentes sobre doença, enfermidade e cura. Durante séculos, a medicina alternativa e as teorias holísticas tenderam a rejeitar o materialismo ordinário (alopático) ou teorias mecânicas da doença e a adotar a crença de que saúde e doença envolvem a pessoa como um todo – freqüentemente todo o cosmo. Doença é uma moléstia não do corpo, mas do ser por completo; dentro deste está a cura, através de atos de livre-arbítrio ou mudanças de estilos de vida. Tais idéias desenvolveram-se, extensamente, no século XIX, na América do Norte, por meio de movimentos como a ciência cristã. A reforma da saúde foi patrocinada não por médicos praticantes, mas por pessoas leigas, descontentes, igualmente, com as Igrejas oficiais e com a Medicina corrente, procurando substituir ambas por uma filosofia unificada, holística, da saúde corporal e espiritual, construída sobre a experiência pessoal.

Entre os botânicos médicos (chamados thomsonianos, relativos a Samuel Thomson, um antigo reformador vitoriano de saúde, em New Hampshire) e seitas similares, certas convicções eram amplamente compartilhadas. Eles promoveram uma versão médica do pecado original, argumentando que o

Capítulo 3
O que é Doença?

homem civilizado tinha "decaído", trazendo a doença em si mesmo pela ganância, velocidade, excessiva ingestão de carne e abuso de álcool. Através de medicações, eles defendiam um retorno à vida "natural" – vegetarianismo, abstenção sexual, moderação, abandono de estimulantes como tabaco e abstenção completa de drogas artificiais, acreditando nos remédios derivados de ervas. Os homeopatas, por sua vez, insistiam nos medicamentos ultrapuros, tomados em quantidades diminutas.

Influenciados pelos ensinamentos do místico Emmanuel Swedenborg, alguns grupos foram mais além, descartando qualquer tipo de medicamentos e acreditando nos poderes curadores da natureza, ajudados pela água, prece, autocontrole e iluminação espiritual. Com a atitude de "jogando em ambos os lados", o movimento da ciência cristã exemplificava todas essas tendências. Sua fundadora, Mary Baker Eddy, passou muito tempo de sua juventude doente, em New Hampshire, nos anos 1830, com obscuros distúrbios nervosos. Ela rejeitara o congregacionalismo estrito de seus pais. Os médicos não conseguiram curá-la. Aliviada pela homeopatia e pelo mesmerismo, ela então empreendeu a autocura e seu sucesso levou-a a indicar seu próprio sistema, onde "não existe senão uma criação e ela é toda espiritual". A matéria seria, por conseguinte, uma ilusão; daí, não poderia haver doença somática, o centro da ciência médica. Tal como explicado em seu *best-seller Science and Health* (Ciência e Saúde – 1875), doença e dor eram ilusões que a "mente curadora" poderia dissipar.

Na Inglaterra, o Moisés da medicina alternativa no final da era vitoriana foi James Morison. Um homem de negócios, primeiramente em Aberdeen e mais tarde em Londres, ele tinha sofrido de sintomas gástricos e consultado inúmeros médicos comuns, desprezando vários profissionais com fervor evangélico. Médicos, disse ele, não eram apenas ignorantes e mercenários, mas também perigosos. Suas farmacopéias e suas receitas fortes eram quase um crime. Morison propôs novas regras para a Medicina, contidas em "dez mandamentos":

- O princípio vital está contido no sangue.
- Sangue produz sangue.
- Todas as coisas no corpo derivam do sangue.
- Todos os componentes do sangue são radicalmente os mesmos.
- Todas as doenças surgem de impurezas do sangue, em outras palavras, de humores impuros alojados no corpo.
- Este humor, que degenera o sangue, possui três fontes – materna, contagiosa e pessoal.

- Dor e doença têm a mesma origem e podem, por isso, ser consideradas termos sinônimos.
- A purgação por vegetais é o único modo eficaz de erradicar a doença.
- O estômago e os intestinos não podem ser muito purgados.
- Para perpetuar a íntima conexão entre a mente e o corpo, a saúde de um deve conduzir à serenidade do outro.[15]

Existia uma única causa para todas as doenças – sangue ruim – e um único remédio: purgação, freqüente e intensa, utilizando laxantes vegetais. Em 1825, Morison comercializou o purgante perfeito, sua "Pílula Vegetal Universal", que curaria todas as doenças.

O início da era vitoriana presenciou uma miríade de movimentos médicos, como a homeopatia, naturopatia, botânica médica e espiritualismo. A frenologia* – crença em que o caráter é determinado pelo tamanho relativo de diferentes partes do cérebro, sendo assim conhecido através da palpação dos abaulamentos da cabeça – e o mesmerismo (e sua forma híbrida, frenomesmerismo) foram outras. Todas entraram em conflito com a medicina convencional. Cada uma falava, em sua própria linguagem, que todo o sistema da medicina alopática estava radicalmente errado. Caracteristicamente elas acusaram o ortodoxo de lutar contra as doenças corriqueiras com drogas venenosas. Cada uma delas oferecia um novo plano de vida baseado nas tendências da natureza e defendia o uso de métodos mais naturais de cura – usando ervas apenas ou água pura. Cada uma declarava investir no indivíduo com o novo controle sobre sua saúde, como parte de uma cultura de automelhora e realização. Os médicos hereges duplicaram tal qual os políticos hereges e também na fé, ao mesmo tempo que cultivavam estilos de vida nada ortodoxos.

O holismo estava novamente na moda, prometendo não a abordagem da "pílula para todos os males", mas, em vez disto, uma saúde mais positiva. A cura alternativa promete perspectivas entusiasmadas: medicações leves tonificantes da vida, provenientes do seio da mãe natureza – terapias livres do impessoal "*high-tech*". Porém, como é evidente, ao atacar as simplicidades da

---

*N. do T.: Do grego, *phrenos*, mente e *logos*, estudo, ou seja "estudo da mente", a frenologia é uma teoria iluminista do século XIX, elaborada pelo físico vienense Franz-Josef Gall, de que na superfície do cérebro localizavam-se "órgãos cerebrais" responsáveis não só pelas funções mentais, mas também pela determinação do caráter de uma pessoa, por exemplo haveria um "órgão da morte" em cérebros de criminosos. Quanto mais usado o cérebro maiores se tornariam esses "órgãos".]

medicina convencional, a medicina alternativa cria, ela própria, uma filosofia simplista do tipo "branco no preto". *Eles* estão ameaçando seu bem-estar com produtos químicos e pesticidas, alimentos processados e poluição. *Você* pode ficar livre e seguro disto, seguindo a mãe natureza – comendo alimentos naturais e, assim fazendo, recuperando suas energias naturais e forças vitais.

O que é isto senão retórica sem valor? Além do mais, os cultos alternativos freqüentemente carregam programas desagradáveis e misteriosos para a vítima. A doença prova que você não está em contato consigo. Assim, os problemas estão dentro da pessoa. Felizmente, você pode melhorar trabalhando em si mesmo. Mas isto leva a outra variante de determinada auto-ajuda "protestante", mascarando uma alternativa radical: o trabalho fora do eu é a antiga ética de trabalho protestante com uma nova aparência.

O QUE É DOENÇA?

Poderíamos pensar que vivemos em uma época onde questões sobre doença e enfermidade devem ser unidas como nunca foram antes. A Medicina tem usufruído sucesso excepcional: de significado simbólico especial foi a erradicação final global da varíola em 1979. As expectativas de vida continuam a elevar-se. A realidade é, todavia, sombria. Muitas doenças continuam a desafiar a medicina científica. A insatisfação pública cresce; sonhos desaparecem, promessas são quebradas, pessoas atiram no escuro e tentam tratamentos médicos alternativos e psicoterapias. Novas doenças surgem, tais como a encefalomielite miálica, que simplesmente não resiste à cura, desafiando áreas estabelecidas da Medicina. Frente à "gripe yuppie", fadiga crônica, estranhas alergias e toda uma variedade de doenças hoje, a profissão médica tem feito muito barulho hostil: tudo era psicossomático, sem importância. Então os médicos tomaram a iniciativa, medicaram a encefalomielite miálgica como uma condição real e continuaram fazendo-o da mesma forma. No entanto, não chegaram nem perto de resolver sua natureza ou aliviar os sofredores deste mal.

Tais avanços oferecem janelas para a história. O passado apresenta um panorama variante em relação às doenças, em alguns aspectos. Por um lado, as doenças, tais quais os impérios, ascendem e caem: a peste declinou – embora ocorram surtos localizados ocasionais – mas o câncer está em ascensão. Por outro lado, tem havido mudança na interpretação das doenças. Não necessitamos abraçar um septicismo sociológico costumeiro para reconhecer as doenças que, como a beleza, estão um pouco nos olhos de quem observa: pessoas vem o que elas querem ou estão programadas para ver. Ansiedades particulares, treinamento acadêmico, novas tecnologias etc. colocam condições em evidência e criam pressões para criar rótulos. Pessoas, indubitavelmente, morrem de doenças cardíacas há séculos, mas foram precisos perspectivas e aparatos diagnósticos da moderna medicina para criar as classificações modernas das doenças cardíacas e de trombose coronária, ou para perceber como a condição há muito vista como "hidropsia" (edema) era, na realidade, decorrente das doenças do coração; debilidades descritas na antiga medicina tornaram-se conhecidas na diabetes. Doenças tornaram-se "emolduradas" em momentos particulares e por razões particulares.[16]

A "doença" e sua completa relação com enfermidade tem, também, sua história. Diferentes circunstâncias levam a diferentes facetas da vida – dores, febres, maus hábitos e incapacidades –, todas sendo chamadas de doenças. O ajuste entre o que alguns sentem como doença e o que os médicos julgam ser doença pode ser seguro ou flexível. Questões mais amplas estão amiúde em jogo: necessidade para fundos de pesquisa, regulamentação de companhias de saúde, exoneração médica perante a lei ou no local de trabalho, justificativas sociais. Este livro examina o progresso da Medicina. Mas deve ser lembrado que esta sempre esteve inserida seja no meio cultural humano ou nas necessidades diversas dos seres inteligentes de sangue quente.

CAPÍTULO 4
Edward Shorter

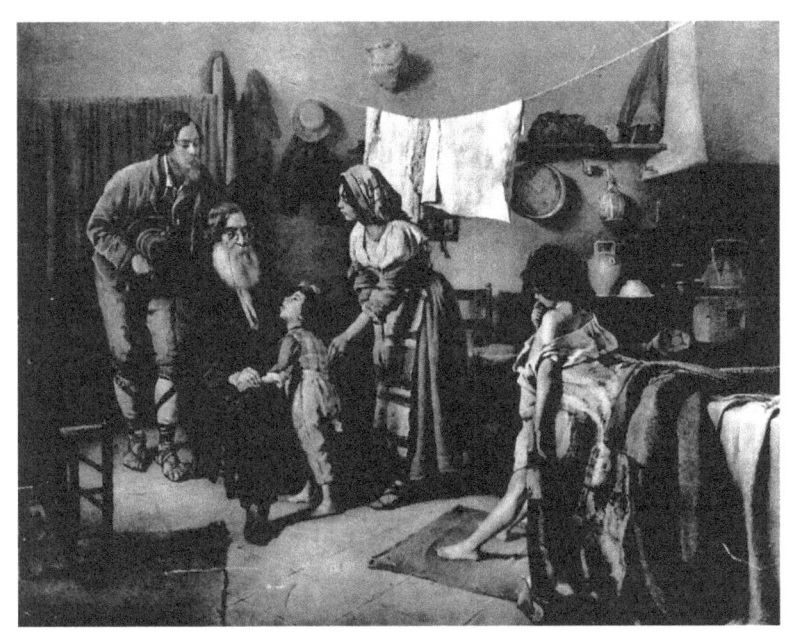

Cuidados Primários

Os médicos do século XIX eram vistos e freqüentemente idealizados como homens sábios e sisudos, amigos até dos pobres. O médico era um homem profundamente respeitado pelos pacientes. Litografia por F. van Loo, adaptação de Édouard de Jans.

O primeiro médico visitado pelo paciente que apresenta algum sintoma de doença realiza o que se denomina "cuidados primários". O médico pode estar atendendo em alguma ala hospitalar de emergência ou em alguma clínica local, mas, historicamente, o clínico geral é o primeiro médico a ser chamado. Aqui é contada a história de como os pacientes e os clínicos gerais têm colidido e se chocado uns com os outros nos últimos dois séculos. Esta história poderia ser estendida, sem dúvida alguma, para muito aquém do décimo oitavo século. Todavia, assim como a prática da medicina, que tem sido de uma certa constância em suas teorias humorais e tratamentos drásticos através dos séculos, esta começou a mudar. Embora as teorias médicas tenham estado em curso através do 17º século, de Galeno de Pérgamo a Herman Boerhaave de Leiden, a verdadeira prática da medicina ou os cuidados primários têm apresentado alguma mudança com o passar dos tempos. Com a entrada da ciência na medicina no final do século XVIII, todavia, a história começou a mudar. Grande parte dos esforços subseqüentes dos cuidados primários deve ser entendida como esforços confusos dos médicos e dos pacientes para chegarem às realidades arraigadas da medicina a eles imposta pela ciência, de um lado, e pela visão subjetiva da medicina, de outro lado.

O QUE O PACIENTE TRADICIONAL QUER?

No passado (e mesmo nos dias atuais, em países onde não existem serviços nacionais de saúde), os médicos competiam entre eles pelos direitos do paciente, pois praticavam a medicina no sentido de lucro. Para atrair os pacientes os médicos viam-se na obrigação de oferecer seja lá o que for que os pacientes exigissem. Como George Bernard Shaw escreveu no prefácio de seu livro "O Dilema do Médico" (1911):

> O médico que tem de sobreviver agradando seus pacientes, competindo com todos os que freqüentam os hospitais, faz exames superficiais, vê-se prescrevendo água para abstêmios de álcool, *brandy* ou

CAPÍTULO 4
CUIDADOS PRIMÁRIOS

champanhe para bêbados; carne e cerveja em uma casa, dieta vegetariana sem ácido úrico pelo seu caminho; fecha janelas, acende fogueiras e prescreve agasalhos pesados para velhos coronéis, e ar livre e pouca roupa compatível apenas com a decência para os jovens, nunca ousando dizer "não sei" ou "não concordo"[1].

Este desejo de aplacar as idéias dos pacientes com o que se considera uma boa medicina constitui um dos motivos básicos para serem mudados os cuidados primários.

"Tradicional" significa a fase pré-científica da prática médica, antes de os médicos se tornarem "homens da ciência" e antes de os pacientes adquirirem o respeito por tal prática científica. Pacientes tradicionais freqüentemente tinham noção bizarra e distorcida para nós do que estava errado com eles e de como o erro poderia ser corrigido. O pensamento popular no século XVIII era de que dever-se-ia livrar o corpo dos venenos que o contaminavam e causavam doenças, livrando-se deles e eliminando-os através da pele. Este pensamento levava à enraizada cura pelo suor, crescendo este pensamento entre os pacientes – da mesma forma que entre os médicos, embora em menor escala – fazendo o doente suar com a febre. Em 1769 William Buchan, médico de Edinburgh, escreveu, em seu *best-seller*, um guia médico intitulado "Medicina Doméstica": "É um pensamento comum de que suar é sempre necessário no início de uma febre... A prática comum era empilhar roupas sobre o paciente, agasalhando-o e administrando-lhe bebidas e alimentos quentes, esquentando-lhe o sangue, aumentando os espasmos e tornando a doença mais perigosa"[2].

De que outra forma poderia o paciente se ver livre dos venenos ou maus humores de dentro de seu corpo? A sangria era outro método simpático entre as pessoas comuns, método que, aos poucos, perdeu a popularidade entre os médicos. Havia muitas outras estratégias para se livrar o paciente das toxinas. Uma era o vômito, abandonado, relativamente cedo, pelos médicos acadêmicos, embora adotado pelos pacientes até o século XX.

Ingerir agentes e produtos eméticos visava a indução de vômitos terapêuticos, livrando o estômago de toxinas que eram absorvidas e faziam o corpo adoecer. O médico alemão Adolf Kussmaul ingeria agentes eméticos, terapeuticamente, até a idade de 40 anos, que completou em 1864. E chamava a atenção de muitos pacientes que perdiam a fé na eficácia sagrada do vômito. Certa vez um camponês, cliente do pai de Kussmaul, mandou-lhe um recado que estava doente, sentindo-se fraco, perdendo peso e incapaz de se levantar do leito. O pai, muito ocupado, no momento, enviou, pelo mensageiro, um remédio contendo um xarope adocicado que poderia, no mínimo, não lhe causar mal algum.

Chegando ao chalé do agricultor o médico encontrou o paciente restabelecido, deliciando-se com uma pomba assada e bebendo um copo de vinho. "Doutor, o senhor prescreveu um tratamento muito bom. Foi realmente um remédio muito bom, que me limpou e tirou a doença para fora de mim. Mas eu acho que não poderia me concentrar nas formigas uma segunda vez." Formigas? Aparentemente o mensageiro caiu no sono enquanto viajava de volta, e, enquanto cochilava sob uma árvore, a tampa da garrafa se soltou, dando à colônia de formigas a chance de entrar na garrafa contendo o xarope doce. O agricultor estava tão convencido das propriedades milagrosas da terapêutica emética que engoliu as formigas – e estava bom novamente[3].

A verdade é que suar, sangrar e vomitar, da mesma forma que salivar, urinar, tomar purgativos e tantas outras formas de se livrar dos maus humores, tinham tanta força na mente popular que persistiram durante séculos, coexistindo com as doutrinas médicas da crença em tais procedimentos. Desta forma os pacientes chegavam para os cuidados primários com seus próprios pontos de vista sobre o que necessitava.

O QUE OS MÉDICOS TRADICIONAIS OFERECIAM?

Antes do limiar do século XX os médicos de cuidados primários eram cercados pela febre. A febre, um sintoma decorrente da resposta do corpo à invasão por bactérias e vírus, ocupa menor importância na medicina ocidental atualmente, principalmente em casos de lutas, na primeira infância, contra microrganismos comuns e de resfriados e tosses (infecções respiratórias altas). Ter sido médico antes de 1900 significava ter gasto muito tempo precioso com a febre. Febre era o centro em torno do qual se referia a consulta – o paciente febril acamado, seu pulso acelerado, sua respiração ofegante e o médico atendendo seu chamado domiciliar.

O diário de Richard Kay, um médico que morava perto de Bury, Lancashire, em meados do século XVIII, mostra quanto o médico geral estava imerso na febre.

> *10 de julho.* Kay visita a Sra. Chippingdale em Ewood, "ela estava muito mal", aparentando tifo, uma infecção bacteriana caracterizada por desânimo, dor de cabeça forte e febre alta resistente.

Capítulo 4
Cuidados Primários

11 de julho. "À noite, quando retornava à minha casa, passei na casa da Srta. Betty Rothwell, em Ramsbottom, que estava perigosamente mal, com febre miliar (erupções cutâneas, provavelmente tifo)".

13 de julho. A Sra. Chippingdale estava morrendo.

14 de julho. A Srta. Rothwell faleceu. "Visitei uma moça em Rossendale que estava perigosamente doente, com febre." Outro paciente, John Mills, estava também doente com febre.

15 de julho. Ele visitou o Sr. John Mills novamente.

16 de julho. "Esta noite, em torno de meia-noite, um mensageiro veio com uma carta... Era para eu ir a Manchester visitar o Sr. William Blythe. Encontrei o Sr. Blythe muito mal com febre militar. Dr. Kay recebeu recado de que a Sra. Chippingdale e o Sr. John Mills tinham falecido".

17 de julho. "O Sr. William Blythe faleceu de febre."[4]

Um ano depois o pai do autor, sua irmã Rachel e sua irmã Elizabeth também faleceram de febre. Dr. Kay morreu, da mesma forma, de febre, em outubro de 1751.

Infecção significava pus. No fim do século XIX Arthur Hertzler, um médico de pequena cidade do interior na fronteira do Estado do Kansas, EUA, foi chamado para atender um caso de empiema ou pus nos pulmões. "Para atender o chamado cerca de oito milhas distante da cidade, viajei em meio de um lamaceiro durante três horas. Quando entrei no quarto do paciente encontrei um rapaz de 14 anos de idade, recostado na cama, com profunda cianose (causada por falta de oxigênio), com a pele cinza-azulada, com tosse, a boca aberta e os olhos arregalados. Parecia que cada suspiro seria o último."

Dr. Hertzler atirou sua maleta para o lado e se assentou no chão com as pernas sob a cama do paciente.

> Peguei um bisturi e fiz uma incisão no peito do paciente de um golpe – o paciente estava quase morrendo e não havia necessidade de anestesia. Quando o bisturi penetrou seu peito, um jato de pus jorrou para fora, atingindo-me abaixo do meu queixo, encharcando-me. Após colocar um dreno na abertura do peito do paciente, cobri-me com um lençol, voltando para casa com o corpo encharcado de pus, chegando três horas depois."[5]

Ao longo do século XX a febre era onipresente no contexto da prática médica. A pneumonia, por exemplo, recebeu a alcunha de "amiga dos velhos", por ser tão comum entre os idosos, aos quais, freqüentemente, causava a morte após poucos dias de seu estabelecimento. E poucos médicos ainda não tinham encarado a tristeza da morte de jovens em decursos de doença pulmonar epidêmica na infância. James Herrick, um médico de Chicago, recordava como era o tratamento da difteria antes da introdução da antitoxina nos Estados Unidos no início de 1890. Na difteria o crescimento do acometimento bacteriano da garganta obstrui as vias aéreas superiores, interferindo com a respiração.

> Em um caso de difteria em um garoto de 7 anos de idade, com invasão da laringe, introduzi e fixei um tubo de intubação endotraqueal tipo O'Dwyer (Herrick praticou esta técnica no necrotério do Cook County Hospital). Isto aliviou a criança por várias horas; todavia, aos poucos, tornou-se evidente que o tubo inserido estava entupindo. Os pais da criança imploravam-me para não deixar a criança morrer estrangulada. Expliquei-lhes a situação desesperada da doença, a extrema fraqueza da circulação devido ao processo toxêmico e os riscos do tratamento manipulativo com o tubo. Eles compreenderam. A mãe deixou o quarto, o pai tomou a criança em seus braços e, com relativa facilidade, o tubo foi removido. Imediatamente após o pai ter balbuciado um "Graças a Deus", a criança exalou seu último suspiro e faleceu. Guardo em minhas memórias até mesmo o quarto, a exata localização da cama, a cadeira, a criança totalmente flácida no colo do pai, a exata colocação da luz do foco.[6]

Herrick ficou tão exaurido, emocionalmente, com a perda da criança, que foi tomado de um choro convulsivo.

Antes do século XX, todavia, as doenças infecciosas dominavam e eram mais comuns e graves que todas as outras. Tuberculose, sífilis, difteria, praga, meningite, malária e sepse pós-parto eram as doenças contra as quais os acadêmicos e os médicos tinham de lutar a toda hora e em qualquer lugar. Todas essas infecções ficavam a cargo dos médicos que se dedicavam aos cuidados primários.

Para tal tarefa as doutrinas dos médicos tradicionais tornavam-se impotentes em razão dos equipamentos inadequados da época. Em meados do século as teorias médicas sobre as causas das doenças viraram do avesso, inverteram-se. Todavia, antes dessa época, as noções sobre as causas das doenças eram elaboradas através de linhas "humorais", atribuindo-se às mesmas o desequilíbrio dos fluidos ou humores corporais, que os antigos acreditavam ser os constituintes do corpo: bile negra, bile amarela, catarro e sangue. Durante o século XVIII essas doutrinas humorais galênicas sofreram consideráveis transformações e modificações.

Herman Boerhaave, um médico alemão, por exemplo, acrescentou às teorias antigas a teoria barroca de elaborações que distinguiam entre distúrbios causados pelos "sólidos" dos causados pelos "sangue e humores". A tuberculose era um exemplo da fraqueza das partes sólidas e a trombose e coágulos sangüíneos eram exemplos de cobertura por fibras rígidas. Dar leite e ferro para as fibras fracas e fazer sangria em casos de fibras rígidas eram conselhos que Boerhaave dispensava no início do século XVIII. Como se pode concluir, todas as teorias sobre o mecanismo das doenças antes de 1800 eram como castelos de areia no ar: havia um mínimo de fundamentos empíricos e eram completamente falsas frente às modernas teorias científicas de nossos dias.

As abordagens terapêuticas decorriam das teorias humorais e eram, quase sempre, traumáticas para os pacientes. Poucos pacientes saravam; e a maioria sofria danos irreparáveis causados pelo esgotamento dos constituintes fisiológicos naturais do corpo e pela administração de metais tóxicos. A sangria era o suporte principal do tratamento médico da febre. Uma grande variedade de invenções mecânicas, desde uma pequena faca de corte recurvado denominada "bisturi" até os elaborados "escarificadores" do início século XIX – dispositivos diabólicos de lâminas múltiplas para cortar, simultaneamente, através da pele – comprovam esse amadorismo. Ser um cirurgião, nos anos 1870, significava ser competente em fazer sangria.

Um médico, na acepção da palavra (o oposto de um cirurgião ou um boticário), desdenhava procedimentos como as sangrias e os *setons* em favor de dar remédios ou medicar os pacientes. O objetivo dos terapeutas tradicionais era deixar o intestino livre para eliminar maus humores. Isto ia a tal ponto, que a farmacopéia tradicional, além de aconselhar administração de medicamentos ativos sobre todo o corpo, priorizava o uso de laxativos ou purgativos – quanto mais potentes, tanto melhor. Tratavam a febre com laxativos, retirando, com as fezes, os maus humores de dentro do intestino, procurando uma "saída do corpo".

Por volta de 1800, Edward Sutleffe, médico de longa experiência na London's Queen Street, visitou a Sra. W. de Finsbury. Os dedos dela estavam inchados e dolorosos, "com sinais grosseiros de erupção, da qual saía, por uma escoriação, uma serosidade semitransparente. Suspeitei a causa provável e disse-lhe que ela tinha negligenciado do funcionamento intestinal em particular. Ela confirmou a minha suspeita e informou não estar evacuando convenientemente. Sutleffe receitou-lhe aplicações de compressas quentes e prescreveu-lhe laxativos[7]. Substâncias, às vezes perigosas, eram administradas para manter o intestino eliminando fezes e a bexiga eliminando urina. Um médico da Filadélfia, Benjamin Rush popularizou o uso do mercúrio, chamando-o, em 1791, de "um medicamento seguro e de uso universal, sem causar danos ao corpo"[8]. Calomel ou cloreto de mercúrio constava de todas as maletas médicas de urgência durante todo o século XIX, quando tornou-se um ingrediente ativo nas "pílulas azuis", que caracterizavam os terapeutas britânicos durante aquele século.

Os tratamentos clínicos tradicionais, todavia, contribuíam para tornar os pacientes anêmicos, tanto em decorrência da sangria quanto em decorrência da depleção hídrica e eletrolítica, através das fezes, com o uso indiscriminado de laxantes, e de envenenamento pelos com componentes de metais pesados, como o mercúrio e o chumbo. Mesmo alguns médicos contemporâneos tinham o bom-senso de notificar os danos causados ao paciente pelos tratamentos tradicionais da época. William Douglass, de Boston, observou, em 1755: "De um modo geral, a prática médica (administrar medicamentos) em nossas colônias é tão perigosamente irresponsável que, à exceção de cirurgias em alguns casos agudos, é melhor deixar a doença seguir seu próprio curso natural (*naturae morborum curatrices*) do que acreditar na honestidade e na sagacidade dos praticantes da medicina... Freqüentemente há mais perigo em decorrência do médico que da própria doença." Logo que Douglass chegou a Nova Inglaterra, pela primeira vez, ele perguntou a um colega seu "qual era, em linhas gerais, os métodos da prática da medicina seguida; respondeu-me ele que a prática era muito uniforme: fazer o paciente sangrar, vomitar, empolar, ter diarréia, administrar anodine para aliviar dor etc. Se a doença continuasse após estas prescrições, a receita era repetida, e, finalmente, o tratamento levava o paciente à morte."[9] Tais métodos de tratamento eram considerados, em geral, "medicina heróica".

Os pacientes, deve ser enfatizado, adoravam ser submetidos à sangria e aos purgativos. Mas a medicina heróica ultrapassava os limites que os pacientes poderiam considerar aceitáveis. Foi, sem dúvida alguma, o abuso dos tratamentos tradicionais, sem a mínima base científica, que dificultou a vida dos pacientes, fazendo os cuidados primários parecerem mais um desenlace final que procedimentos para causar o bem-estar. "Se nós investigarmos a profissão do médico", disse Joseph Addison, no *The Spectator*, em 1711, "encontraremos um corpo humano espetacular. A simples visão deste corpo é o bastante para fazer do homem algo muito sério, o que nos leva a adotar como uma máxima que, quando se torna rica em médicos, uma nação torna-se pobre em concidadãos."[10]

Dois séculos mais tarde, Daniel Cathell, médico de Baltimore, em um trabalho publicado em 1882 e dirigido aos colegas médicos, chamou a atenção com *Os Médicos e o que Deveriam Acrescentar ao Estritamente Científico* e angariou comentários menos lacônicos sobre a proposta dos excessos da medicina tradicional: "na verdade é tão grande o pavor popular pelo que os médicos (no sentido de médicos professores, mais graduados) são capazes de fazer, que se está procurando atendimento entre os médicos comuns e práticos, e os nervosos e tímidos, que constituem 90% desse grupo, estão mais inclinados a evitar procurar estes médicos de intervenções heróicas, preferindo aqueles médicos mais simples, que empregam métodos mais moderados, mesmo que não tão eficazes." Conseqüentemente, aumentou a procura por médicos "irregulares", como os homeopatas, aos quais Cathell se dirigiu com uma galhofa, "cura por poderes suaves e métodos seguros".[11]

No início da história dos cuidados primários, portanto, encontramos os médicos agarrados a teorias absurdas e perigosas (para nós) e os pacientes aterrorizados e à procura de outras alternativas mais seguras e menos dolorosas. A ciência, todavia, fez convergir as duas partes opostas para um único objetivo.

FORMAÇÃO DE UM MÉDICO MODERNO

O clínico geral moderno, o guardião dos cuidados primários nos Estados Unidos, até os anos 1920, e no Reino Unido até os dias de hoje, desenvolveu-se mais na cirurgia e na farmácia que na medicina acadêmica e era convocado para áreas sociais e científicas. Antes da era napoleônica, a maioria dos cuidados médicos, na Inglaterra, era exercida por pessoas não qualificadas para medicina, mas que tinham sido submetidas a treinamentos de aprendizes e aprovados em exames prestados junto à Sociedade dos Apotecários ou à Companhia de Cirurgiões. Após um ato de 1815, esses cirurgiões-apotecários começaram a ser reconhecidos como práticos gerais, um termo legitimado em 1826, quando a Associação dos Apotecários e a Associação dos Cirurgiões-Apotecários renomeou-se "Associação dos Médicos Gerais e Cirurgiões Práticos".

Entre famílias de classe média, a demanda por médicos práticos, capazes de preencherem todas as necessidades gerais do médico de família, crescia, incluindo de necessidade cirúrgica para hemorragias a drenagens de furúnculos e mesmo ao receituário de medicamentos. Essas famílias, de acordo com um observador em 1815, "há muito tempo já ansiavam por aulas em faculdades nas quais eles poderiam aplicar, com confiança, ensinamentos de casos nos quais a ajuda médica e cirúrgica eram necessárias".[12] Assim, "médicos" vieram a significar "cirurgiões-apotecários" ou "prático geral" e "doutor" passou a designar um membro qualificado do Colégio Real de Médicos de Londres *(The Royal College of Physicians in London)*, uma diminuta elite de médicos que promoviam cuidados de saúde aos ricos e era consultada apenas em casos mais difíceis.

Um Ato de Reforma Médica, datado de 1858, criou um único conselho supervisor para todo o Reino Unido, estipulando que apenas as universidades e as corporações estabelecidas (cirurgiões, apotecários, médicos) na Inglaterra e no País de Gales, Escócia e Irlanda poderiam conferir licenças médicas (e não mais o Arcebispado de Canterbury, por exemplo). Então, somente os profissionais registrados no Conselho Médico Geral, que o Ato estabeleceu, poderiam ser considerados "qualificados como médicos práticos". Este Ato concedeu aos práticos gerais as mesmas condicionantes legais, embora não conferisse a condição social como a da elite de médicos consultantes de Londres, e estabeleceu as regras sob as quais os cuidados primários deveriam crescer e se desenvolver durante o próximo século.

Nos Estados Unidos, a regulamentação dos médicos permaneceu caótica por muito tempo. Até o governo começar a conferir licença médica, o que ocorreu em 1880, qualquer um poderia se intitular "médico" (e já existiam muitos médicos do sexo feminino). Tipicamente, tais médicos permaneciam como aprendizes por três anos seguindo um "preceptor", que lhes fornecia livros, equipamentos, além do certificado, ao final do curso. Na primeira metade do aprendizado médico, o aspirante devia ler livros-textos básicos de Medicina, além de misturar várias drogas; na segunda metade do curso, ele devia acompanhar os médicos preceptores nos atendimentos domiciliares. Existiam faculdades de Medicina nos Estados Unidos desde a metade do século XVIII, mas os cursos eram de apenas dois anos, repetindo os alunos, durante o segundo ano, as mesmas aulas que já tinham assistido no primeiro ano. Havia possibilidades muito reduzidas para práticas de dissecações e para exame de pacientes. Uma vez estabelecidos os sistemas de licenças para exercício da Medicina, muitos destes médicos antigos, que se qualificaram sem se submeter a exames convenientes, vieram a ser conhecidos com o título confuso de *"Y-of-P"*, durante vários anos de prática – a única qualificação prática de Medicina.

Havia, da mesma forma, razões de cunho científico para o aparecimento do moderno médico de família. Estava surgindo o consenso de que medicina

Capítulo 4
Cuidados Primários

era alguma coisa além de uma simples arte, uma vez que já havia certa base científica com um corpo de conhecimento de tantas disciplinas como fisiologia, que deveria ser ministrada antes que se dispusesse a atender alguém, efetivamente, seja para diagnósticos, seja para tratamento. E este "preço de consciência", aliado às necessidades sociais da classe média, levou à reforma médica em ambos os lados do Atlântico. Uma vez que a medicina tinha algo mais a ensinar além da anatomia e "do velho estilo de tirar os venenos e substâncias nocivas de dentro do corpo", a competência médica seria conseguida através de programas concatenados de estudos, seguindo-se exames de qualificação profissional. O desenvolvimento da ciência é importante porque as habilitações científicas dos novos médicos transformaram a natureza da relação entre médicos e pacientes, da mesma forma que a natureza dos cuidados primários com o paciente.

É importante a consideração de quanto o estilo da prática mudou sob o conceito da ciência. O médico tradicional era negligente ao tomar a história clínica de seu paciente, limitando-se ao exame físico, vendo a língua, tomando o pulso e inspecionando a aparência e a fisionomia do paciente para estabelecer a constituição do mesmo. A consulta típica terminava com a conclusão de que dever-se-ia prescrever laxativos ao paciente. O médico que praticava, cientificamente, a medicina, ao contrário, tomava detalhada história clínica dos sintomas atuais do paciente, levava a termo um minucioso exame físico (pesagem, palpação, percussão e ausculta), considerava todas as opções de patologias que poderiam se abrigar sob os mesmos sintomas e sinais apresentados pelo paciente (isto é denominado "diagnóstico diferencial") e então, finalmente, optava pela doença que mais se assemelhava aos dados propedêuticos colhidos, submetendo o paciente a exames complementares de laboratório (fazendo o "diagnóstico clínico"). Nessa prática científica, a investigação clínica, da mesma forma que o diagnóstico diferencial, eram, historicamente, táticas bem novas. Foi este estilo que jogou pela janela a abordagem tradicional dos cuidados primários.

O moderno estilo de prática médica considerava que sintomas e sinais similares de doenças poderiam ser causados por uma gama imensa de mecanismos patológicos. Tais mecanismos passaram a ser a chave da moderna medicina. Esta chave refere-se aos processos patológicos levando às modificações tissulares no corpo do paciente. Estamos, por exemplo, tratando de um paciente cansado, que tosse e expectora catarro sanguinolento. O médico tradicional poderia concluir que havia um excesso de secreção purulenta. O médico moderno, cientificamente orientado, abordaria, certamente, o problema de uma forma muito diferente. Ele, certamente, teria aprendido na Faculdade de Medicina, que uma gama muito variada de mecanismos poderia levar o paciente a este quadro clínico. Nas aulas de patologia ele teria visto vários diapositivos mostrando tuberculose, pneumonia, câncer pulmonar, cada qual com diferentes mecanismos de produzir suas próprias modificações no tecido pulmonar, que poderiam ser comprovadas à visão microscópica.

O médico cientificamente preparado partiria do diagnóstico diferencial para ouvir, cuidadosamente, os pulmões do paciente, faria radiografias de tórax (desde 1896) ou faria outros testes, que poderiam apontar a qual das três doenças seriam tributados os sintomas descritos pelo paciente e os sinais encontrados pelo médico. Ao término da consulta o médico estaria capacitado a fornecer diagnóstico e prognóstico ao paciente, além de determinar o plano de tratamento mais conveniente para ele.

Os médicos tradicionais tinham, sem dúvida, um instinto nato para o prognóstico, sabendo o que tinha ocorrido ao paciente que tossia e expectorava catarro contendo sangue. Todavia, infelizmente, a terapêutica era baseada nas doutrinas humorais que careciam, totalmente, de fundamentos científicos. Destarte, mesmo que os médicos modernos não pudessem curar seus pacientes, pelo menos dispunham do entendimento e da compreensão dos mecanismos da doença e das ações das drogas, o que evitava a consecução de medidas que poderiam ser prejudiciais ao paciente. Esta capacidade de não cometer atos prejudiciais ao paciente passou a ser uma das maiores aquisições dos cuidados primários desde cerca de 1840, quando as sangrias começaram a sair de uso, até 1935, quando as primeiras drogas maravilhosas começaram a ser introduzidas no arsenal terapêutico médico.

Para os médicos modernos chegarem aos diagnósticos diferenciais deve ocorrer uma seqüência de fatos científicos. A ciência da microscopia e o conhecimento dos diferentes corantes que tornam tecidos visíveis ao microscópio teriam de ocorrer. A técnica clínico-anatômica de identificação das doenças específicas tinha de ser elaborada, fato que levou os pesquisadores a se debruçarem em intermináveis autópsias, comparando seus achados aos relatos clínicos e aos sinais apresentados pelo paciente antes da morte. A teoria microbiana das doenças viria explicar o desenvolvimento da febre em bases científicas, trazendo o conhecimento de que diferentes tipos de doenças infecciosas são causadas por diferentes tipos de micróbios. Em outras palavras, muitas áreas de conhecimentos básicos foram necessárias para se transformar a medicina, de simplesmente arte, em arte e ciência.

CAPÍTULO 4
CUIDADOS PRIMÁRIOS

Como toda essa ciência foi trazida e introduzida nos cuidados primários? O elo entre os médicos de conhecimentos científicos e os sintomas subjetivos apresentados pelos pacientes era o exame físico destes. Para se estabelecer qual o mecanismo de doença que ocorria dentro do corpo, o médico deveria, de imediato, olhar dentro do corpo do paciente, tocá-lo, palpá-lo, percuti-lo e auscultá-lo. O exame físico consistia de três inovações: palpação do abdome do paciente, percussão do seu tórax e audição – no início colocando o ouvido diretamente sobre a parede das grandes cavidades corporais e, posteriormente, usando um estetoscópio – dos movimentos do sangue, gás e ar dentro dos espaços das grandes cavidades orgânicas. Todas estas três inovações foram colocadas em prática pela elite profissional de médicos dos hospitais universitários parisienses durante os anos napoleônicos, espalhando-se seu uso, depois, para outros centros médicos antes de 1850 e, finalmente, difundindo-se para a prática médica geral na segunda metade do século XIX.

Enquanto estudantes de medicina tradicional memorizavam listas de infusões de ervas as mais variadas e dos mais diferentes tipos de febre para as quais elas eram mais apropriadas, os estudantes de medicina moderna aprendiam como observar bem o paciente. O jovem Karl Stern, um médico residente de Frankfurt da década de 1930, assistia aulas ministradas pelo Professor Franz Volhard. Este se autotreinou no departamento de patologia de um hospital universitário de Berlim por volta de 1890, tornando-se a imagem do médico moderno de prática cientificamente correta para a época. Freqüentemente Frank dizia para Volhard chamar o paciente "sem qualquer apresentação preliminar". "O professor elevava suas mãos de uma forma indagativa, lançava o olhar para a platéia e, então, olhava demorada e intensamente para o paciente. Ocorria um silêncio sepulcral na platéia e poder-se-ia ouvir até mesmo um alfinete cair no chão. A única coisa que se escutava, então, era o respirar do paciente. Este silêncio durava vários minutos, que mais pareciam horas."

Repentinamente, contava Stern, Volhard perguntava "o que você vê?" Novamente o silêncio se abatia sobre todos, porque nenhum estudante da sala de aula havia visto qualquer coisa. Aos poucos as respostas surgiam, quando alguém dizia que "há alguma dispnéia (respiração curta e ofegante). O ritmo respiratório chega a 35 por minuto". Volhard permanecia em silêncio, como se ele não tivesse escutado o aluno. Outro aluno dizia que "havia palidez em torno dos lábios do paciente", um sinal de falta de oxigenação adequada. Outro aluno mais dizia que "os dedos das mãos do paciente mimetizavam baquetas de tambor", outro sinal de deficiência de oxigenação sangüínea.

Somente era permitido aos estudantes tocar e fazer contato físico com o paciente depois de terem descrito o que tinham visto. "Era extraordinário", continuava narrando Stern, "experimentar as variedades das sensações tácteis após a percepção subjetiva".

> Havia, bem longe do mundo da vista, um outro mundo muito grandioso do tocar, o que nunca tínhamos percebido antes. Sentindo a diferença no pulso radial (ao nível dos pulsos), você poderia se treinar a sentir dúzias de diferentes ondas com seus característicos picos, cegos e agudos, escarpados e angulados, e seus correspondentes vales com suas reentrâncias e relevos. Eram tantas as variedades de aspectos e morfologias da borda do fígado (logo abaixo das últimas costelas do lado direito) que as mãos do estudante sentiam-nas à apalpação. Notava-se um sem-número de variedades de cheiros e aromas. Parecia que não havia apenas um tipo de palidez cutânea, mas centenas de tonalidades, do cinza ao amarelo encarnado.[13]

Quando estes jovens médicos ingressavam nos cuidados primários, tudo que eles percebiam em seus pacientes era filtrado através da anarquia de cores, matizes, sons e tatos.

O contraste entre o velho e o novo não poderia ser mais marcante. O jovem Arthur Hertzler, de Kansas, descreveu colegas, tradicionalmente orientados, atendendo a um chamado médico domiciliar em 1890: "A conduta usual do médico quando chegava à casa do paciente era cumprimentar a avó e as tias do paciente, efusivamente, e dar pequenos tapas nas cabeças das crianças enquanto se aproximava do leito do paciente. Cumprimentava, então, o paciente, com um jeito sério e compenetrado e uma piada engraçada. Tomava o pulso deste e inspecionava sua língua, perguntando-lhe onde doía. Feito isto, ele estava pronto para emitir sua opinião sobre o caso e para prescrever seus remédios".

Hertzler, ao contrário, comportava-se de acordo com o que havia aprendido na escola médica.

> Examinava meus pacientes tão bem como o faço agora. Minhas tentações pueris de fazer exames físicos impressionavam meus pacientes e chateavam meus competidores... Corria a notícia de que "este médico jovem pode não ser muito civilizado, mas é minucioso em examinar". Ontem um de meus antigos pacientes lembrava-se de que, quando visitei seu filho mais novo, eu o desnudei e examinei-o completamente". Membros dessa família têm sido meus clientes por mais de 40

anos, tão impressionados ficaram com minha conduta. Incidentalmente, devo mencionar, neste caso, que diagnostiquei uma pleurisia com secreção (inflamação do revestimento seroso dos pulmões com produção de secreção serosa), que não tinha sido, aparentemente, diagnosticada pelo meu colega inspecionador de línguas.[14]

Ser um médico do interior, na virada do século XIX, não significava, necessariamente, ser um médico tradicional: Hertzler praticava medicina com base científica.

Algo mais além do que anseio pela ciência se postava atrás dos reflexos clínicos. Como resultado de padrões negligentes de conduta, previamente em uso, a profissão médica tornara-se muito abrangente e ocupada por muitos curiosos antes da Primeira Grande Guerra. Sendo conhecido como alguém que praticava medicina cientificamente correta para médicos mais jovens, tornou-se ele um cartão de visitas. Assim, houve, talvez, uma tática de relações públicas tão boa quanto de motivos científicos nesta aparente meticulosidade – a necessidade de oferecer o que o público exigia, mais que o que o médico praticante julgava. Todavia, agora, o público demandava ciência.

Em 1924, escrevendo, com mais de 50 anos de prática médica sobre seus ombros, Daniel Cathell refletiu quão importante esta aura de ciência condicionava o sucesso do médico. "Trabalhando com o microscópio e fazendo análises de urina, escarro, sangue e outras secreções, como exames complementares ao diagnóstico, não apenas ensejou bons honorários e informações valiosas sobre as condições de saúde do paciente, mas, também, trouxe reputação e respeito profissional para o médico por investir, aos olhos do público, para ser uma pessoa de fortes bases científicas".[15]

A ascendência da ciência, destarte, acrescentou grande dimensão à relação médico–paciente. O médico, agora, tocava seu paciente, percutia-o, palpava-o e auscultava-o. E, ainda mais, no afã de juntar importantes informações para se chegar a um diagnóstico, o contato físico também exprimia, psicologicamente, a impressão de cuidado, de preocupação com o paciente, fortificando, destarte, os laços psicológicos entre o médico e o paciente.

NOVOS MEDICAMENTOS

Nas maletas dos médicos tradicionais, pouquíssimo medicamentos tinham o poder de causar algum bem ao paciente. Entre os milhares de medicamentos listados em 1824 na *Farmacopéia* do Colégio Real de Médicos de Londres *(Ro-*

yal College of Physicians of London), sobressaíam apenas o ópio, apresentado em forma de tintura de coloração cinzenta ou solução alcoólica, que conferia algum benefício terapêutico. E, mesmo assim, o ópio perdia muito de seus valores terapêuticos, quando usado por via oral (dissolvido por enzimas gástricas); embora ele tenha sido conhecido por toda Europa desde o sexto século por sua eficácia no combate à dor, a tintura de ópio valia pouco no tocante ao alívio de dores intensas e mais severas. O Colégio propôs várias formas de agentes ferruginosos aos seus membros, dizendo serem eles úteis, entre outras finalidades, como um "tônico". Médicos administravam ferruginosos para algumas condições, posteriormente identificadas como anemia por deficiência de ferro, embora não o fizessem sistematicamente, e clorose – termo com que designavam anemia ferropriva – e que não eram mencionadas.

Que outro bem genuino poderiam os membros do Colégio Real de Médicos de Londres conseguir, em 1824, com as drogas? Muito pouco ou quase nada. Dizer que eles eram capazes de aliviar a constipação intestinal é equivalente a dizer que uma arma de fogo poderia ser usada como um moscadeiro. Usavam, como purgantes cruéis e implacáveis, muitos purgantes baseados em vegetais, como aloés e sena, para condições, às vezes inimagináveis. Em 1785 o médico inglês, William Withering, de Birmingham, disseminou, dentro da medicina, o conceito – há muito conhecido no mundo folclórico – de que a planta *foxglove* (N. do T.: *Digitalis purpurea)* era muito eficaz contra certas formas de hidropisia ou edema causado pela insuficiência cardíaca congestiva. A Farmacopéia do Colégio Real refere-se ao chá ou infusão de *foxglove,* como sendo um poderoso diurético, o que significa uma droga capaz de estimular as funções renais. Isto mostra como eles estavam pelo menos no caminho certo, uma vez que o coração, fortalecido, leva os rins a eliminar mais urina. Embora a medicina, durante o século XIX, encontrasse um bom uso da digitális como uma droga cardiotônica, os médicos de então a usavam para tuberculose e para tudo o que lhes viessem à mente, somente indicando-a bem após sua reintrodução pelos médicos londrinos James Mackenzie e Thomas Lewis, antes da Primeira Grande Guerra.

E, ainda mais, a lista de drogas genuinamente úteis chegava ao fim. Os médicos práticos de antes do meio do século XIX não tinham qualquer remédio contra doenças infecciosas, câncer, artrite, diabete, asma, ataque cardíaco ou vaginite (inflamação da vagina). A lista das condições que eles não podiam aliviar (embora eles achassem que pudessem) era tão extensa quanto a lista das que eles achavam que podiam. Arthur Hertzler, um médico da fronteira de

Capítulo 4
Cuidados Primários

Kansas, disse, em 1938, sobre seus colegas longínquos, que "eu mal podia pensar em alguma doença que aqueles médicos afirmavam curar e que realmente curassem... As possíveis exceções eram a malária e a escabiose ou sarna. Os médicos sabiam como aliviar o sofrimento, encanar ossos quebrados, costurar cortes e drenar abscessos e espinhas em rapazinhos".[16]

Durante o século XIX, algumas drogas importantes tornaram-se disponíveis, principalmente como resultado do crescimento da indústria química orgânica emergente, na Alemanha, que começou a sintetizar moléculas de benzeno. Em 1935 a lista de medicamentos úteis contidos nas maletas dos clínicos gerais (*General Practitioners*) tornou-se bem mais longa que antes. Na área dos analgésicos, o século XIX assistiu ao lançamento de alcalóides do ópio, muito mais potente e concentrado que o ópio natural. Em 1855 Alexander Wood mostrou que a morfina poderia ser administrada com agulhas hipodérmicas aperfeiçoadas por ele, diretamente na corrente sangüínea, evitando o estômago. As seringas hipodérmicas e os opiáceos injetáveis passaram a ser levados em todas as maletas médicas no século XIX, mas constituíram motivos de controvérsias, pois, se de um lado aliviavam os pacientes de suas dores muito fortes, de outro tornavam os pacientes viciados na droga. Os velhos médicos de família administravam morfina aos cântaros, e histórias narram as grandes legiões de viciados que eles, inadvertidamente, fizeram.

A família da aspirina representa outra inovação na descoberta dos analgésicos. Os membros dessa família, todos sintetizados em laboratórios, cortam efetivamente a dor, da mesma forma que aliviam a febre e a inflamação. E isto é parte de uma longa história da pesquisa de drogas antitérmicas ou antipiréticas. Na falta de uma teoria bacteriana, os primeiros médicos dirigiram suas atenções mais para baixar a febre do que combater a infecção causadora do processo febril. Tais esforços reconduziram os médicos aos experimentos com quinina como um antitérmico geral, e não apenas como um antimalárico. Mas a quinina não era eficaz contra outras febres, além de ser detestada pelos pacientes em decorrência de seu gosto amargo e de seus efeitos colaterais.

Desde sua introdução em 1899, a aspirina (ácido acetilsalicílico) tornou-se a droga mais usada em todos os tempos. Somente nos Estados Unidos, cerca de dez a vinte mil toneladas de aspirina são consumidos anualmente. Se os membros da família aspirina tivessem sido consumidos livremente, sendo comprados nas farmácias sem receitas, ela poderia não figurar de forma tão importante na história dos cuidados primários. E, mesmo assim, muitos médicos distribuíam aspirina e seus derivados e ainda receitavam a droga. Em

1909 a aspirina e a chamada fenacetina (outro membro da família acetanilida), ambas com propriedades antipiréticas, surgiam como dois dos remédios mais prescritos por médicos americanos. A família aspirina passou a simbolizar a maior conquista terapêutica da medicina moderna.

Um problema médico desafiante relacionava-se aos cuidados primários com pacientes que não conseguiam dormir ou estavam nervosos, irascíveis, deprimidos ou mesmo agitados. A indústria química alemã do século XIX tinha muitos presentes para oferecer a tais pacientes. Em 1869 um hipnótico incontestável denominado hidrato de cloral (feito a partir do acréscimo de cloral à água) entrou em uso médico. Conhecido popularmente como "Mickey Finn", o hidrato de cloral era, na realidade, uma poção mágica e suave para dormir, que começa a perder sua ação após cerca de um terço da noite. (O hidrato de cloral tem a capacidade de levar ao vício, de forma que os viciados em cloral, no final do século XX, se tornaram conhecidos nas clínicas para pacientes nervosos.)

Em 1888, um hipnótico mais poderoso, chamado sulfonal, entrou em uso médico. O sulfonal foi a primeira droga hipnótica popular produzida pela Companhia Laboratorial Bayer, na Alemanha, que veio a ajudar, financeiramente, pesquisas de uma cascata de hipnóticos. O golpe fatal da Bayer, nessa área, foi lançar o ácido barbitúrico, sintetizado pela primeira vez em 1864, acrescentando várias cadeias laterais de carbono. O produto, genericamente denominado barbital (barbitone no Reino Unido), foi colocado à venda em 1903 com o nome comercial de Veronal. Os barbituratos, virtualmente, determinaram o fim de todos os primeiros hipnóticos, à exceção do hidrato de cloral. Um derivado do barbital, chamado fenobarbital, foi lançado em 1912 com o nome comercial de Luminal, e alcançou fama em novelas épicas sobre psiconeurose entre a classe média. Amiral, Seconal, Nembutal e cinqüenta e tantos barbituratos surgiram, posteriormente.

Uma história detalhada desses sedativos e hipnóticos teria sido mais conveniente na história da psiquiatria, especialistas que, mais que qualquer outro, prescrevem tais drogas. Um médico de família, canadense, William Victor Johnston, escreveu ser o Luminal, da mesma forma que a aspirina, a morfina e a digitális, uma droga "indispensável". "Comprava comprimidos de Luminal em 5.000 lotes a cada poucos meses", escreveu Johnston, relembrando décadas de exercício médico.[17]

Houve outros progressos paralelos, também, de outras drogas – nitrito de amila (Thomas Brunton descobriu suas aplicações médicas em 1867) e

CAPÍTULO 4
CUIDADOS PRIMÁRIOS

nitroglicerina (descoberto por William Murrell, em 1879), com grande ação sobre a dilatação das artérias coronarianas em pacientes sofrendo de dores anginosas. Essas drogas eram mais administradas por especialistas que por clínicos gerais e médicos de família. O que mais causou sensação no cuidado primário, uma virtual revolução na imagem dos médicos, ocorreu no campo das doenças infecciosas, como a difteria.

De todas as drogas anteriores a 1935, a mais desafiante foi a antitoxina contra difteria, desenvolvida em 1891 nos laboratórios Robert Koch, em Berlim. Emil Adolf von Behring e Shibasaburo Kitasato mostraram que o soro do cavalo imunizado contra a difteria (usando técnicas desenvolvidas no Instituto Pasteur, em Paris) poderia ser usado para imunizar outros cavalos. Em 1892 a primeira vacina comercial contra difteria começou a ser produzida. A introdução da antitoxina contra difteria elevou o conceito dos médicos aos olhos do público em geral. Pela primeira vez a medicina era capaz de curar uma doença infecciosa que ameaçava a vida de uma criança de todas as famílias da nação.

Fora a antitoxina diftérica, todavia, não seria sábio exagerar as conquistas terapêuticas dos médicos modernos antes de 1935. A sífilis era tratável com Salvarsan desde 1910, mas a realidade da prática clínica resumia-se mais aos tônicos e aos laxantes que às doses finamente calibradas de produtos farmacêuticos da Bayer. Em 1869 um observador descreveu uma cena ocorrida no departamento de acidentados do Hospital São Bartolomeu, em Londres: "120 pacientes foram examinados pelo clínico e receberam alta em uma hora e dez minutos, na proporção de um paciente a cada 35 segundos de atendimento... (Os pacientes) recebiam alta com doses duvidosas de remédios, prescritos ao acaso e despejados dentro de um grande jarro pardo".[18] Dez anos depois os medicamentos prescritos no São Bartolomeu tornaram-se um pouco mais sofisticados. "Eles consistiam, essencialmente", disse um dos anônimos contribuidores do *The Lancet*, "de purgativos, mistura de ferro, sulfato de magnésia e quássia (ambos laxantes) e óleo de fígado, perfazendo duas grandes indicações para todos os tratamentos – eliminação e fornecimento de alguns elementos ao sangue." O escritor anônimo criticou a conduta do São Bartolomeu por fornecer remédios "fora dos jarros e o ritmo de exames de um paciente em menos de um minuto, pelo preço de seis pences ou um xilingue".[19]

O que os velhos médicos daqueles tempos dos anos 1900 tinham em seus alforjes e levavam em seu cavalo quando atendiam chamados domiciliares? "Nestes casos não havia muitas drogas disponíveis", disse Joseph Mathews, outro presidente da Associação Médica Americana (*The American Medical Association*), em 1905, "mas eles sabem a qualidade de cada um deles". "Calomel, ópio, quinina, bucho (diurético estimulante das funções renais), ipeca (emético), e pó de Dover (pó laxativo) constituíam seus recursos médicos, na época. Eles nunca tinham ouvido falar dos "novos" remédios, guardados dentro das maletas desses novos rivais, mas se "habituaram a conviver, durante todos estes anos, sem eles". Mathews achava que, dentro de algum tempo, também os médicos jovens descobririam que tudo o que necessitavam carregar em suas maletas de urgências eram drogas para fazerem os pacientes defecarem e vomitarem.[20] Por um período de 12 meses, entre 1891 e 1892, os americanos consumiram, entre outras tantas drogas, 255.000 libras (N. do T.: 115.700 quilos) de aloés (laxativo), 113.000 libras (N. do T.: 51.250 quilos) de jalapa (outro laxativo), 1.400.000 libras (N. do T.: 635.040 quilos) de noz-vômica (droga emética), além de 13.000 libras (N. do T.: 5.900 quilos) de calomel e outros preparados medicinais à base de mercuriais".[21] Assim, a terapêutica clínica não acompanhou, com a mesma intensidade, a revolução científica dos diagnósticos médicos.

TECNOLOGIA E CUIDADOS PRIMÁRIOS

Quando o "Dr. Stark Munro", um personagem fictício de Arthur Conan Doyle, começou seu exercício profissional em 1890, tinha poucos equipamentos com o que trabalhar. "Dispunha de um estetoscópio, vários livros médicos, um segundo par de botas, dois ternos, minhas roupas e apetrechos de toalete".[22] Era isto tudo o que um médico precisava para exercer medicina naqueles dias? Deve-se fazer distinção entre a inovação que permanece como monopólio de um pequeno grupo de especialistas e inovações que se difundem largamente, indo ao alcance de todos os clínicos gerais.

A panóplia da nova tecnologia em cuidados primários que surgiu no final do século XIX estava reassegurando aos pacientes e estendendo o alcance do diagnóstico médico para muito além do que permitiam simples técnicas de exame físico. Um estudo feito nos Estados Unidos entre as duas Grandes Guerras mostrou, por exemplo, que de 100 casos de doenças cardíacas vistos em clínica geral, 65 eram doenças crônicas que não exigiam mais consultas para diagnósticos, e, em 35, o clínico geral poderia dispensar não mais que apenas uma consulta de 30 minutos para fazer o diagnóstico. "Para 30 casos isto era suficiente; dois necessitavam de visitas adicionais de 20 minutos; os restantes eram referidos ao especialista após a primeira consulta por um clínico geral".[23]

O estudo enfocou a economia médica, mas assumiu que um clínico geral era competentemente capacitado para determinar como estava o coração do paciente em caso de uma simples visita de meia hora. Ao contrário, o grande especialista inglês em cardiologia, James Mackenzie, tinha se queixado, uma década antes, "da enorme confusão que permanecia quanto ao significado dos sinais detectados no coração".[24]

CETICISMO E O ATENDIMENTO DO PACIENTE COMO UMA PESSOA

A combinação de médicos cientificamente preparados, pensando, sistematicamente, nos mecanismos da doença, além da persistência de prescrições de laxativos disponíveis em grandes vasos cinzentos, tornou inevitável que os médicos se tornassem céticos com as possibilidades das novas drogas na terapêutica, em geral. Este ceticismo foi chamado de niilismo terapêutico. Na segunda metade do século XIX, os niilistas "mandavam nos poleiros" da medicina acadêmica, ensinando gerações de estudantes, com grande acerto e tornando as decocções (N. do T.: extração de princípios ativos de vegetais pela fervura) e as infusões, então disponíveis no formulário, ou desnecessárias ou perigosas, pois os médicos dispunham de poucos recursos para curar doenças (embora eles pudessem aliviar a dor com o ópio), e, por conseguinte, defendiam que a real função da medicina era acumular informações científicas sobre o corpo humano com mais clareza de que curar as doenças.

O niilismo terapêutico tinha começado nos centros médicos europeus por volta de 1840. O termo estava associado ao acadêmico vienense Joseph Dietl, aluno do famoso médico Josef Skoda. Dietl escreveu, em 1841: "Medicina, como uma ciência natural, não pode ter a tarefa de inventar panacéias e descobrir curas milagrosas para banir a morte, mas, em vez disto, deve descobrir as condições nas quais as pessoas adoecem, recuperam-se e morrem; em uma palavra, tem a tarefa de aprofundar a doutrina das condições humanas, que se baseiam no estudo da natureza, da física e da química".[25] Assim, a tarefa da medicina não era a de curar, mas pesquisar dentro de parâmetros científicos. Bernhard Naunyn, que posteriormente se tornou professor de medicina na Alemanha, chamava a atenção de seus professores, em Berlim, por volta de

1860: "Eles sabiam que a parte curativa da medicina se estabeleceu em bases científicas de disciplina, e a compulsão do médico para curar deveria passar por um ato de resignação".[26]

Nos Estados Unidos, o niilismo terapêutico trazia à tona o louvor aos "caminhos da cura da natureza" ou a *vis medicatrix naturae* (força terapêutica da natureza) e a rejeição às terapias clássicas heróicas de se promover sangrias e se administrar purgativos. Em 1844, Jacob Bigelow, de Harvard, advertia os alunos de medicina contra "sempre pensar que você deve fazer seus pacientes ficar piores antes de os fazer ficar melhores. Acredito que a maior parte da imposição médica dos dias atuais está sustentada em lugares onde a prática ocorreu de forma super-heróica, e porque a humanidade fica gratificada por achar que as pessoas e suas famílias podem ficar melhores de saúde sem se submeterem às punções, aos vômitos, às sanguessugas, administradas de forma tão indiscriminadamente".[27]

Outro professor de Harvard, em meados do século XIX, Oliver Wendell Holmes, resgataria apenas o ópio, o vinho e a anestesia do formulário da época. Todo o resto poderia ser afundado no mar. "A melhor prova disto é que nenhuma família toma tão poucos remédios como as famílias dos médicos".[28] Por volta de 1890, este tipo de dúvida a respeito dos tratamentos heróicos tinha acumulado dúvidas suficientes para rejeitar não somente as sangrias e os vomitórios, mas, virtualmente, toda a farmacopéia tradicional. William Osler, professor de medicina da Universidade Johns Hopkins (*Johns Hopkins University*), nascido no Canadá, e um dos mais influentes médicos de língua inglesa em todo o mundo, limitou-se, em seu livro-texto escrito em 1892, a um punhado de drogas, dizendo que para um grande número de doenças não havia qualquer tratamento. Por exemplo, para a febre escarlatina maligna, "a doença não pode ser encurtada ou curada. Na presença de formas mais severas, nós, médicos, somos freqüentemente de nenhuma ajuda para os pacientes".[29]

Mas médicos de família não querem nem podem ser incapazes de ajudar seus pacientes. Em cuidados primários a doutrina do niilismo terapêutico era um anátema, pois os médicos gostam de se sentir úteis e porque os pacientes cobram e imploram a receita no final da consulta. Era totalmente inaceitável que pacientes fossem despachados de volta com a informação de que nada havia para ser feito em favor deles. Arthur Hertzler, médico de Kansas, resumia a posição do clínico geral ao longo de todo o século:

> Em alguns casos eu sabia, desde o início, que meus esforços seriam inúteis no tocante a prestar serviços aos outros... Freqüentemente eu

sabia, antes de atrelar os cavalos, que a viagem seria inútil... Estava certo de que eu colocava alguns remédios na minha maleta apenas visando evitar problemas; alguém tinha de pagar pela graxa do eixo da roda da charrete, e somente conselho e advertências não justificavam proventos, a menos que fortalecidos por alguns poucos comprimidos. Isto era tão importante quanto o "Amém" dos sacristães durante os sermões do padre – não ofendia e era uma evidência de boa fé".[30]

Então, o que deveriam os médicos de família fazer? Seus remédios eram principalmente sintomáticos e ele verificou que, em termos científicos, ou o paciente sarava espontaneamente da doença infecciosa ou não. A medicina de base puramente orgânica pouco poderia fazer para consecução de diagnósticos e prognósticos. Mas o paciente ansiava por socorro.

Neste dilema lógico nasceu o movimento do paciente não como uma doença, mas como uma pessoa, uma doutrina que atravessaria os cuidados primários de 1880 até a Segunda Guerra Mundial. O paciente poderia não encontrar ajuda em remédios, embora eles fossem administrados, de qualquer forma, mas apoiados no suporte psicológico dos médicos. No ato de ver o paciente como "uma pessoa" e não apenas como um "caso de doença", o médico tornava-se capaz de se aproximar dele de uma forma simpática e compreensiva, o que já era uma forma de tratamento. Assim nasceu a reputação do clínico geral, dos velhos tempos, como um médico capaz de se assentar e ouvir seu paciente, dando-lhe tempo para ouvir suas histórias, aconselhando-o pacientemente, manifestando-lhe a melhor forma de abordar seus problemas. Isto não significava que os médicos dos velhos tempos fossem necessariamente mais sensíveis que os seus predecessores ou sucessores. Simplesmente significava que ele, médico, estava, terapeuticamente, desesperado, concluindo que nada tinha para dar ao paciente, a não ser o apoio psicológico, que passava a ser incluído nas consultas.

O movimento do "paciente como pessoa" originou-se dentro dos mandamentos da ciência médica na Europa, mas entre médicos cuja finalidade principal era curar, muito mais que raciocinar anatômica e fisiopatologicamente. Em Viena, Hermann Nothnagel, professor de medicina desde 1882, incorporou a nova filosofia. Como disse em sua aula inaugural em 1882, "a medicina deve tratar pessoas doentes e não doenças".[31] Nothnagel era bem conhecido por seus princípios de "ver o paciente como um amigo", tendo lutado por esses assuntos, mesmo sob o peso de palavras duras com os médicos de família. Ele sempre enfatizava para a equipe do Hospital Geral de Viena a grande importância de tomar uma história completa do paciente na primeira consulta – a chave mestra do movimento como um todo, uma vez que, enquanto tomava a história, o médico tinha a chance única de estabelecer um elo emocional com seu paciente.

Nothnagel era adepto de citações de um antigo príncipe da medicina alemã, Christoph Wilhelm Hufeland, que dizia: "Somente uma pessoa de verdadeira moral pode ser um médico no sentido estrito da palavra". (É interessante a lembrança de que Josef Skoda foi quem negou toda história da medicina romântica, que Hufeland incorporou de cima para baixo.) A boa natureza de Nothangel não foi em vão: ele tornou-se conhecido entre a faculdade médica vienense anti-semítica como sendo um amigo do semitismo. Nothnagel, que tinha uma enorme experiência em clínica geral em hotéis de Viena, receitava grandes quantidades de medicamentos sem qualquer efeito lógico, vários de uma só vez, mas estabeleceu vínculos tão fortes com seus pacientes, que estes o amavam ao extremo.

Adolf Kussmaul era um dos principais professores de medicina da Alemanha. Próximo de 1880, em Estrasburgo, Kussmaul lecionava para os estudantes de medicina. Um jovem médico americano que estava na sala de aula lembra-se de suas palavras: "O médico examina e trata o paciente e não o caso. Esta insistência sobre o ser humano e o lado humano do paciente causava a mais profunda impressão em mim", escreveu o neurologista de Nova Iorque, Barney Sachs, muitos anos mais tarde.[32]

Médicos americanos famosos também aconselhavam e pregavam a abordagem do paciente como uma pessoa, explicitando que isto não era incompatível com qualquer descrença científica nas drogas. Um dos mais notáveis deles, William Osler, incorporou tais valores humanísticos ao atendimento dos pacientes, ensinando-os aos estudantes de medicina durante suas corridas de leitos no Hospital da Universidade Johns Hopkins, afirmando que "o bom médico trata a doença, mas o grande médico trata do paciente portador da doença".[33] Um de seus jovens alunos, Clarence B. Farrar, que mais tarde se tornaria um psiquiatra, afirmou: "Osler estava, na verdade, praticando a psiquiatria em seus pacientes, sem nunca haver estudado isto".[34]

Um outro aluno de Osler, que veio a ser médico na mesma universidade e que tinha o mesmo pensamento do professor, veio a ter uma clínica privada respeitável; seu nome: Lewellys Barker. Por que sua carreira médica tem sido tão brilhante, Dr. Barker? "Tenho sólida opinião de que, para fazer o paciente gostar dele próprio, o médico deve gostar dele primeiro; o médico deve se interessar pelos pacientes da mesma forma que pelas doenças deles".[35] Em 1939 George Canby Robinson, outro discípulo de Osler, escreveu um livro entitulado "O paciente como uma pessoa", deplorando o fato de que a "satisfação científica" estivesse substituindo "satisfação humana" em medicina, sendo urgente a "abordagem do paciente como um todo".[36]

Os médicos de primeiros cuidados encontraram um aspecto de particular interesse no movimento do "paciente como pessoa": a vantagem de abordar pacientes cujos sintomas eram "funcionais" ou "psicossomáticos" – em outras palavras, sintomas que surgem sem ocorrência de lesões orgânicas, mas referidos pelos pacientes como sendo sintomas de natureza orgânica. Estes sintomas constituem – e continuam a constituir hoje – uma grande soma do que ocorre nas consultas com os clínicos gerais em cuidados primários: um terço ou mais de todos os pacientes. Aqui o movimento "paciente como pessoa" tem um conselho estelar para oferecer. Conforme Francis Weld Peabody, professor de medicina interna na Universidade de Harvard, disse, espontaneamente, em 1927, "o diagnóstico e o tratamento de sucesso destes pacientes... depende, quase totalmente, do estabelecimento de um íntimo contato pessoal entre o médico e o paciente, que forma a base lapidar da clínica privada. Sem isto, é quase impossível para o médico ter uma perfeita idéia dos problemas e preocupações que se escondem atrás de tantos distúrbios funcionais".[37]

Em 1941, ocorreu, em Harvard, o primeiro curso sobre "Tratamento dos pacientes como pessoas". Escrevendo, em 1936, William Houston, professor de medicina na Georgia, comentou que é este tipo de sensibilidade psicológica que distinguia o médico do veterinário: "A parte do trabalho médico que ultrapassa o veterinário é exatamente aquela em que a personalidade do médico é o agente terapêutico, e a personalidade do paciente é o objeto de ação, que poderia ser chamado, com muita propriedade, "tratamento psicológico". Mas a abordagem psicológica do paciente exige um gasto de tempo mais longo com os pacientes, falando-se deles, mas devendo o médico "estar alerta e sabendo sobre o que se está falando".[38]

Não há dúvida alguma de que esta mensagem foi incorporada pelos médicos clínicos de cuidados primários. Daniel Cathell, na edição de 1924 de seu famoso livro guia-médico, disse que "é freqüentemente reconfortante para o paciente haver espaço para sua fala, conversar de suas coisas, de seu jeito, independentemente do que ele acha ser importante para o médico saber. Coloque-se à disposição do paciente para ouvi-lo, mesmo que os relatos da

Sra. Chatterbox, do Sr. Borum ou da Sra. Lengthy's sejam chatos e tediosos; não corte seus discursos, mas disponha-se a ouvi-los com atenção e com interesse, mesmo que isto leve o médico à exaustão".[39] No romance de Guy de Maupassant *"Mont-Oriol"* (1887) sobre a vida em *SPAs* (N. do T.: estâncias termais), o recém-chegado *"Docteur Black"* descreveu os costumes de todas as senhoras idosas saudáveis que estavam no SPAs. Como ele conseguiu isto? A resposta, entre outras coisas, reside no fato de "ter ele ouvido, atentamente, a todas, suas histórias, sem interrompê-las, tomando notas de suas observações, de todas as perguntas, de todos os desejos. Todos os dias ele aumentava e diminuía a dose de água bebida por suas pacientes, o que lhe rendeu completa confiança pelos cuidados que estava dispensando a elas".[40]

Hermann Nothnagel estava provavelmente errado quando asseverou que para um médico ter sucesso na profissão ele teria de ser, antes de tudo, uma boa pessoa. Dr. Black e um sem-número de outros médicos, sem dúvida, usaram a exposição da preocupação como uma tática em cuidados primários. Mas, por que não fazê-lo? Pois era uma tática de grande eficácia terapêutica, que respondia ao desejo do paciente de ser objeto de preocupação e cuidados especiais por parte do médico, mormente em face das doenças que não poderiam ser curadas.

MUDANDO O LUGAR DOS CUIDADOS PRIMÁRIOS

Em 1950, logo após terminar os estudos do Serviço Nacional de Saúde da Inglaterra, Joseph Collings anunciou que os dias do médico que andava montado a cavalo e dirigindo charretes tinham chegado ao fim: "É um absurdo tentar recuperar o conceito do século XIX, de o médico velhinho e bondoso, enfiado em seu paletó grosso e seu chapéu de seda, assentado durante toda a noite ao lado do paciente, esperando passar a crise de pneumonia ou aguardando a chegada do bebê primogênito".[41] Dois fatos estavam pondo fim neste velho estilo de atendimento do médico de família – a mudança do médico que prestava assistência nos primeiros cuidados, deixando de ser um clínico geral para ser um especialista; e o local de atendimento do paciente carente de cuidados primários, de sua casa para os departamentos especializados de medicina ambulatorial dentro dos hospitais.

O aumento do número de especialistas no final do século XIX deveu-se, em parte, à demanda do público-alvo do atendimento e, em parte, aos recursos médicos, aos poucos, disponíveis. Aos especialistas, muito mais que aos clínicos gerais, adaptava-se o manto da ciência, uma poderosa atração para o público em geral, com implícita confiança nas maravilhas do progresso médico. "O público inexorável", brincava Walter Rivington, em 1879, cirurgião do Hospital de Londres, "acreditará em um homem que não seja muito bom. Para o público, o médico que tratava muito bem do fígado não poderia ser bom em estômago ou em rins. O coração não tinha correlação com os pulmões, sendo todos os órgãos do corpo humano independentes uns dos outros". Rivington contou sobre pacientes que "vinham do interior para a capital para consultas com cinco médicos individualmente – um para seu estado geral, outro para seus ouvidos, outro para seu peito, outro para sua garganta... A força da subdivisão do corpo humano não poderia ir avante desta forma."[42] Rivington refletia muito sobre aversão dos médicos britânicos à especialização.

Mas os médicos seguiam a lógica interna de seus próprios interesses nas especialidades e não apenas a fantasia do público. Algumas especialidades, como cirurgia oftalmológica, exigiam tanto estudo e tantos conhecimentos que não poderiam ser dominados enquanto estavam sendo aprendidas, lado a lado, outras informações necessárias para a formação do clínico geral. "A quantidade de escaramuças que aumentavam dentro da "terra de ninguém" de conhecimentos recentes ia sempre irradiando para fora, atingindo grupos menores", dizia Wilmot Herringham, médico de Londres, em 1920. "Em primeiro lugar ocorriam descobertas de novos instrumentos de observação mais precisos ou tratamentos mais adequados", que clamavam por desenvolvimentos de outras especialidades médicas. Ele citava, como exemplos, o laringoscópio e o cateter uretral. Depois vieram invenções que requeriam conhecimentos especializados, como o eletrocardiógrafo.[43] Todos esses especialistas tinham alguma coisa a oferecer que o clínico geral não dominava em suas funções de consultante (dando opiniões ou fazendo alguns procedimentos), sem afastar os médicos de família.

No início de 1870 ocorreu o florescimento de sociedades médicas voltadas para conhecimentos especializados, principalmente na costa leste dos Estados Unidos. Em Nova Iorque, por exemplo, surgiu a sociedade de dermatologia, a sociedade obstétrica e a sociedade médica forense. Surgiu em Londres, por volta de 1880, a formação de seis sociedades de especialidades, incluindo cirurgia dentária, oftalmologia, dermatologia, ginecologia, neurologia e cirurgia de ouvido, nariz e garganta. A Rua Harley, em Londres, que em 1840 tinha apenas três médicos, contava com 97 em 1890, tornando-se o centro de gravidade de clínicos e especialistas de Londres.

A esta altura, todavia, surgiu uma interessante divergência entre os Estados Unidos e a Inglaterra. Na Inglaterra os médicos de família retinham importante fatia dos cuidados primários, enquanto nos Estados Unidos eles se tornaram uma raça em extinção. Na Inglaterra uma apreciável fatia deles já tinha desaparecido na virada do século, espremendo-se entre os médicos de cuidados primários nas mãos dos clínicos gerais e dos especialistas nos hospitais, uma vez que os clínicos gerais perderam o direito de atender pacientes em hospitais. Conforme comentários de um escritor, "a demarcação das responsabilidades entre os clínicos gerais urbanos e os consultores ocorria nas portas dos hospitais da cidade".[44] Isto diminuiu a presença dos clínicos gerais nos hospitais, mas preservou-os como um grupo especial, pois uma carta de um médico de família era essencial como referência para o atendimento de um paciente em ambulatórios hospitalares. A Ação Nacional de Seguro de Saúde de 1911 salvaguardou a sobrevivência dos clínicos gerais criando o sistema de *"panel doctors"* nos quais os clínicos gerais eram pagos para tomar conta de trabalhadores do serviço de saúde pública estadual. Em 1939 já havia 2.800 consultores e especialistas de tempo integral e 18.000 clínicos gerais na Inglaterra. Dos 43.000 médicos do Reino Unido, em 1980, 65% ainda eram clínicos gerais.

Já nos Estados Unidos, ocorreu o contrário: os clínicos gerais começaram a desaparecer por volta de 1900, em decorrência da pressão de cima, exercida pelos especialistas, e de baixo, pelos departamentos ambulatoriais dos hospitais. Em meados de 1920, todavia, cerca de um quarto das populações das grandes cidades estava recebendo seus cuidados médicos de clínicas e ambulatórios. Em 1928, de 152 mil médicos existentes nos Estados Unidos, 27% estavam limitados, exclusivamente, às especialidades ou estavam procurando por uma. Em 1942 apenas 49% de todos os médicos ainda eram clínicos gerais. O público americano afluía aos especialistas, distanciando-se dos "médicos de família dos velhos tempos". Daniel Cathell comentava, em 1924, que "hoje um especialista bem localizado em qualquer cidade grande não deve ser um homem comum, mas um considerável homem de negócios. Em contrapartida, um clínico geral em uma grande cidade deve ser um homem extraordinário para conseguir algum bem, nunca chegando a ser um homem de negócios".[45]

Isto fez com que a clínica geral continuasse, inexoravelmente, a decair nas próximas décadas, nos Estados Unidos. Por volta de 1989, dos 469 mil médicos americanos, na ativa, e envolvidos apenas com cuidados médicos, somente

Capítulo 4
Cuidados Primários

12% eram clínicos gerais ou médicos de família. Dentro das especialidades o grande volume de atendimentos era primário. Várias especialidades médicas foram vistoriadas em 1977: somente 3,5% das visitas a pacientes em medicina interna eram recomendadas, as demais eram primárias; em obstetrícia e ginecologia, apenas 4,4% das consultas eram recomendadas; em oftalmologia 7,7%, e assim por diante. Em nenhuma especialidade mais de 13% das consultas eram de pacientes recomendados (urologia), significando que estes médicos especializados estavam disensando cuidados primários para a maioria de seus pacientes.

Em um segundo tempo a prática médica mudou de atendimento domiciliar para atendimento em consultório. Embora a imagem do velho médico bondoso atendendo a chamadas domiciliares mantenha sua atração nostálgica, não se deve esquecer, facilmente, a dureza desse trabalho para os médicos, principalmente as inconveniências dos atendimentos noturnos, quando um recado do tipo "venha logo" poderia significar uma dor de cabeça até uma apendicite supurada.

Bernhard Naunyn lembrava-se do tempo em que era clínico geral, no final dos anos 1860, em Berlim, quando foi tirado da cama, em poucas horas, três noites seguidas. Na primeira noite ele teve de subir as escadas de um prédio de apartamentos em Kreuzberg para chegar ao lado de um leito em que "um paciente aparentemente muito saudável, que dormia a sono solto". Naunyn acordou-o. O rapaz parecia um pouco tonto. "Agora você pode ver", disse o pai do rapaz, "esta era a forma que ele estava antes." Naunyn tranqüilizou o pai de que nada de anormal estava ocorrendo com o rapaz e voltou para casa.

Na segunda noite, às 3 horas da manhã, outra ocorrência semelhante foi registrada, "ansiedade completamente infundada por parte de uma mãe". "Quando, na terceira noite consecutiva, eu deveria sair para outro atendimento, novamente na mesma hora, entre três e quatro horas, por terem dito que a criança teria 'um ataque ou convulsão interna', não saí correndo para atender. Disse que iria tão logo me levantasse. Evidentemente não consegui voltar a conciliar o sono. Pensei sobre a criança doente e me decidi a ir logo vê-la, e lá chegando, encontrei a criança morta".[46]

A coisa mais louca sobre chamadas domiciliares, portanto, é que ninguém que recebe o chamado consegue discernir entre uma urgência real ou não: todos os chamados deveriam ser atendidos. Assim, eram comuns as cansativas viagens a cavalo e em charretes, passando noites sobre mesas em salas de espera de estações ferroviárias.

Será que não haveria outra forma mais inteligente? O advento do telefone tornou possível aos médicos estabelecer se tratava, realmente, de uma emergência, antes de pôr o pé na estrada. O transporte motorizado, é lógico, tornou o atendimento domiciliar mais confortável para os médicos, mas, o que é mais importante, permitiu ao paciente vir ao médico ou às emergências hospitalares. O primeiro telefone rudimentar de que se tem notícia, construído em 1877, conectou a Farmácia Avenida Capital, em Hartford, Connecticut, a 21 médicos locais.

Os primeiros automóveis surgiram para uso rotineiro a partir de 1890, e os médicos se enfileiravam entre os primeiros fregueses para comprá-los. Os médicos ficavam extasiados relatando atendimentos médicos domiciliares na "metade do tempo", e, com isto, aumentavam seus negócios e seus preços. Por volta de 1928 um médico de cidade pequena em New Hampshire, Estados Unidos, percorria 30 mil a 35 mil milhas por ano. "Há apenas cinco anos se cavalgava por estradas para atender pacientes", escreveu Ralph Tuttle. "Esta incrível facilidade de transporte não apenas veio ajudar os médicos a chegarem mais rapidamente a seus pacientes, mas também veio tornar possível levar os pacientes ao hospital".[47] Isto veio possibilitar aos médicos atender pacientes em seus domicílios "com hora marcada". E sobreveio outra conseqüência com o advento do automóvel. Como tinha-se tornado mais fácil para os pacientes se locomoverem, os médicos pararam de se estabelecer em zonas rurais e em pequenas cidades interioranas nos Estados Unidos. Em 1926, pesquisando 283 países, os médicos verificaram que em 100 deles nenhum único médico tinha se radicado em áreas rurais nos últimos 10 anos. Os automóveis estimularam a urbanização da atividade médica em detrimento do interior.

A prática médica urbana tornou a medicina uma atividade de consultórios e hospital. Não obstante, nos Estados Unidos como um todo, nos fins da década de 1920, 50% de todos os atendimentos médicos ocorriam em casa, enquanto as grandes cidades viram as visitas médicas domiciliares diminuírem. Em 1929, na Filadélfia, apenas 39% da média de 64 horas semanais dos clínicos gerais eram gastas em atendimentos domiciliares. (Das 50 horas semanais dos especialistas, apenas, 12% eram despendidas em atendimentos domiciliares.) No início da década de 1950, em "Regionville" – uma anônima comunidade selecionada para pesquisa –, dos 1.318 pacientes atendidos pelos médicos, apenas 22% tinham sido atendidos em seus domicílios, 71% nos consultórios (e outras variedades de locais, como ambulatórios). Por volta de 1990, apenas 2% de todos os atendimentos médicos nos Estados Unidos ocorreram nos domicílios dos próprios pacientes, 60% em consultórios e 14% em ambulatórios hospitalares.

Na Grã-Bretanha os atendimentos domiciliares permaneceram mais firmes, sem dúvida, em decorrência do Serviço Nacional de Saúde, decretado na Inglaterra e no País de Gales em 1946 e aplicado em 5 de julho de 1948, que fortaleceu a posição dos clínicos gerais. Segundo pesquisa levada a termo em fins de 1977, 19% de todos os atendimentos médicos ainda ocorriam nos domicílios dos pacientes.

MUDANÇA DA NATUREZA DAS CONSULTAS

No que diz respeito aos cuidados primários durante o século XX, doenças infecciosas graves tornaram-se menos comuns, pelo menos no mundo ocidental; mas a sensação subjetiva da doença, por outro lado, tornou-se mais freqüente e era abordada com menor intensidade. Estas foram as maiores mudanças que ocorreram durante os últimos 100 anos em termos de "procurar cuidados" e "dar cuidados".

O domínio da febre na clínica geral durou até o intervalo entre as duas Guerras Mundiais. Descrevendo, em 1927, sua própria atuação médica em Leeds, Inglaterra, durante vários anos, Stanley Sykes verificou ser o resfriado a queixa mais comum de 335 casos médicos: seis desses pacientes faleceram disto. Em seguida vem a bronquite aguda, a amigdalite, o sarampo, a coqueluche e o impetigo (infecção cutânea bacteriana). Cada uma dessas doenças, todas doenças infecciosas importantes, ocorreu 50 ou mais vezes. De 32 pacientes do Dr. Sykes, portadores de tuberculose, 10 tinham falecido. A pneumonia, em sua lista (12 óbitos em 24 pacientes), batia o câncer (12 óbitos em 23 pacientes). Apenas 39 de seus pacientes tinham apresentado doenças cardíacas, 20 dos quais faleceram. Dr. Sykes ainda estava atendendo pacientes portadores de febre tifóide, febre reumática e erisipelas (infecção estreptocócica causadora de hiperemia ou vermelhidão e edema sob a pele).[48]

Este quadro geral de doenças em clínica geral em países desenvolvidos seria radicalmente mudado em pouco tempo. As infecções mais importantes viriam a cair de incidência como resultado dos melhoramentos em saúde pública (como quarentenas mais eficazes), das mudanças aparentemente espontâneas de virulência de alguns agentes infecciosos (como os microrganismos causadores de escarlatina e tuberculose) e, finalmente, de tratamentos mais eficazes (tal como a introdução das sulfas, em 1935). Assim, práticas semelhantes às de Stanley Sykes tornar-se-iam, brevemente, coisas do passado. Um médico de família, na Inglaterra, Keith Hodgkin, escreveu, em 1963: "Tuberculose, meningite, poliomielite... febre reumática, frieiras (vermelhidão dos dedos das mãos e dos pés provocadas por inflamações moderadas) e pneumonia lobar continuavam a declinar e a desaparecer da prática médica em países ocidentais".[49]

Em uma comunicação publicada em 1963 ficava claro que os clínicos gerais, nos países desenvolvidos, "teriam que aguardar 8 anos para ver um caso de febre reumática em uma criança com menos de 15 anos de idade; 60 anos para ver um caso de febre tifóide ou paratifóide; e não menos que 400 anos para ver um caso de difteria".[50] Substituindo as antigas doenças infecciosas nos países ocidentais, vieram algumas doenças relacionadas aos novos estilos de vida – câncer de pulmão e doença coronariana. Como algumas infecções respiratórias altas – tosses e resfriados – eram vistas, também, como doenças infecciosas, torna-se difícil avaliar se as doenças infecciosas, como um todo, declinaram. Todavia, a conclusão é de que, entre os sérios problemas médicos do mundo ocidental, as principais doenças infecciosas do passado deram lugar às doenças degenerativas crônicas de hoje, como o câncer, as doenças cardíacas e a artrite.

A despeito do declínio das doenças infecciosas agudas, a população parecia estar sentindo-se pior que melhor. Pesquisas sistemáticas feitas de porta em porta, nos Estados Unidos, entre 1928 e 1931 e, novamente, em 1981, possibilitaram a comparação de taxas das doenças ou da sensação de bem-estar, da população, durante este período de 50 anos. O número anual de doenças auto-reportadas por 100 habitantes elevou-se de 82, entre 1928 e 1931 para 212 em 1981, o que corresponde a um aumento de 158%. Esse aumento não resultou de uma elevação de incidência de doenças crônicas, pois entre crianças de 5 a 14 anos de idade (um grupo etário não genericamente submetido a doenças crônicas) a taxa reportada de doenças se elevou em torno de 233%. A explicação desta elevação marcante da sensação subjetiva de doença, em uma época em que as principais doenças infecciosas nos países desenvolvidos tinham declinado, pode ser que as pessoas, como um todo, tenham-se tornado mais sensíveis aos sintomas orgânicos e mais inclinados a procurar ajuda para sintomas físicos que as antigas gerações desprezavam, considerando-os sintomas triviais.

Com esta elevação de incidência de sensação de doença, ocorreu, paralelamente, uma maior procura por atendimentos médicos. Nos Estados Unidos, entre 1928 e 1931, a média de consultas individuais ao médico era de apenas 2,9 ao ano; por volta de 1964, esta média tinha se elevado para 4,6 vezes ao ano; e para 5,5 vezes ao ano, em 1990. Na Grã-Bretanha, em 1975, a média de três pessoas tinham se consultado ao ano; em 1990 esta taxa tinha, elevado para cinco.

Todavia esta elevação de taxas de consultas não significa, necessariamente, que cada doença estivesse sendo estudada com intensidade. Nos anos antes de 1940, os médicos atendiam um paciente doente com muita freqüência. Quantas visitas domiciliares eram necessárias para o atendimento de uma doença comum? Em uma pesquisa americana feita entre 1928 e 1931, verificou-se que, para um simples resfriado, o médico recebia seu paciente em consulta uma média de 2,4 vezes (ou em casa ou em consultório); para uma doença de comunicação compulsória, 3,6 vezes; e para uma doença do aparelho digestivo, 6,2 vezes. No geral, cerca de 3,6 vezes era o número médio de consultas para uma doença comum, típica.

Na Inglaterra, os pacientes aguardavam várias visitas do médico. Era, explica Dr. Stanley Sykes, muito fácil para o médico de família ficar sobrecarregado. De 100 pacientes em sua lista de visitas, "você pode ver, talvez, 15 no primeiro dia. As consultas atrasadas se acumulavam com crescente rapidez, e o resultado inevitável é que começavam a chegar mensagens indignadas ou parentes, todos os dias, querendo saber por que o médico não estava no consultório. Era totalmente fútil explicar que você estava muito ocupado. Para um paciente somente há um paciente no Mundo, e este paciente é ninguém mais que ele próprio".[51] Isto eleva, extraordinariamente, a intensidade dos cuidados com o paciente.

Embora não tenhamos um estudo estatístico comparativo de intensidade de tratamento hoje, as pessoas, freqüentemente, deixam a sensação de que suas aflições estão sendo atendidas. Quanto mais elevadas as taxas de consultas anuais, hoje, em combinação com o declínio das doenças infecciosas agudas, mais se percebe que os pacientes de hoje procuram os médicos, com maior regularidade durante o período de um ano, mais como uma forma de ansiedade a respeito de seu bem-estar do que querendo a presença do médico ao lado de seu leito, atendendo-o em uma ocasião em que ele se acha genuinamente doente.

Mas, mesmo para os pacientes de hoje, prostrados com febre, ele ou ela provavelmente somente veriam o médico em seu consultório ou no ambulatório hospitalar e jamais em sua casa. Os médicos dispõem de muitas técnicas para manter esses pacientes a distância, seja retirando seu número de telefone da lista, seja gravando respostas às perguntas, seja mantendo enfermeiras recepcionistas que tenham algumas noções sobre a hierarquia de urgências em diagnósticos médicos. Assim, como afirmou um observador: "Os pacientes sentem saudade, de alguma forma, dos médicos de antigamente – sempre disponíveis, sempre bondosos, modestos em seus honorários e influentes em suas boas maneiras".[52]

CUIDADOS PRIMÁRIOS E MEDICINA DE HOJE

Em fevereiro de 1935, um bioquímico alemão, Gerhard Domagk, escreveu um artigo em um jornal médico alemão sobre uns tabletes de tintura de sulfonamida chamado "Prontosil Rubrum", que combatia infecções por estafilococo e estreptococo. Finalmente tinham descoberto um remédio que era eficaz contra vários tipos de bactérias assassinas. Prontosil e seus derivados tornaram-se conhecidos como "sulfas", e seu aparecimento marcou o começo do período pós-moderno da medicina. A descoberta do Prontosil representou um virar da página da Medicina. Pela primeira vez em sua história, a medicina podia, realmente, curar doenças que eram, ao mesmo tempo, comuns e que afligiam uma grande faixa da população – um grande número de febres e infecções bacterianas do passado. As sulfas tornaram-se conhecidas como "drogas maravilhosas": uma longa lista de sulfas introduzidas após 1935 e, depois, a penicilina e outros tantos antibióticos, usados, pela primeira vez na população civil, após a Segunda Grande Guerra. Essas drogas conferiram à medicina um tremendo poder terapêutico.

Os antibióticos foram somente o começo. Na explosão das pesquisas em bioquímica e farmacologia que se seguiram à Segunda Guerra Mundial, foram descobertas drogas que aliviavam a artrite, que combatiam o câncer, que reduziam as elevadas taxas de pressão sangüínea, que dissolviam coágulos dentro de artérias coronarianas obstruídas. Essas novas drogas causaram uma transformação não apenas em nível da medicina clínica, mas também no de atitudes dos médicos em relação aos pacientes e às consultas. A introdução dessas drogas e a investigação dos mecanismos bioquímicos que se escondem atrás do sucesso representavam o início do período pós-moderno da medicina. Se o período moderno tinha-se caracterizado pela capacidade de o médico diagnosticar doenças cientificamente, mesmo se sentindo terapeuticamente sem poder contra elas, a medicina pós-moderna se caracterizava pela habilidade de triunfar sobre os clássicos assassinos da humanidade e sobre os sofrimentos, em uma escala até então nem mesmo sonhada.

CAPÍTULO 4
CUIDADOS PRIMÁRIOS

O tema básico da história dos primeiros cuidados tinha sido a necessidade de dar-se aos pacientes o que eles queriam. A ironia da medicina pós-moderna é que, ainda que os médicos se tornassem terapeuticamente mais poderosos que antes, eles pararam de dar aos pacientes o que eles queriam. Eficientes contra as doenças em seu nível orgânico, os médicos descobriam, freqüentemente, que era necessário listar os benefícios psicológicos da relação médico–paciente no apoio ao paciente durante sua doença. Todo o movimento "paciente como um todo" caiu em desuso depois de 1950, substituído pela nova geração de médicos cheios de grande autoconfiança terapêutica. O aspecto da relação médico–paciente pelo qual os pacientes se emocionavam anteriormente, tal como o interesse e o detalhe do médico ao tomar a história dos sintomas ou o colocar das mãos sobre o corpo do paciente para um bom exame físico, tornou-se obsoleto em favor do uso dos recursos de diagnósticos por imagem, por testes laboratoriais, entre outros, na busca de diagnósticos. Não é que os médicos tenham-se tornado desumanos, mas simplesmente porque a antiga aparência de humanidade tinha, agora, se tornado terapeuticamente desnecessária.

Destarte, a medicina pós-moderna foi tomada, de assalto, por uma crescente insatisfação entre os pacientes com os cuidados primários. A simpática figura do velho doutor, sempre querendo demonstrar um aparente interesse na escuta, tornou-se uma figura totêmica contra a despersonalização do sistema de cuidados de saúde. Da mesma forma que os pacientes tornaram-se agradecidos pela chegada das novas drogas, tornaram-se ressentidos com os médicos que as prescreviam, lançando grande número de ações judiciais contra a má prática de médicos, tidos como arrogantes e prepotentes. A medicina alternativa, com sua credibilidade em benefícios terapêuticos confiáveis, "descartando as irrigações intestinais", começou a renascer.

Esta falha em dar suporte ao paciente, o que é, psicologicamente, exigido para gratificar o paciente, redundou em uma suprema ironia. No mesmo momento em que a ciência obteve incontestável sucesso no combate a uma vasta gama de doenças que dizimava a humanidade, a coroa da vitória foi retirada da cabeça dos médicos. Uma nota destoante foi introduzida na relação médico–paciente, que se constituiu, errada ou acertadamente, no incrível anacronismo de exigir do médico pós-moderno o que o paciente do velho médico de família de Chicago lhe disse certa vez, passando-lhe o braço sobre os ombros: "Oh, meu caro, meu bom homem, como nós gostamos de você!"[53]

Capítulo 5 — *Ciência Médica*

Roy Porter

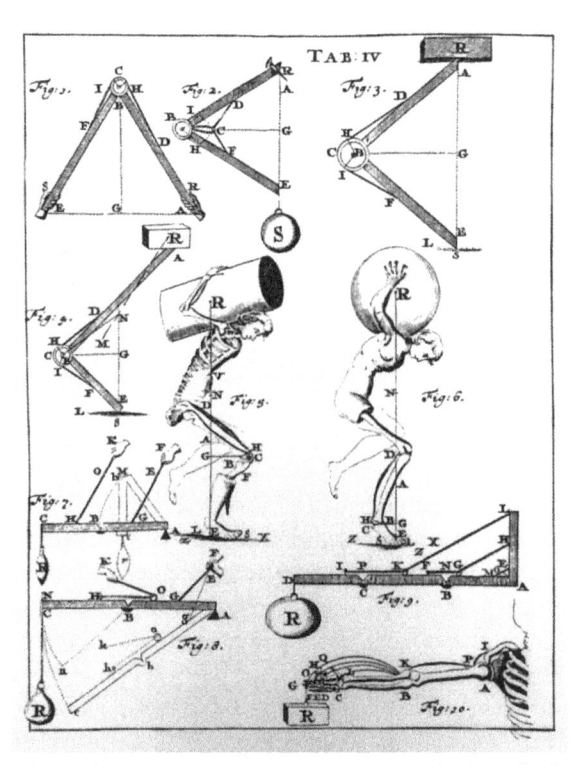

Anatomistas do século XVII tratavam o corpo como uma máquina, ativado por dispositivos como roldanas e alavancas e compreensível em termos de geometria, estatística e dinâmica. Talvez a mais completa tentativa de dar uma descrição quantitativa do corpo tenha sido feita por um discípulo de Galileu, Giovanni Alfonso Borelli, que foi também astrônomo e matemático. Em seu *De Motu Animalium* de 1680-81, do qual esta demonstração das articulações da perna foi tirada, ele calculou a força exercida pela tração de vários músculos e analisou em termos geométricos como os músculos humanos agem quando usados para caminhar ou correr.

E m tempos medievais, os médicos formados no Leste Islâmico e no Oeste Cristão praticavam a medicina com base nos ensinamentos dos antigos gregos. No final da Idade Média, no entanto, havia grande insatisfação com certas doutrinas profundamente entranhadas, e a nova agitação intelectual foi chamada de Renascença – a busca para purificar velhas doutrinas e descobrir novas verdades – encorajando nova investigação biomédica. Durante a Renascença, a medicina foi colocada em uma base mais clara, particularmente porque a Revolução Científica trouxe sucesso brilhante às ciências mecânica, física e química.

ESTABELECENDO AS BASES ANATÔMICAS

A busca da anatomia humana sistemática foi de fundamental importância no crescimento da compreensão da medicina. Doutores na antiga Atenas tratavam o corpo humano como sagrado e o honravam, abstendo-se de dissecar cadáveres. Apesar de suas inúmeras contribuições, portanto, a medicina hipocrática e mais tarde a galênica eram anatomicamente fracas. Visões análogas sobre a santidade do corpo (a crença de que este pertencia a Deus e não ao homem) posteriormente levaram a Igreja Católica Romana a exprimir alguma oposição à dissecção do corpo. Pessoas comuns também sentiam profunda desconfiança. Essa enraizada hostilidade à dissecção fez-se presente na Bretanha até tão tarde quanto a passagem do Ato Anatômico em 1832. Isto não é surpreendente, dadas as notórias atividades de William Burke e William Hare e outros "homens ressuscitadores". Em Edimburgo, Burke e Hare assassinavam as pessoas e, então, as vendiam para pesquisa na Escola de Medicina.

Uma sólida base anatômica e fisiológica é, para nós, essencial à medicina científica, mas esta só poderia se desenvolver fora da dissecção sistemática. A oposição eclesiástica à dissecção lentamente desapareceu nos tempos medievais. Durante a Peste Negra, em meados do século XIV, o papado sancionou autópsias para buscar a causa da Peste, mas não foi antes de 1537 que o Papa Clemente VII finalmente aceitou o ensino da anatomia pela dissecção. Desde o século XIV, entretanto, as dissecções tornaram-se mais comuns, especialmente na Itália, que era então o centro da investigação científica. As primeiras demonstrações anatômicas eram acontecimentos públicos, quase espetáculos, pela proposta não de pesquisa, mas de instrução – eles permitiam ao professor ostentar sua competência. Vestido em longas vestes ele se sentava em uma alta cadeira, lendo em voz alta passagens importantes dos trabalhos de Galeno enquanto seu assistente apontava os órgãos aos quais fazia menção e um dissecador fazia o trabalho de dissecção. No início do século XVI, Leonardo da Vinci produziu cerca de 750 desenhos anatômicos. Estes foram feitos de uma forma confidencial, talvez em segredo, e não teve impacto algum no progresso médico.

A verdadeira ruptura veio com o trabalho de Andreas Vesalius. Nascido em 1514, filho de um farmacêutico de Bruxelas, Vesalius estudou em Paris, Louvain e Pádua, onde recebeu sua graduação médica em 1537, lá tornando-se imediatamente um professor; posteriormente, tornou-se médico da Corte do Sagrado Imperador Romano Charles V e de Philip II da Espanha. Em 1543, ele publicou sua obra-prima, *De Humani Corporis Fabrica* (Sobre a Estrutura do Corpo Humano). Em um texto primorosamente ilustrado, impresso em Basel, Vesalius louvava a observação e desafiava os ensinamentos galênicos em vários pontos, reconhecendo que as crenças de Galeno apoiavam-se mais no conhecimento de animais do que no de humanos. Ele criticava outros doutores por descreverem o *plexus reticularis* (plexo reticular), porque eles o tinham visto nos escritos de Galeno, mas nunca realmente em um corpo humano. Ele repreendia a si mesmo por ter acreditado em Galeno algum dia e nos escritos de outros anatomistas.

A grande contribuição de Vesalius foi conseguir criar uma nova atmosfera de investigação e estabelecer os estudos anatômicos em bases sólidas de fato observadas. Embora seu trabalho não contivesse surpreendentes descobertas, induziu uma mudança na estratégia intelectual. Após Vesalius, apelos à antiga autoridade perderam sua validade inquestionável e seus sucessores foram compelidos à dar ênfase à precisão e à observação pessoal em primeira mão. O trabalho de Vesalius foi rapidamente reconhecido: Ambroise Paré, o principal cirurgião da época, usou-o para a seção anatômica de seu clássico trabalho em cirurgia, publicado em 1564.

Vesalius apresentou as descrições exatas e ilustrações do esqueleto e músculos, do sistema nervoso, das vísceras e dos vasos sangüíneos. Seus seguidores desenvolveram suas técnicas em maior profundidade e detalhes. Em 1561, seu aluno e sucessor como professor de anatomia em Pádua, Gabrielle Falloppio *(Fallopius)*, publicou um volume de observações anatômicas que elucidavam e corrigiam aspectos do trabalho de Vesalius. Os achados de Falloppio incluíam estruturas no crânio humano e orelha e pesquisa dentro da genitália feminina. Ele cunhou o termo vagina, descreveu o clitóris e foi o primeiro a delinear as tubas levando do ovário ao útero. Ironicamente, entretanto, ele falhou em compreender a função do que veio a ser conhecido como tubas fallopianas; apenas dois séculos depois reconheceu-se que os óvulos eram formados nos ovários, descendo através daquelas tubas até o útero. A anatomia inicial assim ultrapassou a fisiologia.

Próximo ao século XVI, a anatomia vesaliana tinha-se tornado o padrão-ouro para investigações anatômicas. Outro pioneiro italiano, Bartolommeo Eustachio, descobriu a tuba de Eustachio (da garganta ao ouvido médio) e a válvula de Eustachio do coração; ele também examinou os rins e explorou a anatomia dos dentes. Em 1603, o sucessor de Falloppio em Pádua, Girolamo Fabrizio (Fabricius ab Acquapendente), publicou um estudo das veias que continha a primeira descrição de suas válvulas; isto foi para demonstrar uma inspiração ao médico inglês William Harvey. Pouco mais tarde, Gasparo Aselli de Pádua chamou a atenção para os vasos laterais do mesentério e identificou sua função como carreadores de nutrientes dos alimentos. Isto levou a maiores estudos do estômago; Franz de le Boë (Franciscus Sylvius) de Leiden, mais tarde, foi capaz de delinear uma teoria química de digestão. Os trabalhos também prosseguiram na estrutura renal, enquanto Regnier de Graaf, um médico holandês, foi capaz de realizar em 1670 uma descrição de alta qualidade do sistema reprodutivo, descobrindo as vesículas (folículos) de Graaf do ovário feminino.

Assim o trabalho de Vesalius levou ímpeto às explorações dos órgãos do corpo, embora deva ser dito que os pesquisadores da Renascença geralmente tinham uma melhor compreensão da estrutura que da função. Um clima de opinião tinha, entretanto, sido criado, no qual a anatomia tornou-se o fundamento da ciência médica.

WILLIAM HARVEY E A NOVA CIÊNCIA

O crescente prestígio dos conhecimentos anatômicos começou a modificar a orientação dos estudos do corpo humano e de suas disfunções. As teorias humorais de Hipócrates e de seus seguidores viam a saúde e a doença como um desequilíbrio dos fluidos corporais. Esta teoria foi desafiada no Renascimento pelo novo conceito da precisão dos mecanismos corporais.

Capítulo 5
Ciência Médica

Desde os velhos tempos o sangue era visto como o líquido da vida, talvez o mais importante dos quatro fluidos corporais: era tido como o nutridor do corpo, embora, quando ocorria alguma desordem corporal, ele fosse visto, também, como a causa da inflamação e da febre. A teoria de Galeno da produção e da moção do sangue era discutível. Ele acreditava que as veias carreavam o sangue produzido ou originário do fígado, enquanto as artérias partiam do coração. O sangue era preparado (os ingredientes do sangue eram misturados) no fígado, de onde migrava para os outros órgãos, através de movimentos de moção, pelas veias, nutrindo os órgãos e sendo consumido pelos mesmos. A parte do sangue originária do fígado em direção ao ventrículo direito do coração, se dividia em duas correntes. A primeira passava pelas artérias pulmonares, dirigindo-se para os pulmões; e a segunda atravessava o coração através dos poros do septo interventricular, chegando ao ventrículo esquerdo, onde se misturava com o ar *(pneuma)* para entrar nas veias, enquanto as artérias recebiam uma parte do sangue.

A caracterização do sistema sangüíneo feita por Galeno persistiu por 1.500 anos. Por volta de 1500, todavia, seus ensinamentos começaram a ser questionados por vários médicos, entre os quais o médico e teólogo espanhol Michael Servetus. Servetus levantou a hipótese da existência de uma "pequena circulação" através dos pulmões, afirmando a impossibilidade de o sangue passar por poros interventriculares. Afirmava que o sangue encontrava o ar nos pulmões em seu trajeto do ventrículo direito para o ventrículo esquerdo do coração. Em 1559, a insinuação de Servetus sobre a circulação pulmonar do sangue encontrava eco entre os anatomistas italianos, entre os quais Realdo Colombo. No seu trabalho *De Re Anatomica*, Colombo demonstrou, contrariando Galeno, que não havia poros entre os dois ventrículos cardíacos, da mesma forma que entre as duas aurículas cardíacas. A teoria de Colombo tornou-se amplamente conhecida no meio médico da época, mas a curto prazo não produziu qualquer ameaça mais séria à doutrina galênica. Em seu tratado publicado em 1603, Girolamo Fabrizio descreveu as válvulas venosas, mas nada inferiu no que diz respeito às operações do sistema sangüíneo. Isto foi deixado para William Harvey.

Os trabalhos revolucionários de Harvey não foram universalmente aceitos. Médicos parisienses, notoriamente conservadores, permaneceram leais aos ensinamentos galênicos por algum tempo, tendo Harvey se queixado de que sua clientela tinha diminuído, fragorosamente, após ter publicado *De Motu Cordis* (Sobre os Movimentos do Coração) em 1628, porque os pacientes, também, estavam desconfiados das novas doutrinas. Apesar disso, a inspiração de Harvey estimulava e guiava mais pesquisas fisiológicas. A garra de pesquisadores ingleses mais jovens continuou o trabalho dele sobre o coração, os pulmões e a respiração.

Um deles foi Thomas Willis, que tornou-se um dos membros fundadores da *London's Royal Society* (Real Sociedade de Londres) (1662), e Sedleian, professor de Filosofia Natural em Oxford e também um médico elegante em Londres. Willis abriu caminho no estudo da anatomia do cérebro e das doenças do sistema nervoso e músculos, descobrindo o "círculo de Willis" no cérebro. O mais brilhante dos ingleses harveynianos, entretanto, foi Richard Lower. Nascido em uma velha família da Cornualha, estudou em Oxford e seguiu Willis para Londres. Ele colaborou com o filósofo mecânico Robert Hooke em uma série de experiências, explorando como os pulmões mudavam o sangue venoso vermelho-escuro em sangue arterial vermelho-brilhante, e publicou seus achados no *Tractatus de Corde* (Tratado sobre o Coração), em 1669. Lower ganhou uma certa imortalidade por conduzir na Royal Society as primeiras experiências com transfusão sangüínea, transferindo sangue de um cachorro para outro e de pessoa para pessoa.

Os médicos encontravam os cientistas (ou "filósofos naturalistas", como eles eram chamados então) em reuniões, como as da *Royal Society*, e trocavam idéias e técnicas. Os médicos sentiam que tinham tudo a ganhar tornando suas doutrinas mais "científicas". Um novo apoio foi o microscópio, desenvolvido por Antoni van Leeuwenhoek nos Países Baixos e estudado por Robert Hooke. Outra ajuda nos surpreendentes avanços contemporâneos na filosofia natural em geral, acima de tudo nas ciências físicas. A filosofia mecânica promovida por René Descartes, Robert Boyle, Hooke e outros apresentava a idéia da máquina (com suas alavancas, dentes de roda, roldanas e assim por diante) como o modelo para o corpo. De acordo com Harvey, muitos sugeriam uma compreensão hidráulica de seus canos, vasos e tubos. Filósofos em voga na época rejeitavam as velhas teorias humorais como sendo nulas, apenas frivolidades verbais, às quais faltava qualquer base na realidade material.

A filosofia mecânica estimulou novos programas de pesquisa. Na Itália, Marcello Malpighi conduziu uma série excepcional de estudos microscópicos da estrutura do fígado, pele, pulmões, baço, glândulas e cérebro, muitos dos quais foram publicados nos primeiros números do *Philosophical Transactions* da *Royal Society* (Real Sociedade). Giovanni Borelli de Pisa e outros "iatrofisicistas" (doutores convencidos de que as leis da física ofereciam a chave para as operações do corpo) estudavam o comportamento muscular, as secreções das glândulas, a respiração, a ação do coração e as respostas neurais. Trabalhando em Roma sob o patrocínio da Rainha Cristina da Suécia, a principal contribuição de Borelli foi um tratado, *De Motu Animalium* (Sobre os Movimentos do Animal), publicado em 1680-81. Ele fez notáveis observações sobre os pássaros em vôo, peixes nadando, contração muscular, a mecânica da respiração e uma multidão de assuntos semelhantes e tentou, mais largamente que qualquer outro antes dele, compreender as funções do corpo primariamente em termos das leis da física.

Explorando o que fazia a máquina corporal trabalhar, Borelli postulou a presença de um "elemento contrátil" nos músculos; a operação deles era engatilhada por processos semelhantes à fermentação química. Ele via a respiração como um processo puramente mecânico, que levava o ar através dos pulmões para dentro da corrente sangüínea. Familiarizado com os experimentos da bomba de ar conduzidos por Otto von Guericke e Robert Boyle, nos quais pequenos animais expiravam em ar "rarefeito" (isto é, um vácuo), ele sustentava que o "sangue aerado" incluía elementos vitais à vida. O ar possuía, ele dizia, uma função sustentadora da vida, porque servia como um veículo para as "partículas elásticas" que entravam no sangue para dar movimento interno a ele. No trabalho altamente inovador de Borelli, física e química juntas prometiam desenredar os segredos da vida.

Outra tentativa inovadora de analisar o corpo em termos científicos apoiava-se na iatroquímica. Enquanto a iatrofísica lia a moldura humana através das leis da física, iatroquímicos aplicavam análises químicas. Repudiando os humores como arcaicos e frívolos, certos investigadores olhavam para trás para as teorias químicas do iconoclasta suíço do século XVI, Paracelsus, rejeitado por alguns como um curandeiro, mas respeitado por muitos como o principal renovador médico. Paracelsus voltou à simplicade de Hipócrates, aprendeu com a medicina popular e acreditava no poder da Natureza de curar o corpo e a mente.

Adeptos de Paracelsus também alinhavam-se com as idéias de seu seguidor dos Países Baixos, Johannes (Jean) Baptiste van Helmont. Van Helmont rejeitava a noção de Paracelsus de um único *archeus* (ou espírito habitante), desenvolvendo, ao contrário a idéia de que cada órgão tem seu próprio específico espírito, regulando-o. Seu conceito de "espírito" não era místico, mas material e químico. Ele assegurava que todo processo vital era químico, cada um sendo devido à ação de um fermento ou gás particular. Estes fermentos eram espíritos imperceptíveis capazes de converter comida em carne viva. Os processos transformadores ocorriam através de todo o corpo, mas particularmente no estômago, fígado e coração. Van Helmont considerava o calor corporal um subproduto das fermentações químicas, argumentando que todo o sistema era governado pela alma situada na boca do estômago. Química, amplamente compreendida, era assim a chave da vida. Opiniões como esta eram radicais. Gui Patin, líder da Faculdade de Medicina ultra-ortodoxa em Paris, chamou van Helmont de um patife louco.

Um dos seguidores-chefe de van Helmont foi Franciscus Sylvius. Defensor de William Harvey que ensinava em Leiden, Sylvius enfatizava a importância da circulação sangüínea para a fisiologia geral. Ele menosprezou as idéias de van Helmont como sendo esotéricas demais, buscando substituir os gases e fermentos por noções de processos corporais que combinavam análises químicas com a teoria da circulação. Mais que van Helmont, Sylvius concentrou-se na digestão, argumentando que este processo fermentativo ocorria na boca, no coração – onde o fogo digestivo era mantido queimando por reações químicas – e no sangue, movendo-se em direção aos ossos, aos tendões e à carne.

Em 1700, em outras palavras, avanços na anatomia macroscópica – e, após William Harvey, em fisiologia também – criaram o sonho de uma compreensão científica das estruturas e funções corporais, atraindo e igualando aqueles da nova e altamente renomada mecânica e matemática. A medicina científica durante o século seguinte cumpriu alguns desses objetivos, mas também os viu frustrados.

TEORIAS DA VIDA NO SÉCULO DAS LUZES

Durante o século XVIII, o Século das Luzes, a pesquisa dentro da anatomia geral – ossos, articulações, músculos, fibras e assim por diante – continuou ao longo das linhas desenvolvidas por Andreas Vesalius e seus seguidores. Demonstrando suprema habilidade artística e valendo-se de melhoramentos na impressão, muitos atlas esplêndidos foram publicados, incluindo páginas tais como a *Osteografia* (1733) do cirurgião-anatomista, de Londres, William Cheselden.

A investigação cuidadosa dentro de cada órgão individual progredia, estimulada pela fascinação mostrada por Marcello Malpighi e outros expoentes da "nova ciência" em foles, seringas, tubos, válvulas e instrumentos semelhantes. Os anatomistas lutavam para pôr a descoberto a relação forma–função de mínimas (algumas vezes microscópicas) estruturas, à luz de imagens do organismo como um sistema de vasos, tubos e fluidos. As leis da mecânica assim subscreviam a investigação anatômica.

CAPÍTULO 5
CIÊNCIA MÉDICA

O anatomista holandês Herman Boerhaave, o maior professor de medicina de seu tempo, propôs que os sistemas físicos que operam em todo o corpo compreendem um todo equilibrado, integrado, no qual as pressões e fluxos líquidos são nivelados e tudo encontra seu próprio equilíbrio. Rejeitando os modelos de "mecanismo" mais primitivos de René Descartes como grosseiros demais, Boerhaave tratava o corpo como uma rede de sondagem de tubos e vasos que continham, canalizavam e controlavam os fluidos corporais. A saúde era explicada pelo movimento dos líquidos no sistema vascular; a doença era largamente explicada em termos de sua obstrução ou estagnação. A velha ênfase humoral no equilíbrio tinha assim sido preservada, porém traduzida em termos hidrostáticos e mecânicos.

Apesar da fascinação sentida por Boerhaave e outros pelas mecânicas do corpo, isto não significa que a medicina tornara-se dogmaticamente reducionista ou materialista. A presença de uma alma nos seres humanos podia ser dada por certa, mas (Boerhaave sensatamente manteve) a pesquisa dentro da essência da vida ou da alma imaterial era inaplicável ao detalhamento da medicina, cuja ocupação apoiava-se na investigação das estruturas e processos fisiológicos e patológicos reais. Considerações sobre a alma, na opinião de Boerhaave, seriam mais bem deixadas a cargo dos sacerdotes e metafísicos; a medicina deveria estudar as causas secundárias não as causas primárias, o "como", não o "porquê" e o "por conseguinte".

Certos aspectos da filosofia natural de Newton, entretanto, encorajaram os investigadores a rejeitar as opiniões mecanicistas restritivas do corpo e propor questões mais abrangentes sobre a qualidade da vida. Isto significava reabrir velhos debates sobre assuntos históricos, tais como a doutrina da alma. O trabalho do químico e físico alemão Georg Ernst Stahl foi altamente significativo.

Fundador da distinta Escola Médica da Universidade de Halle, na Prússia, em 1693, Stahl avançou nos argumentos antimecanicistas. Ações humanas propositais não poderiam, segundo ele, ser inteiramente explicadas em termos de reações em cadeia mecânicas – como uma pilha de dominós desmoronando ou como bolas colidindo ao redor em uma mesa de bilhar. O todo é maior que a soma de suas partes, ele afirmava. A atividade humana intencional pressupunha a presença de uma alma, compreendida como uma interferência constante, presidindo o poder, a verdadeira quinta-essência do organismo. Mais do que um "fantasma na máquina" cartesiano (presente porém essencialmente separado), a *anima* (alma) de Stahl era o agente sempre ativo da consciência e da regulação fisiológica e um guarda-costas contra a doença. A doença, na sua opinião, seria um distúrbio das funções vitais provocado pelos males da alma. O corpo, falando estritamente, seria guiado por um espírito imortal. Como a alma agiria diretamente na base – isto é, sem a necessidade de mediação da *archæi* (fermentos) de van Helmont ou qualquer outro intermediário físico – nem a anatomia macroscópica nem a química tinha muito poder explicativo: para entender as operações do corpo seria necessário compreender a alma e a própria vida.

Friedrich Hoffmann, colega mais jovem de Stahl em Halle, olhava de forma bem mais favorável para as novas teorias mecânicas do corpo. "Medicina", ele pronunciou, "é a arte de utilizar apropriadamente os princípios físico-mecânicos a fim de conservar a saúde do homem ou de restaurá-la, se perdida".[1]

Pesquisas experimentais dentro de corpos vivos no século XVIII levantavam continuamente a questão: o organismo vivo é essencialmente uma máquina ou algo diferente? Certas descobertas revelaram os poderes fenomenais possuídos por seres vivos, não apenas uma capacidade maravilhosa de regenerarem-se de um modo diferente de relógios ou bombas. Em 1712, o naturalista francês René Réaumur demonstrou a habilidade das garras e das escamas de lagostas de crescerem novamente após terem sido cortadas. Por volta de 1740, o investigador suíço Abraham Trembley dividiu os pólipos ou hidras e percebeu que novos indivíduos completos cresciam; ele obteve uma terceira geração cortando estes últimos. Obviamente havia muito mais coisas na vida do que os mecanicistas suspeitavam.

As experiências levaram a novas opiniões considerando o caráter da vitalidade – e, por implicação, as relações entre o corpo e a mente, corpo e alma. A primeira pessoa nesses debates foi um polimatemático, Albrecht von Haller, que produziu um texto revelador, o *Elementa Physiologiae Corporis Humani* (Elementos da Fisiologia do Corpo Humano), em 1757-66. Com base no interesse de Boerhaave pelas fibras, a mais esplêndida contribuição de Haller foi sua demonstração laboratorial da hipótese proposta por Francis Glisson em meados do século XVII de que a irritabilidade (também conhecida por contratilidade) era uma propriedade inerente às fibras musculares enquanto a sensibilidade (sensação) era um atributo exclusivo das fibras nervosas. Haller, assim, estabeleceu a divisão fundamental das fibras de acordo com suas propriedades reativas. A sensibilidade das fibras nervosas apoiava-se em sua resposta aos estímulos dolorosos; a irritabilidade das fibras musculares era sua propriedade de contrair-se como reação a um estímulo. Haller, deste modo, propôs um explicação física – algo que tinha faltado a William Harvey – para o porquê de o coração pulsar: ele era o órgão mais "irritável" no corpo. Composto de camadas de fibras musculares, estas eram estimuladas pelo influxo de sangue, respondendo com contrações sistólicas.

Baseadas em procedimentos experimentais realizados em animais e humanos, as teorias de Haller, assim, diferenciavam as estruturas orgânicas de acordo com sua composição em fibras, atribuindo a elas sensibilidades intrínsecas independentes de qualquer alma religiosa ou transcendental. Como Newton quando se defrontou com o fenômeno da gravidade, Haller acreditou que as causas de tais forças vitais estavam além do conhecimento – se não impossíveis de serem conhecidas, pelo menos ignoradas. Era suficiente, no verdadeiro modelo newtoniano, estudar os efeitos e suas leis. Os conceitos de Haller de irritabilidade e sensibilidade obtiveram larga aprovação e formaram as bases para a posterior investigação neurofisiológica.

A escola escocesa da "economia animal" (o termo contemporâneo para fisiologia) também cresceu, centrada na nova e impressionante Escola Médica da Edinburgh University, fundada em 1726. Como Haller, Robert Whytt, um discípulo de Alexander Monro *primus*, explorou a atividade nervosa, mas Whytt contestou a doutrina de Haller da irritabilidade inerente das fibras. Em *Sobre os Movimentos Vitais e Outros Movimentos Involuntários dos Animais* (1751), ele argumentou que o reflexo envolvia "um princípio sensível inconsciente... que residia no cérebro ou na medula espinhal", embora negasse que sua doutrina trouxesse qualquer reintrodução encoberta da *anima* de Stahl ou da alma cristã. A visão de Whytt de que os processos corporais envolviam atividades intencionais insensíveis pode ser entendida como uma tentativa inicial de lutar com o problema que mais tarde Sigmund Freud chamaria de inconsciente.

Um dos que edificaram sua teoria sobre o conceito de irritabilidade como uma propriedade das fibras, de Haller, foi William Cullen, professor de medicina na University of Edinburgh e, àquela época, o mais influente professor de medicina no países de língua inglesa. Nascido em 1710, Cullen ensinava química em Glasgow antes de mudar-se para Edimburgo para ensinar química, matéria médica e medicina. Ele foi a luz-guia da Escola Médica de Edimburgo durante seus anos dourados, publicando o livro mais vendido, nosologicamente organizado, "Principais Tópicos da Prática da Física" (1778-79).

Cullen interpretava a vida em si como uma função do poder dos nervos e enfatizava a importância do sistema nervoso na causa das doenças, cunhando a palavra "neurose" para descrever as doenças nervosas. Seu inicialmente seguidor e posterior inimigo, John Brown, uma figura que radicalizou a medicina escocesa (seus seguidores eram chamados brunonianos), mas que morreu alcoólatra, devia ter ido mais longe que Haller reduzindo todas as questões de saúde e doença a variações em torno do significado de irritabilidade. No lugar do conceito de Haller de irritabilidade, entretanto, Brown colocou a idéia de que as fibras eram "excitáveis". O movimento era, portanto, para ser compreendido como produto de um estímulo externo agindo sobre um corpo organizado: a vida era uma "condição compulsória". A enfermidade, ele estabelecia, era o distúrbio da adequada função de excitação e as doenças deviam ser tratadas como "estênicas" ou "astênicas", dependendo de o corpo ser super ou subestimulado.

Na França, licenciados da distinta Universidade de Montpellier – mais atualizada que Paris – conduziam o debate sobre a vitalidade. François Boissier de Sauvages negava que o mecanismo sobre o modelo de Boerhaave pudesse explicar a origem e continuação do movimento do corpo. Mas como Haller, ele mantinha que a anatomia fazia pouco sentido em si própria; o necessário seria o estudo fisiológico da estrutura em um corpo vivo (não dissecado), dotado de uma alma. Mais tarde os professores de Montpellier, tais como Théoplile de Bordeu, adotaram uma postura mais materialista, reforçando a vitalidade inerente dos corpos vivos, mais do que a operação de uma alma implantada.

Pesquisas comparáveis eram perseguidas em Londres. John Hunter, que era nascido escocês, mas tinha sido treinado nas salas de dissecção de seu irmão William, propôs um "princípio-de-vida" para explicar as propriedades distintas dos organismos vivos da matéria inanimada: a força da vida estava no sangue. Tais filosofias da "máquina-da-vida" características da idade de Descartes abriram caminho para a idéia mais dinâmica das "propriedades vitais"ou vitalismo. Não foi por acidente que o autêntico termo "biologia" foi cunhado em torno de 1800 por, entre outros, Gottfried Reinhold Treviranus, um professor em Bremen, e o naturalista francês e evolucionista rastreador Jean-Baptiste Lamarck.

Debates sobre a natureza da vida não foram conduzidos apenas por filósofos de poltrona. Eles avançaram por pesquisas particulares do interior dos corpos animais e humanos: as conjecturas eram testadas. Os processos de digestão, por exemplo, no início começados por Johannes van Helmont e Franciscus Sylvius, foram submetidos a experiências sofisticadas. A digestão era realizada por alguma força vital interna, por ação química dos ácidos gástricos ou pela ação mecânica do movimento, trituração e pulverização pelos músculos do estômago? O debate sobre a digestão tinha ecoado desde os gregos, mas as investigações do século XVIII eram caracterizadas por impressionante ingenuidade experimental, guiada por René Réaumur. Tendo treinado um papagaio doméstico para deglutir e regurgitar tubos porosos preechidos com alimentos, Réaumur demonstrou os poderes dos sucos gástricos e mostrou que a carne é mais completamente digerida no estômago que os alimentos feculentos.

Como sugerem os estudos sobre digestão, a medicina fertilmente interagia com a química. Um químico escocês, Joseph Black, formulou a idéia de calor latente e identificou o "ar estável" ou aquilo que veio a ser conhecido, na nova nomenclatura química, como o dióxido de carbono. Maiores avanços se seguiram na compreensão da respiração. Black já havia notado que o "ar estável" emitido por cal viva e álcalis estava também presente no ar expirado; embora não tóxico, era fisiologicamente impossível de ser respirado. Foi o químico francês Antoine-Laurent Lavoisier quem melhor explicou a passagem de gases nos pulmões. Ele mostrou que o ar inalado era transformado no "ar estável" de Black enquanto o nitrogênio (azoto) permanecia inalterado. A respiração era, segundo Lavoisier, o análogo, no corpo vivo, à combustão no mundo externo; ambos necessitavam de oxigênio, ambos produziam dióxido de carbono e água. Lavoisier assim estabeleceu que o oxigênio era indispensável ao corpo humano, mostrando que, quando ocupado em atividades físicas, o corpo consumia maiores quantidades de oxigênio do que quando em repouso. Ao lado da química, os avanços em outras ciências físicas, como a eletricidade, também prometiam lucros médicos.

ORIGEM DA CIÊNCIA CLÍNICA

Anatomia e fisiologia, assim, tomaram a dianteira no século XVIII, e a recém-fundada confiança na ciência explorou as leis da vida. Mas as relações entre o conhecimento biológico básico e a prática médica permaneciam opacas e poucas descobertas científicas davam lucros diretos para o domínio da doença. Muitos médicos eminentes registravam suas opiniões sobre a doença. William Heberden, que treinou-se em Cambridge e clinicava em Londres, desenvolveu uma impressionante compreensão, no modo hipocrático, das síndromes características da doença. Observando com cuidado o conselho do maior clínico do século XVII, Thomas Sydenham, de que os sintomas clínicos deveriam ser descritos com a mesma minúcia e a precisão observadas por um pintor ao pintar um retrato, Heberden enfatizou a importância de distinguir os sintomas que eram "particulares e constantes" daqueles devidos às causas extrínsecas, como a idade. Seu cuidadoso livro de notas, fruto de 60 anos, *Commentaries*

(1802), desfazia antigos erros (por exemplo, as supostas qualidades profiláticas da gota) e oferecia diagnóstico perspicaz e conselho prognóstico.

Certamente novas habilidades clínicas emergiram. Em seu *Inventum Novum* (Nova Descoberta) de 1761, Leopold Auenbrugger, médico-chefe no Hospital Holy Trinity, em Viena, defendia a técnica de percussão do tórax. Filho de um dono de hospedaria, Auenbrugger estava familiarizado desde a infância com o costume de se bater nos barris para avaliar quão cheio eles estavam. Transferindo dos barris para os doentes, ele notou que, quando dava pancadinhas com a extremidade do dedo, o tórax de uma pessoa sadia soava como um tambor coberto por tecido; ao contrário, um som abafado ou um som de tom insolitamente alto, indicava doença pulmonar, especialmente tuberculose.

Em geral, os médicos do século XVIII descansavam satisfeitos com uso diagnóstico tradicional dos "cinco sentidos"; eles sentiam o pulso, "farejavam" gangrena, provavam a urina, escutavam em busca de irregularidades respiratórias e prestavam atenção à pele e à cor dos olhos – procurando com atenção pela *facies hippocratica* (expressão hipocrática), a expressão na face de uma pessoa moribunda. Estes métodos respeitados pelo tempo eram quase exclusivamente qualitativos. Assim, o que contava como critério na "ciência do pulso" não era o número de batimentos por minuto (como ocorreu mais tarde), mas sua força, firmeza, ritmo e "sensação". Alguma atenção foi dada às amostras de urina, mas a histórica arte de contemplar a urina (uroscopia) era agora repudiada como um truque de curandeiro "profeta da urina": a análise química séria da urina tinha apenas começado. Os julgamentos qualitativos dominavam, e o bom diagnosticador era aquele que podia apreciar um paciente com acuidade e experiência.

CONCEITOS DE DOENÇA

O bom clínico assim conhecia seu paciente, mas ele também conhecia suas doenças. Os médicos do século XVIII seguiam os passos de Thomas Sydenham e principalmente de Hipócrates, acumulando compreensivos relatos de casos empíricos, especialmente de desordens epidêmicas. Sydenham era muito admirado na Inglaterra. "O Hipócrates inglês" tinha servido como capitão da cavalaria para o exército parlamentarista na Guerra Civil. Em 1647, ele foi para Oxford e, a partir de 1655, atendia em Londres. Amigo de Robert Boyle e John Locke, ele enfatizava a observação mais do que a teoria na medicina clínica, e instruía os médicos para distinguirem doenças específicas e encontrarem remédios específicos. Ele era um estudante aplicado das doenças epidêmicas, as quais ele acreditava eram causadas pelas propriedades da atmosfera (ele chamava isto de "constituição epidêmica") que determinava qual o tipo de doença aguda seria prevalente em qualquer estação.

Seguindo as doutrinas de Sydenham, um médico de Plymouth, John Huxham, publicou vastos achados sobre os perfis das doenças em seu *On Fevers* (1750); e um médico prático de Chester, John Haygarth, encarregou-se das análises de varíola e tifo epidêmico. John Fothergill, um homem de Yorkshire e quacre que construiu uma carreira lucrativa em Londres, foi outro ávido seguidor de Sydenham. Em *Observations of the Weather and Diseases of London* (Observações do Clima e das Doenças em Londres) (1751-54), Fothergill deu uma valiosa descrição da difteria (dor de garganta epidêmica), a qual estava então crescendo, de forma acentuada, entre os pobres urbanos. Seu amigo e colega quacre, John Coakley Lettsom, era a força motriz por trás das investigações clínicas lideradas pela *Medical Society of London* (Sociedade Médica de Londres) fundada em 1778. Tais reuniões médicas, desenvolvendo-se também nas províncias, coletavam dados e trocavam novidades. O nascimento do jornalismo médico também ajudou a agrupar experiência e a divulgar informação.

Programas de pesquisa sistemática epidemiológica e patológica não se desenvolveram até o século XIX; também muitas observações de valor sobre as doenças foram feitas antes de 1800. Em 1776, Matthew Dobson demonstrou que o adocicado da urina no diabetes era devido ao açúcar; em 1786, Lettsom publicou uma elegante descrição do alcoolismo; Thomas Beddoes e outros conduziram investigações sobre a tuberculose, que já estava-se tornando a grande "praga branca" da Europa urbana. Mas nenhuma ruptura decisiva ocorreu na teoria da doença. Questões como a verdadeira causa *(vera causa)* permaneciam altamente controversas. Muitos tipos de doença eram ainda atribuídos a fatores pessoais – dotes físicos ou raciais pobres, negligência na higiene, superindulgência e um estilo de vida ruim. Este conceito "constitucional" ou fisiológico de doença, sustentado pelo humoralismo tradicional, fez o excelente sentido da disseminação desigual e imprevisível da doença: com infecções e febres, alguns indivíduos eram afetados, outros não, mesmo dentro da mesma casa. Também chamava a atenção para a responsabilidade moral pessoal e apontava estratégias de contenção da doença através de auto-ajuda. Esta personalização da doença tinha atrativos e dificuldades que são debatidos ainda hoje.

As teorias de que a doença disseminava-se essencialmente por contágio estavam também em circulação. Estas tinham muitas experiências comuns a seu favor. Certas desordens, tais como a sífilis, eram manifestamente transmitidas de pessoa para pessoa. A inoculação da varíola, introduzida no século XVIII, oferecia provas do contágio. Mas a hipótese contagiosa tinha suas dificuldades também: se as doenças eram contagiosas, por que nem todos as pegavam?

Tais dúvidas explicam a popularidade do pensamento miasmático tanto tempo entranhado – a convicção de que a doença tipicamente espalhava-se não por contato pessoal, mas através de emanações emitidas pelo ambiente. Além disto, todo mundo sabia que alguns locais eram mais saudáveis, ou mais perigosos do que outros. Com febres intermitentes como "ágüe" (malária), era comum o conhecimento de que aqueles que viviam próximos de pântanos e riachos eram especialmente suscetíveis. Febres baixas e intermitentes (tifo) eram reconhecidas como infectando populações em quarteirões de favelas superlotadas nas grandes cidades, assim como elas também acometiam ocupantes de cadeias, quartéis, navios e asilos. Era, portanto, plausível sugerir que a doença repousava em exalações atmosféricas envenenadas, emitidas por carcaças, comida e fezes putrefatas, solo pantanoso, restos vegetais apodrecidos e outras imundícies na vizinhança. Meio ambiente ruim, era o argumento que corria, gerava mau ar (sinalizado por mau cheiro), que, por sua vez, desencadeava a doença. Mais tarde neste século, os reformadores dirigiram sua atenção às "doenças sépticas" – gangrena, septicemia, difteria, erisipelas e febre puerperal – especialmente exuberantes em quarteirões de casas pobres e em cadeias frágeis e hospitais. O Hotel Dieu (Hospital de Deus) em Paris tinha um reputação atroz como uma cama quente de febres.

A teoria da doença foi beneficiada grandemente pelo crescimento da anatomia patológica. O caminho foi aberto pelo ilustre italiano Giovanni Battista Morgagni, professor de anatomia em Pádua, que edificou os primeiros estudos de autópsia por Johann Wepfer e Théophile Bonet. Em 1761, quando estava próximo dos 80 anos, Morgagni publicou seu grande trabalho *De Sedibus et Causis Morborum* (Sobre os Sítios e as Causas das Doenças), que estudava os achados de cerca de 700 autópsias que ele havia realizado. Este tornou-se rapidamente famoso, sendo traduzido para o inglês em 1769 e para o alemão em 1774.

O objetivo de Morgagni era mostrar que as doenças estavam localizadas em órgãos específicos, que os sintomas das doenças correspondiam às lesões anatômicas e que as alterações orgânicas patológicas eram responsáveis pelas manifestações da doença. Ele deu dados lúcidos sobre muitas condições de doença, sendo o primeiro a delinear os tumores sifilíticos no cérebro e a tuberculose renal. Ele compreendeu que, quando um único lado do corpo está acometido por paralisia, a lesão está no lado oposto do cérebro. Suas explorações dos genitais femininos, das glândulas traqueais e da uretra masculina também romperam novos campos.

Outros continuaram seu trabalho. Em 1793, Matthew Baillie, um sobrinho escocês de William Hunter trabalhando em Londres, publicou seu *Morbid Anatomy* (Anatomia da Doença). Ilustrado com magníficas gravuras em cobre por William Clift (eles descreveram, entre outras coisas, o enfisema dos pulmões de Samuel Johnson), o trabalho de Baillie era mais um livro-texto que o de Morgagni, descrevendo em sucessão as aparências mórbidas de cada órgão. Ele foi o primeiro a dar uma clara idéia da cirrose hepática e, em sua segunda edição, desenvolveu a idéia do "reumatismo cardíaco" (febre reumática).

A patologia rendeu uma abundante colheita na medicina do início do século XIX, graças à publicação em 1800 do *Traité des Membranes* (Tratado das Membranas) de François Xavier Bichat, que focalizava particularmente as alterações histológicas produzidas pela doença. A patologia de Morgagni tinha se concentrado em órgãos, Bichat mudou o foco. Quanto mais alguém observasse as doenças e os cadáveres abertos, ele declarou, mais estaria convencido da necessidade de se considerar as doenças locais não sob o aspecto dos órgãos complexos, mas do aspecto dos tecidos individuais.

Nascido em Thoirette na França Jura, Bichat estudou em Lyon e Paris, onde se estabeleceu em 1793 no auge do terror. Em 1797 ele ensinou Medicina, trabalhando no Hotel Dieu. Sua maior contribuição foi a percepção de que os diversos órgãos do corpo contêm tecidos particulares ou, como ele chamava, "membranas"; descreveu 21, incluindo os tecidos conectivo, muscular e nervoso. Realizando suas pesquisas com grande fervor – fez mais de 600 autópsias – Bichat criou uma ponte entre a anatomia patológica de Morgagni e a posterior patologia celular de Rudolf Virchow.

A MEDICINA TORNA-SE CIENTÍFICA

O século XVII tinha lançado a Nova Ciência; o Iluminismo a propagou a seu favor. Mas foi o século XIX a verdadeira idade da ciência, com o Estado e as Universidades promovendo-a e fundando-a sistematicamente. Pela primeira vez, tornou-se essencial para qualquer médico ambicioso adquirir um treinamento científico. Logo após 1800, a ciência médica foi revolucionada pela garra de professores franceses, cujo trabalho foi moldado pelas oportunidades criadas pela Revolução Francesa para que os médicos usassem os grandes hospitais públicos para pesquisa. Entre os médicos, eles adquiriram um *status* heróico, não diferente do próprio Napoleão. Talvez o que mais tenha-se distinguido seja René-Theóphile-Hyacinthe Laënnec, um aluno de François Bichat. Em 1814, ele tornou-se médico do Salpêtrière Hospital, e dois anos mais tarde, o médico-chefe do Hopital Necker. Em 1816, Laënnec inventou o estetoscópio. Aqui está como ele descreveu sua descoberta:

> Em 1816 consultou-se comigo uma jovem mulher apresentando sintomas gerais de doença cardíaca. Devido à sua fragilidade, pouca informação poderia ser obtida pela aplicação das mãos e pela percussão. A idade e o sexo da paciente não me permitiam recorrer ao tipo de exame que acabei de descrever (aplicação direta da orelha ao tórax). Eu recordei-me de um fenômeno acústico bem conhecido: isto é, se você coloca seu ouvido contra a extremidade de uma viga de madeira, o arranhão de um alfinete na outra extremidade é audível distintamente. Ocorreu-me que esta propriedade física poderia servir à uma útil proposta, no caso com o qual eu estava lidando. Tomando uma folha de papel eu enrolei-a em um rolo bem fino, uma extremidade do qual eu coloquei na região precordial enquanto punha minha orelha na outra. Eu fiquei tão surpreso quanto gratificado por ser capaz de ouvir os batimentos cardíacos com muito melhor clareza e distinção do que eu jamais havia ouvido antes, por aplicação direta do meu ouvido.
>
> Eu vi imediatamente que este achado poderia tornar-se um método útil para estudo não só para os batimentos cardíacos mas igualmente para todos os movimentos capazes de produzir sons na cavidade, torácica e que conseqüentemente poderia servir para investigação da respiração, da voz, estertores e possivelmente mesmo dos movimentos de exsudatos para dentro da cavidade pleural ou pericárdica.[2]

Por experimento, seu instrumento tornou-se um simples cilindro de madeira de cerca de 23 cm (9 polegadas) de comprimento que poderia ser desmontado para ser carregado no bolso. Este era monoauricular (só mais tarde, em 1852, duas peças de ouvido foram acrescentadas – pelo americano George P. Cammann – para som biauricular). O estetoscópio foi a inovação diagnóstica mais importante até a descoberta dos raios X em 1890.

Baseado no seu conhecimento dos diferentes sons respiratórios normais e anormais, Laënnec diagnosticou uma multiplicidade de doenças pulmonares: bronquite, pneumonia e, acima de tudo, a tuberculose pulmonar (tísica ou consunção). Sua publicação inovadora, *Traité de l'Auscultation* (Tratado da Ausculta) (1819), incluía descrições clínicas e patológicas de muitas doenças torácicas. Ironicamente, o próprio Laënnec morreu de tuberculose.

CAPÍTULO 5
CIÊNCIA MÉDICA

As investigações de Laënnec foram paralelas àquelas de seu colega, Gaspard Laurent Bayle, que em 1810 publicou uma clássica monografia sobre a tuberculose, baseada em mais de 900 dissecções. A perspectiva de Bayle era diferente da de Laënnec. Ele era mais interessado em taxonomia e distinguiu seis tipos distintos da tuberculose pulmonar. Laënnec não tinha interesse em classificação; ao contrário, sua habilidade em ouvir e interpretar os sons respiratórios tornou-o primariamente interessado no curso das doenças que ele examinava. Como outros médicos contemporâneos dos hospitais franceses, ele era acusado de mostrar maior preocupação com o diagnóstico que com a terapia – mas isto provinha não de uma indiferença ao doente mas de uma profunda consciência das limitações terapêuticas. Traduções do livro de Laënnec disseminaram a técnica do estetoscópio, enquanto fazia com que os estudantes estrangeiros viessem para Paris. Um homem com um estetoscópio adornando seu pescoço tornou-se a primeira imagem da Medicina do século XIX: o instrumento tinha a palavra ciência escrita em si.

Laënnec permanece um dos nomes famosos da geração dos médicos franceses pós-1800 que insistiam em que a medicina devia tornar-se uma ciência e que acreditavam que o diagnóstico científico constituía sua parte essencial. Àquela época, entretanto, o mais ilustre foi Pierre Louis, cujos escritos expunham a programação-chave da nova "medicina hospitalar". Formado em Paris, em 1813, Louis gastou sete anos praticando na Rússia. Retornando para casa, ele lançou-se ao trabalho sala hospitalar do Hospital de Pitié e publicou os resultados de suas experiências em um grande livro sobre tuberculose (1825), seguido quatro anos mais tarde por outro sobre a febre.

O *Essay on Clinical Instruction* (Ensaio sobre o Ensino Clínico) de Louis (1834) estabeleceu os critérios-padrão da medicina hospitalar francesa. Ele realçava não só o diagnóstico à beira do leito, mas também a investigação sistemática das circunstâncias do paciente, sua história e saúde geral. Ele considerava o valor dos *sintomas* do paciente (isto é, o que o paciente sentia e relatava) secundário, reforçando de longe o maior significado dos sinais (isto é, o que o exame médico verificava). Baseado em tais sinais, as lesões pertinentes aos órgãos podiam ser determinadas e eles eram os guias mais definitivos para identificar as doenças, planejando terapias e fazendo prognósticos. Para Louis, a medicina clínica era uma ciência mais observacional que experimental. Era aprendida à beira do leito e no necrotério por registro e interpretação de fatos. O treinamento médico apoiava-se em instruir os estudantes nas técnicas de interpretação da visão, sons, sentimentos e cheiros da doença: era uma educação dos sentidos. O julgamento clínico apoiava-se em uma explicação astuciosa daquilo que os sentidos percebiam.

Louis era, além disso, um apaixonado defensor de métodos numéricos – o auge de uma perspectiva que teve início no Iluminismo. A matemática de Louis era pouco mais que simples aritmética – categorizações quantitativas de sintomas, lesões e doenças e (mais significante) aplicação de métodos numéricos para testar suas terapias. Até certo ponto, Louis apontou para o uso de aritmética médica para desacreditar práticas terapêuticas existentes: ele foi assim um pioneiro das provas clínicas. Apenas através da coleção de milhares de casos, ele reforçava, os médicos poderiam esperar formular leis gerais.

Sobretudo, os mais eminentes médicos dos hospitais franceses eram mais confiantes sobre o diagnóstico do que sobre a cura, embora Laënnec realçasse o conceito hipocrático do poder de cura da Natureza – o poder do corpo de restaurar por si só a saúde. Mas, na escola francesa, a terapêutica permanecia subordinada à anatomia patológica e ao diagnóstico. A meticulosidade com que Laënnec, Louis, Bayle e outros delineavam a doença, reforçava o conceito nosológico de que as doenças eram entidades descritas, coisas reais. O movimento de confiança de os sintomas (que eram variáveis e subjetivos) para lesões constantes e objetivas (os sinais) suportavam suas idéias de que o estado doente era fundamentalmente diferente daquele normal.

A "Escola de Paris" não tinha uma filosofia coesa de investigação médica. Contudo, havia algo distinto sobre a medicina de Paris; e durante a primeira metade do século XIX, os estudantes da Europa e da América do Norte afluíam em bandos para a França. Homens jovens que estudavam em Paris retornavam para casa para desfraldar a bandeira da medicina francesa. Discípulos em Londres, Genebra, Viena, Filadélfia, Dublin e Edimburgo seguiram a França, enfatizando o diagnóstico físico e a correlação patológica. Com freqüência eles também traziam consigo conhecimento e habilidades nas ciências básicas, como química e microscopia. Vários dos primeiros estetoscopistas ingleses, incluindo Thomas Hodgkin (da doença de Hodgkin), aprenderam a técnica diretamente com o próprio Laënnec.

Imitando o exemplo francês, a educação médica em todos os lugares cresceu mais sistemática e cientificamente. Estimulado por professores que haviam estudado em Paris, o ensino médico em Londres se espandiu: até 1841, o Hospital de St. George já tinha 200 alunos, o St. Bartholomew tinha 300. Havia centenas de estudantes em outros hospitais escolas em Londres, e na década de 1830, essa cidade também se gabava de um ensino universitário, com duas faculdades, cada qual com escola médica e hospitais construídos especialmente.

Capítulo 5
Ciência Médica

Londres tornou-se o maior centro de medicina científica. Entre os mais eminentes investigadores estava Thomas Addison, que se tornou o principal professor médico e de diagnóstico no Guy's Hospital, onde ele colaborava com Richard Bright e identificara a doença de Addison (insuficiência da glândula supra-renal) e a anemia de Addison (anemia perniciosa). Bright, por sua vez, era membro do corpo clínico do Guy's Hospital desde 1820. Seu *Reports of Medical Cases* (Apresentação de Casos Clínicos) (1827-31) contém uma descrição da doença renal (doença de Bright), com sua hidropsia e perda de proteínas na urina associadas.

Viena também cresceu em eminência. A Universidade de Viena tinha tradições bem estabelecidas: a velha escola médica tinha seu lado de ensino no modelo patrocinado por Herman Boerhaave, no início do século XVIII, mas sua decadência tinha ocorrido nos anos seguintes, até 1800. Entretanto, novos ensinamentos foram introduzidos por Carl von Rokitanski, inspirado por Paris, que tornou a anatomia patológica compulsória. O mais obssessivo dissecador da época (realizou supostamente algo em torno de 60 mil autópsias ao todo), Rokitanski tinha um magnífico domínio de anatomia e da ciência patológica e deixou notáveis estudos de malformações congênitas e relatos de numerosas condições, incluindo pneumonia, úlcera péptica e doença cardíaca valvular.

Nos Estados Unidos, ao contrário, escolas médicas de alta qualidade e investigações clínicas desenvolveram-se mais lentamente. Em seu *laissez-faire* (deixar fazer), a atmosfera dominada pelos negócios, muitas escolas eram claramente comerciais, com o corpo docente inadequado, e ofereciam diplomas a baixo custo.

MEDICINA NO LABORATÓRIO

Influenciados pela "Escola de Paris", os hospitais tornaram-se sítios-chave para a ciência médica. Avanços marcantes também se iniciaram tendo lugar no laboratório. Em torno de 1850, os laboratórios foram transformando fisiologia e patologia e começando a deixar sua marca no ensino médico. Os laboratórios não eram novos – eles haviam crescido com a ciência do século XVII – nem a medicina era experimental; o Reverendo Stephen Hales, por exemplo, conduziu experimentos na circulação sangüínea no início do século XVIII. Contudo, os médicos do século XIX da química orgânica, microscopia e fisiologia acreditavam piamente que eles estavam assistindo ao nascimento de uma nova iniciativa, baseada no laboratório e sua importância na vivissecção. O hospital era um lugar para observar, o laboratório para experimentar.

A ciência foi de esforço em esforço até o século XIX, ganhando maiores fundos públicos e um lugar ao sol. Universidades alemãs, em particular, tornaram-se associadas ao caráter de pesquisa. O Instituto de Química de Justus von Liebig, na Universidade de Giessen, estabeleceu o molde para a ciência laboratorial alemã. Liebig estudou química em Bonn e Erlangen antes de passar 2 anos em Paris, ganhando experiência laboratorial. Em 1824, na tenra idade de 21 anos, ele foi designado professor de química em Giessen, onde seu Instituto tornou-se um ímã, atraindo estudantes que buscavam instrução prática em análise qualitativa. Este confirmou-se como um imenso sucesso, sendo aumentado para abrigar mais estudantes e facilidades de pesquisa até que a Universidade de Munique levou-o embora, em 1852, com uma oferta que ele não pôde recusar.

O objetivo de Liebig era submeter seres vivos à análise química estritamente quantificada. Medindo o que entrava (alimento, oxigênio e água) e o que saía (uréia, vários ácidos e sais, água e dióxido de carbono nas excreções e exalações), seriam descobertas informações vitais sobre os processos químicos que ocorriam dentro. Liebig pensava o corpo em termos de sistemas químicos. A respiração trazia o oxigênio para dentro deste, onde era misturado ao amido para liberar energia, dióxido de carbono e água. A matéria nitrogenada era absorvida dentro do músculo e tecidos comparáveis; quando era então utilizada, a urina tornava-se o produto final, junto com fosfatos e co-produtos químicos variados.

Tornando-se o maior criador dos químicos da época, Liebig encorajou seus alunos a realizarem análises químicas em tecidos animais, como músculo e fígado ou no sangue, suor, lágrimas, urina e outros fluidos. Eles tentavam a medida da relação nos organismos vivos entre a comida e o consumo de oxigênio e a produção de energia. Em resumo, a escola de Liebig lançou a investigação energética de nutrição e metabolismo, desenvolvendo o que mais tarde seria chamada de bioquímica.

A carreira de Liebig provou-se crucial. Ele treinou muitos estudantes em métodos de pesquisa e organizou a pesquisa sistematizada em laboratório. Ele enfatizou a importância cardinal do pensamento físico-químico na compreensão dos processos biológicos, desenvolvendo a ambição reducionista de aplicar as ciências físicas aos organismos vivos. Tão cedo quanto 1828, seu amigo de toda vida, Friedrich Wöhler (professor de química em Göttingen desde 1836), sintetizou a substância orgânica, uréia, a partir de substratos inorgânicos: isto serviu como uma prova persuasiva de que nenhuma barreira categórica separava os compostos "vitais", encontrados nos seres vivos, dos químicos ordinários. Tal

Capítulo 5
Ciência Médica

achado deu ímpeto ao programa conhecido como materialismo científico, cujos adeptos estavam engajados em um repúdio militante da filosofia especulativa, idealista *(Naturphilosophie)* que, nas meditações de Goethe e outros, tinha obtido muito prestígio na cultura alemã da época romântica. Liebig e seus seguidores eram sensatos experimentalistas, desdenhosos das aspirações místicas e poéticas de compreensão do Significado da Vida.

A consagração da fisiologia como uma disciplina experimental de alto nível foi uma característica-chave da ciência médica do século XIX. Johannes Müller foi seu pioneiro. Nascido em Coblenz, Müller tornou-se professor de fisiologia e anatomia em Bonn e, a partir de 1833, em Berlim. Dotado em pesquisa neurofisiológica, os dois enormes volumes *Handbuch der Physiologie des Menschen* (Manual de Fisiologia Humana) (1833-40) de Müller foram fundamentais ao progresso da disciplina. Ele era acima de tudo um professor inspirador, vibrante, e seus alunos – Theodor Schwann, Hermann von Helmholtz, Emil du Bois-Reymond, Ernst Brücke, Jacob Henle, Rudolf Virchow e muitos outros – tornaram-se estabelecedores de tendências em pesquisa médica e científica.

Quatro jovens fisiologistas promissores associados a Müller – Helmholtz, du Bois-Reymond, Karl Ludwig e Brücke – publicaram um manifesto em 1847 proclamando que o objetivo da fisiologia era explicar todos os fenômenos vitais em termos das leis físico-químicas. Antes de mudar para a física na década de 1870, Helmholtz devotou-se aos problemas fisiológicos centrais, incluindo a medição do calor animal e da velocidade da condução nervosa e a investigação da visão e audição. Ele inventou o oftalmoscópio, ajudando o trabalho com a visão. Ludwig, por sua vez, foi pioneiro nas pesquisas sobre as secreções glandulares, notavelmente a manufatura da urina pelos rins. Du Bois-Reymond, professor de fisiologia em Berlim, estava principalmente imerso em eletrofisiologia, estudando músculos e nervos. Brücke foi para Viena, onde seu interesse cobriu a química fisiológica, a histologia e a fisiologia neuromuscular. Pessoa tenaz, comprometida com o naturalismo científico, Brücke tornou-se um dos professores e heróis de Sigmund Freud.

O impulso da fisiologia experimental realizada por tais líderes foi, nas palavras de Ludwig, compreender funções "das condições elementares inerentes ao próprio organismo".[3] Isto necessitou de uso de animais experimentais e levou a novos instrumentos para registrar dados. Em 1847, Ludwig introduziu o dispositivo tecnológico que resumiu a pesquisa fisiológica: o quimógrafo – a máquina desenhada para traçar as alterações corporais como uma linha em um gráfico. O crescimento da sofisticação tecnológica foi central à ciência médica moderna. Houve outros desenvolvimentos em instrumentação. O desenho do microscópio foi grandemente melhorado, corrigindo distorções e assim capacitando a histologia a criar uma ponte entre a anatomia e a fisiologia. Aprender a ver microscopicamente, insistia Rudolf Virchow, recapitulando a mensagem que Müller ensinava a todos os seus alunos.

A microscopia estava intimamente ligada ao novo estudo das células e em 1838 foi iniciada por outro aluno de Müller, Theodor Schwann. Schwann descobriu a enzima pepsina no estômago, investigou a contração muscular e demonstrou o papel dos microrganismos na putrefação. Mas ele principalmente lembrou-se de estender a teoria celular, previamente aplicada às plantas, aos tecidos animais. Seu modelo era reducionista: as células, ele acreditava, eram as unidades fundamentais da atividade zoológica e botânica. Incorporando um núcleo e uma membrana externa, elas podiam ser formadas (de uma maneira que ele comparou a cristais crescendo dentro de soluções) fora de uma matriz orgânica disforme, que ele chamou de blastema.

As visões de Schwann foram modificadas por Rudolf Virchow, professor de anatomia patológica em Würzburg (1849) e mais tarde em Berlim (1856). Seu trabalho microscópico carregava profundo significado biológico. Em seu *Cellularpathologie* (1858), ele questionou a noção de Schwann sobre o blastema e desenvolveu a máxima: *omnis cellula e cellula* (todas as células vêm de células). Se o *Traité des Membranes* (Tratado sobre Membranas) de François Bichat (1800) colocou os tecidos no mapa, o tratado de Virchow fez o mesmo com as células: estabeleceu uma unidade produtiva nova para fazer inferências sobre a função e a doença. A hipótese de Virchow teve especial pertinência para tais eventos biológicos, como a fertilização, e para a patofisiologia destes, tais como a fonte do pus celular na inflamação. As doenças tiveram início (ele argumentava) a partir de alterações anormais intracelulares; tais células anormais multiplicavam-se através da divisão. Virchow assim, considerava o estudo das células como básico para a compreensão do câncer, sobre qual ele dedicou bastante atenção, descrevendo a leucemia pela primeira vez. Em seu ponto de vista da doença era essencialmente interno e ele provou-se desconfiado da bacteriologia de Louis Pasteur, que ele considerava como bastante superficial. Os laboratórios alemães atraíam estudantes de toda a Europa e América do Norte. Por volta de 1830, a migração era como um fio de água: os químicos iam a Justus von Liebig em Giessen e os microscopistas a Johannes Müller, em Berlim. Meio século depois, isto tinha se tornado um dilúvio, com estudantes de Medicina afluindo para completar sua formação nas universidades de língua alemã.

CAPÍTULO 5
CIÊNCIA MÉDICA

A medicina hospitalar francesa em seu auge não havia confiado nas investigações em bases laboratoriais, embora os estudantes médicos estrangeiros algumas vezes ganhassem instrução em microscopia assim como experiência nas salas hospitalares e necrotérios. A França gradualmente foi superada pela Alemanha porque falhou ao criar novos laboratórios necessários à pesquisa fisiológica. No entanto, a França continuou a produzir pesquisadores eminentes. Por exemplo, François Magendie, professor de anatomia no Collège de France (1831), fez importantes estudos de fisiologia dos nervos, das veias e da fisiologia da nutrição. Sua verdadeira distinção estava na ajuda para deslanchar a carreira de Claude Bernard.

Nascido próximo a Villefranche, Bernard não obteve êxito como dramaturgo e assim estudou medicina em Paris, tornando-se em 1841 assistente de Magendie no Collège de France. Dali em diante, tudo foi sucesso, incluindo as cadeiras em Sorbonne e no Museu de História Natural, um assento no Senado e a presidência da Academia Francesa. O brilho de Bernard apoiava-se em sua esplêndida técnica operatória e na simplicidade dos seus experimentos. Suas primeiras pesquisas foram sobre as secreções dos canais alimentares, suco pancreático e a conexão entre o fígado e o sistema nervoso. As pesquisas posteriores foram, por exemplo, sobre as alterações da temperatura do sangue, níveis de oxigênio nos sangues venosos e arterial e os alcalóides do ópio. Ele alcançou os maiores achados fisiológicos: o papel do fígado na síntese do glicogênio e na manutenção dos níveis da glicose sangüínea dentro de uma variação saudável; as funções digestivas das secreções do pâncreas; os nervos vasodilatadores e seu papel na regulação do fluxo de sangue nos vasos sangüíneos e os efeitos do monóxido de carbono e do curare sobre os músculos (o veneno das flechas sul-americanas).

O mais famoso livro de Bernard, *Introduction à la Médecine Expérimentale* (Introdução à Medicina Experimental) (1865), era uma exposição sistemática dos métodos experimentais para as ciências biomédicas. A medicina hospitalar tradicional, Bernard sustentava, tinha duas limitações-chave. Como uma ciência observacional, ela era puramente passiva, semelhante à história natural. O progresso da fisiologia necessitava de observação ativa do experimentalista sob condições controladas. Junto ao leito do doente havia dados imponderáveis demais para permitirem compreensão precisa. Além disto, ele argumentava (contradizendo Pierre Louis, René Laënnec e suas escolas), a própria lesão patológica não era a origem, mas o ponto final da doença. O conhecimento patofisiológico só poderia ser realizado no laboratório e apenas através de animais de laboratório em meio ambiente controlado. Não havia patologia sem fisiologia, ele insistia. A interação da fisiologia, patologia e farmacologia constituía para ele os fundamentos da medicina experimental e cada qual tinha de ser uma ciência laboratorial.

Contudo, Bernard não era um materialista crasso ou um físico reducionista. Animais e seres humanos, ele mantinha, não eram autômatos à mercê do meio ambiente externo. E a razão para isto era o fato dos organismos mais elevados não viverem exclusivamente no meio ambiente externo; eles ativamente criavam seu próprio meio ambiente interno, o *internal milieu*, o lar das comunidades de células vivas. Numerosos mecanismos fisiológicos, mediados através de fluidos, tais como o sangue e a linfa, estavam dedicados a equilibrar as concentrações de açúcar, sal e oxigênio no sangue e fluidos teciduais; este era o seu trabalho para preservar uma temperatura corporal uniforme em relação às flutuações das variáveis externas. Era através desses mecanismos – posteriormente chamados de "homeostasia" pelo fisiologista Walter Bradford Cannon de Harvard – que os organismos mais elevados obtinham um grau de autonomia dentro do mais fundamental determinismo da ordem natural.

A medicina científica que mais tarde se desenvolveu na Inglaterra e nos Estados Unidos tem grandes débitos com os desenvolvimentos da França e da Alemanha. Próximo a 1880, multidões de americanos estavam estudando biologia e medicina nas universidades alemãs: havia talvez 15 mil entre 1850 e a Primeira Guerra Mundial, a maioria em Viena, Göttingen, Berlim e Heidelberg. Inicialmente eles foram para instrução clínica, mas alguns, como o patologista William Henry Welch, morou nos laboratórios. Foi Welch quem introduziu o espírito alemão na medicina experimental americana, construindo sua carreira na mais germânica das universidades americanas, o Johns Hopkins em Baltimore, Maryland. O Johns Hopkins Hospital abriu suas portas aos pacientes em 1889, embora a escola médica – excepcional em admitir mulheres – tenha-se atrasado por mais quatro anos por causa da escassez de fundos. A ênfase estava no ensino e na pesquisa avançados. Os estudantes de medicina ingleses também se dirigiram em levas para a Alemanha, mas as instituições na Inglaterra que patrocinavam a pesquisa médica permaneceram pequenas através de toda a época vitoriana – a medicina inglesa era principalmente prática e dirigida à clínica privada. A pesquisa tinha pequeno *status* nas universidades e quase não havia patrocínio estatal. Além disto, a situação inglesa não ajudava, pois havia uma hostilidade pública à vivissecção em um grau não experimentado em qualquer outro lugar.

A campanha antivivissecção cresceu e se fez ouvir no encontro Norwich, em 1874, da Associação Médica Inglesa após uma demonstração por um fisiologista francês – ele injetou álcool em dois cães – e tornou-se manchete de jornal. Uma notificação por crueldade arbitrária foi publicada. Embora sem sucesso, a acusação pôs a experimentação animal na agenda política, levando ao estabelecimento de uma Comissão Real para examinar a medicina experimental. O resultante Ato de Crueldade Animal de 1876 era um compromisso que não satisfez nem os antivivisseccionistas nem o grupo da ciência. Este permitia investigadores medicamente treinados conduzissem experimentos de vivissecção sob licença e em condições estritamente estipuladas. Nenhuma outra nação aprovou legislação regulando experimentos animais antes do século XX.

Nem o Ato de 1876 nem as atividades dos antivivisseccionistas impediram o crescimento da fisiologia inglesa no seu *status* internacional nos anos que antecederam a Primeira Guerra Mundial. Trabalhando primeiro em Londres e após em Edimburgo, Edward Schafer (mais tarde Sharpey-Schafer) obteve fama por suas pesquisas sobre a contração muscular. Na mesma época, Michael Foster e seus alunos John Newport Langley e Walter Holbrook Gaskell criaram uma escola de pesquisa em Cambridge, que produziu um número de futuros laureados do Nobel e aumentou a reputação de Cambridge como a mais empreendedora escola médica da Inglaterra. Foster tomou a si o encargo do problema de determinar se o batimento cardíaco era de natureza muscular ou neurológica; e seus protegidos em Cambridge, no devido tempo, alargaram esta questão para explorar a anatomia e a fisiologia do sistema nervoso autonômico, da transmissão química dos impulsos nervosos e o controle dos reflexos e movimentos.

MEDICINA TROPICAL NA ERA DO IMPERIALISMO

Durante o século XIX a medicina cresceu internacionalmente, mesmo globalmente: a Cruz Vermelha foi estabelecida pela Convenção de Genebra em 1864 e congressos médicos internacionais foram inaugurados em 1867, em Paris. A medicina tropical como especialidade surge na década de 1870, refletindo o espírito da era do imperialismo, quando os grandes poderes batalhavam para colonizar as partes menos "civilizadas" do globo. Cientistas envolvem-se em uma difícil mistura de competição e cooperação.

A expansão imperial havia sido longamente frustrada por doenças, tais como a malária (do italiano *mala-aria*, ar nocivo), que permaneceu problemática na região do Mediterrâneo e continuou frustrando os desejos de colonização na Ásia, África e América Latina; e gerações de experiência tinham ensinado que os trópicos eram o túmulo do homem branco. Contudo as relações entre o clima, a doença e as vítimas tinham sido longamente um enigma. Algumas doenças "tropicais", tais como a doença do sono e a esquistossomose, primariamente, afetavam os nativos. Outras, como a malária, afetavam também os europeus. E a partir da década de 1830, a cólera tinha ido além da sua tradicional região no subcontinente da Índia, cercando o globo em grandes pandemias. A malária permaneceu. A praga nunca desapareceu da Ásia e do Oriente Próximo; tão tarde quanto na década de 1890, eclodiu uma pandemia na China que se espalhou catastroficamente para a Índia e além desta; em 1900, o próprio Estados Unidos foi atingido por uma epidemia em São Francisco.

Cada uma dessas doenças era apenas mencionada como "tropical" no sentido de que eram mais comuns nos climas quentes; e certas doenças – por exemplo, esquistossomose no Vale do Nilo – pareciam ser restritas quase que exclusivamente ao clima quente e aos habitantes nativos. De forma não surpreendente, as explicações para as doenças de climas quentes eram enquadradas na estrutura geral da teoria do ambiente miasmático: o calor produzia várias febres e tendências à putrescência. Mas novas explicações emergiram no último quarto do século XIX; seu pioneiro foi Patrick Manson.

Um escocês, Manson, tinha ido para o Extremo Oriente (Ásia) em 1866 como funcionário médico aduaneiro. Durante uma dúzia de anos em Amoy (agora Xiamen), distante da costa sudeste da China, ele estudou a elefantíase, doença crônica desfigurante que através do bloqueio do fluxo de linfa leva ao edema maciço dos membros e genitália. Ele foi também capaz de demonstrar que esta era causada por um parasita – um verme nematódeo chamado *Filaria* ou *Wuchereria* – disseminado por picadas de mosquitos. Esta foi a primeira doença que foi demonstrada como sendo transmitida por um inseto vetor. Retornando a Londres em 1890, ele tornou-se o consultor líder sobre doenças tropicais, em 1899, ajudando a fundar a Escola de Medicina Tropical de Londres. Seu *Tropical Disease* (Doença Tropical) (1898) delineava a nova especialidade, enfatizando que a entomologia, a helmintologia e a parasitologia eram as chaves para a compreensão das doenças exclusivas dos climas quentes.

Construindo uma reputação como parasitologista científico, Manson imprimiu sua visão na especialidade emergente não apenas na Inglaterra, mas também através de toda a Europa e Américas. Absorvendo, mas indo além da bacteriologia, seu trabalho levou um foco luminoso a uma nova classe de organismos parasitários como sendo os precipitadores das doenças tropicais: descobriu que a esquistossomose era produzida por vermes trematódeos *Bilharzia*; a disenteria tropical era causada por uma ameba; a doença do sono por um protozoário tripanossoma e a malária por outro tipo de protozoário, *Plasmodium*.

Outras doenças foram vencidas, se não na prática pelo menos na teoria, por extensão do novo modelo parasitológico. A Guerra Espanha – América, na América Central, levou a uma mortalidade terrível por febre amarela e por conseqüência à fundação, em 1900, da Comissão de Febre Amarela do Exército Americano. Um doutor local em Havana, Carlos Finlay, já estava defendendo uma teoria de que a febre amarela era transmitida por um mosquito, baseado em experiências nas quais voluntários sadios eram picados por mosquitos que haviam se alimentado em vítimas de febre amarela: eles, então, tipicamente adoeciam. A Comissão de Febre Amarela recrutou a ajuda de Finlay e do Chefe do Escritório Sanitário em Havana, o médico militar americano, Coronel William Gorgas e, construindo sobre o trabalho do parasitologista inglês Ronald Ross e de Giovanni Grassi, seguiram a hipótese de Finlay quanto ao mosquito, submetendo voluntários sadios sob condições supervisionadas a mosquitos que haviam previamente picado pacientes com febre amarela. Desta vez uma espécie diferente de mosquito, *Aedes aegypti*, provou ser o responsável. Estudos laboratoriais e de campo levaram Gorgas a inaugurar um programa bem-sucedido de erradicação do mosquito em Havana.

Um esquema semelhante seguiu-se na zona do Canal do Panamá. A França havia começado a construção do Canal do Panamá, mas havia abandonado o empreendimento, pois as perdas pela febre amarela tinham sido exorbitantes. Através de drenagem dos pântanos, cobrindo os açudes com óleo e reduzindo a água estagnada na cidade, o número de mosquitos foi reduzido, com significante declínio na incidência das doenças transmitidas pelo mesmo. A construção do canal, então, prosseguiu entre 1904-1914 – uma dramática demonstração do potencial da ciência médica nos trópicos.

DESCOBERTAS DO SÉCULO XX

Avançando os desenvolvimentos do século XIX, os últimos cem anos trouxeram desenvolvimentos incomparáveis na biologia, química e fisiologia e o surgimento de novas especialidades dentro da ciência médica. Seria mesmo impossível listar aqui todas as principais descobertas do século XX na ciência médica, mas alguns campos e avanços de relevo podem ser delineados.

A pesquisa microbiológica promovida por Louis Pasteur de Robert Koch levou à criação da imunologia por volta de 1900. A palavra "imunidade" – resistência a uma doença particular – foi sendo popularizada à medida que os pesquisadores tornavam-se mais familiarizados com as relações enigmáticas de infecção e resistência. Fascinado pelas necessidades nutricionais dos microrganismos, Pasteur havia sugerido uma dimensão nutricional para a resistência de um hospedeiro e a atenuação de um parasita: o microrganismo perdia seu poder para infectar porque não tinha mais como florescer e reproduzir.

Pasteur preocupava-se mais com a produção de vacinas do que com as razões teóricas do porque as vacinas protegiam (ou imunizavam). Em 1884, entretanto, um zoologista russo, Elie Metchnikoff, observou na pulga d'água *(Daphnia)* um fenômeno que ele nomeou fagocitose (célula comendo), subseqüentemente transformando suas observações em uma compreensiva visão de resistência celular. Metchnikoff viu células semelhantes às amebas nesses organismos inferiores aparentemente ingerindo substâncias estranhas como matéria vegetal. Ele deduziu que as células *amoeba-like* na *Daphnia* eram comparáveis às células do pus encontradas nas criaturas superiores. O exame microscópico de animais infectados com vários patógenos, incluindo o bacilo do antraz, mostrava células brancas do sangue atacando e parecendo digerir os germes da doença. Metchnikoff comparava as células brancas a um exército que estava "combatendo infecção". Extrapolando aquelas hipóteses, Metchnikoff subseqüentemente transformou-se em um guru científico, expondo convicções admiráveis sobre dieta, constipação, envelhecimento e o futuro biológico da humanidade. Ele tornou-se notável por sua defesa à ingestão de iogurte, alegando que os bacilos usados na sua produção inibiam as bactérias que causavam subprodutos putrefatos perigosos para o intestino.

A teoria celular de imunidade de Metchnikoff ganhou proeminência dentro da comunidade científica francesa; em uma era de rivalidade científica crítica, pesquisadores alemães propuseram teorias químicas. O ceticismo de Robert Koch sobre o significado imunológico da fagocitose teve grande peso na Alemanha e dois de seus colegas mais jovens, Emil Adolf von Behring e Paul Ehrlich, argumentavam que a guerra imunológica era realizada mais pelo soro sangüíneo que pelas células brancas do sangue. Suas hipóteses químicas tinham importantes fatores a seu favor. Era conhecido que o soro livre de células de pessoas imunizadas podia destruir bactérias letais e que a proteção podia ser transmitida via soro de animal para animal: isto significava que havia mais para imunizar que a simples operação das células brancas do sangue. Além disto, dois dos próprios alunos de Pasteur, Emile Roux e Alexandre Yersin, mostraram em 1888 que culturas do bacilo diftérico eram tóxicas mesmo quando as células tinham sido eliminadas destas por filtração. Isto parecia sugerir que não era necessariamente a célula bacteriana que gerava a doença, mas, pelo contrário, alguma toxina química produzida pela célula.

A teoria sérica foi desenvolvida baseada em tais observações. Trabalhando com um associado japonês, Shibasaburo Kitasato, Behring declarou em 1890 que o sangue todo ou soro de um animal, tornado imune ao tétano ou difteria pela injeção da toxina pertinente, poderia tratar outra criatura exposta, por outro lado, a uma dose fatal do bacilo. A terapia sérica teve alguns trunfos genuínos, mas nunca provou uma cura maravilhosa – porque doenças epidêmicas tais como difteria eram notoriamente variáveis em suas virulências. No entanto, as terapias séricas cresceram em popularidade após 1890 e antitoxinas foram preparadas para doenças como tétano e difteria, incluindo pneumonia, praga e cólera. Muitos, entretanto, permaneceram convencidos das possibilidades protetoras superiores das vacinas. Vacinas desenvolvidas a partir de organismos tratados de praga e cólera foram introduzidas em 1900 pelo bacteriologista russo, Waldemar Haffkine.

Desde 1880 Ehrlich tinha estado explorando as propriedades fisiológicas e farmacológicas de vários corantes, demonstrando, por exemplo, a afinidade do parasita da malária, recentemente descoberto, pelo azul de metileno. Aplicando as idéias estereoquímicas de Emil Fischer e outros químicos orgânicos, Ehrlich projetou uma noção de "cadeia lateral" para explicar como antígenos e anticorpos interagiam. Sua formulação era essencialmente uma interpretação química da imunidade, parte de uma visão molecular da realidade que incluía a possibilidade das "balas mágicas" farmacológicas, o principal objetivo da quimioterapia. As idéias de imunidade ligavam-se de várias maneiras ao estudo das relações entre nutrição e saúde. Estudos de nutrição tinham várias tradições sobre as quais se apoiar. Anteriormente no século XVIII, o problema do escorbuto a bordo de navios havia levado a conjecturas conectando dieta e doença e aos primeiros estudos clínicos do médico escocês James Lind.

As pesquisas de Justus von Liebig na Alemanha ajudaram a colocar a química orgânica sobre digestão e nutrição em uma condição sólida. Os alunos de Liebig exploraram a criação da energia fora do alimento e lançaram a idéia do balanço dietético. Notável trabalho foi feito pelo fisiologista alemão Wilhelm Kühne, um professor de Heidelberg de 1871, que introduziu o termo "enzima" para descrever substâncias orgânicas que ativavam alterações químicas. Havia uma longa tradição de explicar as doenças em termos da absoluta falta de comida. Em torno de 1900, entretanto, um novo conceito emergiu: a idéia da doença por deficiência – a noção de que uma dieta saudável requeria certos componentes químicos bem específicos. As investigações de Christiaan Eijkman foram cruciais no beribéri nas Índias do Leste Alemão. O primeiro a produzir uma doença por deficiência dietética (em galinhas e pombos), Eijkman propôs o conceito de "fatores essenciais alimentares" ou, grosseiramente vitaminas, como mais tarde seriam chamados. Ele demonstrou que a substância (agora conhecida como vitamina B1) que dá proteção contra o beribéri era contida na casca de grãos de arroz – precisamente o elemento removido quando o arroz era polido. Através de estudos clínicos em prisioneiros em Java, ele determinou que o arroz não polido curaria a desordem.

As pesquisas de Eijkman foram paralelas às do bioquímico de Cambridge, Frederick Gowland Hopkins, que de forma semelhante descobriu que quantidades muito pequenas de certas substâncias encontradas nos alimentos (seu nome para elas era "fatores alimentares acessórios") eram necessárias para o corpo utilizar proteína e energia para o crescimento. Um fisiologista americano, Elmer Verner McCollum, mostrou que certas gorduras continham um ingrediente essencial para o crescimento normal: isto proporcionou a pesquisa básica para a compreensão dos fatores que se tornaram conhecidos como vitaminas A e D. Em 1928, Albert von Szent-Györgyi isolou a vitamina C das glândulas adrenais e tornou-se reconhecido que aquele era o elemento no suco de limão que agia com um antiescorbútico. A idéia da doença por deficiência provou-se altamente frutífera. Em 1914, Joseph Goldberger do Serviço de Saúde Pública Americana concluiu que a pelagra, com seu clássico sintoma de "barriga em pote", não era uma desordem infecciosa, mas era na verdade causada por malnutrição. Goldberger foi capaz de auxiliar os sofredores de pelagra nos Estados do Sul dos Estados Unidos com alimentação rica em proteínas. Em 1930 foi provado que o fator de prevenção da pelagra era o ácido nicotínico (niacina), parte do complexo de vitamina B.

Estudos de nutrição poderiam ser largamente vistos como parte do programa de pesquisa dentro do "meio interno" lançado por Claude Bernard. Assim, também, era outra nova especialidade – endocrinologia ou a investigação de secreções internas. Seu conceito-chave era aquele do hormônio, que surgiu fora do programa de pesquisa energética em proteínas e enzimas seguido na University College London, por William Bayliss e Ernest Starling. Em 1902, uma substância intestinal chamada secretina, que ativa o pâncreas para liberar líquidos digestivos, foi a primeira especificamente a ser nomeada como um hormônio (do grego: eu excito ou estimulo). Isto abriu um novo campo: o estudo dos mensageiros químicos viajando de órgãos particulares (sem ducto ou glândulas endócrinas) para outras partes do corpo pela corrente sangüínea.

As relações entre a glândula tireóide, bócio (um aumento da glândula) e cretinismo (defeito no funcionamento da glândula) foram precocemente estabelecidas e procedimentos cirúrgicos se seguiram (seu confuso sucesso é estudado no Capítulo 6). Pâncreas, ovários, testículos e adrenais foram reconhecidos como sendo glândulas endócrinas, como a tireóide. Pesquisadores procuravam descobrir precisamente quais processos metabólicos eles controlavam e quais doenças seguiam-se ao seu desequilíbrio. Uma vez descoberto que o pâncreas libera dentro da circulação um material que contribui para o controle do açúcar sangüíneo, tornou-se claro que o diabetes era uma doença por deficiência hormonal. Com uma visão para tratar o diabetes, seguiu-se uma corrida para extrair a substância ativa (chamada "insulina" por Edward Sharpey-Schafer) produzida pelas "ilhotas de Langerhans" no pâncreas.

Também foi dada atenção à glândula pituitária, a qual foi reconhecida como secretora do hormônio de crescimento. Em seu *The Pituitary Body and its Disorders* (O Corpo Pituitário e seus Distúrbios (1912), um cirurgião americano, Harvey Cushing, mostrou que seu funcionamento anormal produzia obesidade (ele descreveu o sofredor como uma cabeça de tomate em um corpo de batata com quatro fósforos como membros). Como com o tireoidismo, a cirurgia foi usada para remover a glândula adrenal ou o tumor pituitário. Mais pesquisas endocrinológicas levaram ao isolamento do hormônio sexual feminino, estrógeno. Na década de 1930, a família dos estrógenos tinha sido elucidada assim como o hormônio sexual masculino, a testosterona. Vinte anos mais tarde, com base nessas descobertas, um contraceptivo oral para mulheres foi desenvolvido.

Alguns dos avanços mais fundamentais nas ciências biomédicas começaram com o progresso da neurologia. Seu significado potencial para a prática médica ainda é imperfeitamente compreendido. De René Descartes para frente, a importância do sistema nervoso para a regulação do comportamento foi agudamente reconhecida, mas a especulação ultrapassa de longe a experimentação.

A neurofisiologia experimental andou com passos largos durante o século XIX. As séries de maior estudo, estendendo-se de Charles Bell *(Bell's palsy* ou paralisia de Bell) a Charles Sherrington não podem ser descritas aqui. O livro de Sherrington, *The Integrative Action of the Nervous System* (A Ação Integradora do Sistema Nervoso), 1906, que é freqüentemente chamado a "Bíblia da neurologia", claramente estabelecia que a operação das células cerebrais envolvia dois neurônios com uma barreira entre uma célula e a próxima, capacitando o impulso a passar com diferentes graus de facilidade (a sinapse). O que permaneceu um assunto de apaixonado debate foi como as correntes nervosas, identificadas nos trabalhos de David Ferrier, Sherrington e outros, eram transmitidas de nervo para nervo, através das sinapses, aos seus alvos. Começou a haver provas de que tanto processos químicos como elétricos estavam envolvidos. O fisiologista e farmacologista inglês, Henry Hallett Dale, encontrou uma substância, em 1914, no *ergot* (um fungo), que ele chamou de acetilcolina. Esta afetava a resposta muscular em certas junções nervosas. Em 1929, Dale isolou a acetilcolina de baços de cavalos mortos recentemente e mostrou que ela era secretada em terminações nervosas após estimulação elétrica de fibras nervosas motoras. A acetilcolina era assim o agente químico através do qual os nervos trabalhavam sobre os músculos. Este foi o primeiro neurotransmissor a ser identificado.

Enquanto isto, em 1921 o fisiologista alemão Otto Loewi estava investigando as bases químicas das ações musculares do coração. Ele anotou que:

> Na noite de sábado, véspera de domingo de Páscoa, 1921, eu acordei e escrevi algumas notas em uma fina tira de papel. Então, eu caí no sono novamente. Ocorreu-me às seis horas da manhã que, durante a noite, eu havia escrito algo muito importante, mas eu fui incapaz de decifrar as garatujas. Aquele domingo foi o dia mais desesperado de toda a minha vida científica. Durante a noite, entretanto, eu acordei novamente e lembrei-me do que era. Desta vez eu não corri nenhum risco; levantei-me imediatamente, fui ao laboratório, fiz a experiência no coração do sapo...e às cinco horas a transmissão química dos impulsos nervosos estava provada de forma conclusiva.[4]

Os experimentos de Loewi mostraram que o coração, quando estimulado, secretava uma substância diretamente responsável por certas ações musculares: esta era a enzima colinesterase, um inibidor químico que interrompia o estimulador acetilcolina e produzia o impulso nervoso-padrão.

Mais estudos trouxeram luz a outros numerosos agentes que foram encontrados trabalhando no sistema nervoso. Na Universidade de Harvard, Walter Cannon identificou o papel estimulador da adrenalina, e isto levou à classificação dos nervos de acordo com suas substâncias transmissoras. Mais pesquisas asseguraram evidências das monoaminas no sistema nervoso central, incluindo a noradrenalina, dopamina e serotonina.

CAPÍTULO 5
CIÊNCIA MÉDICA

Assim, o padrão transmissor – inibidor tornou-se conhecido, estimulando trabalho novo no controle ou correção de problemas básicos da função cerebral. Por exemplo, a ação do tétano e botulismo no sistema nervoso pôde pela primeira vez ser explicada. A doença de Parkinson, uma condição degenerativa nervosa identificada no século XIX, era considerada largamente como intratável até ser associada à transmissão química no sistema nervoso. No final da década de 1960, entretanto, foi descoberto que o lado adrenérgico poderia ser estimulado com L-dopa, uma droga que aumenta a dopamina no sistema nervoso central e age no precursor da noradrenalina, que se presume ser a substância transmissora. Cada desenvolvimento adicional na compreensão da neurotransmissão e dos químicos envolvidos nesta abre novas perspectivas para o controle e cura das desordens neurológicas.

Uma outra dimensão da ciência moderna e de suas aplicações médicas que deve ser mencionada aqui é a genética. O estabelecimento da teoria de Darwin da evolução pela seleção natural inevitavelmente deu proeminência ao componente da herança no desenvolvimento humano. Mas ao próprio Darwin faltou uma teoria satisfatória da herança, e conceitos especiais de degeneração e eugenia obtiveram grandes e algumas vezes letais conseqüências antes da genética moderna tornar-se solidamente estabelecida a partir de 1930.

Avanços valiosos foram obtidos, no início do século XX, ao ser demonstrado o componente hereditário das desordens metabólicas. Archibald Edward Garrod, um médico do Hospital St. Bartholomew em Londres, investigou o que ele primeiro chamou *Inborn Errors of Metabolism* (Erros Inatos de Metabolismo (1909), usando como um modelo para seu conceito a alcaptonúria, uma desordem metabólica herdada na qual um ácido é excretado em quantidades na urina. A verdadeira descoberta veio quando a subdisciplina infantil da biologia molecular abriu caminho para a elucidação da estrutura em dupla hélice do DNA, em 1953, por Francis Crick e James Watson, trabalhando no laboratório do *Medical Research Council* (Conselho de Pesquisa Médica) em Cambridge. A descoberta do código genético, por sua vez, levou ao Projeto Genoma Humano, estabelecido em 1986 com o objetivo de mapear todo o material genético humano. A opinião permanece dividida quanto à possibilidade desse projeto revelar se existem mais doenças em uma base genética do que se pensava convencionalmente. Muitos acreditam que as próximas grandes descobertas médicas se apoiarão no campo da engenharia genética. Nesse meio tempo, uma combinação de estudos clínicos e pesquisa laboratorial firmemente estabeleceu o componente genético em doenças tais como a fibrose cística e a coréia de Huntington (ver p. 308). Um médico americano, George Huntington, demonstrou que esta última ocorria em famílias há tempos, desde 1872.

CIÊNCIA CLÍNICA NO SÉCULO XX

Está claro que a busca científica do conhecimento médico tem sofrido mudanças estruturais durante os últimos cem anos. A ciência médica na França, no início do século XIX, desenvolveu-se no hospital e a ciência médica na Alemanha foi pioneira no laboratório. Novos locais têm surgido nos anos mais recentes para criar e sustentar a ciência clínica. Em alguns casos isto tem significado unidades especiais criadas por fundações filantrópicas ou pelo governo. Uma iniciativa-chave no encorajamento da pesquisa clínica nos Estados Unidos foi a fundação, em 1904, do Instituto Rockefeller para Pesquisa Médica em Nova Iorque. Embora o Instituto estivesse a princípio inteiramente devotado aos estudos científicos básicos, desde o começo a intenção era erigir um pequeno hospital ao seu lado, para ser voltado à pesquisa clínica. O hospital foi aberto em 1910.

De influência vital na pesquisa clínica nos Estados Unidos foi o relatório de Abraham Flexner sobre educação médica, publicado em 1910. Flexner, educador, irmão de Simon Flexner, o primeiro diretor do Instituto Rockefeller, chamou a atenção para a situação precária de muitas escolas médicas. Entusiástico patrocinador do modelo alemão então desenvolvendo-se no Johns Hopkins em Baltimore, Flexner considerava que havia apenas cinco instituições americanas que poderiam ser consideradas como verdadeiros centros de pesquisa médica – Harvard e Johns Hopkins e as Universidades da Pensilvânia, Chicago e Michigan. Logo após a publicação do relato de Flexner, a Fundação Rockefeller colocou fundos disponíveis para o Johns Hopkins a fim de estabelecer cadeiras em tempo integral nas matérias clínicas. Essa inovação espalhou-se pelos Estados Unidos de forma que, no meio da década de 1920, havia vinte instituições que poderiam estar à altura das melhores na Europa. O sistema recebeu mais um incentivo com a fundação, em 1948 dos Institutos Nacionais de Saúde. Bolsas de estudo para pesquisa foram concedidas aos departamentos clínicos, que cresceram enormemente.

Desde a Primeira Guerra Mundial, a pesquisa clínica americana tem sido notável tanto em quantidade quanto em qualidade. A condecoração do Prêmio Nobel pode ser tomada como índice. Nenhum pesquisador clínico inglês ganhou

CAPÍTULO 5
CIÊNCIA MÉDICA

um Prêmio Nobel desde Sir Ronald Ross, que o recebem em 1902 pela descoberta da participação do mosquito na transmissão da malária. No entanto, numerosos britânicos têm feito contribuições reconhecidas internacionalmente à pesquisa clínica no século XX, entre eles James Mackenzie, que primeiro usou o polígrafo para gravar o pulso e sua relação com a doença cardiovascular. Seu trabalho foi particularmente importante para distinguir a fibrilação atrial e no tratamento dessa condição comum com digital. Sua obra *Diseases of the Heart* (Doenças do Coração (1908) resumiu sua vasta experiência, embora ele nunca tenha apreciado apropriadamente as possibilidades da eletrocardiografia, que então foram observadas por Thomas Lewis, mais inclinado tecnologicamente.

Thomas Lewis tem sido chamado de o arquiteto da pesquisa clínica britânica. Nascido em Cardiff, Lewis foi para a *University College Hospital* (Londres) em 1902, onde permaneceu como estudante, professor e consultor até sua morte. Ele foi o primeiro a controlar completamente o uso do eletrocardiograma. Através de experiências em animais foi capaz de correlacionar as várias ondas elétricas gravadas por um eletrocardiógrafo com a seqüência de eventos durante a contração do coração, o que o capacitou a usar o instrumento como uma ferramenta diagnóstica quando o coração tinha distúrbios em seu ritmo, lesão em suas válvulas ou alterações decorrentes da alta pressão sangüínea, arteriosclerose e outras condições. No final da vida, Lewis voltou sua atenção para a fisiologia dos vasos sangüíneos cutâneos e o mecanismo da dor, conduzindo experiências em si próprio em uma tentativa de traçar a distribuição das fibras dolorosas no sistema nervoso e compreender os padrões da dor referida.

Lewis lutou pelos postos de pesquisa clínica em tempo integral para investigar o que ele chamava "ciência clínica", um alargamento de seus interesses sinalizado quando em 1933 ele trocou o nome do jornal que havia fundado em 1909 de *Heart* to *Clinical Science*. No início da década de 1930, Lewis tinha-se tornado a mais influente figura na pesquisa clínica britânica e seu departamento na University College Hospital era a Meca de aspirantes a pesquisadores clínicos. Ele afirmava que "a ciência clínica tem uma reivindicação ao nome e aos direitos de uma ciência auto-subsistente tão boa quanto qualquer outro departamento de biologia".[5]

A Bretanha ficou para trás dos Estados Unidos no patrocínio e organização da pesquisa médica. Antes da Primeira Guerra Mundial as escolas médicas, especialmente em Londres, eram instituições privatizadas e bastante desorganizadas e havia pouco estímulo à pesquisa clínica. Uma Comissão Real em Educação Universitária em Londres iniciou alterações que levaram ao estabelecimento dos departamentos acadêmicos modernos nas cadeiras clínicas com uma ênfase em pesquisa. Em 1925 cinco cadeiras médicas estavam estabelecidas entre as doze escolas médicas em Londres.

No Reino Unido, o financiamento de pesquisa clínica vinha de duas fontes principais – uma agência de fundos governamentais, o Conselho de Pesquisa Médica, e das caridades médicas, tais como o *Imperial Cancer Research Fund* (Fundo Imperial de Pesquisa do Câncer), a *British Heart Foundation* (Fundação Britânica do Coração) e a *Wellcome Trust* (Fundação Wellcome). Desde a sua fundação em 1913, o *Medical Research Committee* (Comitê de Pesquisa Médica) – até tornar-se o *Medical Research Council* (MRC – Conselho de Pesquisa Médica) em 1920 – apontou para o estímulo à ciência "pura" e também para a pesquisa clínica e medicina experimental. O MRC também fez outras contribuições maiores à pesquisa clínica, patrocinando, por exemplo, Thomas Lewis em Londres.

No período pós-guerra imediato, o MRC foi envolvido em duas inovações na pesquisa clínica. A primeira foi a introdução do estudo clínico controlado randomizado. Aconselhado por Austin Bradford Hill, professor de estatística médica e epidemiologia na *London School of Tropical Medicine and Hygiene* (Escola de Medicina Tropical e Higiene em Londres), em 1946, o conselho estabeleceu um estudo da eficácia da estreptomicina no tratamento da tuberculose pulmonar. A droga estava em pequena provisão, e considerou-se eticamente justificável realizar um estudo no qual um grupo receberia estreptomicina enquanto um grupo-controle seria tratado com métodos tradicionais. O estudo MRC enfatizou a importância da randomização na seleção das pessoas para estudo. Este, o primeiro estudo controlado randomizado descrito em humanos, serviu como modelo para outros semelhantes.

O segundo maior desenvolvimento foi a aplicação da epidemiologia à análise dos problemas clínicos. O MRC estabeleceu uma conferência para discutir o aumento da mortalidade por câncer pulmonar. Para tanto, recrutou a ajuda de Bradford Hill e em 1948 este recrutou o jovem Richard Doll, posteriormente Professor Régio de Medicina na Universidade de Oxford, para ajudá-lo na análise das possíveis causas do câncer de pulmão. Seu meticuloso estudo em pacientes de 20 hospitais em Londres mostrou que o fumo é um fator, e um importante fator, na produção do câncer de pulmão. Eles continuaram e estabeleceram que a mesma conclusão aplicava-se nacionalmente e, em um estudo de membros da profissão médica, demonstraram que a mortalidade da doença caía se os indivíduos parassem de fumar.

Estas observações não foram importantes apenas por mostrar a causa de um tipo de câncer ocorrendo comumente na Inglaterra e, subseqüentemente, em outros países como os Estados Unidos, mas também por estabelecer a posição da epidemiologia na pesquisa clínica. Como este último exemplo mostra, a ciência médica agora não conhece limites; seus métodos e alcance estendem-se do laboratório ao estudo social, ajudando a forjar uma compreensão dos parâmetros mais amplos da doença.

CAPÍTULO 6

Hospitais e Cirurgia

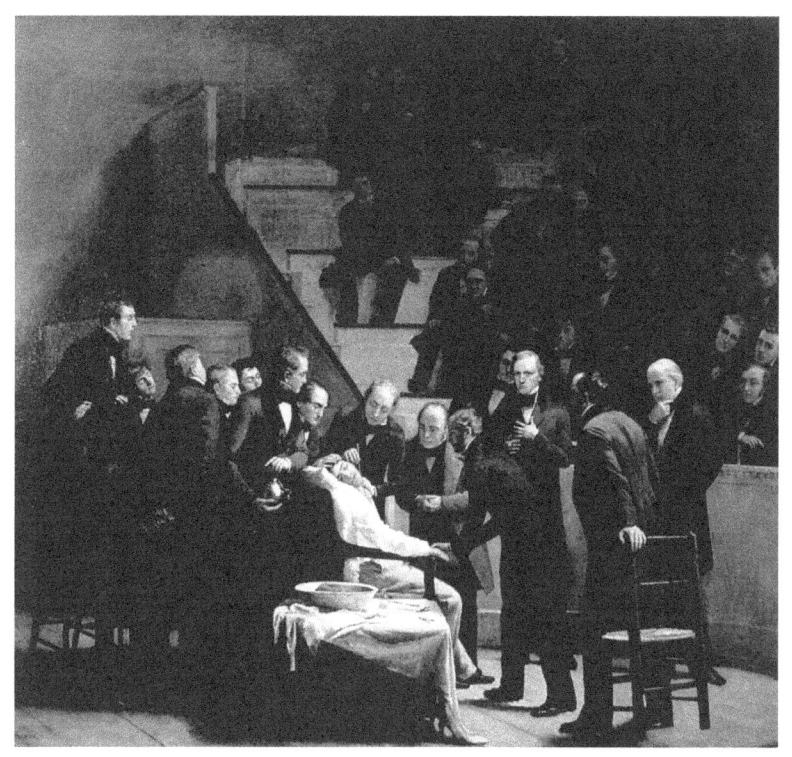

Roy Porter

O artista americano Robert C. Hinckley, em uma pintura a óleo de 1891-94, aqui retrata a primeira operação realizada sob o efeito do éter, na manhã de 16 de outubro de 1846. A operação foi um marco para a medicina. A partir daí, o trauma cirúrgico tornou-se tolerável e novos procedimentos cirúrgicos de todos os tipos se tornaram possíveis. O procedimento, que durou 25 minutos, foi realizado no *Massachusetts General Hospital* em Boston. O cirurgião era John Collins Warren, professor de cirurgia na *Harvard Medical School*; o anestesista era William Thomas Morton, um dentista, e o histórico paciente, Gilbert Abbot, um jovem com um tumor no pescoço. Após a operação, Warren teria dito: "Senhores, isto não é uma enganação".

Hoje a cirurgia e os hospitais andam como mãos e luvas. Sem hospitais, nenhuma cirurgia avançada é possível; sem cirurgia ou sem, pelo menos, uma bateria de tratamentos invasivos, o hospital perderia sua posição única no sistema médico. Essas reciprocidades refletem as realidades médicas modernas, mas fornecem uma interpretação completamente errônea do passado.

Antes de 1700, as ligações entre hospitais e a arte dos cirurgiões eram inexpressivas. A origem do hospital tinha pouco a ver com o atendimento de necessidades cirúrgicas; e o crescimento da cirurgia não se deveu a nenhuma facilidade que os hospitais possam ter fornecido. Durante séculos as cirurgias eram feitas em mesas de cozinha, em campos de batalha ou debaixo dos convés dos navios de guerra. No século XVIII e, principalmente, ao redor de 1850, os hospitais e a cirurgia tornaram-se, entretanto, inseparáveis: eles estavam destinados a tornarem-se completamente interdependentes.

CIRURGIA TRADICIONAL

Embora a arte cirúrgica não tenha sofrido revoluções até o século XIX, a cirurgia é quase tão velha quanto a humanidade. Na Antiguidade e durante a Idade Média os cirurgiões realizavam numerosos pequenos procedimentos paliativos, tais como lancetar furúnculos ou curativos em feridas. Antes de 1850, contudo, as cirurgias mais graves tinham de ser curtas e rápidas, embora elas fossem raramente satisfatórias. Tipicamente lidavam com o exterior e as extremidades enquanto evitavam (exceto nas emergências, como uma cesariana) o abdome e outras cavidades do corpo, assim como o sistema nervoso central.

A arqueologia revela as intervenções cirúrgicas primitivas. Exames de crânios provam que a trepanação já era praticada por volta de 10.000 a.C. Os cirurgiões – eles podem ter sido xamãs – usavam objetos cortantes de pedra para extrair porções do crânio para aliviar a pressão criada pela depressão das fraturas cranianas ou para libertar sofredores de algum tormento diabólico

CAPÍTULO 6
HOSPITAIS E CIRURGIA

que poderia estar possuindo suas almas. Alinhamento dos ossos e amputações eram feitos desde os primórdios, embora estivessem envolvidos com grande risco de hemorragia, infecção e choque. Papiros médicos egípcios datando do segundo milênio a.C. referem-se a procedimentos cirúrgicos para abscessos e tumores pequenos assim como para desordens do nariz, dos olhos e dos dentes.

As escrituras hipocráticas produzidas na Grécia nos séculos IV e V a.C. contêm muitos relatos de cirurgias, incluindo um tratado em feridas *(De Ulceribus)* e outro em lesões na cabeça *(De Capitis Vulneribus)*. Neste último, cinco tipos diferentes de lesões são reconhecidas e a trepanação é descrita: fraturas são para ser tratadas por redução e imobilização com talas e ataduras; a faca é para ser usada para excisar pólipos nasais e tonsilas ulceradas; e a cauterização é recomendada para hemorróidas. Em geral, contudo, o quadro que se mostra é conservador: a amputação de tecidos gangrenados é aceita como último recurso. A cateterização é defendida para cálculos na bexiga; a remoção dos cálculos (litotomia) é para ser deixada para os "especialistas nessa arte". As ligaduras vasculares eram aparentemente desconhecidas pelos gregos.

As recomendações hipocráticas para o tratamento das feridas certamente influenciaram a Medicina por séculos. A teoria de que a supuração era indispensável para a cura tomou lugar, porque acreditava-se que o pus derivava de sangue estragado. Isto formou a base da doutrina posteriormente influente do "pus salutar".

A hipocrática promessa estabelece que os médicos deveriam deixar as intervenções cirúrgicas para outros: essa separação formou parte da divisão do trabalho médico, mas a cirurgia também era vista claramente como um ofício inferior, sendo um trabalho das mãos mais do que da cabeça. Isso é refletido no seu nome: a palavra "cirurgia" deriva do latim *chirurgia*, o qual vem do grego *cheiros* (mãos) e *ergon* (trabalho). Certos médicos gregos deram atenção para a cirurgia. Soranus de Ephesus escreveu extensivamente sobre a obstetrícia, discutindo o uso da cadeira de parto e dando instruções sobre posições difíceis para o nascimento. Quando o feto estava em posição transversa, por exemplo, ele fazia o procedimento que mais tarde chamou-se de "virando os pés" (versão podálica), introduzindo uma mão no útero e puxando para baixo a perna, assim o bebê poderia nascer primeiro pelos pés. Novas operações apareceram gradualmente na literatura. No primeiro século d.C., Celsus fez o primeiro relato de litotomia completa.

Paul de Aegina no século VII, e al-Zahrawi (Albucasis) e Ibn Sina (Avicena), ilustres médicos islâmicos do final do século X e início do século XI, discutiram a cauterização com um ferro em brasa para estancar o sangramento. O *Corpus Hippocraticus* (Corpo Hipocrático) e Celsus tinham precocemente recomendado cauterização como um meio de retardar a putrefação. Em seu grande livro, *Altasrif* (Coleções), Albucasis discutia um grande número de cirurgias, mas colocava sua maior confiança na cauterização.

No oeste medieval, a escola salernitana de medicina, a qual floresceu em Salerno no sul da Itália no século XI, prestou grande atenção ao trabalho cirúrgico, notadamente no tratamento de feridas no crânio. Foi introduzida a idéia do manuseio da ferida seca, expandida a noção nos tratados eminentes em cirurgia pelo francês Henri de Mondeville e Guy de Chauliac, cujo – *Grande Chirurgie* (1363) – por dois séculos o livro-texto de maior influência – continha discussões sobre o manejo das feridas infectadas. A importância da limpeza e fechamento das feridas era acentuada e a velha doutrina do pus salutar questionada: discordando da ortodoxia, Guy de Chauliac sugeria que as feridas cicatrizariam mais rápido sem a formação de pus.

A cirurgia tradicional era feita regularmente por cirurgiões-barbeiros, que tinham sólidos rendimentos com barbearia. Era realizada também por itinerantes, freqüentemente chamados curandeiros, especializados em uma operação em particular (freqüentemente complexa e perigosa). Até o século XIX existiam tiradentes itinerantes, precursores dos modernos dentistas, oculistas viajantes operavam catarata; e litotomistas removiam cálculos vesicais. O tratamento cirúrgico da hérnia era do mesmo modo longo nas mãos de tais "empíricos" (cirurgiões regulares licenciados podiam ficar relutantes ao lidar com hérnia, visto que quase inevitavelmente a castração também ocorria). "Mestres das hérnias" itinerantes estiveram ativos até o século XVIII.

Desde o século XVI, entretanto, a cirurgia mostrava sinais de tornar-se mais metódica. Ambroise Paré, uma figura altaneira, tinha parte do *De Humani Corporis Fabrica* (Da Estrutura do Corpo Humano) de Vesalius (1543) traduzido para o francês como parte de seu *Anatomie Universelle du Corpus Humain* – Anatomia Universal do Corpo Humano (1561), tornando os ensinamentos anatômicos do Professor Paduan disponíveis, ao alcance dos cirurgiões-barbeiros que não sabiam latim. Nascido em 1510, no norte da França, Paré era um cirurgião-barbeiro e prestou longamente o serviço militar. Muitos dos tratamentos descritos em seu *Oeuvres* (Tratados), publicado em 1585 quando ele tinha 75 anos, eram resultado de sua experiência com feridas dos campos de batalha. Os mais importantes desses tratamentos foram a ligadura de Paré e o desenvolvimento de um substituto para a cauterização de feridas

CAPÍTULO 6
HOSPITAIS E CIRURGIA

abertas com óleo quente. Como relatado em seu *La Méthode de Traicter les Playes Faictes par Hacquebutes* (Método de Tratamento de Ferimento por Queimadura) de 1545, Paré preparou um ungüento (ou digestivo) de gema de ovo, óleo de rosa e turpentina, que ele aplicava na ferida. A mistura provou ser um sucesso. As feridas tratadas com o digestivo de Paré eram menos dolorosas, não edemaciavam e geralmente permaneciam sem inflamação. Concluindo que ferimentos por arma de fogo não requeriam a cauterização – esta deveria ser reservada para feridas com gangrena ou usada como meio de parar o sangramento de feridas infectadas –, Paré abandonou o tratamento com óleo quente.

A Inglaterra dos Tudor e Stuart também tinha competentes cirurgiões. *The Surgeon's Mate* (O Companheiro do Cirurgião) (1617) de John Woodall serviu por muito tempo como um manual de cirurgia naval, e Richard Wiseman tornou-se conhecido como o "pai da cirurgia inglesa". Seu *Several Chirurgical Treatises* (Vários Tratados sobre Cirurgia) (1676) deu ênfase particularmente à cirurgia militar naval, enquanto seu *Treatise of Wounds* (Tratado sobre Ferimentos) (1672) era anunciado como sendo especialmente direcionado aos médicos de navio "que raramente sobrecarregavam suas cabines com muitos livros". Contudo, o tratamento das feridas permanecia em uma estranha e bela penumbra. Houve muito alvoroço no século XVII, por exemplo, sobre a "pomada para feridas" desenvolvida pelo Sir Kenelm Digby e outros. Feita para curar feridas de espada, ela era uma mistura esquisita de minhocas, óxido de ferro, cérebro de porco, pó de múmia e assim por diante. A pomada era aplicada não na ferida, mas na arma que as causava. A idéia claramente tinha base na magia.

Antes da introdução da anestesia em 1840, todas as cirurgias invasivas dependiam de mãos ágeis, facas afiadas e frieza do cirurgião, para assim minimizar a dor. As cirurgias que fossem demoradas ou necessitassem de grande precisão estavam além do alcance dos cirurgiões iniciantes. Poucas cirurgias muito perigosas eram feitas, porém em caráter de máxima urgência. Uma das mais controversas era a cesariana, a qual muitas autoridades, incluindo Ambroise Paré, acreditavam como inevitavelmente fatal. A primeira cesariana adequadamente documentada foi feita em 1610 por Jeremiah Trautman, na cidade alemã de Wittenberg. Em 1689, na cidade de Saintes na França, Jean Ruleau fez uma cesariana com sucesso em uma mulher que não podia ter parto normal por causa de raquitismo. Não há registros até 1790 de uma operação deste tipo com sucesso ter sido realizada na Inglaterra em que a mãe sobrevivesse.

Nessas circunstâncias, o volume do trabalho do cirurgião tradicional permanecia uma rotina, em escala pequena e completamente segura (embora com freqüência terrivelmente dolorosa). Estavam envolvidos todos os dias em terapêuticas como curativos nas feridas, extração de dentes, procedimentos como cancros e feridas de doenças venéreas (comuns no século XVI), tratamento de manchas de pele e assim por diante. O procedimento cirúrgico mais comum – que servia como símbolo da profissão – era a sangria, freqüentemente feita a pedido do paciente. O método normal para sangria (profissionalmente conhecido como "venossecção" ou "flebotomia") era amarrar uma atadura em volta do braço, para fazer as veias do antebraço aparecerem, e então abrir a veia exposta com uma lanceta: isto era popularmente chamado de "respiração da veia". A sangria por ventosas foi também um meio muito usado para retirar sangue – era utilizada ainda para retirar furúnculos e outras erupções semelhantes; sanguessugas foram popularmente usadas para o mesmo propósito. O sangramento concordava com as doutrinas humorais, especialmente a teoria de pletora – a idéia de que tanto as doenças como as febres, apoplexia ou a dor de cabeça seguiam-se à excessiva formação de sangue. Assim, tão freqüente na história da terapêutica, a "cura" sobreviveu por muito tempo à sua origem teórica racional, permanecendo ubíqua, junto com purgativos e vômitos, até o meio do século XIX.

HOSPITAL TRADICIONAL

Embora avançada na teoria médica, a Grécia clássica não tinha hospitais. Nos tempos hipocráticos, um paciente podia ocasionalmente ser tratado na casa de um médico ou no Santuário de Asclépios, o deus grego da cura. No Império Romano, havia também facilidades, denominadas hipocondria, para o alívio de escravos, soldados e o fornecimento de hospitalidade para viajantes a pé. Não há evidências, contudo, de construções dedicadas ao tratamento de doentes na população em geral até a Era cristã.

Não é por acidente que o triunfo da fé cristã trouxe à tona os cuidados de enfermagem e a invenção do hospital como uma instituição de cuidados à saúde. Cristo tinha feito curas miraculosas, dando visão a cegos e tirando demônios de insanos. A caridade era a virtude cristã suprema. Em nome do amor, serviço e salvação, os crentes eram encorajados a cuidar daqueles necessitados – os destituídos, incapacitados, pobres e famintos, aqueles sem abrigo e os doentes. Depois da conversão de Constantino (morto em 337 d.C.), o Cristianismo tornou-se a religião imperial oficial, os hospitais apareceram como fundações devotadas, e com ordens religiosas dedicadas a servir as pessoas.

Capítulo 6
Hospitais e Cirurgia

Então, um hospital foi fundado em 390 por Fabíola, uma convertida ao Cristianismo que dedicou o resto de sua vida à caridade. Uma rica mulher, ela misturou-se entre os doentes e pobres de Roma. Sua professora, Jerome, escreveu que ela:

> vendeu tudo da sua propriedade que poderia colocar nas mãos (era grande e adequada a sua posição) e transformou em dinheiro que ela depositou em benefício dos pobres. Ela foi a primeira pessoa a fundar um hospital, dentro do qual ela pôde reunir os sofredores fora das ruas e cuidar de desafortunados, vítimas de doenças e de necessidades. Eu necessito agora relatar as várias doenças dos seres humanos? Necessito falar das feridas dos narizes, dos olhos lançados fora, dos pés queimados pela metade, das mãos cobertas com feridas? Ou dos membros hidrópicos e atrofiados? Ou da carne doente, tomada por vermes? Comumente ela carregou em seus próprios ombros pessoas infectadas com icterícia ou com imundícies. Freqüentemente também lavava o material descarregado das feridas que outros, mesmo sendo homens, não ousariam nem olhar. Ela deu comida para seus pacientes com suas próprias mãos e umedeceu os lábios ressecados e ofegantes dos moribundos com pequenas quantidades de líquido.[1]

Esse ideal do cuidado e da cura como ato de caridade cristã permaneceu influente através da Idade Média, dando ímpeto à fundação dos hospitais.

Alguns hospitais eram excrecências de casas religiosas: afinal, os próprios monastérios precisavam de facilidades médicas para atender os frades doentes. Através dos séculos medievais, milhares dessas instituições foram estabelecidas pela herança dos devotos sob as regras de ordens religiosas regulares. Esses "hospitais" (o termo "albergue" pode soar mais apropriado para nossos ouvidos) eram comumente efêmeros e geralmente modestos, com, talvez, uma dúzia de camas e um par de frades encarregados.

As coisas eram diferentes em cidades maiores, onde os hospitais plantaram raízes mais permanentes. No século VII havia alguns hospitais em Constantinopla (então capital do Império Romano) que eram suficientemente bem estabelecidos para oferecer enfermarias separadas para mulheres e homens, salas especiais para pacientes cirúrgicos e para casos oculares. A escritura de fundação (1136) do Hospital Pantokrator, em Constantinopla, assumiu que o ensinamento médico deveria ser oferecido dentro do hospital. A partir do século X, surgiram hospitais multifuncionais *("bimaristans")* no Cairo, Bagdá, Damasco e outras cidades islâmicas. Alguns ofereciam ensino médico. No início dos séculos medievais, Bizâncio e o Levante eram muito mais desenvolvidos do que a Europa latina.

No oeste cristão, o número de hospitais expandiu-se a partir do século XII com o crescimento da população, do comércio e das cidades. Os hospitais medievais permaneciam freqüentemente associados a Igreja ou ao monastério, e a vida dentro deles era organizada em volta das tarefas religiosas. Era mais importante garantir que os pacientes morressem em estado de graça, tendo recebido os sacramentos, do que estabelecer tratamentos médicos heróicos para manter a vida temporal. Na Inglaterra medieval e através das áreas rurais da Europa continental, os albergues rotineiramente proviam cuidado e hospitalidade para o indigente, o idoso, o fraco, o peregrino, sem predominantemente serem devotados ao doente.

Nos séculos XII e XIII centenas de asilos de leprosos foram construídos. Por volta de 1225 havia aproximadamente 19.000 desses leprosários na Europa. Uma parede alta deveria separar o leprosário da comunidade enquanto pequenas cabanas proviam abrigos para os doentes. Com o declínio da lepra, os leprosários foram usados por pessoas com suspeita de portarem doenças infecciosas, pelos insanos e até mesmo pelos indigentes. Alguns se tornaram hospitais. Assim o Hospital des Petits Maisons próximo ao monastério de Saint German des Près, fora de Paris, que começou como um leprosário, mais tarde foi usado por indigentes sifilíticos e por peregrinos desorientados. St. Giles in the Fields, a oeste dos limites de Londres, era originariamente um leprosário.

Quando a peste bubônica assolou a Europa no século XIV, os leprosários foram requisitados como os primeiros hospitais para a praga. Lazaretos (nomeados em função de seu patrono protetor São Lázaro) começaram a ser construídos nos últimos anos do século, para garantir o comércio e proteger a população das cidades. A primeira casa de peste documentada foi construída em Dubrovnik (Ragusa) na Costa Adriática da Croácia, em 1377, seguido por uma enfermaria em Marselha, em 1383. Veneza construiu dois lazaretos em ilhas de suas lagoas em 1423 e 1468, respectivamente. Milão fundou uma casa de peste 20 anos depois, e o Hospital de São Sebastião, construído em Nuremberg em 1498, tornou-se modelo para os posteriores hospitais de praga na Alemanha.

Foi nas cidades italianas – Veneza, Bolonha, Florença, Nápoles e Roma – que os mais distintos hospitais medievais foram estabelecidos. Diferente das pequenas fundações rurais, os hospitais nas grandes cidades italianas, usualmente tinham uma equipe médica residente. Nos centros urbanos italianos, os hospitais tinham um papel importante no cuidado do pobre e do doente. As próprias confraternidades religiosas assumiam o dever da caridade e algumas administravam os hospitais. Pragas graves e outras epidemias aceleraram a fundação dos hospitais, tanto que no século XV havia 33 hospitais somente em Florença – quase 1 para cada mil habitantes. O tamanho destes variava enormemente, desde 10 leitos até 230 no S. Maria Nuova (fundado em 1288), o maior e o mais importante. Esses hospitais de Florença eram primariamente para órfãos, peregrinos, viúvas e para os inúmeros pobres; somente sete eram principalmente dedicados aos doentes, mas estes tinham uma equipe médica acoplada a eles. No S. Maria Nuova, havia seis clínicos, um cirurgião e três assistentes no século XIV.

Na Inglaterra havia cerca de 470 "hospitais" no fim do século XIV, mas eles eram geralmente pequeníssimos e apenas medicinais. O número de ocupantes variava de dois ou três até 30; com média de 10. Somente em Londres havia hospitais de significância. A dissolução dos monastérios e capelas durante as reformas de Henrique VIII e Eduardo VI (1536-52) ocasionou o fechamento de praticamente todas essas fundações e o rei apoderou-se das construções. Muitos foram reformados, contudo em uma nova base secular. O São Bartolomeu (fundado em 1123) e o de São Tomás (fundado em torno de 1215), Hospital de Cristo, e o Bethlem (ambos fundados no século XIII), foram vendidos à coroa para a corporação da cidade de Londres. O de São Tomás e o de São Bartolomeu expandiram-se como hospitais para o pobre doente, e o Bethlem fornecia tratamento para os loucos. No entanto, embora a Londres dos Stuart crescesse e se tornasse uma cidade monstro – tinha em torno de meio milhão de pessoas em 1700, sendo, com Paris, uma das maiores cidades da Europa – ela só tinha dois hospitais médicos de pouca monta. E, fora da capital, não havia hospitais médicos em toda a Inglaterra em 1700.

Nos países católicos, nenhuma reforma equivalente à de Henrique VIII desguarneceu os hospitais; e na Espanha, França e Itália, as fundações cresceram em número nos séculos XVI e XVII, em resposta ao crescimento da população. Elementos leigos e religiosos nos hospitais, geralmente, trabalhavam bem juntos, embora algumas vezes aparecessem conflitos entre os médicos, com suas prioridades médicas, e a enfermagem, com seus fins piedosos. As doações caridosas aos hospitais participavam da cadeia local de proteção, patronagem e poder familiar. Na França, o *hôpital général* (hospital geral) (similar aos abrigos ingleses) emergiu no século XVII como uma instituição designada para proteger – ou mais para confinar – mendigos, órfãos, vagabundos, prostitutas e ladrões ao lado do doente e do louco. O *Hôtel Dieu* (Hospital de Deus) em Paris era mais especificamente projetado como uma instituição de cura; era dirigido por ordens religiosas.

Talvez a jóia entre os hospitais continentais no século XVIII tenha sido o Algemeines Krankenhaus de Viena (hospital geral), reconstruído pelo Imperador Joseph II em 1784. A maneira honrosa da época, o hospital de Viena abrigava os pobres, como também fornecia assistência médica para os doentes. Planejado para 1600 pacientes, foi dividido em seis sessões médicas, quatro cirúrgicas e quatro clínicas; 86 leitos clínicos preenchiam as necessidades de ensino de sua equipe médica. Como parte de um grande projeto de Joseph II, para modernizar o Império de Habsburg, os hospitais provincianos foram também construídos em Olmütz (1787), Linz (1788) e Praga (1789). Novas enfermarias foram também estabelecidas em outros territórios de língua alemã, incluindo o Juliusspital em Würzburg (1789), o qual ganhou prêmio pelo seu centro cirúrgico. O Hospital Charité de Berlim foi construído em 1768, e, na Ucrânia, Catarina, a Grande (1762-96) ergueu o imenso Hospital Obukhov.

Embora, para os padrões europeus, a recém-moderna Inglaterra fosse excepcionalmente mal dotada de hospitais – e também de instituições religiosas, tais como orfanatos –, este lamentável estado de coisas mudou rapidamente na Era do Iluminismo, quando a filantropia, secular e religiosa, deu início a muitas fundações novas. Os novos hospitais, fundados no século XVIII, na Inglaterra eram para os pobres (embora não para os pobres das paróquias, que seriam tratados sob a Lei do Pobre). Garantir assistência gratuita para o pobre doente, respeitável e merecedor era algo esperado, confirmando os laços sociais de paternalismo, deferência e gratidão.

Londres beneficiou-se precocemente. Aos dois antigos hospitais da metrópole mais cinco foram somados, entre 1720 e 1750: o Westminster (1720), o de Guy (1724), o de St. George (1733), o de Londres (1740) e o de Middlesex (1745). Todos eram hospitais gerais. Eles perturbaram o fundamento das instituições nas províncias, onde nenhum hospital genuinamente médico jamais havia existido. A Enfermaria Real de Edimburgo foi construída em 1729, seguida pelos hospitais em Winchester e Bristol (1737), York (1740), Exeter (1741), Bath (1742), Northampton (1743) e mais outros 20. Por volta de 1800, todas as cidades inglesas, que comportassem tinham um hospital. Catedrais tradicionais e municipalidades vieram primeiro, cidades industriais, tais como Sheffield e Hull, se seguiram.

Crescendo essas fundações gerais, os humanitários também injetaram dinheiro em instituições especializadas para os doentes. O *St. Luke Hospital* (Hospital São Lucas) foi aberto em Londres, em 1751, tornando-se naquela

CAPÍTULO 6
HOSPITAIS E CIRURGIA

época o único grande asilo para loucos, fora o Bethlem. Distinto do Bethlem, criticado por sua barbaridade, o St. Luke foi inaugurado em uma fanfarra otimista, e com seu médico, William Battie, afirmando que, se manejada com humanidade, a loucura não seria menos curável do que qualquer outra doença. Por volta de 1800, outras grandes cidades, tais como Manchester, Liverpool e York, tinham asilos públicos filantropicamente financiados. Paralelamente aos lunáticos, os pacientes com doenças venéreas também tornaram-se alvos de caridade – certamente um sinal de mudança no clima das opiniões: o julgamento religioso rígido, de que tais doenças eram uma punição salutar para o vício, estava evidentemente em decadência, sendo suplantado pela visão iluminista de que o alívio do sofrimento era a obrigação da humanidade. O Hospital Lock de Londres, exclusivamente para casos venéreos, foi aberto em 1746. Isso ocorreu paralelo a outra fundação de outra instituição caridade de Londres, o Hospital Magdalene para Prostitutas Arrependidas (1759) – mais um refúgio do que um hospital médico, onde as meretrizes, querendo recuperar-se, aprendiam um ofício.

Outra instituição nova era o hospital de internação. Em Londres, os primeiros hospitais-maternidade foram o British (1749), o City (1750), o Geral (1752), e o Westminster (1765). Estes encaravam grandes necessidades, nada menos do que garantir leitos para mulheres empobrecidas. Eles também possibilitavam que as mães solteiras, principalmente serviçais, pudessem deixar seus bebês ilegítimos, sem muitas perguntas. Muitos recém-nascidos, então, terminavam no Hospital Foundling (Orfanato) em Bloomsbury, aberto em 1741. As crianças rejeitadas poderiam ser depositadas lá, anonimamente; elas seriam educadas e aprenderiam um ofício. Entretanto, os projetos benevolentes de hospitais de internação foram frustrados por horríveis taxas de mortalidade, de mães e bebês, semelhante ao que mais tarde se identificaria como infecções bacterianas. Todavia, eles serviam como lugares onde estudantes de medicina poderiam praticar habilidades obstétricas.

Os hospitais gerais forneciam tratamento, comida, abrigo e oportunidades de convalescência. Por volta de 1800, os hospitais de Londres sozinhos estavam lidando com cerca de 20.000 pacientes por ano. Mas, tais como os hospitais estrangeiros, eles restringiam-se a atender apenas queixas menores, prováveis de responder ao tratamento, e excluíam os casos infecciosos. Nada de útil se teria a ganhar, admitindo febres no hospital: elas não poderiam ser curadas e se espalhariam como fogo. Os hospitais separados para febre foram, entretanto, estabelecidos para aqueles com doenças contagiosas. O primeiro hospital para febres de Londres (eufemisticamente chamado de Casa de Recuperação) foi aberto em 1801. Outros novos meios de cura eram os departamentos ambulatoriais, e dispensários também foram fundados.

Desenvolvimentos semelhantes ocorreram na América do Norte. O primeiro hospital geral foi fundado, na Filadélfia, em 1751; 20 anos depois, o New York Hospital foi criado. O Hospital Geral de Massachusetts em Boston foi erguido em 1811. Todos estes hospitais atendiam o doente pobre.

INÍCIO DAS VISITAS CLÍNICAS

No século XVIII, os hospitais cada vez mais se abriam para os estudantes de medicina, e os professores usavam casos nas suas lições como material de treinamento. Em Viena, as reformas dos hospitais aconteceram durante o ano de 1770, por Anton Stoerck, que estava à frente das instruções clínicas nas enfermarias. O sucesso da Escola Médica de Edimburgo deveu-se muito às suas ligações com a enfermaria da cidade. O Professor John Rutherford inaugurou as sessões clínicas, nos anos de 1740, e, desde 1750, uma enfermaria clínica especial foi criada, cujos pacientes serviam de material de ensino para sessões clínicas de professores. "Um número tal de casos que servissem provavelmente como prova instrutiva", notou o estudante de medicina, John Aikin, nos anos de 1770, "era selecionado e disposto em quartos separados na Enfermaria e atendido por um dos colegas professores. Os estudantes andavam com ele todos os dias e anotavam o estado de cada paciente e os medicamentos prescritos. Às vezes, eram feitas palestras sobre estes casos, nas quais todas as mudanças progressivas na doença eram traçadas e explicadas, e o método da prática era levado em conta".[2] Dos estudantes esperava-se que visitassem os pacientes à beira do leito, por suas próprias iniciativas, estudando os relatos dos professores.

Inicialmente, as enfermarias inglesas tinham pouco a ver com o ensino. Um grande anatomista-cirurgião de Londres, William Cheselden, começou com palestras cirúrgicas particulares em 1711; mas, em 1718, ele mudou suas palestras para o St. Thomas, ministrando quatro cursos por ano. A instrução clínica foi criada e os estudantes eram encorajados a seguir seus professores nas enfermarias e na sala de cirurgia. A prática se espalhou. William Shippen da Filadélfia atendia os hospitais de Londres, em 1759, e escreveu em seu jornal:

> (4 de agosto) vi Mr. Way, cirurgião do Hospital de Guy, amputar uma perna de um paciente acima do joelho com oito ligaduras e muita destreza... (23 de agosto) assisti Dr. Akenside no atendimento

e prescrição para eles, 58 atendidos... (5 de setembro) vi Mr. Baker realizar três operações, uma perna, uma mama e um tumor de mandíbula em uma menina, muito bem operados... (7 de novembro) fui ao Hospital São Bartolomeu e acompanhei a operação mais caprichosa de bubonocele que já vi, por Mr. Pott, um cirurgião caprichoso e muito inteligente.[3]

Tais relatos mostram que os contemporâneos acreditavam que o tratamento cirúrgico em hospitais estava melhorando.

Os alunos tornaram-se uma presença ilustre em hospitais provincianos, e o treinamento de estudantes foi essencial para as instituições especializadas, tais como hospitais maternidades. Como tal, o Novo Hospital Geral de Internação de Londres admitia estudantes para atender como acompanhantes, como eram chamados os homens parteiros. Como resultado de tudo isto, em 1800 Londres era, de acordo com o médico de Bristol, Thomas Beddoes, "o melhor lugar na Grã-Bretanha, e provavelmente em todo o mundo, onde a medicina pode ser ensinada tão bem quanto cultivada, com maior vantagem".[4]

ORDENS DE ENFERMAGEM RELIGIOSAS

A enfermagem hospitalar foi por muito tempo suprida por ordens religiosas como parte do ideal de serviço cristão – e permaneceu como o trabalho principal das ordens religiosas, na Europa católica, até recentemente. Todas as ordens monásticas eram encarregadas de cuidar dos pobres de Deus, entre eles os doentes, e todo monastério ou convento tinha uma *infirmarius* ou *infirmaria* (enfermaria), que se encarregava de supervisionar a enfermaria e, com a ajuda de assistentes, atender às demandas dos doentes. Durante as Cruzadas, os Cavaleiros de St. John de Jerusalém (mais tarde denominados Cavaleiros de Malta e progenitores da Brigada da Ambulância de St. John), os Cavaleiros teutônicos, os Cavaleiros templários e os Cavaleiros de São Lázaro foram atuantes tanto em enfermagem como na construção de hospitais. Na França do século XVII um padre, Vincent de Paul, organizou as Filhas da Caridade primeiramente como uma ordem de enfermagem.

Na Revolução Francesa, entretanto, como parte do devastador ataque à Igreja, as comunidades religiosas de enfermagem foram abolidas e a caridade nacionalizada. Os revolucionários confiscaram os fundos das fundações religiosas. Naquele momento, no entanto, a indecisão política, a corrupção e uma crescente inflação culminaram com uma espetacular redução na qualidade de vida e nos serviços hospitalares oferecidos aos mais necessitados. Por escolha e necessidade, Napoleão reverteu em grande parte esta situação, com os hospitais sendo financiados por doações de devotos e administrados por ordens religiosas, sobretudo as Filhas da Caridade, que floresceram no século XIX. Os serviços de enfermagem foram ainda mais afetados nos países protestantes. Na Inglaterra georgiana, o estereótipo da enfermeira era o de uma bêbada, impertinente e rude.

MOVIMENTOS PARA A REFORMA HOSPITALAR

Se a enfermagem deixava muito a desejar, o hospital, originalmente um local de recuperação, prontamente tornou-se um centro de doença e morte, disseminando os males que supostamente iria curar. O século XVIII, no entanto, trouxe movimentos para reforma hospitalar, como resultado de fortes críticas às antiquadas, corruptas e promíscuas instituições. Movido por seu senso de humanidade, o filantropo inglês John Howard largou seu emprego de remodelador de prisões e tornou-se, nos últimos anos de sua vida, um remodelador de hospitais; suas grandes viagens disseminaram reformas pelo continente. Ele era especialmente insistente sobre a necessidade de limpeza e ar fresco no combate à pesada atmosfera carregada de eflúvios miásmicos mortais, que ele e outros culpavam pelas doenças e índices de mortalidade em cadeias e hospitais.

A profissão médica por seu lado não estava indiferente à reforma hospitalar. Quando Luís XVI convidou a *Académie des Sciences* (Academia de Ciências) para liderar a reforma hospitalar, um distinto cirurgião, Jacques Tenon, foi mandado para uma visita à Inglaterra. Impressionado com o *Royal Naval Hospital* (Real Hospital Naval) em Plymouth e com a ventilação permitida pelo estilo arquitetônico, ele voltou a Paris com visões nobres de novas construções. Porém pouco se obteve desses planos de reconstrução, pois a revolução havia desacreditado os hospitais, vendo-os como agentes de doutrinas religiosas e poder oligárquico. O efeito direto da Revolução Francesa nas instituições de saúde foi negativo.

CRESCE O *STATUS* DA PRÁTICA CIRÚRGICA

A prática cirúrgica cresceu em qualidade e *status* na Europa durante o século XVIII. Por séculos chamada "a arte dos cortadores" e menosprezada, vista mais como uma habilidade manual do que ciência liberal, a cirurgia estava submetida à clínica na hierarquia médica. Os cirurgiões geralmente não passavam por uma academia, mas por uma educação prática, por um aprendizado não universitário. Organizados em associações de ofício, os cirurgiões tradicionalmente tinham pequeno *status*. A cirurgia poderia ser retratada como uma prática rebaixada e profana: pois, ao contrário dos médicos de mãos limpas, emperucados e perfumados, os cirurgiões lidavam com a carne doente e decadente – tumores, cistos, fraturas, gangrenas, cancros sifilíticos e coisas do tipo. Seus instrumentos de trabalho eram aterrorizantes – a faca, os ferros cauterizantes, as serras de amputação: eles eram satiricamente comparados a açougueiros ou carrascos.

Alvos de sátira entre seus contemporâneos nos tempos pré-anestesia, os cirurgiões receberam tradicionalmente péssimos atributos dos historiadores, que descreviam o "Velho Sr. Serra-Ossos" como um operador descuidado e sanguinário. A caricatura, no entanto, diz apenas uma verdade parcial, e estudos recentes sobre o cotidiano dos cirurgiões nos séculos XVIII e XIX mostraram uma situação diferente. As espetaculares e freqüentes cirurgias letais como amputações ou trepanações, às quais os historiadores se referiam, eram, na verdade, mais exceção do que regra. O principal trabalho do cirurgião médio era fazer pequenos reparos corriqueiros: sangrias, extrações dentárias, tratamento de paroníquias, ataduras, tratamento de úlceras de pernas, doenças venéreas, fechamento de fístulas, e assim por diante. O cirurgião tradicional tinha de atender a quesitos externos, que exigiam manutenção da rotina para a assepsia, retirada de pus, ungüentos e bandagens. As condições tratadas por eles não representavam risco de vida, em sua maioria, nem eram intervenções glamourosas.

Os estudos de cirurgiões comuns mostravam baixos índices de letalidade entre os que sensatamente respeitavam seus limites. Seu limite de atuação em cirurgias internas era estreito, pois eles estavam bem cientes dos riscos: traumas, hemorragias e infecções. Um habilidoso cirurgião do século XVIII extrairia pedras da bexiga ou extirparia tumores cancerosos nos seios. Em 1810, a romancista Fanny Burney foi operada, sem anestesia, devido a um câncer nos seios, pelo grande cirurgião francês Dominique-Jean Larrey e sobreviveu – embora não sem experimentar uma dor lancinante, como mostra este trecho de um relato detalhado da operação:

> O Sr. Dubois me colocou sobre o leito e abriu um lenço de cambraia sobre meu rosto. O lenço, porém, era transparente, e eu vi através dele a cama ser repentinamente cercada por sete homens e minha enfermeira; eu me recusava a ser segura; mas quando eu vi cintilar, através da cambraia, o aço polido, fechei meus olhos...

Ainda quando a terrível lâmina estava inserida em meu peito – dilacerando veias, artérias, nervos e a carne – eu não precisei de avisos para não conter minhas lágrimas. Comecei a gritar e só parei ao final da incisão – e eu me espanto de que este grito não esteja ainda em meus ouvidos, tão avassaladora foi a agonia! Quando o ferimento foi feito e o instrumento retirado, a dor parecia a mesma, devido ao ar que, repentinamente, penetrou nas partes delicadas, dando a sensação de muitos pequenos punhais, afiados e pontudos, rasgando as extremidades do ferimento. Mas quando eu senti o instrumento novamente, descrevendo uma curva – cortando o tumor, se posso dizer assim, enquanto a carne resistia de maneira tão feroz como para se opor e cansar as mãos do cirurgião a tal ponto que este era forçado a trocar de lado no leito, então, pensei ter morrido. Eu tentei não mais abrir os olhos. Quando o instrumento foi retirado pela segunda vez, concluí que a operação acabara. Oh, não, prontamente a terrível incisão recomeçou – e pior do que nunca, para separar a base da terrível glândula das partes as quais estava aderida... novamente ainda não estava tudo terminado...[5]

A exploração da cavidade abdominal se reservava estritamente para o futuro. Malefícios do coração, pulmão, cérebro, fígado e estômago não eram tratados pela faca e sim por administração de medicamentos e terapias; nenhuma cirurgia interna maior foi possível antes da introdução de procedimentos de anestesia e assepsia. Somente após 1800, os cirurgiões começaram a praticar histerectomias e outros procedimentos cirúrgicos ginecológicos, e, mesmo assim, os membros mais conservadores da profissão desaconselhavam tal "ousadia".

Evoluções apareciam, entretanto, em outros campos da prática cirúrgica. Tomemos, por exemplo, o tratamento de pedras na bexiga. Um procedimento tradicional, conhecido como "o aparato maior", envolvia dilatar e fazer incisões na uretra para permitir a introdução de instrumentos para a retirada das pedras. Um método mais avançado foi introduzido por volta de 1700, pelo profissional médico itinerante, Jacques de Beaulieu, popularmente conhecido como Frère Jacques (ele usava um hábito franciscano para garantir segurança em suas viagens). Essa cistotomia lateral consistia em cortar o peritônio e abrir tanto a bexiga quanto o seu colo. Dizem que Frère Jacques realizou por volta de 4.500 litotomias e 2.000 operações de hérnia.

Dois distintos cirurgiões, Johannes Rau em Amsterdã e William Cheselden em Londres, usaram os métodos de Frère Jacques com relativo sucesso. Cheselden ganhou fama por realizar litotomias com excepcional rapidez – ele podia

CAPÍTULO 6
HOSPITAIS E CIRURGIA

completar o doloroso e lancinante trabalho de corte em exatamente dois minutos, enquanto outros cirurgiões podiam levar até 20. Como resultado, ele cobrava quantias avassaladoras, provavelmente acima de 500 guinéus por paciente. Esse exemplo revela uma situação comum no começo da medicina moderna: inovações primeiramente introduzidas por itinerantes ou charlatões (que podiam arriscar-se à ousadia, pois não tinham nada a perder), com o tempo, se estabilizavam como prática cotidiana. O mesmo se aplica à hérnia: tradicionalmente especialidade de viajantes itinerantes, a hérnia foi gradualmente passando às mãos dos cirurgiões convencionais, auxiliados pelas melhorias na fabricação das fundas.

Outras técnicas também sofreram refinamento. Um conhecido cirurgião militar francês, Jean-Louis Petit, desenvolveu novas técnicas para as amputações na coxa, criando um eficiente torniquete que controlava o fluxo sangüíneo enquanto o cirurgião executava ligaduras como recomendado por Ambroise Paré. Ele também demonstrou a disseminação do câncer de seio através de linfonodos axilares. A cirurgia militar também avançou, especialmente no tratamento de ferimentos causados por arma de fogo. Guerras freqüentes e imensa expansão naval e colonial criaram demandas insaciáveis de jovens cirurgiões dispostos a trabalhar fora do país ou em navios. Por volta do começo do século XVIII a frota britânica possuía 247 embarcações, cada uma carregando um cirurgião e um assistente. Para aqueles com estômago forte, como o cirurgião Roderick Random, herói do romance de Tobias Smollett (1748), os serviços prestados à Marinha ou ao Exército propiciaram infinita experiência e um valioso engajamento na profissão.

Especialistas na prática cirúrgica foram pioneiros em novas técnicas. Por volta de 1700, descobriu-se que a catarata envolvia um enrijecimento do cristalino. Um oculista francês, Jacques Daviel, descobriu um método de extrair o cristalino do olho quando este tornava-se opacificado pela catarata, realizando o procedimento muitas centenas de vezes e obtendo bons resultados. Também habilidoso nesse tipo de operação era o oculista charlatão John (Chevalier) Taylor, que atuava em meio a tremenda balbúrdia em várias côrtes principescas da Europa. De acordo com seus inimigos, o excesso de autoconfiança de Taylor contribuiu para a cegueira de Bach e Handel.

Outros cirurgiões alcançaram a fama por suas habilidades altamente confiáveis ou suas inovações. Percival Pott, um cirurgião do Hospital St. Bartholomew, em Londres, escreveu e publicou artigos sobre hérnia, traumatismos cranianos, hidrocele (líquido na bolsa escrotal), fístula anal, fraturas e luxações, assim como foi o primeiro a observar que os limpadores de chaminé sofriam de câncer no escroto. Pierre-Joseph Desault, professor de François Bichat e fundador, em 1791, do primeiro periódico cirúrgico, o *Journal de Chirurgie* (Jornal de Cirurgia), melhorou o tratamento de fraturas e desenvolveu métodos de ligadura de vasos sangüíneos em caso de aneurismas. Desault insistia que os cirurgiões deveriam ter uma compreensão de fisiologia tanto quanto de anatomia. A ortopedia começou a emergir graças especialmente a Jean-André Venel de Genebra, que desenvolveu aparatos mecânicos para corrigir a curvatura lateral e outros defeitos da espinha dorsal.

Graças a tais avanços da técnica cirúrgica e mudanças na prática obstétrica, a cirurgia se elevou a um patamar profissional. Isto ocorreu primeiro na França. Como nos outros países, os profissionais franceses eram inicialmente cirurgiões-barbeiros – em Londres, a Companhia dos Cirurgiões-Barbeiros foi aprovada pelo Parlamento em 1540 – mas eles conseguiram, com a ajuda real, se emancipar dos barbeiros. Em 1672, o cirurgião parisiense Pierre Dionis foi honrado com a indicação para ministrar palestras sobre temas de anatomia e cirurgia no Jardin du Rois (o Jardim Botânico Real). A seguir, em 1687, a desventura de Luís XIV, ao contrair uma fístula anal, se mostrou uma grande oportunidade. Uma bem-sucedida operação feita por Charles-François Félix no Sun King (ele havia praticado primeiramente em pobres) contribuiu para promover o prestígio da cirurgia.

Desde o começo do século XVIII, a prática cirúrgica foi ensinada em larga escala em Paris, através de palestras e demonstrações. O rompimento veio em 1731, quando um alvará real estabeleceu a *Académie Royale de Chirurgie* (Real Academia de Cirurgia). Doze anos depois, Luís XV dissolveu a ligação entre os cirurgiões e os barbeiros e, em 1768, a convenção dos cirurgiões treinados por aprendizagem prática de cirurgia terminou. Depois disso, os cirurgiões começaram a competir em *status* com os médicos, pregando que a cirurgia não era uma mera arte manual. Esta visão da cirurgia como uma ciência enquadrava-se com a visão do Iluminismo de um aprendizado prático (empírico) em vez de livresco. Dentro desse quadro, foi possível colocar a cirurgia como o braço mais experimental da medicina e, portanto, o mais progressista.

Como resultado desses avanços, a França liderou o mundo da cirurgia por boa parte do século XVIII, formando estudantes vindos de toda a Europa. Primeiramente em Paris e mais tarde em todo o mundo, o hospital tornou-se o centro do ensinamento cirúrgico, e os jovens graduados da profissão cirúrgica, empregados como assistentes de cirurgia, achavam trabalho nos hospitais como jovens professores. O cirurgião Pierre-Joseph Desault introduziu no

CAPÍTULO 6
HOSPITAIS E CIRURGIA

Hôtel Dieu o ensino à beira do leito. Mover a educação médica para os hospitais reforçou as conexões entre a cirurgia e a anatomia, que já vinham crescendo desde Andreas Versalius, no século XVI, e significou alguns passos em direção à perspectiva locoanatômica ou patoanatômica da doença que tornou-se tão proeminente nos hospitais da Paris pós-revolucionária – uma visão que identifica as doenças com órgãos específicos e alterações patológicas locais.

Avanços paralelos ocorreram em outras partes. É significativo que Alexandre Monro, o primeiro responsável pela cadeira de anatomia e cirurgia na Escola de Medicina de Edimburgo, tivesse como profissão a cirurgia. Monro ajudou a fundar a Enfermaria Real de Edimburgo e fez da cidade um grande centro de treinamento médico. Seus livros *Osteologia* (1726), *Ensaio de Anatomia Comparativa* (1744) e *Observações Anatômicas e Fisiológicas* (1758) tornaram-se importantes textos anatômicos.

Monro ensinava anatomia, mas também dava instruções em intervenções cirúrgicas, tanto para aprendizes de cirurgia quanto para estudantes de medicina. O imenso sucesso da educação médica implantada em Edimburgo começou a corroer a tradicional divisão de *status*, muito mais persistentemente mantida na Inglaterra, entre cirurgia e clínica. A partir de 1778, o *Royal College of Surgeons* (Real Colégio de Cirurgiões) de Edimburgo começou a conceder seus próprios diplomas, que eram tão valiosos quanto um título. Os estudantes de medicina de Edimburgo achavam que fazia sentido tornarem-se aptos a realizar as duas tarefas, especialmente se desejassem se tornar clínicos gerais, médicos "pau pra toda obra", praticando em todos os campos da saúde.

A crescente importância dos hospitais se provou uma bênção para os cirurgiões por uma razão: as novas enfermarias atraíam acidentados e casos de urgência, que eram mais freqüentemente tratados por cirurgiões do que por clínicos. Além disso, os hospitais mantinham suprimentos de corpos não reclamados, predominantemente de pessoas pobres, os quais eram usados para a dissecação *post mortem*. Os hospitais também forneciam recursos aos cirurgiões para ensinar aos estudantes. Ao lado dos hospitais, a disseminação de escolas de anatomia, primeiro em Paris e depois em Londres, incrementou o prestígio da cirurgia.

Por volta de 1800 os cirurgiões tinham escapado da associação aviltante com os tradicionais barbeiros e sanguinários: em Londres, a Companhia dos Cirurgiões se separou dos barbeiros em 1745. O *status* dos cirurgiões começou a subir tanto que estes se tornaram, no século XX, talvez os mais distintos profissionais médicos.

NASCIMENTO DA CLÍNICA

Por volta de 1800, particularmente com o desenvolvimento da nova ciência médica caracterizada pela rotina do exame físico, pela anatomia patológica e pela estatística, o hospital deixou gradualmente de ser um local primário de caridade, cuidados e convalescença e transformou-se no poderoso centro médico que tem sido desde então.

A nova abordagem clínica e anatômica da medicina, da qual Paris foi pioneira, não foi baseada nos anfiteatros de aulas teóricas, mas nos grandes hospitais públicos, onde a experiência prática podia ser obtida em abundância. A "clínica" (como essa medicina hospitalar costumavam ser chamada) tornou-se o centro da medicina. Ela fez uso dos recursos hospitalares para exames *post mortem* e correlacionou achados internos após a morte com a patologia observada em vida. O enorme número de pacientes dos hospitais públicos significava que as doenças eram identificadas mais como aflições que atacavam a todos de um mesmo modo do que como únicas em cada caso, e a estatística foi usada para estabelecer perfis representativos das doenças. Tal abordagem foi iniciada por volta de 1800 por Philippe Pinel, em Salpêtrière em Paris, René Läennec no Hospital Necker e por Pierre Louis do Hôtel Dieu. Sua ênfase não estava nos sintomas e sim nas lesões, isto é, nas facetas objetivas da doença.

O século XIX trouxe um notável crescimento para os hospitais em resposta ao crescimento populacional: Londres, por exemplo, cresceu de algo acima de meio milhão de habitantes, no começo do século XVIII, para 5 milhões em 1900. Em 1800 a população americana era cerca de 5 milhões, com apenas uma pequena porcentagem deste número vivendo em comunidades urbanas. Havia, conseqüentemente, poucos hospitais – o Hospital da Pennsylvania e o Hospital de Nova Iorque (ambos fundados em 1771). Por volta do começo do século XX, os Estados Unidos possuíam mais de 4.000 hospitais e algumas cidades ainda não tinham nenhum.

Novos hospitais foram fundados para atender às demandas crescentes, e profissionais médicos começaram a tomar iniciativas em criá-los – já que associar-se a um hospital se tornara a principal alavanca para o avanço profissional. A partir do final do século XVIII, os profissionais começaram a fundar suas próprias instituições, especializadas sobretudo em atendimentos particulares. Por volta de 1860, Londres, sozinha, continha pelo menos 66 hospitais especiais e dispensários, destinados principalmente aos atendimentos sem internação, que incluíam o *Royal Hospital for Diseases of the Chest* (Hospital

Real para Doenças do Tórax) (1814), o Hospital Brompton (1841), o Hospital Real Marsden (1851), o Hospital para Crianças Doentes, *Great Ormond Street* (1852) e o *National Hospital Queen Square* (1860) para doenças do sistema nervoso.

Hospitais especializados se alastraram pelo mundo desenvolvido. Hospitais infantis foram criados em Paris em 1802, em Berlim em 1830, em São Petesburgo em 1934, e em Viena em 1837. A *Massachusetts Eye and Ear Infirmary* (Enfermaria de Olhos e Ouvidos de Massachusetts) foi criada em 1824, o Boston Lying-In Hospital em 1832, o New York Hospital for Diseases of the Skin em 1836, e muitos outros mais. Também foram instituídos hospitais femininos. Hospitais especializados não se destinavam a cuidados gerais; por essa razão se tornaram "medicalizados" mais cedo que os hospitais gerais, que mantiveram um papel de caridade para com os debilitados pobres. Nos hospitais especializados, os médicos controlavam a admissão de pacientes, as consultas e o programa, investindo em tratamentos pioneiros.

Emergiram também hospitais-escola organizados, na maior parte das vezes associados a alguma universidade. Criada em 1828 como uma universidade sem nome (Oxford e Cambridge eram, então, apenas a Igreja da Inglaterra), o *University College London* (Colégio Universitário de Londres) criou seu próprio hospital em 1834, ligado à sua Escola de Medicina. O King's College foi a resposta anglicana a esse desenvolvimento e o *King's College Hospital* (Real Hospital Universitário) foi criado em 1839. Com a evolução do hospital moderno, a enfermagem também sofreu transformações, tornando-se mais profissional e adquirindo seu próprio modelo de carreira.

ERA DA ANESTESIA E DA ASSEPSIA

A primeira metade do século XIX trouxe um crescimento para a reputação da profissão cirúrgica, em parte graças à imagem promovida por John Hunter da cirurgia como uma ciência progressista. Na França, duas décadas de guerra trouxeram cirurgiões militares à tona, notavelmente Dominique-Jean Larrey, um amputador altamente habilidoso dos campos de guerra, que desenvolveu a primeira ambulância efetiva, e Guillaume Dupuytren. Na Inglaterra, Charles Bell e o persuasivo Astley Cooper do Guy's Hospital ganharam altas reputações como habilidosos cirurgiões. O livro de Cooper *Anatomy and Surgical Treatment of Abdominal Hernia* (Anatomia e Tratamento Cirúrgico da Hérnia Abdominal) publicado em duas partes, em 1804 e 1807, tornou-se um clássico.

Operações mais ousadas foram experimentadas e a cirurgia ginecológica desenvolveu-se drasticamente. As condições americanas demonstraram ser favoráveis à inovação, pois lá a profissão médica era menos regulada e, nos Estados do Sul, os cirurgiões tinham escravos para praticar. Em 1809 o americano Ephraim McDowell realizou a primeira ovariotomia de sucesso (sem anestesia) em uma mulher de 47 anos, de nome Jane Todd Crawford, removendo 7 kg de uma substância gelatinosa de seu cisto. A viúva não só sobreviveu, mas viveu mais 31 anos. John Attlee removeu os ovários de 78 mulheres entre 1843 e 1883, com 64 recuperações. Em 1824 a primeira cirurgia ovariana britânica foi realizada por John Lizars, da Universidade de Edimburgo. Por volta da metade do século XIX a operação era realizada regularmente na Inglaterra, por Sir Spencer Wells em Londres e Charles Clay em Manchester.

Outro cirurgião americano, James Marion Sims, proveniente da Carolina do Sul e residente no Alabama, foi responsável pelo sucesso no tratamento de fístula vesicovaginal (1849), novamente em uma mulher escrava. Tais operações obtiveram diferentes recepções: o cirurgião britânico Robert Liston denunciou-os como "estripadores" e outros argumentaram que tais operações não passavam de dissecações *in vivo*, sendo praticadas em benefício da curiosidade científica e da prática cirúrgica. A cirurgia também era usada para fins questionáveis. Em 1872 Robert Battey popularizou uma operação que ele denominava ooforectomia normal, na qual os ovários eram removidos para aliviar sintomas de mulheres consideradas histéricas, insanas ou esquisitas. Operações inacreditáveis também eram realizadas em "ninfomaníacas".

De maneira geral o alcance da cirurgia permaneceu limitado e seu sucesso incerto, e avanços compreensíveis dificilmente seriam possíveis antes de dois grandes desenvolvimentos: a anestesia e a assepsia. A anestesia – expressão cunhada em 1846 por um americano, Oliver Wendell Holmes, para indicar os efeitos do éter – tornou o trauma cirúrgico tolerável; a outra mudança reduziu os outrora horrorizantes índices de mortalidade devidos à sepse pós-operatória.

A anestesia não era totalmente uma novidade, e a medicina sempre usou, é claro, certos analgésicos. As antigas sociedades estavam a par do poder redutor da dor do ópio, do haxixe, ou maconha indiana, e do álcool. No primeiro século depois de Cristo, o naturalista grego Dioscorides sugeriu que a raiz da mandrágora em infusão em vinho, deveria ser administrada a pacientes prestes a serem submetidos a uma cirurgia. Antes do reinado da Rainha Vitória entretanto, a maioria dos pacientes tinha de submeter-se a cirurgias de porte com poucos recursos para conter a dor (pois um paciente drogado ou bêbado podia ser mais difícil de manipular do que um paciente alerta, sofrendo dores agudas).

O primeiro gás no qual se notou poderes anestésicos foi o óxido nitroso, objeto de auto-experimentações, em 1795, pelo médico de Bristol, Thomas Beddoes, e seu jovem assistente, Humphry Davy. Após a inalação, Davy relatou ter tido vertigens, relaxamento muscular e uma tendência ao riso (daí o nome popular de "gás hilariante"). Em 1800 Davy publicou *Researches, Chemical and Philosophical, Chiefly Concerning Nitrous Oxide and its Respiration* (Pesquisas Químicas e Filosóficas, principalmente sobre o Óxido Nitroso e a Respiração). Ainda assim o valor cirúrgico do gás permaneceu por longo tempo não apreciado.

Em janeiro de 1842, porém, William E. Clarke, um profissional de Rochester em Nova Iorque, tentou uma extração de dentes sob efeito do éter. O uso do éter como um anestésico cirúrgico também foi desenvolvido por um dentista de Boston, William T. G. Morton. Outro dentista americano, Horace Wells, teve a idéia de usar o óxido nitroso para a extração de dentes e teve um de seus dentes arrancados sem dor pelo procedimento, em dezembro de 1844, proclamando a nova era da extração dentária. O ceticismo dos médicos em torno de suas idéias o levaram ao suicídio pouco tempo depois.

O emprego do éter como anestésico se disseminou para a Europa. Em 21 de dezembro de 1846, Robert Liston, o mais aclamado cirurgião de seu tempo em Londres (renomado não apenas por sua agilidade), amputou a coxa doente de um paciente sob os efeitos do éter; ele chamou esse método anestésico de "truque Yankee". A anestesia havia sido aprovada, embora o éter tenha sido trocado pelo, mais seguro, clorofórmio. Em 19 de janeiro de 1847, James Young Simpson, de Edimburgo, usou pela primeira vez clorofórmio para aliviar as dores do parto, e ele logo tornou-se extensivamente usado para esse fim, até mesmo pela rainha Vitória.

A aceitação da anestesia tornou possível cirurgias mais demoradas, mas isto por si só não revolucionou a cirurgia, pois eram altas as taxas de mortalidade devido a infecções pós-operatórias. A ameaça da infecção era bem conhecida. Trabalhando em 1848 na primeira clínica de obstetrícia do hospital geral de Viena, Ignaz Semmelweis revoltou-se contra os assombrosos índices de mortalidade pela febre puerperal. Ele observou que a primeira clínica (dirigida por médicos homens) tinha um índice de mortalidade muito maior do que a segunda, que era dirigida por parteiras. Ficou convencido de que isso era causado pelo trânsito de médicos e estudantes entre a sala de *post mortem* e as salas de parto, disseminando infecções. Ele instituiu uma política rigorosa de lavagem das mãos e dos instrumentos em solução de cal clorada, entre o trabalho de autópsia e o cuidado com os pacientes. Os índices de mortalidade da primeira clínica foram reduzidos aos níveis da segunda. A oposição a suas grandes inovações entretanto, o levou a deixar Viena em 1850. Ressentido e frustrado, ele morreu em um manicômio para lunáticos.

Os antagonismos a Semmelweis não eram meras disputas profissionais e sim coerentes com as teorias etiológicas daquele tempo. A opinião predominante era a de que as infecções não eram causadas por contato, mas por miasmas do ar, emanações disseminadas por fontes não humanas. Os adeptos de tais opiniões portanto, deram prioridade a ventilação e prevenção da lotação nos recintos.

A noção do uso de anti-sépticos conforme Semmelweiss defendia estava longe de ser desconhecida, entretanto; o termo anti-séptico significa alguma coisa destinada a agir contra a putrefação e a deterioração. A medicina grega usava vinho e vinagre em curativos. O álcool ganhou prestígio e, por volta de 1820, o iodo tornou-se popular na França para o tratamento de feridas. Outras substâncias usadas como anti-sépticas incluíam o creosoto, cloreto de ferro, cloreto de zinco e ácido nítrico. Existia, portanto, algum interesse em questões relativas aos anti-sépticos antes dos trabalhos de Joseph Lister. Foi, todavia, Lister quem introduziu técnicas efetivas para a anti-sepsia e se revelou seu defensor eficaz.

Quando, em 1892, Lister afastou-se da prática médica, a cirurgia asséptica estava estabelecida. O *spray* carbólico, que saturou todas as considerações e foi ardorosamente rejeitado, sucumbiu às críticas e até mesmo Lister o abandonou. Outros anti-sépticos entraram em uso. Já em 1874 Louis Pasteur tinha sugerido que os instrumentos fossem colocados em água fervente e passados sobre uma chama; a esterilização de instrumentos pelo calor foi aceita por Robert Koch, em 1881. O cirurgião americano William S. Halsted, do Johns Hopkins Hospital, introduziu o uso de luvas de borracha na sala de cirurgia em 1890 – ironicamente, não para a proteção do paciente, mas para proteger a enfermeira, sua noiva, cujas mãos eram alérgicas a anti-sépticos.

Por volta de 1900 estes e outros métodos profiláticos e de assepsia tinham sido postos em prática por todos os cirurgiões. Estes não mais operavam de sobrecasacas pretas empapadas de sangue em quartos sombrios e com o chão coberto de serragem. A introdução de máscaras, luvas de borracha e roupas cirúrgicas reduziu os riscos de infecção e ambientes limpos e esterelizados estavam constantemente sendo aperfeiçoados.

Em 1874, Sir John Erichsen acreditava que para cirurgiões competentes e humanos o abdome, o tórax e o cérebro estariam sempre fechados para intervenções cirúrgicas; e Lister raramente se aprofundou em grandes cavidades, tratando principalmente de fraturas. Mas as coisas estavam mudando: como resultado da anestesia e da anti-sepsia, os horizontes da cirurgia ampliaram-se dramaticamente. Primeiramente em Zurique e depois em Viena, o celebrado Theodor Billroth fez importantes inovações, realizando a primeira remoção total de uma laringe cancerosa, sendo pioneiro na cirurgia abdominal e desenvolvendo cirurgias para vários tipos de cânceres, especialmente o da mama. Nos Estados Unidos, William Halsted inventou a mastectomia radical, cirurgia na qual a mama, todos os linfonodos axilares do lado afetado e os músculos da parede torácica eram removidos. Esta permaneceu por muito tempo o tratamento mais popular do câncer da mama.

As apendicectomias tornaram-se mais comuns em torno de 1880: em 1901, Edward VII foi operado por problemas no apêndice imediatamente antes de sua coroação. A remoção de pedras na vesícula tornou-se comum e a colecistectomia, a remoção da vesícula biliar propriamente foi introduzida em 1882. A cirurgia do intestino delgado, principalmente para casos de câncer, foi também introduzida por volta da mesma época, e a cirurgia urológica, principalmente da próstata, foi desenvolvida. Uma figura proeminente foi Sir William MacEwen, que adotou e estendeu as técnicas cirúrgicas anti-sépticas de Lister e foi pioneiro nas operações cerebrais para tumores, abcessos e trauma.

Por volta de 1900 muitas mudanças tinham ocorrido no número e tipo de cirurgias que estavam sendo executadas pelos cirurgiões. As anotações de Lister não registram qualquer cirurgia abdominal até 1893; a prática de cirurgias abdominais de William Watson Cheyne no King's College Hospital, entretanto, aumentou de forma regular entre 1902 e 1912, de pouco mais que um em cada 20 casos para um em cada seis. A cirurgia, que por tanto tempo fora um tratamento de emergência ou o último recurso, tornou-se uma arma poderosa e até mesmo da moda. À época da Primeira Grande Guerra uma verdadeira revolução cirúrgica já havia sido deflagrada: condições tais como as úlceras tornaram-se alvos de rotina para o bisturi.

O novo século assistiu ao crescimento do número de intervenções cirúrgicas em casos de tuberculose. Um alemão, Ernst Ferdinand Sauerbruch, liderou o campo da cirurgia torácica, embora tenha sido um italiano, Carlo Forlanini, quem introduziu o tratamento do pneumotórax. Dois cirurgiões dessa época chegaram a ser agraciados com o Prêmio Nobel – Theodor Kocher, em 1909, por seu trabalho sobre a glândula tireóide, e Alexis Carrel em 1911, por suas técnicas de suturas de vasos sangüíneos e seu trabalho sobre transplante e cultura de tecidos.

Professor em Berna desde 1871, Kocher desenvolveu o tratamento cirúrgico geral para distúrbios da glândula tireóide, incluindo bócio e tumores, e elucidou os mecanismos funcionais da glândula. Desde 1870 havia estudos demonstrando que a glândula tireóide era essencial para a vida; ao seu mau funcionamento eram atribuídos o cretinismo, o bócio e várias outras desordens. Glândulas tireóides com aumento de volume passaram, por isto, a serem cirurgicamente removidas – algumas vezes com conseqüências desastrosas, se o tecido remanescente não funcionasse bem. Demonstrou-se, então, que isto poderia ser prevenido com injeções de tecido tireoidiano macerado. Uma vez que o crescimento retardado e a dificuldade de aprendizado estavam entre as manifestações do cretinismo, centenas de crianças hipodesenvolvidas receberam extrato tireoidiano, o qual era também recomendado para adultos com sintomas que variavam de constipação e obesidade a cansaço e depressão.

De maneira similar também se tornou popular o extrato de testículo. Em 1º de junho de 1889, Charles-Edouard Brown-Séquard relatou a uma renomada sociedade científica em Paris que tinha rejuvenescido a si mesmo com injeções subcutâneas de extratos de testículos de porquinhos-da-índia e de cães. O rejuvenescimento através do implante de glândulas provou-se, contudo, um acontecimento passageiro.

As observações de Theodor Kocher sobre os pacientes que sofreram as conseqüências da remoção cirúrgica da glândula tireóide (estrumectomia total) ajudaram a elucidar suas funções normais e, por volta de 1890, hormônios tireoidianos ativos foram isolados, tornando possível a terapia de reposição. Kocher foi também pioneiro na cirurgia do cérebro e da medula espinhal.

Por seu lado, Alexis Carrel, um francês de Lyons, envolveu-se em vários aspectos da cirurgia do coração e dos vasos sangüíneos, em particular no tratamento dos aneurismas. Tendo imigrado para os Estados Unidos, ele demonstrou como partes da parede da aorta poderiam ser substituídas por retalhos de outras artérias ou veias e encontrou formas de suturar vasos, dando início à cirurgia vascular. O trabalho de Carrel abriu caminho para muitos tipos de cirurgias vasculares realizadas mais tarde, como as de aneurismas, varizes e trombos.

"ERA DE OURO" DA CIRURGIA

O século XX se tornaria o século da cirurgia. Um número de avanços grande demais para ser enumerado seguiu-se à crucial associação entre anatomia patológica, anestesia e anti-sepsia. A partir das últimas décadas do século XIX,

CAPÍTULO 6
HOSPITAIS E CIRURGIA

os cirurgiões dirigiram sua atenção para tumores e infecções que causavam obstrução ou estenose (constrição de vasos), principalmente nos tratos digestivo, respiratório e urogenital. Estas poderiam ser aliviadas ou curadas por secção ou excisão. As novas cirurgias deste grupo incluíam a traqueotomia para a tuberculose e o câncer da garganta e o tratamento das obstruções intestinais causadas por tumores malignos.

A cirurgia entrou em sua Era de Ouro e os cirurgiões tornaram-se progressivamente mais ativos do ponto de vista terapêutio. A realização corriqueira de cirurgias do trato gastrintestinal, da glândula tireóide, de mamas, de ossos e de vasos sangüíneos fez com que elas se tornassem mais seguras e confiáveis. A cirurgia abdominal avançou com novos métodos de extirpação do câncer do reto, correções de hérnias e com os tratamentos da apendicite aguda e de doenças do cólon. Herniotomias e apendicectomias tornaram-se rotina após 1910. A cirurgia do sistema nervoso foi um avanço quase exclusivo do século XX. O primeiro especialista em neurocirurgia foi Harvey Cushing, que se tornou professor de cirurgia na Universidade de Harvard em 1912. Estavam conquistados todos os órgãos e cavidades do corpo.

Alguns cirurgiões tornaram-se positivamente arrogantes: o irlandês William Arbuthnot Lane defendia a retirada de algumas jardas de intestino para o tratamento da constipação comum ou mesmo como uma medida profilática. A apendicectomia, não para a apendicite aguda, mas para a chamada apendicite "crônica", ficou em moda nas décadas de 1920 e 1930 assim como muitas cirurgias utilizadas para fixar órgãos que demonstraram-se deslocados ao exame de raios X. O "levantamento dos rins" (nefropexia) também entrou em voga naquela época. Entre 1920 e 1950 milhares de tonsilectomias foram feitas, a maioria sem necessidade. As histerectomias também foram uma tendência.

A intervenção cirúrgica foi estimulada com os avanços da medicina em geral, mas os acontecimentos no mundo também a incentivaram. A Primeira Guerra Mundial provou-se crucial. Com as feridas de guerra ocorrendo em escalas inimagináveis até então, acendeu-se a discussão sobre os métodos apropriados ao manejo dessas feridas. A experiência nas duas Guerras Mundiais levou a novos métodos para reconstituição de fraturas, as novas técnicas de cirurgia plástica e de reconstrução assim como ao estabelecimento de bancos de plasma e sangue (os primeiros foram estabelecidos em 1935 na Mayo Clinic em Rochester, Estado de Nova Iorque). Em 1938, durante a Guerra Civil Espanhola, técnicas foram desenvolvidas para administrar sangue estocado, para um paciente, a partir de um frasco; tais técnicas foram aperfeiçoadas até a Segunda Guerra Mundial. As transfusões sangüíneas, iniciadas no século XVII, tinham finalmente se tornado seguras.

Por volta de 1950, os melhores conhecimentos de imunologia e a disponibilidade crescente de drogas efetivas contra as infecções bacterianas tinham aumentado a possibilidade da operabilidade. Graças aos antibióticos, as cirurgias poderiam ser feitas em casos nos quais até então o risco de infecção era alto demais, como, por exemplo, as cirurgias do pulmão que entravam em contato com microrganismos do ar atmosférico. Com a revolução dos fármacos, tais pacientes poderiam ser tratados antes e depois da cirurgia com sulfonamidas e outros antibióticos.

A cirurgia entrou em uma nova fase, mudando da preocupação em remover para o interesse mais penetrante em reconstruir. Os cirurgiões adquiriam a capacidade crescente de controlar e de restaurar a função do coração, rins, pulmões e do balanço hídrico. O primeiro implante de um aparato artificial (prótese) ocorreu em 1959, com um marca-passo cardíaco, desenvolvido para ajustar os batimentos cardíacos através de impulsos elétricos na vigências de arritmias. O dispositivo foi desenvolvido por Rune Elmqvist e implantado por Åke Senning, na Suécia. Tais procedimentos restaurativos variavam desde lentes oculares até implantes pneumáticos para facilitar a ereção peniana.

Uma boa amostra da mudança da abordagem cirúrgica da excisão para a restauração pode ser vista pelas alterações na urologia. No passado, a ênfase estava em cortar os tumores. Isto foi mudado pela radioterapia como procedimento alternativo: em 1906, um americano, Alfred L. Gray, introduziu a radioterapia para o carcinoma da bexiga e esta logo foi também usada para o carcinoma da próstata. O câncer da bexiga foi assim um dos primeiros a ser tratado com sucesso, utilizando-se hormônios (1941), graças ao trabalho de Charles Brenton Huggins, um americano nascido no Canadá que investigou a bioquímica e a fisiologia da glândula prostática. Pesquisando em cães, Huggins viu a possibilidade de usar os hormônios no tratamento desses tumores em seres humanos, e, em 1966, ele dividiu o Prêmio Nobel pela sua descoberta do tratamento hormonal do câncer de próstata. Ele também desenvolveu o tratamento hormonal para o câncer da mama em mulheres.

As melhorias na cirurgia cardíaca começaram com a primeira operação para estenose de válvula mitral – o estreitamento anormal da válvula entre o átrio esquerdo e o ventrículo esquerdos, o que dificultaria o fluxo sangüíneo, po-

CAPÍTULO 6
HOSPITAIS E CIRURGIA

dendo causar problemas. Tal cirurgia foi feita pelo cirurgião Henry Souttar em Londres, em 1925, e foi seguida, em 1947, por operações para alívio de estenoses pulmonares (estreitamento da abertura entre o ventrículo direito e a artéria pulmonar) realizadas por Thomas Holmes Sellors e Russell Brock, também em Londres. Dois anos depois, cirurgias semelhantes foram feitas para estenose da própria aorta.

Em 1942, foi sugerido que cardiopatias congênitas (a chamada síndrome do "bebê azul") poderiam ser tratadas cirurgicamente. A operação, realizada pela primeira vez no Hospital Johns Hopkins, em Baltimore, no ano de 1944, lançou a cirurgia cardíaca moderna. A pioneira foi Helen Brooke Taussig, uma pediatra americana que foi a primeira mulher a se tornar professora titular da Universidade Johns Hopkins. Taussig trabalhou nas cardiopatias congênitas com a ajuda do cirurgião cardíaco Alfred Blalock. As crianças eram cianóticas em razão de anomalias congênitas que causavam a passagem do sangue diretamente das câmaras direitas do coração para as esquerdas, sem ser oxigenado pelos pulmões; este problema era cirurgicamente corrigido. A associação destes dois médicos possibilitou a criação de uma nova especialidade: a cirurgia cardíaca pediátrica. Dramáticos avanços na cirurgia cardíaca ocorreram logo após.

As operações na válvula mitral aumentaram; todavia, inicialmente, alguns casos apresentavam lesões cerebrais graves pela privação de oxigênio ao sistema nervoso central. Surgiu então a idéia de isolar o coração da circulação, criando-se para isso um sistema alternativo de circulação sangüínea. Assim, a cirurgia com "coração aberto" tornou-se possível por vários desenvolvimentos-chave. Um deles foi o uso da hipotermia, reduzindo, através do frio, a necessidade de oxigênio dos tecidos. Outro passo foi a criação da máquina coração–pulmão que mantinha a circulação artificial através dos grandes vasos enquanto o coração era excluído e a cirurgia realizada. A máquina envolvia dois componentes principais: um "pulmão" para oxigenar o sangue e um "coração" constituído por uma bomba. Através de experimentos, foi descoberto que o coração excluído da circulação e profundamente resfriado poderia ser parado por até uma hora e ativado novamente, sem sofrer lesões importantes. A cirurgia de coração a céu aberto iniciou-se em 1952 nos Estados Unidos com o implante de válvulas cardíacas artificiais.

Uma tendência maior e altamente conspícua tem sido o transplante. O uso, com sucesso, de retalhos de pele foi descrito pelo suíço Jacques Reverdin já em 1869. Auto-enxertos (transplante de tecidos do próprio paciente) foram usados para tratar úlceras e queimaduras. Os enxertos de pele levaram ao crescimento da cirurgia reconstrutiva, inicialmente, através do trabalho de Harold Gillies em feridos da Primeira Guerra Mundial em Aldershot no sul da Inglaterra. Durante a Segunda Grande Guerra, o transplante de tecidos não vitais tornou-se urgente para fornecer suporte "marca-passo" na regeneração de tecidos conectivos após várias lesões. A invenção dos "rins artificiais" estabeleceu as bases para o maior desenvolvimento dos transplantes de órgãos nas décadas de 1950 e 1960.

O aparecimento dos transplantes de órgãos trouxe uma série de impasses éticos e legais para a medicina. Sob quais circunstâncias poderiam os seres humanos tornarem-se eticamente doadores de rins ou outros órgãos? Deveria haver um mercado de órgãos? Seria assumido que, com a morte, automaticamente seria consentida a remoção de órgãos? Em que ponto a pessoa estaria "verdadeiramente" morta permitindo a retirada dos órgãos?

Em parte em virtude da demanda para o transplante, a prova geral de morte mudou de parada da respiração para "morte cerebral", que tem a conveniência de permitir a retirada dos órgãos em pacientes nos quais a respiração era mantida artificialmente até o momento dessa remoção. As questões dos pacientes na fila para transplante de órgãos e das muitas prioridades na distribuição desses órgãos em um sistema com alta demanda ainda permanecem difíceis.

Problemas morais semelhantes cercam os avanços da tecnologia da reprodução, que se tornou possível a partir do advento do "bebê de proveta". Aqui, o pioneiro foi o obstetra e ginecologista britânico Patrick Steptoe. Ele esteve muito tempo interessado na laparoscopia (uma técnica de visão da cavidade abdominal através de uma pequena incisão no umbigo) e nos problemas de fertilidade. Juntamente com Robert Edwards, um fisiologista da Universidade de Cambridge, ele trabalhou no problema da fertilização *in vitro* de embriões humanos. Em julho de 1978, a sua pesquisa resultou no nascimento do primeiro bebê de proveta, Louise Brown, que nasceu de parto cesáreo, no Hospital Oldham District, na Inglaterra, através de fertilização *in vitro* e implantação do embrião no útero materno.

Os problemas éticos envolvendo os bebês de proveta ainda permanecem controversos, mas a técnica tornou-se mais comum, assim como a prática de doação de esperma, de óvulos e a maternidade de aluguel. Algumas implicações e transformações na cirurgia e tecnologia reprodutiva são abordadas no Capítulo 10.

CAPÍTULO 6
HOSPITAIS E CIRURGIA

Os transplantes de órgãos oferecem uma ilustração da mudança para a "cirurgia de substituição" ocorrida nas últimas três décadas. Ao mesmo tempo, próteses como quadril, ossículos do ouvido médio, válvulas cardíacas e órgãos artificiais tais como o ouvido interno viraram tratamentos de rotina. Uma figura-chave na cirurgia de substituição foi o cirurgião britânico John Charnley. Após ter servido como ortopedista na Primeira Guerra Mundial, Charnley dedicou-se a problemas técnicos associados à substituição de articulações do quadril intensamente artríticas, sobretudo a dificuldade de se encontrar o material adequado. Juntas artificiais feitas de politetrafluoroetileno, material conhecido comercialmente como Teflon, provaram não se adaptar bem ao longo do tempo; mas, desde 1962, Charnley, que estava então baseado em Wigan, Lancashire, descobriu que o polietileno era mais eficiente. Com escrupulosa atenção à anti-sepsia, ele era capaz de fazer uma cirurgia que melhorava a movimentação de muitos pacientes. Nem todos os implantes têm sido tão valiosos. Ocorreu uma explosão na cirurgia cosmética com o surgimento da moda de implantes de silicone nos seios, um mercado lucrativo, embora duvidoso.

As substituições artificiais mostraram o crescente caráter interdisciplinar da cirurgia nas décadas recentes, necessitando da colaboração de ciências tais como a fisiologia, a engenharia, a farmacologia e a imunologia – para não falar das interações com a indústria eletrônica, de plásticos e de metais.

Pesquisando a cirurgia moderna, é possível delinear três fases sucessivas e sobrepostas no seu desenvolvimento. O primeiro estágio da cirurgia moderna seria a era da extirpação, que foi pioneira em novas maneiras de abordar tumores e lesões através da excisão cirúrgica. O estágio seguinte seria a restauração, onde a preocupação cai na fisiologia e farmacologia cirúrgicas, a fim de reparar uma função acometida. O terceiro enfatiza a substituição, a introdução de órgãos e tecidos biológicos ou artificiais no corpo lesado. Esta última fase requer uma abordagem mais sistêmica do tratamento, o que pode estar quebrando as barreiras estabelecidas no tempo entre a cirurgia e as outras disciplinas médicas.

A CIRURGIA TORNA-SE CIÊNCIA DE ALTA TECNOLOGIA

A revolução cirúrgica teria sido quase impossível sem todas as inovações tecnológicas que vieram ajudar a cirurgia e a medicina em geral. Um marco de grande valor simbólico foi a descoberta dos raios X por Wilhelm Röntgen, que trabalhava com um tubo de vácuo aperfeiçoado por William Crookes. Os raios X tiveram imediatas reverberações científicas, tecnológicas, comerciais e médicas. A exposição prolongada a ele foi logo associada com efeitos fisiológicos como queimadura da pele, ulcerações, dermatites e perda de cabelo. Dentro de um ano, a descoberta de Röntgen tornou-se agente terapêutico por meio do médico vienense que a usou para curar uma verruga em uma paciente. Ao mesmo tempo, o médico dinamarquês Niels Finsen sugeriu que os raios da luz ultravioleta eram bactericidas e poderiam tratar o lúpus.

Logo após esses desenvolvimentos surpreendentemente bons, em 1896, ocorreu a descoberta da radiação pelo físico francês Antoine-Henri Becquerel, que estava associada a elementos pesados como o urânio. O time de marido e mulher, Pierre e Marie Curie, juntou-se à caçada dos outros elementos radioativos, cujas aplicações diagnósticas e terapêuticas interagiram com a cirurgia em certos campos como a terapia do câncer. Por volta de 1900, havia institutos de rádio, sociedades e jornais de radiologia e mais de uma centena de doenças para as quais o novo milagre da cura foi usado, apesar de ser para o câncer a maior promessa das novas terapias. O entusiasmo terapêutico ultrapassou a precaução e os efeitos danosos da radioterapia só foram percebidos dolorosamente. Os mártires dos raios X incluem muitos pacientes e funcionários, incluindo Marie Curie.

Em 1903, o médico holandês Willem Einthoven publicou os detalhes do primeiro eletrocardiograma, que captava a atividade elétrica do coração e assim levando à melhor monitorização das desordens cardíacas. Na década de 1930, a introdução do microscópio eletrônico revelou muitos aspectos da estrutura celular nunca antes vistos. Por volta de 1955, a sonografia (ultra-som) foi desenvolvida na Suécia e nos Estados Unidos; tornou-se cirurgicamente aplicável no diagnóstico cardiológico. A medicina nuclear, utilizando isótopos radioativos, tornou-se cada vez mais importante em mensurar a funcionalidade de glândulas endócrinas, pulmões e rins. O desenvolvimento de cateteres de vários tipos permitiu a investigação do coração e fígado em suas funções. Endoscópios flexíveis associados a fibras ópticas (permitindo que a luz seja vista através de um tubo por reflexão interna total) foram desenvolvidos nos anos 1970. Eles foram usados não apenas para diagnóstico, mas, logo após, para intervenções terapêuticas, podendo ser conectados com dispositivos de *laser*.

Em 1917, Albert Einstein descreveu o princípio do *laser* ("amplificação da luz por emissões estimuladas de radiação"). As suas ondas contendo grande quantidade de energia, capazes de serem concentradas em um ponto microscópico, são completamente estéreis, causando sangramento mínimo e pequenas cicatrizes. Os lasers são "bisturis ópticos" que destroem o tecido rapidamente pelo calor ou pela produção de reações fotoquímicas, podendo ser utilizados nas cirurgias oftalmológicas assim como nas internas. Com a ajuda dos endoscópios, os lasers podem ser guiados para dentro do corpo.

Os diagnósticos por imagem deram outro passo à frente com a introdução, em 1972, da tomografia computadorizada, por Godfrey Newbold Hounsfield. Como engenheiro elétrico, trabalhando para a companhia britânica EMI, Hounsfield idealizou um sistema onde vários feixes de raios X poderiam ser conjugados pelo computador, produzindo uma imagem de secção do corpo humano. O resultado – a Tomografia Axial Assistida pelo computador ou CAT *(Computer Axial Tomography)* – foi uma grande revolução no diagnóstico não invasivo das doenças. Hounsfield dividiu o Prêmio Nobel de Medicina, em 1979, com Allan M. Cormack, o físico que estabeleceu os princípios matemáticos dos quais dependia a técnica. Um avanço posterior foi a ressonância magnética, que também mostra secções do corpo, mas aqui usando ondas de rádio, sendo capaz de mostrar órgãos metabólicos. Tomografia por Emissão de Pósitrons *(Positron Emission Tomography* [PET]) mede os fótons vindos do decaimento radioativo de um traçador radioativo administrado ao paciente. PET varreduras são especialmente úteis no exame do fluxo sangüíneo local e na transferência da informação química; eles estão assumindo um importante papel em mostrar as bases biológicas das doenças psiquiátricas.

O HOSPITAL DO SÉCULO XX

O hospital mudou a sua natureza durante estes dois últimos séculos, mudando de pouco mais do que uma casa de abrigo para pobres para o centro nervoso da medicina moderna e também se tornando socialmente bem mais distinto. Na Grã-Bretanha, o número de leitos hospitalares por mil habitantes dobrou entre 1860 e 1940, e dobrou novamente até 1980. O assombroso crescimento moderno da cirurgia criou um imenso aumento absoluto e relativo nos gastos dos hospitais. Muito importantes foram os avanços tecnológicos, da introdução dos raios X, do microscópio eletrônico na década de 1930 até a CAT e o PET desenvolvidos nos anos 1970.

A criação de ambientes talhados para a cirurgia foi igualmente crucial. Desde o final do século XIX, o desenvolvimento de salas de cirurgia higiênicas e bem equipadas contribuiu para transformar o hospital de uma casa de abrigo para pobres em uma instituição que acolhia todas as classes. A mudança nos custos começou a ser seriamente sentida no início do século XX. Entre as duas Grandes Guerras Mundiais, as cirurgias tornaram-se mais intrincadas, os testes laboratoriais e outras investigações foram expandidas, a tecnologia médica tornou-se indispensável e os custos com empregados aumentaram. Os serviços de ambulâncias tornaram os hospitais um centro de referência para emergências.

Com os custos subindo, os hospitais, tradicionalmente fundados na Grã-Bretanha e na maioria dos outros países, baseados no voluntariado, entraram em problemas financeiros. Nos Estados Unidos, os hospitais abordaram os problemas financeiros através de estratégias nos negócios. Em conjunção com os esquemas de seguro, eles atraíam os pacientes ricos em bases pagantes. A ausência do sistema americano de suporte aos orçamentos hospitalares pelo seguro é uma explicação (entre muitas) para o porquê de o governo pós-guerra britânico ter tido pouca opção além de criar um Serviço Nacional de Saúde (*National Health Service* [NHS]).

A Segunda Guerra Mundial já tinha levado a transformações na organização do hospital britânico. O governo tinha feito preparativos para a grande taxa de feridos civis esperada do ataque da Luftwaf. Estes planos de emergência atribuíam, para cada hospital, determinadas tarefas e estes hospitais eram pagos por cada leito preenchido. Houve duas conseqüências deste tipo de arranjo: os hospitais ficaram dependentes dos pagamentos do governo e tornaram-se mais bem adaptados para cooperar dentro de um esquema planejado pelo Estado.

No NHS, os hospitais tornaram-se, de longe, o mais significante e dispendioso setor. Na época de sua instalação (em 1948), havia mais de 900 hospitais voluntários, mas muitos deles eram pequenos – mais de 250 tinham menos de 30 leitos. A maioria foi englobada no NHS com a transferência dos edifícios e terras para o Estado.

Desde então, os hospitais têm sido os locais básicos para os avanços terapêuticos. Na ocasião do período pós-guerra, nos Estados Unidos e também na Europa, eles eram vistos como parte essencial da terapêutica moderna: alta tecnologia, invasiva, envolvendo equipe de trabalho habilidosa e coordenada entre as muitas diferentes especialidades. Até os anos 1960, as críticas sobre os hospitais cresceram. Particularmente nos Estados Unidos, casos médico-legais e a terça parte do pagamento "abasteciam" os custos; testes e investigações cresceram rapidamente e grandes somas de capital foram gastas em equipamentos médicos.

Capítulo 6
Hospitais e Cirurgia

Alguns críticos defendiam que a medicina hospitalar moderna havia contribuído pouco, exceto para os custos: que eram as medidas de saúde pública, no século XIX, que realmente tinham abaixado a mortalidade. No passado, os hospitais poderiam até ter aumentado a mortalidade. Se a medicina do futuro poderá vir a arcar com o hospital moderno, permanece um problema sem solução. É concebível que os grandes hospitais de hoje venham a ser vistos, em um futuro próximo, como dinossauros de medicina, e que eles sejam substituídos por instituições mais simples e variadas.

CAPÍTULO 7

Miles Weatherall

Tratamento por Drogas e Surgimento da Farmacologia

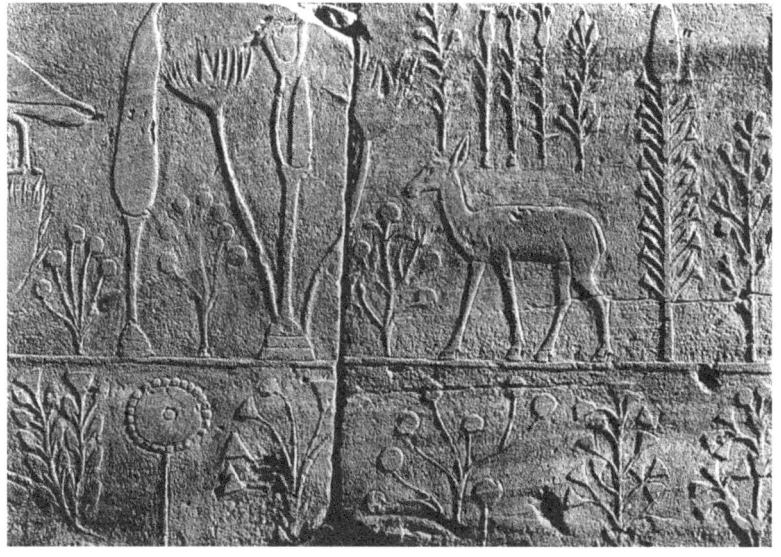

O "jardim botânico" de Tuthmosis III (século XV a.C.) no Templo de Amon de Karnak. O relevo retrata plantas e animais encontrados pelo faraó egípcio na Ásia. Os antigos egípcios atribuíam propriedades medicinais a muitas frutas e vegetais familiares.

A Farmacologia, ciência das drogas, tornou-se necessária quando a primeira pessoa a ficar embriagada imaginou o que estava acontecendo com ele ou com ela. Isto aconteceu bem antes da História escrita. Há registros do cultivo de uvas e produção de vinho na Mesopotâmia e Egito há pelo menos 4.500 anos, mas muitos líquidos fermentados devem ter sido conhecidos bem antes, assim como outros produtos medicinais. Mas como alguém os identificava?

REMÉDIOS DAS CIVILIZAÇÕES ANTIGAS

Pode-se somente imaginar como foram descobertas as primeiras drogas. Experiências amargas ensinaram às pessoas quais plantas eram tóxicas, e eventos mais felizes talvez sugerissem, mais sutilmente, que algumas tivessem propriedades benéficas. Vários papiros egípcios antigos, datados de em torno de 1600-1500 a.C., registram práticas médicas e drogas em uso na época. As prescrições foram escritas sob uma forma que sobreviveu na Medicina ocidental até os tempos modernos. Mas os hieróglifos são difíceis de interpretar, e a identidade de muitos remédios é duvidosa.

Os egípcios atribuíam virtudes medicinais a várias frutas e vegetais familiares. Eles também usavam três resinas, incluindo olíbano, mirra e maná. Extratos de plantas ainda usadas como purgativos – sena, colocíntida óleo de castor – foram reconhecidos. Taninos de nós de plantas foram usados para o tratamento de queimaduras. Partes de animais também foram usadas terapeuticamente, sobretudo gorduras, e receitas mais curiosas incluíam baço de boi, cérebro de porco e bile de cágado (com mel). Antimônio, cobre e outros minerais eram especialmente apreciados como adstringentes e anti-sépticos. Todavia, nomes de remédios devem ser, não apenas lidos, mas interpretados com muito cuidado: "*ass's heads*" (ao pé da letra "cabeças de burro") e "*pig's teeth*" (ao pé da letra "dentes de porco"), podem não significar o que parecem, da mesma forma que "*buttercups*" (ao pé da letra "mantegueira") e "*foxgloves*" (ao pé da letra "luvas de ra-

CAPÍTULO 7
TRATAMENTO POR DROGAS E SURGIMENTO DA FARMACOLOGIA

posa"), mas, que, na verdade têm outro significado (N. do T.: "*buttercups*" designa uma planta do gênero *Ranunculus*, de características flores amarelas, nativa da Europa e da América do Norte; "*foxgloves*" designa uma planta do gênero *Digitalis*, especificamente a *D. purpurea*, nativa da Europa, de flores rosa-carmim, de cuja folhas é extraída a droga denominada *Digitalis*).

As práticas egípcias continuaram nas civilizações da Assíria e Babilônia. Cópias de herbários sobreviveram, sugerindo familiaridade com helébolo, *henbane* (hioscíamo), mandrágora e a papoula do ópio, as quais contêm drogas potentes bem conhecidas hoje, mas o exato propósito com que estas drogas eram usadas são freqüentemente incertos ou obscuros. Outras drogas podem ter sido conhecidas ou mencionadas em registros que não sobreviveram.

REMÉDIOS GREGOS E ROMANOS

Na Grécia antiga, uma abordagem mais crítica desenvolveu-se, baseada na observação e experiência. Muito crédito é dado a Hipócrates de Cos e seus seguidores. Uma vez na China, a simplicidade foi buscada, inventando-se um pequeno número de princípios básicos, fundamentados em quatro temperamentos – o sangue, o muco, a bile amarela e a bile preta, significando os temperamentos sangüíneo, fleumático, ictérico e o melancólico – e atribuindo a doença ao excesso ou deficiência dos humores úmido ou seco, quente ou frio, responsáveis por esses temperamentos. O tratamento deu mais peso à dieta e estilo de vida do que às drogas como meios de restaurar um balanço saudável. Textos gregos antigos que sobreviveram até os dias de hoje incluem referências a livros sobre drogas e fornecedores de plantas medicinais, mas não se sabe da existência de nenhuma antiga grande relação grega de drogas.

Na civilização mais regulada de Roma, Galeno de Pérgamo tornou-se o mais famoso, e, provavelmente, o mais influente, escritor médico, por muitos séculos. Outros autores refugiaram-se sob a cobertura de sua autoridade, assim como fizeram depois de Hipócrates, e as prováveis práticas médicas variadas de séculos tornaram-se consolidadas em um sistema galênico, o qual estabelece mais relação com o paciente individual do que com a classificação formal da doença. O mais importante registro de drogas em uso então veio de Dioscorides, médico do Imperador Nero (reinou de 54 a 68 d.C.), ou ao menos um de médico do exército de Nero.

A experiência acumulada de Grécia e Roma misturou-se no mundo medieval arábico com aquela dos muçulmanos. Entre os trabalhos desse período está um tratado sistemático sobre venenos, escrito no século VIII pelo alquimista arábico Jabir ibn Hayyan. O notável cientista e filósofo Ibn Sina (Avicenna) também incluiu um livro sobre medicamentos no seu *Canon on Medicine*, publicado no século XI, um texto que continuou a servir por 500 anos. Muito conhecimento médico foi reintroduzido na Europa depois das conquistas dos muçulmanos no norte da África e na Espanha, especialmente através de escolas médicas estabelecidas em Salerno na Itália e em Montpellier na França, nos séculos XI e XII.

PARACELSUS E A LUTA CONTRA A AUTORIDADE

Por muitos séculos, pensamentos e ações na Europa foram dominados por opiniões de autoridades. Então veio a explosão de independência e originalidade no "renascimento do aprendizado" da Renascença. Na Medicina, a rejeição do ortodoxo começou gradualmente e ficou claramente visível pela característica flamejante de Philippus Aureolus Theophrastus Bombastus von Hohenheim, que nasceu perto de Zurique e adotou o nome de Paracelsus em reconhecimento ao escritor médico romano Celsus.

Martin Luther mostrou seu desafio à autoridade queimando um decreto papal e uma cópia da lei canônica, e Paracelsus seguiu seu exemplo, queimando os livros de Galeno e Avicenna. Apontado médico de Basel em 1527, ele também ensinou estudantes médicos lá por um ano. Mais tarde, depois de perder um processo contra um cânone da catedral, ele tornou-se um profissional andarilho. Ele tratou pacientes, mas fez também experimentos químicos e relatou observações novas, muitas das quais foram repetidamente confirmadas.

Paracelsus notou que o ar era necessário para a lenha queimar e sustentou que sem ar todas as criaturas vivas morreriam. Ele recomendou vários minerais como remédios, e pode ter introduzido o mercúrio para sífilis, bem como aconselhado o uso do antimônio, arsênico, cobre, ferro e chumbo com vários intuitos. Seu remédio secreto, láudano, provavelmente dependia mais do ópio para seus benefícios. Embora Paracelsus fosse um bom observador, também era um grande teórico. Ele buscou um número pequeno de princípios simplificadores, mas estes pertenceram a vários arranjos. Ele inventou uma filosofia mística de gnomos, silfos, ninfos e salamandras, os quais correspondiam aos elementais da terra, ar, água e fogo, mas também se relacionavam de alguma forma aos elementais químicos do enxofre combustível, mercúrio volátil e sal residual.

Capítulo 7
Tratamento por Drogas e Surgimento da Farmacologia

As doutrinas de Paracelsus chocaram muitos médicos respeitáveis daquele tempo, as quais agarraram-se, algumas vezes com grande fanatismo, à doutrina galênica em face da heresia de Paracelsus. É tão mais fácil sustentar a autoridade do que investigar os fatos, e o tempo era de idéias originais, mas não ainda de sua evolução experimental. Nem era o entendimento da saúde e doença suficientemente avançado para distinguir o que hoje chamamos uma doença de outra.

Lesões – ossos quebrados e feridas com sepse, febres e tumores – eram óbvias o suficiente. Certos padrões de febre podiam ser reconhecidos, como as terçãs e quartãs, nas quais a febre (provavelmente por malária) recorria no terceiro e quarto dias. Mas o diagnóstico apurado das desordens internas não existia e tinha pouca base para se desenvolver, uma vez que os elementos de fisiologia e patologia foram estabelecidos nos séculos XVII e XVIII por, entre outros, William Harvey.

A escolha de drogas para tratar pacientes doentes, portanto, dependia da mistura de autoridade, tradição e filosofia (ou metafísica ou superstição). A idéia de humores corporais, os quais causavam doenças se estivessem fora de equilíbrio, estabeleceu razões para a existência de fluidos fora do corpo, por sudorese, sangramento e purgação, e levou a idéias desencontradas, não extintas mesmo hoje, que a purgação possibilita o alívio de muitos males, mesmo políticos:

> Que ruibarbo, sena, ou que droga purgativa,
> limparia este paciente inglês por conseguinte?
> *Macbeth, 5.3*

UM REMÉDIO PARA CADA DOENÇA

Aqueles que acreditavam que o mundo fora feito para o benefício da humanidade estavam inclinados a pensar que deveria haver um remédio para cada doença humana e que este deveria ser tão rotulado que poderia ser reconhecido. Portanto a doutrina de sinais ou assinaturas evoluiu gradualmente através dos séculos. Plantas amarelas, notadamente o açafrão *(Crocus sativus)*, foram escolhidas para icterícia. Substâncias vermelhas, tais como ferrugem ou vinho tinto, eram boas para palidez. Mais sutilmente, as manchas brancas nas folhas da *Pulmonaria officinalis* mostraram que a planta era boa para doenças de pulmão.

Algumas vezes, foi argumentado que os remédios tinham sido colocados em locais convenientes para as pessoas usarem. Então, na Inglaterra, a casca do salgueiro branco *(Salix alba)* foi tentada para *ague* (malária), porque a árvore cresce em solo úmido ou seco, onde abunda a malária, como o Reverendo Edmund Stone, de *Chipping Norton* em Oxfordshire, observou no seu relato à Real Sociedade de Londres, em 1763:

> a regra máxima, de que muitas doenças carregam suas curas com elas ou de que seus remédios não estão muito longe de suas causas, foi tão apropriada neste caso particular, que eu não poderia ajudar aplicando-o; e esta deveria ser a intenção da Providência aqui, eu devo ter tido algum pequeno peso comigo.[1]

Há, de fato, componentes ativos na casca do salgueiro (um é a salicina, a precursora do ácido salicílico e base da aspirina), os quais são úteis para abaixar algumas febres, mas a confiança em uma providência útil não tem sido tão recompensadora.

Herbários, ou conjuntos de plantas e suas propriedades culinárias e medicinais, eram fontes populares de remédios por toda a Europa medieval. À medida que a medicina se tornou mais científica, contudo, eles começaram a ser suplementados e suplantados por farmacopéias, as quais descreviam como drogas em uso regular poderiam ser preparadas e definiam quais materiais eram aceitáveis. Autoridades municipais na Europa começaram a expedir tais padrões no século XVI. Em Londres, o Real Colégio de Médicos produziu uma farmacopéia em 1618; novas edições apareceram com freqüência crescente até a última em 1841. Depois disto, como resultado do Ato dos Remédios de 1858, uma Farmacopéia Britânica sob os auspícios do Conselho Médico Geral tornou-se o padrão nacional de referência. Outras nações igualmente estabeleceram seus próprios padrões – Brandenburg em 1698, Rússia em 1778, Portugal em 1794, e outros. A primeira edição da farmacopéia dos Estados Unidos da América apareceu em 1820, embora seus padrões não tenham sido legalmente aplicados até que um ato fora assinado em 1906.

NOVOS MEDICAMENTOS DE ALÉM-MAR

A informação sobre drogas era muito necessária, porque exploradores, missionários e colonizadores estavam retornando à Europa com plantas desconhecidas, muitas com supostas propriedades medicinais. A mais notável, Peruana ou casca de Jesuítas *(Cinchona officinalis)*, foi introduzida na Europa entre 1630 e 1640 e

Capítulo 7
Tratamento por Drogas e Surgimento da Farmacologia

foi promovida pelos padres jesuítas, que deram a casca em pó para aqueles que tinham febre. Mais tarde, foi mostrado que era específica para malária, e que o quinino, um alcalóide, era um de seus constituintes.

Cresceu uma lenda de que a casca foi introduzida na Europa, em 1641, pelo Vice-rei espanhol do Peru, depois que sua esposa, a Condessa Ana del Cinchon, foi curada por ela, e o remédio foi chamado de cinchona. Mas a história é cheia de inconsistências, assim como existem vários outros pedidos de crédito, os quais possivelmente pertencem aos mercadores da época ou aos missionários jesuítas na América do Sul. A casca da Peruana é um remédio poderoso para malária e, quando o diagnóstico era impreciso, era largamente utilizado para febres de todos os tipos e como tônico. Foi introduzida na Farmacopéia Britânica em 1677. Os suprimentos eram limitados, contudo, e a busca por novas fontes e remédios alternativos se tornou importante. Substitutos eficientes não foram encontrados até o século XIX, após os grandes avanços que foram feitos na ciência da química.

Outras introduções na Europa vindas das Américas incluíram a prática de fumar folhas secas de tabaco, *Nicotiana*, trazidas para a Inglaterra por Sir Walter Raleigh, no século XVI, primeiramente como remédio. Portanto, assim começou a longa história de uma droga valiosa e de muito abuso, a nicotina, um dos alcalóides constituintes da planta. Aventureiros também levaram para casa a ipecacuanha *(Cephaelis ipecacuanha)* do Brasil, onde o arbusto era conhecido como um remédio poderoso. A raiz seca é útil contra certos tipos de diarréia aguda (como a disenteria por ameba), é um eficiente produtor de vômitos em alguns casos de envenenamento e, em pequenas doses, é usado como expectorante. A crença na eficiência da droga é enfatizada pela sua inclusão atual em muitas farmacopéias nacionais.

No passado, a ipecacuanha era famosa por ser comumente prescrita em um pó com ópio para provocar sudorese, de acordo com uma receita inventada por um médico pirata de Warwickshire chamado Thomas Dover. Ele era segundo capitão no corsário *Duke* na expedição de Woode Roger à América do Sul, em 1708-11. Seu pó é comemorado nesta rima anônima do Hospital St. Bartholomew, Londres, publicada em 1923.

> Oh, Dover era um pirata e ele navegou a costa setentrional da América do Sul.
> Uma tosse seca o abalou; ele teve uma dor agonizante.
> Então ele mesmo preparou um pó, de que ele gostava cada vez mais.
> Ipecac. e ópio e K_2SO_4.[2]

PRIMEIROS TESTES CLÍNICOS

Enquanto a exploração floresceu, os cientistas na Europa estavam começando sua busca pela evidência objetiva de medicamentos por meio de experimentos. A avaliação direta do tratamento clínico de uma forma cientificamente respeitável começou a ser advogada eminentemente – isto é, comparando os efeitos de um tratamento com as conseqüências possíveis caso o tratamento não fosse aplicado (ou sucessivamente no mesmo paciente por comparação entre pacientes equivalentes). Estudos famosos foram conduzidos pelo cirurgião naval inglês James Lind, mostrando que o suco de limão previne escorbuto, enquanto análises cuidadosas e enumeração de registros clínicos feitos pelo médico francês Pierre Louis minou a crença clássica na eficácia da sangria. Lind e Louis não foram os primeiros a atentar para a prática difícil de avaliar remédios. Embora eles tenham feito grandes avanços, boas práticas de avaliação e reavaliação não se tornaram estabelecidas. Mas estava começando o nascer de um julgamento claro para substituir a noite escura do tratamento pela autoridade inquestionável de um padre ou médico.

BASE QUÍMICA DOS REMÉDIOS

Durante o século XVIII, a ciência da química, fundamental para o entendimento de toda matéria viva, começou a tomar forma. Antoine Lavoisier, um dos vários homens chamados de pai da química moderna, pensou, em parte pelo menos, no corpo vivo como uma peça bem tricotada de um maquinário químico. Alguns de seus experimentos mostraram que o calor animal era produzido por reação química sobre o alimento consumido, isto é, não havia nenhuma diferença básica entre o calor corporal e a produção de calor ao se queimar carvão ou lenha. Isto foi um avanço muito importante, mas as idéias de Lavoisier não puderam se desenvolver em detalhes até que se soubesse muito mais sobre a organização das criaturas vivas, até que a ciência da fisiologia estivesse apropriadamente estabelecida.

Os métodos químicos tiveram utilidade mais imediata em purificar e identificar os ingredientes de substâncias usadas como remédios. A ciência clínica era de longe muito rudimentar para julgar com confiança se uma droga realmente tinha feito a um paciente algum bem (ou mal), mas a nova arte dos experimentos fisiológicos tornou possível mostrar e mesmo medir efeitos de remédios potentes sobre animais em laboratório. Essas investigações foram

Capítulo 7
Tratamento por Drogas e Surgimento da Farmacologia

imensamente benéficas, porque lançaram nova luz sobre a forma como o corpo trabalhava e elas identificaram os princípios ativos – constituintes – de alguns remédios importantes. Um princípio ativo não era mais a construção intelectual de um filósofo; ele estava lá para ser olhado, uma substância cristalina, de composição química conhecida, cuidadosamente preservada em um tubo de vidro.

O grande fisiologista francês François Magendie colaborou com o proeminente farmacêutico Pierre-Joseph Pelletier na primeira metade do século XIX em pesquisas para isolar drogas puras. Uma pequena árvore indiana chamada *Strychnos nux-vomica* forneceu a estricnina; e a ipecacuanha do Brasil deu a emetina. Pelletier, com seu colega Joseph Caventou, também melhorou a purificação da morfina do ópio e isolou quinino da casca da Peruana e cafeína dos grãos do café. Todas essas substâncias reagiram como álcalis com ácidos para formar sais e foram chamadas alcalóides. Análises químicas mostraram que elas consistiam de carbono, hidrogênio, oxigênio e nitrogênio, e as proporções destes elementos diferiam significativamente em diversos alcalóides. Mas a estrutura dos complexos compostos de carbono – a forma como os numerosos átomos se juntavam uns aos outros – não era entendida até o século XIX.

COMO AS DROGAS FUNCIONAVAM

François Magendie estava primariamente preocupado com o funcionamento normal do corpo e as drogas eram suas ferramentas para separar uma função de outra. Seu assistente no Collège de France, Claude Bernard que assumiu o trabalho de Magendie em 1852, fez mais avanços explicando exatamente como as drogas agiam. Bernard mostrou que certas drogas agiam estritamente em sítios localizados e bem definidos, um fato profundamente importante que começou a desbancar noções mais vagas de que drogas tinham uma influência geral por todo o corpo. Ele descobriu que o veneno usado por índios sul-americanos chamado curare (uma resina de árvore) funciona onde um nervo une-se ao músculo no qual ele atua, e em nenhum outro lugar. Ele previne que o impulso nervoso faça a contração do músculo, e então, causa paralisia enquanto estiver atuando. Injetado em um animal – na ponta de uma flecha, por exemplo – o veneno é carregado pela corrente sangüínea para todos os músculos do corpo e causa paralisia e morte quando os músculos da respiração se tornam inativos.

A descoberta preparou o caminho para o entendimento químico que Antoine Lavoisier havia pressentido um século antes. Claramente, havia alguma substância ou estrutura especial que era inativada pelo curare; e similares pontos específicos de ação foram reconhecidos para outras drogas. Essas substâncias ou estruturas específicas, então de composição desconhecida, vieram a se chamar receptores, e o estudo dos receptores de drogas tornou-se uma mola mestra da farmacologia fundamental. Então as reações de drogas com constituintes corporais começaram a ser vistas como eventos químicos, mais bem entendidas em termos de conhecimento químico.

Essas, portanto, eram as idéias do cientista de laboratório, e somente os doutores mais sábios do tempo viram o quão importante a ciência da química estava se tornando na prática da medicina. Um que assim percebeu foi Sir William Osler, um canadense que se formou na McGill Medical School, em Montreal tornou-se professor de Medicina na Johns Hopkins University, em Baltimore, e que construiu a primeira unidade clínica organizada de qualquer país anglo-saxão. Em 1905, ele se tornou professor régio de Medicina na Universidade de Oxford. Em sua palavra à Universidade McGill em 1894, ele comentou: "o médico sem a fisiologia e a química erra de um modo sem propósito, sem habilidade para obter uma concepção apurada da doença, praticando uma espécie de farmácia de tiro ao alvo, acertando ora a doença e de novo o paciente, ele mesmo não sabendo qual deles".[3]

A FARMACOLOGIA ATINGE A MAIORIDADE

As iniciativas de Pierre Pelletier e Joseph Caventou, assim como de François Magendie e Claude Bernard, disseminaram-se da França à Alemanha e mais vagarosamente à Inglaterra, e mais tarde aos Estados Unidos, e por volta da década de 1850, a ciência experimental chamada Farmacologia estava largamente estabelecida. É uma curiosidade da História que a primeira cadeira de Farmacologia tenha sido estabelecida não na França, na Alemanha ou na Inglaterra, mas na Universidade de Dorpat, hoje chamada Tartu, na Estônia. Dorpat foi àquele tempo uma universidade particularmente ativa. Ela mantinha elos fortes com a Alemanha e recrutou, de Leipzig, um doutor muito jovem e hábil, Rudolph Buchheim, que já tinha traduzido o clássico livro-texto inglês sobre Farmacologia – *Os Elementos de Disciplina Médica e Terapêutica,* de Jonathan Pereira (1839-40). Buchheim desenvolveu o assunto e prontamente estava criado um professor. Seu aluno, Oswald Schmiedeberg, o sucedeu e, em 1872, mudou-se para um novo departamento em Estrasburgo. Lá ele atraiu muitos doutores e cientistas jovens, que depois foram desenvolver o assunto em outras partes do mundo.

Escolas médicas escocesas tinham uma forte tradição de ensinar *Disciplina Médica* largamente, como um ramo da Botânica, e os departamentos de *Disciplina Médica* foram bem colocados para tomar a nova ciência da Farmacologia sob o velho nome. Estes departamentos acadêmicos estavam principalmente preocupados com plantas medicinais, e começaram isolando os constituintes ativos delas e descobrindo exatamente como eles funcionavam, em termos de conhecimento crescente da fisiologia normal. Robert Christison, um professor médico em Edimburgo de 1822 a 1877, escreveu um livro-texto sobre venenos e descreveu experimentos no seu próprio coração e vasos sangüíneos, com uma fava tóxica de Calabar na África Ocidental, notando a fraqueza muscular e paralisia gradualmente induzidas. Seu sucessor, Thomas Fraser, isolou o constituinte ativo da fava – um alcalóide, o qual ele chamou de eserina. Ambos os pesquisadores jogaram muita luz sobre o funcionamento do sistema nervoso autônomo. Nos Estados Unidos, na época ainda um país jovem, os desenvolvimentos vieram de maneira similar, ainda que um pouco mais tarde, com um lucrativo fluxo de pessoas e idéias entre as Universidades americanas em desenvolvimento e laboratórios estabelecidos da Europa.

GIROS DA QUÍMICA

A química também se desenvolveu rapidamente no século XIX, e jovens químicos em treinamento tiveram grandes oportunidades. No Colégio Real de Química em Londres, um estudante jovem e ambicioso, William Henry Perkin, notou que a quinina era descrita como $C_{20}H_{24}N_2O_2$. Ele imaginou uma reação simples pela qual ela poderia ser sintetizada ao oxidar a aliltoluidina, um composto disponível para ele. Parecia tudo certo no papel, mas ele estava completamente errado. A tentativa produziu um precipitado colorido, certamente não era quinina, mas excitante o suficiente para sugerir experimentos adicionais, que produziram outras substâncias coloridas. Com somente 18 anos, Perkin percebeu que uma delas deveria se comportar como um corante, e com grande persistência ele conseguiu que o material, chamado de mauveína, fosse feito em grande escala e, finalmente, comercializado.

A mauveína tornou-se famosa como o primeiro corante mundial sintético, e o trabalho de Perkin iniciou a grande indústria de corantes que se desenvolveu, principalmente na Alemanha, no final do século XIX. Muitas habilidades especiais de química foram desenvolvidas nessa indústria e, no final do século XIX, elas estavam sendo aplicadas na produção de novas drogas bem como corantes. A ambição de Perkin em desenvolver substâncias medicinais foi, de uma forma indireta, preenchida e, depois de sua morte, em uma escala muito maior do que ele provavelmente teria previsto.

A história precoce dessas novas substâncias e especialmente de como algumas vieram a ser reconhecidas como remédios potenciais é obscura. Indústrias alemãs trabalhavam em grande segredo e não revelavam como testavam seus novos produtos para ver se eles eram medicinais, não prejudiciais ou tóxicos. Algumas drogas novas vieram inicialmente de químicos acadêmicos, outras de produtos da indústria química pesada – drogas aliviadoras da dor (analgésicos) e da febre (antipiréticos) da destilação do alcatrão mineral – e, mais tarde, de produtores de químicos finos, especialmente corantes. Doutores práticos, ou por sua própria iniciativa ou por requisição da indústria, testaram substâncias desconhecidas neles próprios, em animais, e em pacientes, muitas vezes com pouco menos que suposição sobre o que as substâncias poderiam fazer, de benéfico ou maléfico.

Entre muitos experimentos precipitados estavam aqueles com óxido nitroso, éter e clorofórmio, todos descobertos como causadores de perda reversível de consciência. O óxido nitroso (o gás hilariante), feito primeiramente por Humphry Dave, em torno de 1800, era usado por artistas em circos para entretenimento. Seu uso como anestésico foi inspirado pela observação de que um homem que tinha caído e se machucado, sob seu efeito, não sofria nenhuma dor. O éter era mais difícil de inalar, mas os experimentos sugeriram que ele poderia ser mais efetivo, e depois de alguma hesitação, ambas as substâncias foram adotadas como anestésicos. Então, um horror – cirurgia sem anestesia – foi abolido, e novos procedimentos cirúrgicos de todos os tipos se tornaram possíveis. O clorofórmio seguiu-se rapidamente, mais fácil de administrar, contudo mais arriscado, foi por longo tempo uma droga controversa.

A introdução da anestesia não foi vista favoravelmente por todos. Alguns pensavam que não era natural e era errado aliviar o sofrimento infligido à humanidade por Deus como uma retribuição por seus pecados. Contudo, na época em que a Rainha Vitória recebeu clorofórmio – administrado por John Snow – para o nascimento do príncipe Leopoldo, em 7 de abril de 1853, os protestos foram mais médicos, no terreno de segurança, do que teológicos. O editor do *The Lancet* esbravejou, "Em nenhum caso deveria ser justificável administrar clorofórmio em um trabalho de parto perfeitamente normal",[4] e continuou com a especial injustiça de correr riscos com o Soberano Real. Mas a Rainha ficou maravilhada ("o efeito foi verdadeiro, tranqüilizante e maravilhoso além da medida", ela escreveu no seu jornal) e na próxima (e última) ocasião, o nascimento da princesa Beatriz em 1857, os críticos ficaram calados.

"GERMES" E O INÍCIO DA QUIMIOTERAPIA

Para a maioria dos médicos do final do século XIX, a "teoria do germe da doença" era mais importante do que anestesia ou qualquer outro benefício da farmacologia. O trabalho revolucionário de Louis Pasteur e Robert Koch e seus seguidores é descrito no Capítulo 5; seu significado não pode ser superestimado. O novo conhecimento dos "germes" impulsionou novos estudos sobre imunidade e sobre os meios como as infecções poderiam ser prevenidas ou tratadas. Então vacinas e antitoxinas foram inventadas. Elas eram, por padrões modernos, materiais crus e impuros, contendo substâncias complexas muito além do conhecimento químico do tempo, e não encorajavam pensamentos com bases químicas sobre como elas agiam.

Contudo, tal pensamento era possível, e levou o grande cientista médico alemão Paul Ehrlich à idéia de que substâncias muito mais simples poderiam agir com grande poder contra micróbios, sem risco para o paciente. No início da sua carreira, Ehrlich trabalhou com Koch e Emil Adolf von Behring em estudos de tuberculose e difteria, e teve um importante papel na produção da toxina antidiftéria. Ele mesmo contraiu tuberculose, mas se recuperou, e se tornou diretor do Instituto do Estado Alemão para Pesquisa Sorológica de Berlim e, mais tarde, dos especialmente dotados laboratórios de pesquisa. Em 1908, ele e o russo Elie Metchnikoff dividiram um Prêmio Nobel pelo seu trabalho em imunologia. Na época, os pensamentos de Ehrlich sobre defesa contra bactéria voltaram-se para aspectos químicos, e ele estava investigando o que chamou de "quimioterapia" – a cura de infecções bacterianas com substâncias de identidade química conhecida.

Nos seus tempos de estudante, Ehrlich estudou a coloração de micróbios e células animais por corantes, necessários para sua observação sob o microscópio. Isto soa como um assunto obscuro, de interesse puramente técnico e sem relação com a descoberta de novas drogas, mas foi de fato fundamental.

Por que corantes combinam com células particulares, ou partes particulares das células, e não com outras? Esta questão não se relaciona com qualquer substância, colorida ou não, que aja como droga? Os corantes são convenientes porque podem ser vistos ao serem fixados por células particulares. Mas o problema químico é o mesmo, se o reagente é um corante visível ou uma droga invisível. É o problema inicialmente levantado pelos estudos de Claude Bernard. Ehrlich era particularmente entusiasmado com a palavra "receptor" para as estruturas submicroscópicas que "recebiam" um corante ou uma droga. Desenvolvimento das suas linhas de pensamento foram fundamentais para a farmacologia desde então.

Ehrlich procurou por substâncias – corantes primeiro, outros germicidas depois – que eram fixadas por micróbios mas não pelo hospedeiro humano ou animal do micróbio. Desinfetantes e similares eram assassinos eficientes mas também destrutivos para os tecidos hospedeiros, e ele pensou em modificá-los quimicamente de forma que fossem fixados por receptores no micróbio, mas não pelo hospedeiro.

O 606º composto que Ehrlich estudou tornou-se a famosa droga chamada Salvarsan ou arsfenamina. Ela era ativa contra sífilis em coelhos, macacos, e seres humanos, e foi a primeira droga sintética com atividade quimioterápica útil na prática. Ela criou grande excitação quando Ehrlich anunciou formalmente sua descoberta em 1910, porque a sífilis era naquele tempo uma condição socialmente não mencionável, uma doença adquirida imoralmente e que terminava em paralisia e insanidade, e nenhum remédio anterior foi curativo. A esperança de Ehrlich de que Salvarsan mataria o espiroqueta que causa a sífilis prontamente e completamente foi muito otimista, mas o poder da droga não deixava dúvidas e atraiu o nome de "bala mágica". O Salvarsan era difícil de usar porque era instável e necessitava ser dissolvido imediatamente antes do seu uso; e porque era ativo somente quando injetado diretamente na corrente sangüínea. Naquele tempo, injetar algo em uma veia era impensável, exceto como um sério procedimento cirúrgico.

Melhoras no Salvarsan foram, portanto, tentadas, e vários compostos relacionados com seu tempo o substituíram. O Salvarsan e seus sucessores atacaram muitos outros micróbios, e não foram descobertas mais "balas mágicas" até as sulfonamidas e a penicilina. O trabalho de Ehrlich foi seguido por um período de pessimismo, seu sucesso contra a sífilis foi abandonado porque o espiroqueta que a causa é um organismo pouco comum, e muitas pessoas disseram que a quimioterapia era um sonho impossível.

CAPÍTULO 7
TRATAMENTO POR DROGAS E SURGIMENTO DA FARMACOLOGIA

FUNÇÕES DAS GLÂNDULAS SEM DUCTO

Enquanto isso, a fisiologia fazia progresso. Da década de 1830 para frente, os cientistas estavam preocupados com várias glândulas "sem ducto" em partes diferentes do corpo – a glândula tireóide e as paratireóides no pescoço, as glândulas adrenais ou supra-renais perto dos rins e a pituitária na base do cérebro. Algumas ilhotas de tecido no pâncreas não se conectavam com os ductos pancreáticos, e estas também contavam como glândulas sem ducto. Gradualmente, as funções das glândulas sem ducto foram identificadas – por observação clínica de condições nas quais as glândulas estavam aumentadas ou lesadas ou destruídas, e pelo resultado da sua remoção em animais.

Seria possível que as glândulas contivessem materiais que fossem essencias para a vida? Em 1891, o médico inglês George Murray, então em Newcastle upon Tyne, preparou extratos de glândula tireóide de ovelha e os deu por via oral a uma paciente que sofria de mixedema (hipofunção da tireóide). Ela ficou melhor, e foi mantida em boa saúde por 28 anos com preparações de tireóide. Assim como a descoberta da antitoxina diftérica na mesma época, esta descoberta foi um grande avanço; uma das ocasiões em que um tratamento completamente eficiente suplantou um estado do qual não se conhecia nenhuma cura. Então, em 1927, material idêntico ao hormônio tireoidiano foi sintetizado e usado para tratar um paciente. O tratamento foi um sucesso, e nenhuma diferença, qualquer que fosse, foi encontrada entre o hormônio natural e o sintético. Embora parecesse mágico o efeito do hormônio tireoidiano, não havia nenhuma necessidade de atribuir o seu benefício a qualquer princípio vital misterioso.

Outros hormônios apresentaram maiores dificuldades. A conexão entre o pâncreas e o diabetes foi descoberta em 1876, em torno da época em que a tireóide foi reconhecida como importante. Mas administrar pâncreas por via oral não ajudava diabéticos. Um princípio ativo pancreático injetável foi procurado por um longo tempo, com vários erros que chegaram perto. Durante 1921, contudo, Frederick G. Banting e Charles H. Best na Universidade de Toronto isolaram material de pâncreas de cães e o utilizaram para manter cães diabéticos vivos. Em 11 de janeiro de 1922, eles deram as primeiras injeções dessa substância, que eles chamaram de insulina, para um garoto de 14 anos morrendo de diabetes; quase imediatamente seu nível sangüíneo de açúcar caiu. Em 1923, com a ajuda de um bioquímico, James B. Collip, os extratos pancreáticos foram purificados suficientemente para reduzir os efeitos colaterais do tratamento. Naquele mesmo ano, um Prêmio Nobel foi oferecido a

Banting e a John J. R. Macleod, do laboratório de fisiologia no qual a pesquisa foi feita; Best, o assistente de Banting, foi deixado de lado. Banting ficou tão furioso com a omissão de Best que dividiu sua metade com ele; Macleod dividiu a sua com Collip.

Tremenda excitação foi criada por essa descoberta e houve uma enorme demanda por insulina, mas a sua produção em quantidades suficientes estava muito aquém da capacidade de qualquer laboratório de universidade. Somente a colaboração do laboratório antitoxinas Connaught em Toronto e a indústria farmacêutica de Eli Lilly em Indianápolis tornou a produção em larga escala (usando pâncreas de porcos) possível. Posteriormente, o diabetes em jovens se tornou não mais uma sentença de morte, mas uma condição inteiramente compatível com uma vida normal.

Hormônios foram isolados de outras glândulas, cada um com seus problemas especiais e curiosos. Descobriu-se que os testículos e os ovários secretavam hormônios bem como produziam esperma e óvulos, e seus hormônios principalmente isolados no início da década de 1930 foram de grande valor no manuseio de distúrbios sexuais e de reprodução. Logo suspeitou-se que eles poderiam ser também usados para controlar a fertilidade, mas foram necessários muitos experimentos e testes realizados na prática. Vinte anos mais tarde, um biólogo na Fundação Worcester para Biologia Experimental em Massachusetts, chamado Gregory Pincus, com Carl Djerassi e outros, desenvolveu um contraceptivo oral para mulheres. Contudo somente na década de 1960 é que a "pílula" se tornou largamente disponível. É interessante especular, mas difícil se conseguir evidências, se a descoberta dos contraceptivos orais foi um fator importante no grande aumento da liberdade sexual naquele tempo. É talvez mais importante apreciar o seu potencial em permitir às mulheres que planejem suas famílias, e de reduzir a população mundial.

MENSAGEIROS QUÍMICOS OU ELÉTRICOS?

Hormônios não são a única forma de as substâncias secretadas por certas células influenciarem a atividade de outras. Depois de experimentos feitos por Luigi Galvani e outros no século XVIII, reconheceu-se que o principal controlador do corpo, o sistema nervoso, trabalha através de algum tipo de eletricidade. Mas acumularam-se evidências de que os nervos atuavam em outras células, e mesmo uns nos outros, por meios químicos, por substâncias ligando pequenos intervalos entre células adjacentes.

CAPÍTULO 7
TRATAMENTO POR DROGAS E SURGIMENTO DA FARMACOLOGIA

"Dos processos naturais conhecidos, que poderiam passar excitação, somente sobre dois, na minha opinião, vale a pena falar", escreveu Emil du Bois-Reymond em 1877: "ou existe no limite da substância contrátil uma secreção estimuladora na forma de uma camada fina de amônia, ácido lático ou outra substância poderosa estimuladora; ou o fenômeno é elétrico na natureza"[5]. Algumas semelhanças entre hormônios e neurotransmissores (estes últimos foram algumas vezes chamados de hormônios locais) foram notadas. O hormônio adrenalina, secretado pela porção medular das glândulas adrenais, atuava de forma muito semelhante ao sistema nervoso simpático. Poderia ser, os fisiologistas imaginavam, que os próprios nervos liberassem adrenalina nas suas terminações e que a medula da adrenal servisse como reforço para os efeitos de todos os nervos simpáticos? A mesma questão foi feita sobre o sistema nervoso parassimpático, por causa de uma substância instável chamada acetilcolina, que agia como os nervos parassimpáticos. Seria esta transmissora nas terminações nervosas? Como resumido no Capítulo 5, experimentos de neurofisiologistas como Otto Loewi em Graz, Henry Dale e seus colegas (que incluíam vários refugiados da perseguição nazista na Alemanha) em Londres, Walter B. Cannon em Cambridge, Massachusetts, e Ulf von Euler em Estocolmo tornaram estas idéias em fato sólido e forneceram as bases nas quais um assombroso número de novas drogas foi descoberto.

Os transmissores químicos fazem músculos contraírem-se e iniciam a secreção de glândulas, e colocam na trilha muitos processos elaborados. Todos os tipos de transmissão química (e também controle químico de atividades celulares particulares) podem ser imitados por substâncias que se assemelham muito com os transmissores naturais. Este princípio foi primeiramente utilizado nos Estados Unidos, em torno de 1930, na Pensilvânia, quando duas novas drogas, Carbacol e Metacolina, foram sintetizadas nos laboratórios Merck e usadas medicinalmente. Elas imitavam a acetilcolina, mas os efeitos duravam mais, então foram usadas pela sua ação na bexiga para vencer a retenção urinária pós-operatória. A aplicação foi comparativamente simples, mas o princípio foi rumoroso e ela é a base da maioria das drogas anti-hipertensivas em uso hoje.

VITAMINAS

Um novo tipo de remédio chegou com a descoberta das vitaminas. Embora doenças por deficiência nutricional fossem conhecidas desde o trabalho de James Lind e outros, as identidades químicas diferentes das substâncias que causavam as doenças não foram descobertas até o século XX. O termo "vitamina" foi cunhado em 1912 por Casimir Funk, um químico trabalhando no Instituto Lister em Londres. Foi parcialmente sua pesquisa que ajudou a clarear as funções distintas das vitaminas.

Quando Funk começou seu trabalho, sabia-se por estudos clínicos que certas doenças humanas eram causadas por deficiência de vitaminas específicas: por exemplo, o beribéri por falta de tiamina (vitamina B1); escorbuto, conhecida há muito com sendo prevenida por uma suficiência de frutas cítricas, e ocorrendo por falta de ácido ascórbico (vitamina C); e outras. Percebeu-se que onde houvesse a falta de uma determinada vitamina na dieta, o tratamento com aquela vitamina salvava a vida. Uma vez que isto tornou-se conhecido, não houve mais dúvidas de como tratar doenças por deficiências específicas.

Lamentavelmente, contudo, a superstição cresceu rápido sobre vitaminas, e elas prontamente adquiriram a reputação de mágicas cura-tudo. Os fabricantes foram rápidos ao explorar o mito, médicos frustrados estiveram aliviados em adotá-las, e pacientes procurando por conforto foram (e são) muito desejosos de crer nelas. Evidências de benefícios menores de várias vitaminas são difíceis de se obter e geralmente do tipo anedota e não convincentes. Mas intoxicação por excesso, particularmente, das vitaminas lipossolúveis é bem conhecida: dirtúrbios nervosos e defeitos de nascimento são produzidos por excesso de vitamina A, e excesso de cálcio corporal e cálculos renais, depois de muita vitamina D. Mas as vitaminas continuam uma forma de terapia popular e fortemente divulgada, raramente (em países ricos) com qualquer base racional. Elas são provavelmente mais compensadoras para os acionistas das companhias fabricantes do que para a maioria das pessoas que as consome.

Se as vitaminas são drogas, é um problema de uso da linguagem, que não necessita ser estendido. O termo vitamina, uma forma contraída, por engano, por Casimir Funk derivada de "vital-amina", é errado, porque muitos fatores nutricionais acessórios não são aminas, e, se são vitais, significando essenciais para sobrevivência, diferem de espécie para espécie. Mas o nome veio para ficar.

O modo como as vitaminas agem em células vivas jogou muita luz no modo como as células funcionam, e o conhecimento dessa atividade tem sido usado para criar drogas com proposições específicas, especialmente agentes antibacterianos. A bioquímica detalhada das vitaminas funcionou largamente em micróbios – objetos de pesquisa muito mais convenientes e socialmente aceitáveis do que mamíferos. Do conhecimento até então adquirido estava-se a um simples passo (embora poucos tenham visto grandes possibilidades) para continuar criando drogas antibacterianas que interferem com o modo como os micróbios usam seus alimentos essenciais. Notáveis resultados se seguiram.

SURGE A MODERNA FARMACÊUTICA

Antes do desenvolvimento de tais antibióticos, contudo, houve uma descoberta feita em linhas mais clássicas. Ela ocorreu nos laboratórios da Companhia Bayer em Elberfeld, Alemanha, no início da década de 1930. Um bioquímico alemão, Gerhard Domagk, indicado para dirigir a pesquisa da Bayer em 1927, continuou a abordagem de Paul Ehrlich de investigar corantes e prontamente mostrou que um corante vermelho, mais tarde denominado Prontosil, era extraordinariamente eficiente em curar infecções estreptocócicas em ratos. Testes clínicos se seguiram, e, por volta de 1935, a droga foi usada em pacientes com grande sucesso. Uma das primeiras a receber o novo remédio foi a filha de Domagk, que fez uma recuperação dramática de uma infecção estreptocócica causada por uma punção com agulha.

Prontosil provou-se especialmente eficiente em tratar mulheres com febre pós-parto ou sepse puerperal, a qual é principalmente estreptocócica em origem e que, até aquele tempo, cobrava um triste tributo de mortes de mulheres jovens. A descoberta merecia um Prêmio Nobel; de fato, Domagk foi indicado em 1939, mas foi proibido pelo governo nazista de aceitá-lo. Quando a Alemanha não estava mais na Guerra, as regras do Nobel proibiram-no de ter seu dinheiro depois de tal atraso.

Enquanto isso, a pesquisa no Instituto Pasteur em Paris mostrou que somente uma parte da molécula de Prontosil era necessária para vencer o estreptococo, e o componente ativo, chamado de Sulfanilamida, brevemente suplantou o Prontosil – sem dúvida para humilhação de todos os interessados na Companhia Bayer, a qual tinha as patentes para o Prontosil. A Sulfanilamida era uma substância bem conhecida; ela foi primeiro sintetizada em 1908 durante estudos com corantes e por quase 30 anos deixada nas prateleiras de muitos químicos orgânicos, porque ninguém sabia ou suspeitava que ela podia salvar vidas.

Quando Gerhard Domagk e seus colegas da Bayer descobriram que a Sulfanilamida controlava estreptococos em ratos, eles e muitos outros, naturalmente imaginaram como a droga funcionava. A pergunta deles seria respondida muito em breve. Testes clínicos com pacientes humanos mostraram que a droga não funcionava em abscessos cheios de pus. Experimentos *in vitro* mostraram que pus e também outros materiais, incluindo extratos de leveduras, protegiam os germes contra a Sulfanilamida. O princípio protetor tanto no pus como na levedura foi identificado: era um composto simples chamado ácido paraminobenzóico (PABA), muito proximamente relacionado com a própria Sulfanilamida. PABA foi rapidamente descoberto como sendo um nutriente essencial para alguns micróbios, e estes tornaram-se justamente aquelas espécies que eram sensíveis à sulfonilamida. Claramente, os dois compostos competiam. A sulfanilamida entrava como PABA, mas então bloqueava as funções. O processo, chamado de "antagonismo competitivo", foi estudado de perto, e, a despeito do complexo labirinto de detalhes, proveu um enorme avanço no entendimento como as drogas atuavam, como poderiam atuar, e como novas e úteis drogas poderiam ser inventadas.

Os estudos clínicos da Sulfanilamida não foram elaborados por padrões mais recentes, mas a droga teve dramáticos efeitos e deixou poucas dúvidas sobre seus méritos. Contudo, ela também tinha maus efeitos, alterando os pigmentos sangüíneos, tanto que os pacientes pareciam azuis; e ocasionalmente lesando os tecidos formadores de sangue de tal forma que as células brancas desapareciam. Daqui começou a pesquisa para melhores compostos, principalmente da família chamada sulfonamidas, qual a família a Sulfanilamida pertencia. Com pouco anos, mais de 5.000 sulfonamidas foram examinadas e talvez encontradas 50 de utilidade clínica contra bactérias de vários tipos e alguns outros organismos. As primeiras sulfonamidas – a própria Sulfanilamida e a sulfapiridina de May e Baker (primeiramente famosa como M & B 693) – foram descartadas quando numerosos agentes mais seguros foram descobertos.

A distinção entre antibióticos e drogas quimioterápicas é um acidente histórico. Vários antibióticos foram preparados sinteticamente, e nenhuma distinção, qualquer que seja, foi encontrada entre estes e aqueles preparados de material fúngico "natural". Contudo, as penicilinas (havia variedades nos materiais originalmente extraídos) são difíceis de serem preparadas sinteticamente, e são mais econômicas feitas de terra vegetal cultivada. A despeito disso, as penicilinas originais foram modificadas quimicamente e com a vantagem para vários propósitos específicos, e a prática clínica hoje depende fortemente destes materiais semi-sintéticos.

Infelizmente para humanos, cepas de bactérias resistentes a drogas têm aparecido. Micróbios passam por muitas gerações em questão de dias ou semanas, e então evoluem muito rápido. Tão logo os agentes antibacterianos foram largamente utilizados, os micróbios que resistiam a eles tiveram uma grande vantagem para sobreviver, enquanto seus primos menos resistentes e competitivos foram rapidamente eliminados. Portanto, bactérias resistentes a antibióticos como a penicilina prontamente tornaram-se mais comuns, e então o sonho desvaneceu-se de que poucos antibióticos colocariam um fim às doenças infecciosas da humanidade.

Algum adiamento tem sido obtido ao se usar combinações de agentes antibacterianos, porque cepas resistentes têm menos chance de surgir se os micróbios são atacados por duas ou mais drogas ao mesmo tempo. Importantes novos antibióticos são especialmente aqueles que controlam cepas resistentes de germes familiares. Mas o conflito entre humanos e micróbios não está resolvido nem é provável que o seja, e uma pesquisa contínua é essencial para que as novas e perigosas cepas sejam mantidas sob controle.

AGENTES ANTIVIRAIS

Encontrar agentes contra vírus provou-se mais difícil. Muito sucesso tem sido obtido com vacinas, especialmente a primeira delas (o pioneiro foi Edward Jenner no final do século XVIII), a qual tornou possível a eliminação de uma doença desfigurante e inicialmente mortal em todo o mundo, a varíola. Vacinas contra outros vírus, notadamente aquele da febre amarela, têm sido também de muito sucesso. Os vírus são, no entanto, parasitas intracelulares, de acesso difícil, e a associação íntima entre o metabolismo do vírus e do hospedeiro tem desafiado qualquer solução química. Somente nos últimos 20 anos foi feito progresso importante, ilustrado pelas notáveis propriedades do aciclovir.

O aciclovir (Zovirax), descoberto nos laboratórios Wellcome nos Estados Unidos e na Inglaterra, nos anos 1970, é potente contra herpes zoster, úlceras frias e outras infecções herpéticas. O aciclovir é convertido em um agente bloqueador nas células infectadas com o vírus do herpes, sendo então de mínimo perigo para os tecidos saudáveis; o problema da toxicidade para o hospedeiro já foi largamente vencido. Outros vírus têm sido menos responsivos ou menos perseguidos; o vírus da *influenza* continua sendo um risco recorrente, especialmente o vírus da imunodeficiência humana (HIV), o qual preparou o caminho para a AIDS. Zidovudina (Retrovir), um parente químico algo distante do aciclovir, é a primeira droga a ser reconhecida por entidades reguladoras para o tratamento da infecção por HIV.

QUIMIOTERAPIA DO CÂNCER

Um tipo diferente de quimioterapia começou com a descoberta de que substâncias chamadas mostardas nitrogenadas matam seletivamente um tipo particular de células cancerosas. A história é um fino exemplo de uma trilha que levou a uma conclusão de valor bem diferente do objetivo pretendido. Ela começou na Segunda Guerra Mundial, quando a pesquisa estava resumida, por razões óbvias, em agentes de guerra química. Qualquer que seja a ética do seu uso, nenhuma nação poderia produzi-la por ser ignorante das suas propriedades ou estar preparado para tratar quaisquer casualidades que pudessem ocorrer. Nos Estados Unidos, substâncias próximas dos gás mostarda foram estudadas no departamento dos farmacologistas Louis Goodman e Alfred Giman na Universidade Yale, e foi encontrada, entre suas propriedades, a capacidade de destruir células brancas do sangue (linfócitos). Quando administrada a um rato com linfoma (um grande tumor sólido de células linfáticas), o tumor reduziu-se, dramaticamente, de uma forma nunca vista antes. O experimento era reproduzível, e então os pacientes com tumores linfocíticos foram tratados com mostardas nitrogenadas, naturalmente com extremo cuidado, mas em breve com grande sucesso.

A via estava aberta para a descoberta de outros agentes para quimioterapia de câncer. Uma abordagem promissora foi sintetizar compostos que se assemelhavam ao ácido fólico, o qual é usado na formação de novas células sangüíneas, incluindo a proliferação excessiva na leucemia. Os análogos do ácido fólico foram feitos, especialmente nos Laboratórios Lederle. Um deles (aminopterina) foi mostrado na década de 1940 como causador de remissões devastadoras na leucemia da infância. Uma outra abordagem dependeu do estudo da via pela qual ácidos nucléicos eram sintetizados. Aqui, também, a tática usada foi a de fazer análogos que poderiam bloquear alguma parte particular das funções sem conseqüências não específicas desastrosas. George Hitchings e Gertrude Elion nos laboratórios Wellcome, então em Nova Iorque, produziram uma seqüência de novas drogas nesse caminho nas décadas de 1940 e 1950. Elas incluíam a 6-mercaptopurina, a qual também causava remissões em alguns pacientes de leucemia.

Muitas descobertas fortuitas incluíram o antibiótico antraciclina chamado de daunorrubicina, derivado do fungo *Streptomyces* e ativo contra uma variedade de tumores sólidos bem como leucemias, e os alcalóides chamados de vincristina e vimblastina, obtidos da *Vinca*. Todas essas substâncias são altamente tóxicas e seu uso necessita um especialista em qualquer estágio. Muitas leucemias responderam bem, e essas condições, antes invariavelmente fatais, agora têm uma perspectiva de cura. Mas células de câncer, com micróbios, tornam-se resistentes a quimioterapia. Cursos repetidos de tratamento são todos com freqüência cada vez menos eficientes, e as drogas, se naturais ou sintéticas, têm provado, até agora, ser mais paliativas que curativas.

CRESCIMENTO DA INDÚSTRIA FARMACÊUTICA

Depois da guerra de 1939-45, a indústria farmacêutica expandiu-se grandiosamente. Por volta de década de 1980, cerca de 10 companhias estavam usualmente entre as 50 maiores corporações dos Estados Unidos, e havia crescimento similar na Inglaterra e outros lugares na Europa. Os laboratórios de pesquisa cresceram mais rápido que as companhias; tipicamente, a firma estabelecida há muito de Smith, Kline & French tinha um corpo de oito pesquisadores em 1936, o qual cresceu para centenas na década de 1950 e agora foi aumentado por fusões com outras empresas na Smith Kline Beecham.

Em tais laboratórios, milhões de compostos foram sintetizados e testados para propriedades antimicrobiais e farmacológicas. A busca foi conduzida de várias formas, algumas racionais e por vezes mais especulativas ou aleatórias. Muitas drogas úteis resultaram de cada tipo de abordagem; a sorte bem como o senso de julgamento é crucial para o sucesso na pesquisa. Freqüentemente, várias drogas foram descobertas com propriedades semelhantes próximas, e houve várias queixas sobre descobertas similares. Contudo, entre grandes séries de drogas, como as sulfonamidas e os corticosteróides, os agentes originais foram completamente suplantados por sucessores largamente considerados como tendo um resultado geral melhor. Uma droga similar não é necessariamente pior e pode ser distintamente melhor que sua competidora.

REALMENTE FUNCIONA?

Sempre foi muito mais fácil acreditar de maneira otimista em um remédio do que provar que ele vale a pena mesmo de uma forma vagamente científica. Pesquisa clínica extensa tem sido aplicada para descobrir como usar melhor o poder de novos remédios produzidos por laboratórios farmacêuticos, para descobrir qual das drogas similares é preferível e de fato descobrir se o uso delas é, a longo prazo e a despeito de aparências superficiais, benéfico no final. Observação à beira do leito de pacientes sob tratamento individual foi suplantada por uma coleção de fatos sobre tantos pacientes quanto possível tratados de uma forma ou de outra. Algumas vezes então, em uma reviravolta, mesmo com a excitação de alguns sofredores que parecem recuperar-se, a maioria dos pacientes tratados realmente fica pior do que aqueles que são deixados em paz ou recebem outros tratamentos.

Não somente novos remédios necessitam avaliação: muitos remédios tradicionais devem ser também questionados, como o médico naval do século XVIII, James Lind, observou no prefácio do seu *Tratado sobre Escorbuto* (1753). Sua sabedoria permanece verdadeira, mas é com freqüência esquecida:

> Pareceu-me um assunto que valia a pena uma investigação rigorosa: e eu fui levado nessa ocasião a consultar vários autores que tinham tratado da doença; onde eu percebi erros que foram usados na prática, com conseqüências perigosas e fatais. Pareceu-me uma evidente necessidade de retificar aqueles erros, na conta dos efeitos perniciosos que eles já tinham visivelmente produzido. Mas como não é fácil erradicar velhos preconceitos ou sobrepujar opiniões que adquiriram um estabelecimento pelo tempo, costume e grandes autoridades, tornou-se portanto requisito para esta intenção exibir uma visão completa e imparcial do que foi publicado sobre escorbuto; e esta em uma ordem cronológica, pela qual as fontes daqueles erros possam ser detectadas. De fato, antes que este assunto pudesse ser colocado em uma luz apropriada e clara, foi necessário remover uma grande porção de lixo.[6]

A história do uso de remédios revela, sempre, quanta confiança é colocada em crenças médicas de que medicamentos particulares são eficientes e que é negligente ou pior detê-los. E então, anos ou séculos mais tarde, os remédios caem em desuso, senão em descrédito positivo, porque a sua falta de efeito ou dano positivo foi, afinal, revelado por acumulação de evidências e recusa de ser influenciado por anedotas casuais.

Os princípios e valores de bons testes clínicos foram mostrados quando a eficácia da estreptomicina no tratamento da tuberculose foi avaliada logo depois da Segunda Guerra Mundial pelo Conselho de Pesquisa Médica Britânico, aconselhado por Sir Austin Bradford Hill, da Escola Londrina de Higiene e Medicina Tropical. Muito pouco da nova droga estava disponível quando o estudo começou em 1946 – somente o suficiente para uma pequena proporção dos pacientes que podiam ser beneficiados. Foi, portanto, considerado eticamente justificável continuar com um teste no qual um grupo recebeu estreptomicina, enquanto o grupo-controle era tratado com métodos tradicionais. O teste clínico controlado randomicamente, o primeiro de seu tipo, provou evidência clara sobre quais tratamentos eram mais eficientes do que os outros e estabeleceu um modelo para muitos estudos subseqüentes de novas drogas. Tornou-se inaceitável proclamar-se benefício para uma nova droga sem estudos clínicos. Infelizmente, nem todos os estudos são bem conduzidos o suficiente para serem confiáveis.

EFEITOS INDESEJÁVEIS

A toxicidade de muitos agentes novos tem sido descoberta somente depois de eles estarem em uso regular. O dano causado pela talidomida na década de 1950 foi particularmente angustiante e originou uma demanda poderosa por drogas seguras. Testar drogas para toxicidade, contudo, é um problema insolúvel; o número de vias nas quais uma droga pode ser tóxica é ilimitado, e tentativas de detectá-las todas em avanço têm consistentemente sido frustrantes, quando quer que novos riscos tenham sido descobertos.

Em anos recentes, a introdução de drogas que salvam vidas tem sido freqüentemente adiada, enquanto testes de valor pesarosamente incertos são feitos. Na década de 1970, a frase "droga demorada" tornou-se familiar, especialmente nos Estados Unidos, para descrever os atrasos impostos pelas autoridades. Afirmou-se que vários cidadãos americanos morreriam de falência cardíaca entre o tempo em que uma droga, que preveniria sua morte estava disponível nos países europeus e o que ela seria licenciada nos Estados Unidos. Procedimentos especiais, algumas vezes chamados de "primeira trilha", foram criados para sobrepujar o atraso. Gradualmente, foi aceito que a mais valorosa segurança repousa na gravação adequada de todos os usos das novas drogas e no relato de todos os efeitos adversos.

SOCIEDADE E DROGAS

Desde a Segunda Guerra Mundial, ao menos nas sociedades industrializadas, as pessoas têm-se tornado mais preocupadas com saúde, doença e remédios do que antes. Certamente, a mídia chama atenção sem-fim para remédios e drogas e despertou entusiasmo ou ansiedade freqüentemente em terreno muito limitado. O quanto as atitudes populares são alimentadas por radiodifusão ou por anúncios de fabricantes, não é parte deste capítulo, nem são os processos sociais que levam à ascensão e ao declínio da "sociedade permissiva" e ao uso de drogas "recreacionais" com todos os riscos de toxicidade, impurezas e abuso.

Pode-se notar quanto entusiasmo pela ciência deu lugar ao ceticismo e, particularmente em Medicina, o quanto a busca de melhoras técnicas existiu no modo de compaixão e cuidado. Há um paralelo interessante na história da

China. Em torno de 700 a.C., a prática médica tornou-se gradativamente baseada em observação direta e foi por extensão comparada à "medicina científica". Então, ela deu lugar aos novos, ou ressuscitados, sistemas nos quais a superstição, a magia, e os amuletos desempenhavam uma grande parte. Se a mudança teve quaisquer conseqüências significativas, somente tempo e estatísticas confiáveis dirão se a confusão corrente e o desgosto por "medicina científica" estão tendo resultados mensuráveis.

Até onde as drogas são concebidas, as terapias "alternativas" ou "complementares" são a homeopatia e o herbalismo. Os princípios da homeopatia envolvem a rejeição de toda a base da física e da química ortodoxas, e o uso homeopático de remédios não depende da ação dos mesmos como estudada pelos farmacologistas, mas de um sistema nada convencional de crenças. Remédios vegetais existem desde muito antes que qualquer avaliação de medicamentos fosse pensada. Vieram muitas drogas importantes de plantas, incluindo a beladona, o curare, a codeína, o digital, a ipecacuanha e a nicotina. Todas estas são potentes, e as plantas que as produzem são reconhecidas como tóxicas. Muitos outros remédios de plantas permanecem de valor não provado, ao menos por padrões científicos.

Sem uma ação demonstrável, nenhum ingrediente ativo pode ser identificado. Muitas preparações de ervas disponíveis "não oficialmente" não contêm qualquer substância potente e, como remédios homeopáticos, dão conforto se agradam o paciente. Contudo, um bom número de plantas de jardim são venenosas, e qualquer autotratamento com estas plantas é perigoso. Com a inclinação para um modo "verde" de vida, o auto-envenenamento com ervas "naturais" está sendo visto mais freqüentemente. Mesmo ervas aparentemente leves como chás podem causar dano, se tomadas regularmente por longos períodos de tempo. Também, remédios de plantas são ocasionalmente adulterados com drogas "químicas" para adquirirem maior potência, a despeito da segurança, e a falta de controle da venda de remédios de plantas é uma causa de preocupação crescente. Homeopatia e herbalismo, assim como a fé em vitaminas, têm favorecido principalmente condições em que sintomas mais do que mudanças objetivas são proeminentes. A medida do benefício é difícil, e a avaliação por estudos controlados sérios é rara.

Drogas potentes são tão perigosas como o bisturi afiado do cirurgião e devem ser manipuladas com igual cuidado para fazerem o bem. O uso apropriado de remédios ortodoxos trouxe grandes triunfos em prolongar a vida e aliviar o sofrimento, e é bobagem desprezar ou subestimar esta aquisição. Quanto maior o poder do remédio, maiores os riscos do seu mau uso.

CAPÍTULO 8 — *Doença Mental*

Roy Porter

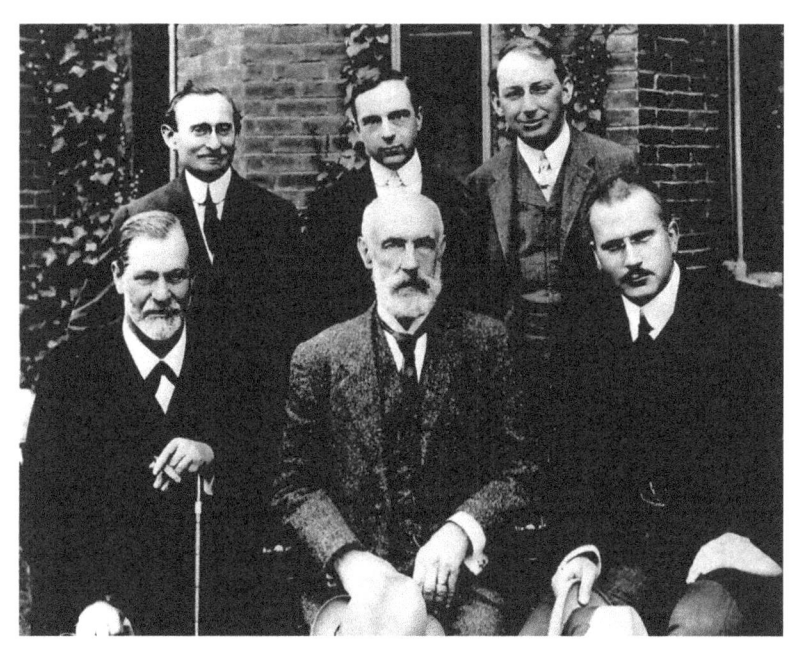

O movimento psicanalítico inicial operava como um grupo familiar com fortes laços pessoais mantendo seus membros unidos. Freud (na frente à esquerda nesta fotografia tirada na *Clark University*, Worcester, Estados Unidos, em 1909) assumiu o papel de "pai"; seus associados próximos incluíam Ernest Jones (atrás no centro), Sándor Ferenczi (atrás à direita) e Carl Jung (na frente à direita). Abraham Brill (atrás à esquerda), William James e Stanley Hall (no centro à frente) eram simpatizantes americanos.

A loucura é um enigma. Ser "louco" é parte do modo comum de falar. Especialmente no inglês americano, "louco" significa "furioso" ("ele ficará realmente zangado!"), e nós falamos de "ser louco por alguém" ou "louco por amor". Em tal uso, a loucura é uma disposição de humor ou sentimento. A maioria das pessoas, médicos e também leigos concorda que aquela loucura (ou doença mental, desordem psiquiátrica e assim por diante) pode ser uma condição médica autêntica. Eu enfatizo a "maioria", porque líderes do movimento antipsiquiátrico, lançado na década de 1960 – notavelmente Ronald Laing na Inglaterra e Thomas Szasz nos Estados Unidos – negaram a realidade da doença mental no senso estrito do termo, negando que a loucura fosse uma doença como sarampo ou malária. De acordo com Szasz, escrito em 1975, a loucura era um rótulo pregado pelos caçadores de bruxas em "desviados" ou bodes expiatórios com o propósito de construírem um império psiquiátrico e para exercerem controle social.

As relações entre ser louco como emoção extrema ou comportamento excêntrico e (por outro lado) a loucura como um diagnóstico médico são controversas e complexas. Mesmo aqueles convencidos de que a loucura é uma doença, contestam o que ela é, o que a causa e o que pode ser feito por ela. Para compreender como a loucura cresceu tão loucamente confusa, sua história deve ser explorada.

TRADIÇÃO GREGA

As culturas pré-clássicas certamente identificaram a loucura, mas foi primeiramente com os gregos que a loucura tornou-se um objeto de investigação racional e descrição literária. Nos mitos gregos, os heróis tornam-se loucos, conduzidos furiosos ao delírio ou fora de si com raiva ou dor.

> Dionísio: A razão por eu ter escolhido Tebas como primeiro lugar
> Para levantar meu grito *Bacchic*, e vestir todos que respondem

CAPÍTULO 8
DOENÇA MENTAL

Nos hábitos de pele castanha, e colocar meus punhos em suas mãos –
A arma enfeitada com brotos de hera – minha razão é esta;
As irmãs de minha mãe disseram – o que elas deveriam ter feito por último
Para dizer – que eu, Dionísio, não era filho de Zeus;
Que Semele, estando grávida – elas disseram – de algum mortal,
Obedeceu à sugestão de seu pai, e atribuiu a Zeus
A perda de sua virgindade; e eles reclamaram ruidosamente
Que esta mentira foi o pecado pelo qual Zeus tomou sua vida.
Portanto eu tenho levado estas mesmas irmãs à loucura, fazendo-as virar
Frenéticas para fora das portas; sua casa agora é a montanha;
Seus espíritos se foram. Eu as tenho feito suportar o emblema dos
Meus mistérios; a população feminina inteira de Tebas,
Até a última mulher, eu tenho mandado buscar delirante de suas casas.
Agora, lado a lado com as filhas de Cadmus, uma e todas
Sentam sem raízes nas pedras sob os pinheiros prateados.

Eurípedes, *O Baco*

A *Ilíada* revela vestígios das atitudes arcaicas em direção à loucura; ela não revela a insanidade como posteriormente compreendida pela medicina e filosofia, pois os heróis de Homero não possuem psiquê ou formas de consciência comparáveis àquelas de Édipo, de Sófocles, ainda menos àquela de Hamlet ou Sigmund Freud. Os épicos de Homero não dão a seus personagens sensibilidade, reflexão ou introspecção próprias. Os heróis gregos são como fantoches, à mercê de forças do além: deuses, demônios, destino e fúrias. Eles não têm o que os autores modernos denominam existências "intrapsíquicas".

A mentalidade introspectiva emergiu no auge da civilização ateniense, no quinto e quarto séculos antes de Cristo; e um historiador e psiquiatra americano, Bennett Simon, argumentou em seu livro *Mind and Madness in Ancient Greece* (Mente e Loucura na Grécia Antiga) que a idéia de psiquê, então desenvolvida, foi estabelecida como molde para o raciocínio ocidental sobre mentes e loucura desde então. Sigmund Freud disse o mesmo quando nomeou os conflitos psicossexuais infantis de "Complexo de Édipo", portanto, prestando homenagem à tragédia de Sófocles, *Oedipus Rex* (Édipo Rei).

Sócrates, Platão, Aristóteles e outros pensadores gregos de sua época sistematicamente racionalizaram sobre natureza, sociedade e consciência. Eles exploraram o desconhecido, buscando compreender a ordem das coisas e descrever a própria razão como modelar, criando ideais do homem ético ou do homem político. Através do autoconhecimento (como no adágio "conheça você mesmo"), a razão poderia compreender a natureza humana e portanto subjugar desejos escravizantes. Assim a filosofia enobreceu a razão.

Em sua perseguição à razão, os filósofos gregos não negavam a realidade do que não era racional. Ao contrário, a importância que eles davam à razão certifica o poder perigoso que eles atribuíam às paixões e às misteriosas forças do destino, pois também eles eram fascinados pelo "fogo" transcendental que consumia gênios e artistas. No entanto, Platão e seus seguidores definiram o irracional como o inimigo da dignidade humana e da liberdade; e a polaridade entre o racional e o irracional, assim como a supremacia da mente sobre a matéria, tornaram-se cardinais para a moral clássica e os valores médicos, permanecendo importantes até os dias atuais.

Se o crescimento da filosofia capacitou os gregos a racionalizar a loucura, como eles explicavam a calamidade da alma? Como eles esperavam prevenir ou curá-la? Havia duas tradições principais através das quais eles encontravam sentido na loucura. Uma apoiava-se na cultura, expressa em retórica, arte e teatro. As tragédias gregas dramatizavam os conflitos primitivos da vida – a sorte do indivíduo esmagado pelo destino inelutável, o tormento das lealdades divididas, as demandas rivais de amor e inimizade, piedade e vingança, dever e desejo, mortais e divindades, família e cidade. E eles mostravam esses conflitos tornando-se (ao contrário dos heróis fantoches de Homero) objetos conscientes de reflexão e conflitos internos, censura e culpa. A loucura havia-se tornado a condição e destino de mentes divididas contra si mesmas. Os heróis de Sófocles e Eurípedes tinham consciência de que traziam a loucura em si mesmos; a guerra psíquica, portanto, tornou-se intrínseca à condição humana.

Mas o drama também sugeria soluções ou, na frase de Bennett Simon, o teatro tornou-se terapia. À semelhança de Édipo, o sofrimento desesperado poderia engendrar uma sabedoria mais elevada, a cegueira poderia produzir percepção, o derramamento de sangue poderia purificar e o drama público poderia pôr em cena a catarse coletiva. Representando a loucura, forçando o impensável a ser falado, libertando os monstros da profundidade mental, conquistou o campo de batalha emocional para a razão; toda a paixão passava.

Assim a loucura poderia ser a alma atormentada que a arte poderia capturar. Contudo os gregos também desenvolveram uma maneira bastante diferente de compreensão da loucura: uma tradição médica. Como explicado no Capítulo 2, o estilo de pensamento médico expresso nos escritos hipocráticos

CAPÍTULO 8
DOENÇA MENTAL

no século quinto antes de Cristo e dominante desde então insistia que a doença era natural e por conseqüência tratável por pesquisa empírica e racional. De particular relevância, um tratado de Hipócrates, *On the Sacred Disease* (Sobre a Doença Sagrada), insistia que a doença cadente ou epilepsia – previamente considerada uma desordem sobrenatural – era uma doença comum como qualquer outra, um mal rotineiro produzido por processos corporais normais. Assim, se a chamada "doença sagrada" era natural, por implicação todas as outras anormalidades de comportamento, todas as loucuras, igualmente caíam dentro dos limites da medicina. As explicações de insanidade deveriam, desta forma, ser expressas em termos de causas e efeitos físicos, enfatizando o coração ou o cérebro, o sangue, os espíritos e os humores; e o tratamento confiaria em regimes e medicamentos. Para a têmpera científica, a insanidade não era um dilema ou um drama, mas uma doença.

Como discutido de forma mais abrangente nos Capítulos 2 e 3, a essência da medicina grega propunha causas internas, constitucionais, para a doença. A saúde necessitava de quatro "humores" ou fluidos corporais. Estes eram também a chave do distúrbio mental. Um excesso de bile amarela *(cólera)* superaqueceria o sistema, causando mania ou loucura delirante: ao contrário, o excesso de bile negra *(melancolia)* induziria dejeção. Areteus, um contemporâneo de Galeno ativo na segunda metade do segundo século após Cristo, na Alexandria, deu explicação particularmente detalhada da melancolia e da mania em seu *On the Causes and Signs of Diseases* (Sobre as Causas e Sinais das Doenças).[1] "As vítimas são sombrias ou sérias: excessivamente entorpecidas ou abatidas, sem qualquer causa manifesta: assim é o começo da melancolia", ele observou:

> E eles também tornam-se mal-humorados, sem graça, insones e sobressaltam-se de um sono perturbado. Medos excessivos também os assaltam; se a doença tende a aumentar, então seus sonhos são verdadeiros, terríveis e claros; de tal forma que, quando acordados, eles têm uma aversão para algo como sendo um diabo, que o ataca em suas visões durante o sono... Mas se a doença se torna mais urgente, vêem-se repugnância, um evitar do contato humano, lamentações vãs: eles queixam-se da vida e desejam morrer; em muitos a compreensão leva à insensibilidade e estupidez de forma que eles se tornam ignorantes de todas as coisas e esquecidos de si mesmos e vivem a vida de animais inferiores.

Enquanto a discussão de Areteus sobre medo, aversão e impulsos suicidas se torna clara, na medicina clássica a melancolia estava longe do delicioso langor que se tornou para os poetas de cemitério do século XVIII. Era uma perigosa condição que gerava ilusões devastadoras. "O paciente pode imaginar que tomou outra forma além da sua própria", comentou Areteus:

> alguém acredita ser um pardal, um galo ou um vaso de barro; outro um Deus, orador ou ator, carregando gravemente uma haste de palha e imaginando-se segurando um cetro do Mundo; alguns pronunciam choros de um infante e exigem serem carregados nos braços, ou acreditam que eles próprios sejam um grão de mostarda e tremem continuamente por medo de serem comidos por uma galinha; alguns recusam-se a urinar por medo de causar um novo dilúvio.

Estereótipos comparáveis – o homem com medo de urinar e o paciente convencido de que ele era feito de vidro, a qualquer momento sujeito a quebrar – permaneceram difundidos até o século XVIII.

De forma semelhante à melancolia, Areteus descreveu a mania, marcada por ferocidade incontrolável e visível em "furor, excitação e euforia". Nas formas graves de mania (o termo latino era *furor*), a pessoa doente "algumas vezes mata e massacra os funcionários"; em casos menos graves, ele se tornaria grandioso: "sem ser educado, ele se diz um filósofo". Racionalista por temperamento, Areteus também dirigiu atenção às manifestações da mania religiosa envolvendo possessão por um deus (furor divino), especialmente entre aqueles apanhados em frenéticos cultos à deusa. Em "estados entusiástico e extasiado", devotos de Cybele (Juno) engrenariam em rituais de orgia e ocasionalmente "castravam a si mesmos e então ofereciam seus pênis à deusa". Tudo isto, Areteus considerava, denunciava "uma insanidade...em uma alma doente, bêbada e confusa". Como é evidente, ele ligava o distúrbio com a alteração do estado físico causada por intoxicação, através da "ingestão de vinho, mandrágora ou *henbane* preta". A mania era tipicamente o produto do calor excessivo, originando do coração (a sede do calor vital), e simpateticamente conectada ao cérebro.

Em resumo, através da filosofia que fez o homem a medida de todas as coisas, os pensadores clássicos humanizaram a loucura. Eles então especificaram diversos esquemas para explicar o desarranjo. Por um lado, a insanidade poderia ser a mente no limite de seus recursos, torturada pelo Destino desumano, em guerra consigo mesma. Ou a desordem mental poderia ser somática, um delírio como a febre, causada por um sangue ruim ou pela bile. A dicotomia entre as teorias psicológica e somática da loucura foi deixada para os herdeiros do legado grego – e finalmente para nós – para ser resolvida.

CAPÍTULO 8
DOENÇA MENTAL

LOUCURA MEDIEVAL E DA RENASCENÇA

As idéias sobre loucura na Idade Média e na Renascença aproximavam-se de forma pesada aos temas herdados da Antiguidade. A melancolia e a mania (freqüentemente em inglês chamadas apenas de "loucura") proporcionavam um esquema conveniente de opostos. Denys Fontanon, professor em Montpellier, uma das escolas médicas líderes na Europa, defendia em seu *De Morborum Interiorum Curatione Libri Tres (Three Books on the Cure of Internal Diseases* – Três Livros sobre a Cura das Doenças Internas, 1549) que a mania "começa de um gênio atormentado e quente, tal como a bile amarela, atacando o cérebro e estimulando-o ao longo de suas membranas. Algumas vezes origina-se mesmo no sangue incorrupto que pode até ser temperado, mas que lesa o cérebro apenas por sua quantidade".

Seu contemporâneo em Montpellier, Felix Plater, de forma semelhante detalhou a mania como uma condição de excesso. Maníacos, ele escreveu em Praxeos Medicae Opus (1650), "faziam tudo de forma excessiva". "Algumas vezes eles...expressam seu impulso mental em uma expressão selvagem e em palavra e ação... Alguns deles buscam intensamente satisfação sexual. Eu vi isto acontecer a uma certa governanta nobre, que era, em muitos outros aspectos, muito honrada, mas que convidava, pelas mais básicas palavras e gestos, homens e cachorros para ter intercurso com ela".

Os modelos contrastantes de alienação mental desenvolvidas pelos gregos – loucura como uma perversão moral, loucura como doença – foram assimilados para o centro da Cristandade. Mas a Igreja acrescentou outra convicção: a loucura religiosa como a expressão da Divina Providência, considerada como um sintoma da guerra entre Deus e Satanás pela alma. A loucura religiosa era geralmente vista como um contágio diabólico, espalhado por bruxas, demônios e heréticos. No seu celebrado *Anatomy of Melancholy* (Anatomia da Melancolia, 1621), Robert Burton, um pastor em Oxford, identificou Satanás como o verdadeiro autor da depressão, do desespero e da autodestruição. As doenças espirituais, Burton acreditava, tinham de ser tratadas por meios espirituais, especialmente orações e jejum.

Embora freqüentemente vista como uma aflição divina – o que testemunha o destino de Herodes –, a loucura religiosa era ocasionalmente respeitada como uma revelação maravilhosa de santidade. Uma fé fundada na loucura da Cruz, que celebrava a inocência dos bebês e a amamentação, valorizava o devaneio espiritual dos eremitas e a mortificação da carne e apreciava a fé sobre o intelecto. Tal crença dificilmente poderia evitar a visão de raios de devoção na simplicidade do idiota ou nos acessos selvagens dos místicos. Elementos da teologia medieval, da Reforma e da Contra-Reforma, portanto, acreditavam que a loucura poderia ser um meio para a expressão divina e para fazê-la ouvida.

LOUCURA NA IDADE DA RAZÃO

A partir do século XVII, forças culturais poderosas mudaram as atitudes em relação à loucura. A Revolução Científica atacava a medicina humoral como parte de seu empenho em atacar as teorias de Aristóteles e seus seguidores. A visão em voga do corpo como uma máquina promoveu a pesquisa, por longo tempo, de suas partes sólidas, notavelmente dos sistemas cardiovascular e nervoso. Os anatomistas puseram a descoberto o sistema hidráulico de tubos e o circuito de fios coordenando os membros, a medula espinal e o córtex e começaram explorando o papel do sistema nervoso no controle das sensações e movimentos. Dentro deste modelo mecânico do corpo, pensamentos confusos, sentimentos e comportamento tornaram-se atributos de alguns defeitos dos órgãos dos sentidos (olhos, ouvidos etc.) e de suas redes nervosas. Os médicos do século XVIII popularizaram o termos "nervos" e cunharam a palavra "neurose". Por muito tempo "neurose" denotava uma lesão física do sistema nervoso; apenas durante o século XIX o termo "neurose" passou a significar um estado de ansiedade moderado, não específico, para distingui-lo de "psicose".

"Eu penso, logo existo", afirmava o filósofo René Descartes em 1637; e o Iluminismo, por sua vez, endossou a fé grega na razão que havia sido derramada dentro de novas garrafas pelos racionalistas do século XVII. Os Reformadores na idade da razão começaram a criticar as crenças e instituições consideradas excessivas ou irracionais. O progresso da ciência e da tecnologia, o desenvolvimento das profissões e da burocracia, a expansão da economia de mercado com suas leis de oferta e procura e a divulgação da literatura e educação, tudo contribuía para privilegiar a "racionalidade", como compreendida pela elite pensante no século XVIII. As economias capitalistas e os estados centralizadores necessitavam de ordem, regularidade, previsibilidade e autodisciplina; a anormalidade provocava ansiedade.

A partir de meados do século XVII, processos semelhantes de redefinição foram caminhando dentro da Igreja, tanto Católica quanto Protestante. Ensinamentos tradicionais sobre a loucura religiosa foram colocados sob investi-

CAPÍTULO 8
DOENÇA MENTAL

gação. Papas, prelados e pregadores tornaram-se tão adoentados quanto outras elites pela carnificina causada pelas intermináveis lutas dogmáticas entre facções, por caçadores de bruxas e estudos de heresia. As grandes lutas apocalípticas durante a Reforma e a Contra-Reforma entre Deus e o Demônio, pela possessão de almas, tinham evidentemente produzido apenas o caos; a idéia da vida como uma Grande Guerra espiritual tornou-se repugnante e foi rejeitada. E assim a realidade – ou pelo menos a validade – da loucura religiosa foi questionada. Especialmente após 1650, os direitos dos auto-intitulados profetas para falarem com línguas divinas eram tratados com a máxima suspeita pelas autoridades. *"Fifth Monarchists"* (o Quinto Monarquista), *"Ranters"* (Difamadores) e *"Convulsionaries"* (Convulsionários), dizia-se, eram provavelmente nada além de cegos fanáticos, sofrendo de alucinações ou doença, talvez epilepsia. Próximo ao "século da revolução", John Locke encontrou tempo para reafirmar *The Reasonableness of Christianity* (O Racionalismo do Cristianismo) (1695). Parecia que até mesmo a religião, agora, tinha de ser racional.

Uma mudança semelhante aplicou-se às bruxas. Através da Europa desde o século XV, as autoridades tinham tratado as bruxas como associadas ao Diabo. Mas a caça às bruxas foi interrompida, criando mais que uma anarquia sufocante. Em torno de 1650, as elites dominantes queriam lavar as suas mãos disto. Eles defendiam que bruxaria não era uma trama satânica real, mas uma alucinação gigantesca. As chamadas bruxas não estavam verdadeiramente possuídas diabolicamente, mas iludidas, e suas vítimas eram meramente presas de histeria coletiva e pessoal. O que havia sido antes atribuído a Satanás era visto progressivamente; como doença as chamadas bruxarias e coisas demoníacas eram (de acordo com os médicos e filósofos em voga, que se reuniam na recentemente fundada Royal Society de Londres) meramente psicopatologia, sintomas de doença mental. Na Inglaterra do século XVIII, os magistrados acreditavam largamente que os excessos apaixonados dos convertidos metodistas, desmaiando em sermões, eram casos de convulsão para o médico especialista. Um pastor anglicano e curador de doença no coração, William Pargeter, tinha razões mais fortes que a maioria para denunciar o Metodismo como uma forma de histeria em massa.

> O fanatismo é uma causa comum de loucura. A maioria dos casos de maníacos que sempre vieram à minha observação procediam de *entusiasmo* religioso; e eu ouvi a observação de um importante médico acerca de que quase todos os pacientes insanos que o procuravam, em um dos maiores hospitais da cidade, tinham sido privados de sua

razão por tal estranha paixão. As *doutrinas* dos *metodistas* têm uma tendência maior do que qualquer outra seita de produzir os efeitos mais deploráveis na compreensão humana. O cérebro é perturbado em labirintos de mistério e a imaginação é subjugada por uma descrição tremenda de futuras tormentas.²

A redefinição da loucura religiosa como essencialmente psicopatológica alargou o abismo entre a "sociedade" – aquela que promove a razão polida – e o singular. Este foi um processo bem sedimentado. De numerosas formas, a sociedade opulenta, polida e literata foi se distanciando daquela que não obedecia às suas normas – criminosos, vagabundos, os "grupos lunáticos" religiosos – chamando-os de irracionais, loucos, perturbados. Considerando tais intrusos perturbados, tornava-se fácil chamá-los assim. A loucura assim tornou-se um termo de infâmia.

Mas seria exagero sugerir que a noção de irracional tenha sido simplesmente transformada em um bastão com o qual se poderia bater nas massas. Por dentro da elite cultural, a excentricidade em voga era aproveitar uma longa moda. Assim foi feito, durante os séculos XVIII e XIX, certas jovens senhoras terem crises de histeria e artistas e poetas serem morbidamente supersensíveis, sofrendo rupturas nervosas, ou, como o compositor Robert Schumann, se tornarem insanos. O romantismo *glamourizou* os gênios loucos e a boemia do século XIX cultivou uma degeneração *dandificada*.

CONFINAMENTO DO INSANO

Qual era o destino do louco? Nos tempos medievais e pré-modernos, quase todos aqueles considerados como lunáticos ou idiotas, mentalmente estranhos ou aflitos espiritualmente, eram cuidados – muito freqüentemente um eufemismo para "negligenciados" – nas vizinhanças familiar e local. Na Inglaterra, esperava-se que a família contígua pusesse nos ombros a responsabilidade pelos parentes loucos. O insano era geralmente mantido em casa, trancado em um porão ou celeiro, se perigoso, talvez atendido por um criado. Se a família falhava, a paróquia geralmente assumia o controle, algumas vezes enviando o lunático para um local onde era cuidado. A presença em *Jane Eyre*, de Charlotte Brontë (1847), da primeira Sra. Rochester, louca delirante e escondida no sótão, sugere que tal procedimento familiar continuou ao longo do século XIX.

No entanto, gradualmente as instituições para confinamento dos loucos emergiram. Os mais precoces asilos especializados em lunáticos tinham sido

CAPÍTULO 8
DOENÇA MENTAL

estabelecidos, sob o patrocínio religioso, na Espanha do século XV – em Valença, Zaragoza, Sevilha, Valladolid, Toledo e Barcelona (modelos islâmicos podem ter sido influentes). Em Londres, o convento de *St. Mary of Bethlehem*, estabelecido em 1247, era especializado em casos de lunáticos no século XV: posteriormente tornou-se famoso, ou notório, como Bethlem (manicômio). A cidade de Geel, nos Países Baixos, que tinha o santuário de cura de *St. Dymphna*, cresceu celebrado como um refúgio para perturbados mentais.

Por toda a Europa e ao longo da costa leste da América do Norte, os séculos XVIII e XIX trouxeram uma proliferação de escolas, prisões, casas de diligência e correção, asilos e, por fim, manicômios para lidar com pessoas problemáticas. O estado centralizado algumas vezes tomou a iniciativa. Em 1961, o intelectual francês Michel Foucault defendeu, no *La Folie et la Déraison* que o início do Absolutismo, simbolizado por Luís XIV (1638-1715), inaugurou um "grande confinamento" na Europa. Os elementos identificáveis na sociedade com "irracionalidade" encontravam-se em risco de serem trancados ao longe. Indigentes, idosos e doentes, pessoas sem valor, criminosos banais, prostitutas e vagabundos formavam o grosso desta horda de "irracionais". Mas seus líderes representativos eram lunáticos e imbecis. Já na década de 1660, quase 6.000 indesejáveis só em Paris – pessoas loucas incluídas – estavam trancados no Hospital Général. Hospitais semelhantes logo foram organizados nas maiores cidades provincianas francesas.

Foucault sustentava que este "grande confinamento" atingia de longe mais que o seqüestro físico. Isto representava a degradação do estado de loucura. Até agora, à força de peculiaridade, a pessoa louca tinha possuído um poder fascinante: tolos, santos, gênios e bobos tinham pronunciado verdades profundas, embora obscuras. A loucura tinha falado e a sociedade tinha ouvido. Uma vez institucionalizada, entretanto, a loucura foi roubada de toda a sua fascinação, lúgubre dignidade e verdade. Foi reduzida de um estado positivo (loucura) a uma condição negativa ("irracionalidade"). Trancados em manicômios, os lunáticos lembravam feras selvagens presas em um zoológico. Era fácil vê-los não como pessoas doentes, mas como animais.

Há uma certa verdade na caracterização de Foucault da idade da razão "calando a boca" do louco, em todos os sentidos do termo; mas isto está superestabelecido. O reino de Luís XIV viu uma onda de institucionalização em Paris. Durante todo o Antigo Regime, o absolutismo francês continuou a exercer um controle centralizador sobre o insano; posteriormente, sob o Código Napoleônico, monitores provinciais assumiram esses deveres. As famílias poderiam ter parentes loucos legalmente confinados pela obtenção do certificado de autorização dos escritórios reais; tais autorizações privavam o lunático dos direitos legais.

Mas, em qualquer lugar, o quadro é altamente variável; os programas diferiam e com freqüência não havia quaisquer programas. Na Rússia, quase não existiam locais públicos adequados para o insano antes da segunda metade do século XIX. Antes, então, os loucos, se de todo confinados, eram mantidos em monastérios. Através de grandes áreas da Europa rural – Polônia, Escandinávia ou Balcãs, por exemplo – poucas pessoas estavam institucionalizadas antes de 1850. Próximo ao século XIX, dois asilos de loucos bastavam para Portugal inteiro.

Apesar de densamente habitada e altamente urbanizada, mesmo a Inglaterra não chegou facilmente a um acordo com o modelo de um "grande confinamento" de Foucault, lançado por decreto de Estado. O confinamento apesar da legislação veio tarde. Não foi até 1808 que um Ato do Parlamento foi aprovado, permitindo que o dinheiro público fosse usado para construção de asilos públicos para lunáticos, e apenas em 1845 – quase dois séculos após o "grande confinamento" de Foucault ter sido supostamente iniciado – tais asilos tornaram-se compulsórios. Os números não são necessariamente confiáveis, mas parece que não mais que 5.000 pessoas (de uma população nacional de quase 10 milhões) estavam sendo tratadas em asilos especializados para lunáticos na Inglaterra, ao redor de 1.800, com talvez o mesmo tanto em asilos e jaulas. Em outras palavras, há pouca evidência de que a elite dominante inglesa sentisse a insanidade ou "irracionalidade" como uma uma ameaça chocante à ordem pública.

Na verdade, na Inglaterra o início dos asilos para lunáticos é mais bem entendido não como sendo um ato do governo, mas como uma atividade de serviço dentro de uma sociedade comercial florescente. Em 1800, os lunáticos estavam principalmente seguros em asilos privados lucrativos operando em uma economia de livre mercado, formando parte do que os contemporâneos secamente chamavam "negócios em loucura". Mais tarde, em 1850, mais da metade dos loucos confinados na Inglaterra ainda estavam abrigados em instituições privadas, algumas boas, outras ruins ou medíocres.

Os manicômios privados haviam criado raízes na metade do século XVII, embora as evidências sejam exíguas (os proprietários e também os familiares tinham um interesse no segredo). Quando George Trosse, um jovem comerciante do Exeter tornou-se louco, em torno de 1650 (a bebida foi provavelmente a causa), seus amigos carregaram-no, amarrado a seu cavalo,

CAPÍTULO 8
DOENÇA MENTAL

para um indivíduo em Glastonbury, em Somerset, que mantinha uma casa para hospedar pessoas loucas. Não muito tempo após isto, os jornais de Londres começaram a publicar anúncios para manicômios particulares.

Vários manicômios superiores ofereciam condições luxuosas para os pacientes que pagavam pesadas taxas. Em Ticehurst House, em Sussex, fundada em 1792, o rico poderia viver em casas separadas nos parques, instalar suas próprias cozinhas e cavalgar com seus cães de caça. Mas a maioria dos primeiros manicômios fornecia, na melhor das hipóteses, condições espartanas e, na pior, condições brutais para seus moradores, principalmente os pobres. Bethlem era largamente criticada. Mas poderia ser injusto e anacrônico representar a institucionalização como essencialmente punitiva. Seu principal papel era a segregação. A primeira e mais importante razão para os asilos estava na crença de que o seqüestro era de interesse dos lunáticos perigosos, dando-lhes segurança e perspectivas máximas de cura. A partir de meados do século XVIII, uma nova fé estava emergindo em psicoterapia. Os lunáticos, dizia o argumento, deviam ser confinados, porque tratamento intensivo os restauraria. Como defensores da filosofia mecânica e do modelo médico de doença, os médicos do século XVIII investigavam as bases corporais da insanidade.

TÉCNICAS "PSIQUIÁTRICAS"

Controle e restauração do sistema através de drogas e controle mecânico do comportamento tornaram-se importantes nos tratamentos da desordem mental do século XVIII; uma psicofarmacologia bastante grosseira permaneceu popular em ambos os lados do Atlântico durante a era vitoriana. Mas o ambiente segregador do asilo restringia o potencial de mais técnicas "psiquiátricas" de domínio da loucura, aquelas que diretamente comandariam a mente, as paixões e o desejo. Tais abordagens apelavam especialmente aos críticos que atacavam a restrição mecânica (algemas e correntes) como cruéis e contraprodutivas, provocando no paciente violência frenética que eles intencionavam acalmar. Em nome do Iluminismo, novos regimes foram angariados dos anos de 1750, acentuando métodos "morais" (ou, na terminologia moderna, "psicológicos") – bondade, razão e humanidade. A alienação da mente, afirmavam os proponentes dos tratamentos morais, não era uma doença física como o sarampo, mas uma desordem psicológica, o produto de uma educação miserável, maus hábitos e aflição pessoal – um luto traumático, falência ou horror religioso, como medo do inferno. Isto necessitava de uma psicoterapêutica distinta.

Como já sugerido, essas novas abordagens psicológicas tinham fundamentos mais profundos sobre os quais construir. De Sófocles a Shakespeare, os dramaturgos tinham dramatizado as paixões, mostrando tormentas internas de desejo e dever, culpa e mágoa, que dividiam as personalidades. No século XVII, o *cogito ergo sum* (Eu penso logo existo) de Descartes iluminou o papel da consciência na construção da identidade. Seu grande sucessor e crítico inglês, John Locke, descreveu a loucura como o produto da falta de processos lógicos ou imaginação incontrolada (uma visão posterior sublinhada por Samuel Johnson). Locke escreveu em 1690,

> parece proceder da necessidade de rapidez, atividade, e movimento nas faculdades intelectuais, portanto eles são privados da Razão: ao passo que o *homem louco*, por outro lado, parece sofrer pelo outro extremo. Pois eles não me parecem ter perdido a Faculdade da Racionalidade: mas tendo juntado algumas *Idéias* muito fortemente, eles as tomam como Verdades; e eles erram, como o Homem faz, pois argumentam certo a partir de princípios errados. Pela violência de suas imaginações, tendo tomado suas fantasias como realidades, eles fazem deduções certas a partir delas.[3]

E o *Enfant Terrible* do Iluminismo, Jean-Jacques Rousseau, antecipou a *Civilization and its Discontents* (A Civilização e seus Descontentes, 1930) de Sigmund Freud por sugerir que as pressões da civilização moderna alienavam o homem de sua alma, criando um ser dividido.

Assim emergiu a construção em blocos de um modo psicológico de interpretação desarranjada. A insanidade poderia ser mais bem corrigida, pensavam os defensores deste modelo, pela intensa dinâmica interpessoal entre o paciente e o médico que venceria o desarranjo; e o lugar certo para estes encontros íntimos eram os asilos, um ambiente totalmente sob o controle do médico. Os assim chamados "gerentes da moral" tiveram grande participação na reforma do louco através do carisma, confiando na força do caráter e táticas psicológicas criativas, enganando as perversidades deliberadas do doente. Primeiro, o paciente tinha de ser subjugado; então eles precisavam de ser motivados através da manipulação de suas paixões – suas esperanças e medos, sua necessidade de consideração.

O ponto era ressuscitar a humanidade inativa do louco trabalhando sobre suas emoções normais residuais, ainda capazes de serem acordadas e treinadas. Tais idéias tiveram várias etapas, até em torno de 1790, pelas visões emancipatórias de Vincenzio Chiarugi na Itália, Philippe Pinel em Paris, o Tukes no Retiro de York, e, talvez mais ambiguamente, por Johann Reil e outros psiquiatras românticos na Alemanha. Com sua "terapia da moral", que valorizava a bondade, calma e racionalidade, tais reformadores esforçavam-se por tratar suas cargas como seres humanos passíveis de regeneração. A "Revolução Francesa" de Pinel na psiquiatria liberaria o louco de suas correntes, literal e figurativamente, e restauraria seus direitos como cidadão racional.

Trabalhando sobre a teoria da compreensão humana de Locke, tais reformadores reforçavam que o louco – ao contrário do idiota – não era totalmente despojado do poder racional. A loucura era essencialmente ilusão, defendiam os Tukes no Retiro de York, resultando de um erro nos processos intelectuais *(software*, em um jargão mais moderno). Pessoas loucas eram apanhadas em armadilhas em mundos fantasiosos, crescendo demais em imaginação furiosa. Eles precisavam ser tratados como crianças turbulentas, que requeriam disciplina mental rigorosa e retreinamento de pensamento e sentimento. Desta forma, o manicômio deveria tornar-se uma escola de reforma.

Tais psicoterapêuticas deslancharam em torno de 1800 em uma onda de nobre otimismo. O manicômio não era apenas para segurar, mas para curar. A terapia moral levou a esquemas para o resgate dos loucos, os quais foram implementados em escala maciça durante o século XIX: afinal de contas, se os asilos iluminados restauravam os insanos, não era dever da sociedade colocá-los em tais instituições? Através de toda a Europa e América do Norte, o Estado aceitou responsabilidades alargadas para legislar e cuidar dos loucos, e uma nova psiquiatria profissional emergiu para lidar com eles. O asilo lunático tornou-se a casa da pessoa demente. Apesar das melhores intenções dos reformadores, todas muito freqüentemente provaram ser uma prisão.

MUSEUS DA LOUCURA DO SÉCULO XIX

O século XIX orgulhou-se de estar na vanguarda do progresso psiquiátrico. Em um passado não tão distante, lembrado por Charles Dickens, em 1852:

> coerção para o homem exterior, e ginástica furiosa o homem interior eram... os específicos para loucura. Correntes, palha, solidão indecente, escuridão e fome; jalapa, xarope de espinho macho, antimônio tartarizado e ipecacuanha administrada a cada primavera e outono em doses fabulosas para cada paciente, se bom ou doente; girar em rodopios, punição corporal, amordaçamento, "intoxicação continuada"; nada era tão selvagemente extravagante, nada monstruosamente cruel demais para ser prescrito pelos médicos de loucos.[4]

Tudo tinha mudado! A crueldade tinha sido reprimida, Dickens declarou: a bondade era o lema. As instituições tradicionais como Bethlem, monumentos das velhas maneiras e dias ruins, foram investigadas e transformadas. Os asilos particulares foram colocados sob estrito regulamento. O manicômio do século XVIII tinha sido um espaço secreto, escondido do escrutínio público. Os reformadores do século XIX subordinaram-no ao completo clarão da publicidade. Relatos tais como *The Crimes and Horrors in the Interior of Warburton's Private Madhouses at Hoxton and Bethnal Green* (Os Crimes e Horrores no Interior do Manicômio Particular de Warburton em Hoxton e Bethnal Green, 1825), de John Mitford, estimulava os desejos para a cura dos abusos.

A institucionalização da loucura foi transformada por um expediente *ad hoc* em um sistema com objetivos e idéias. Na França, por exemplo, as reformas de Philippe Pinel e as estipulações legais do Código de Napoleão foram sistematizadas no estatuto da época de 1838. Este requeria que cada departamento estabelecesse seu próprio asilo público ou assegurasse provisão de facilidades adequadas para o louco. Para prevenir confinamento ilícito, estabelecia regras para a certificação de lunáticos por médicos oficiais (embora para lunáticos indigentes a assinatura do prefeito permanecesse como garantia suficiente). Aos prefeitos foram dados poderes de inspeção. Legislação semelhante foi aprovada na Bélgica em 1850.

Um programa de reforma semelhante foi decretado na Inglaterra, contra a oposição dos interesses médicos adquiridos que receavam que a lucratividade dos asilos particulares fosse ameaçada. Escândalos revelando confinamentos criminosos de pacientes sãos já tinham levado a uma importante proteção legal. O Ato dos Manicômios de 1774 tinha estabelecido licenciamento e certificação rudimentares. Sob suas condições, todos os manicômios tinham de ser licenciados por magistrados. A revisão anual das licenças dependeria da manutenção satisfatória dos registros de admissão. Aos magistrados eram dados poderes para realizar visitações (em Londres, a corporação de inspeção era o *Royal College of Physicians*). De forma mais importante, a certificação médica foi instituída para todos, exceto para os indigentes (na Escócia havia um sistema diferente tanto para os asilos como para sua administração pública).

Mais reformas na Inglaterra se seguiram após revelações escandalosas levadas aos comitês parlamentares em 1807 e 1815 investigando manicômios. Evidências de erro de administração grosseira em Bethlem (onde o recentemente falecido cirurgião, Bryan Crowther, tinha ele próprio estado tão demente que necessitou de uma camisa de força) levou a demissões. O Ato de 1774 foi fortalecido por uma sucessão de leis aprovadas em 1820, que, acima de tudo, estabeleceram os Comissionários na Loucura, primeiro em Londres (1828) e então para todo o reino (1844). Os Comissionários da Loucura constituíam um corpo permanente de inspetores (médicos, advogados e oficiais) encarregados de fazer relatórios sobre os asilos. Eles tinham poderes para processar e retirar as licenças e também possuíam uma permissão para uniformizar e melhorar as condições de cuidado e tratamento. Os Comissionários asseguraram a erradicação dos piores abusos por insistir no relato do próprio paciente e pelo registro de todos os casos de coerção física.

As defesas contra confinamento impróprio ficaram ainda mais acirradas. Sob um Ato de Consolidação de 1890, dois certificados médicos eram necessários para todos os pacientes, incluindo os indigentes. No fim das contas, esta preocupação legal para prevenir que os asilos fossem usados como instituições carcerárias pode ter-se provado contraprodutiva. Pois, com essa insistência em que apenas lunáticos formalmente certificados fossem alojados em asilos, a transformação do asilo em uma instituição "aberta", mais flexível, fácil de entrar e sair foi atrasada. Em vez disso, o hospital mental foi confirmado como a instituição de último recurso; a certificação assim tornou-se associada a detenção prolongada. O resultado foi a falência no fornecimento de cuidado institucional apropriado para insanidade temporária, insanidade parcial ou distúrbio mental ameno.

Na Europa e também nos Estados Unidos, o século XIX testemunhou um fenômeno crescente no número dos hospitais mentais e da população de pacientes. Na Inglaterra o número de pacientes aumentou de uns poucos milhares em 1800 para algo como 100 mil em 1900 (a população nacional aumentou pelo menos a metade daquela taxa). Nos Estados Unidos, de forma semelhante, havia pouco menos que 5 mil pacientes em asilos em 1850, contudo mais de 150 mil em 1904. Em 1950, algo como 150 mil pacientes mentais estavam institucionalizados na Inglaterra, 500 mil nos Estados Unidos. O número de pacientes também subiu rapidamente nos novos países. Na Itália, por exemplo, 18 mil estavam atrás das paredes em 1881; dentro de 35 anos, esse número mais que dobrou. Tais aumentos não são difíceis de serem explicados. Mentalidades burocráticas e utilitárias outorgavam grande fé em soluções institucionais, em tijolos e argamassa. Reformatórios, prisões, hospitais, asilos – todos estes, afirmava-se, resolveriam os problemas sociais intensificados pelo aumento da população, pela urbanização e industrialização.

Aos asilos, entretanto, nunca faltaram críticas. Desde os primeiro dias, *Bedlam* (manicômio) tornou-se um sinônimo de desumanidade do homem para o homem. Os protestos dos pacientes cresceram, queixando-se de brutalidade e negligência, como no dramático *Address to Humanity, Containing a Letter to Dr. Thomas Munro: A Receipt to Make a Lunatic, and Seize his Estate* (Endereço para Humanidade, Contendo uma Carta para o Dr. Thomas Munro: Uma Receita para Fazer um Lunático e Aproveitar seu Patrimônio) e *A Sketch of a True Smiling Hyena* (Um Esboço de uma Verdadeira Hiena Sorridente), publicados em 1796 por um antigo paciente, William Belcher. E um grupo dentro da profissão médica sempre duvidou da eficácia de se juntar os insanos. Mas as defesas de longe excediam em número as críticas e o movimento dos asilos se sustentou em ondas de otimismo.

Isto estava para mudar: no último terço do século XIX um novo pessimismo espalhou-se. As estatísticas demonstraram que as expectativas de que os asilos se tornassem máquinas de cura tinham sido infundadas. As taxas de cura pareciam estar baixando e os asilos públicos estavam entupidos com a longa permanência dos pacientes. Os psiquiatras tinham-se tornado vítimas de suas próprias opiniões. Eles tinham avisado que a sociedade estava crivada por massas de desordens psiquiátricas até o momento desconhecidas – que eles, e apenas eles, poderiam tratar. Desenvolvendo tais categorias como "monomania", "cleptomania", "dipsomania" e "insanidade moral", eles tinham sustentado que condutas tão aberrantes, tradicionalmente rotuladas como vício, pecado e crime, eram, na verdade, desordens mentais que deveriam ser tratadas psiquiatricamente no asilo. Os magistrados eram encorajados a desviar infratores recorrentes difíceis do asilo ou cárcere. Mas os superintendentes dos asilos iriam descobrir, por sua própria experiência, que a regeneração colocava mais problemas do que aqueles antecipados. Além disso, o idoso e o louco em companhia dos epiléticos, paralíticos, vítimas de sífilis terciária, ataxias e desordens neurológicas eram todos, de forma crescente, depositados nos asilos. Para tais condição, o prognóstico era lúgubre. O asilo se tornou o último recurso para os casos sem esperança.

O número crescente de pacientes crônicos foi causa de alarme. Talvez a loucura fosse mais ameaçadora do que imaginado. Tão logo os asilos eram construídos, já transbordavam com aqueles que eram julgados como portadores de algum distúrbio: alcoólatras, masturbadores habituais, maníacos sexuais, neuropatas, aqueles sofrendo da paresia geral do louco e outras deficiências neurológicas. Além disso, a experiência amarga provou que o louco não se recuperava como previsto; o asilo foi mudando seu aspecto de um retrato da regeneração para um caixote de lixo para abandonados. Os críticos alegavam que o asilo poderia não ser a solução, mas o problema, criando as doenças da institucionalização. A própria fé no asilo era uma forma de ilusão?

CAPÍTULO 8
DOENÇA MENTAL

Os defensores replicaram que o verdadeiro problema não residia nos asilos enquanto instituições, mas nos próprios pacientes. Se os melhores esforços dos psiquiatras não levavam a curas das doenças mentais, não estaria demonstrando tal fato que muitas das formas de doenças mentais eram, definitivamente, incuráveis? Tais considerações encorajaram o desenvolvimento, a partir de 1900, de novas teorias biomédicas que rotulavam a insanidade como uma doença hereditária, uma falha no cérebro. Para gerações de psiquiatras cujas ocupações diárias consistiam em ficar observando os mortos vivos, os zumbis dos asilos, ou para quem prosseguia com pesquisas no campo de neuropatologias de várias doenças mentais, o realismo sóbrio levava à constatação de teorias "generacionistas" de que: as doenças mentais eram hereditárias e tornavam-se piores com gerações posteriores. Tais considerações corroboravam a suspeita do pensamento sociopolítico da elite sobre a ameaça da massa social e da massa democrática.

DEGENERAÇÃO E ESQUIZOFRENIA

Foram feitos esforços heróicos para analisar e classificar as desordens mentais. Tais esforços nosológicos foram estimulados pela emergência do asilo, o surgimento dos especialistas psiquiátricos e o progresso da neurologia. A profissão precisava justificar-se à sociedade pela quebra de segredos das desordens psicossociais; portanto tomou a seu cargo a tarefa dos desvios psicopatológicos. A psiquiatria, sucessivamente, reclamou maiores direitos territoriais para "descobrir" a doença mental onde esta não havia sido suspeitada antes. O uso de bebida excessiva passou a ser medicado como alcoolismo; abuso sexual como sodomia foi transformado pela psiquiatria em "neurose homossexual" e muitas outras perversões eróticas foram capturadas pela psicopatologia durante e após a *Psychopathia Sexualis* (Psicopatia Sexual) (1886) do psiquiatra alemão Richard von Krafft-Ebing: bestialidade, coprolagnia, exibicionismo, fetichismo, flagelação, sadomasoquismo, travestismo e assim por diante. Crianças anormais, mulheres, "invertidos" (homossexuais) e outros "pervertidos" eram considerados mentalmente doentes e, com freqüência, confinados.

A psiquiatria degeneracionista também via a doença mental nas efusões decadentes dos gênios literários e artistas, tais como os impressionistas e cubistas, cujos sistemas sensoriais, alguns psiquiatras sugeriam, deveriam ser patologicamente desorganizados. E os medos cresciam, sobretudo, sobre a perigosa degeneração da ralé, que era, muitos psiquiatras avisavam, a civilização ameaçada pela imbecilidade mental precisamente em uma época em que o darwinismo social estava ditando que apenas sociedades adaptadas sobreviveriam. O otimismo do Iluminismo teve seu apogeu na aspiração da Revolução Francesa de que o louco poderia ser libertado das algemas e restituído à razão. Um século mais tarde, entretanto, a psiquiatria cresceu de forma mais pessimista. Uma prova dessas mentiras na formulação pelo psiquiatra alemão Emil Kraepelin de *dementia praecox* (literalmente, demência precoce), em breve nomeada esquizofrenia pelo médico suíço, Eugen Bleuler. Como descrito por Kraepelin em *Einfürung in die Psychiatrische Klinik* (Conferências em Psiquiatria Clínica) em 1901, o arquétipo do esquizofrênico não era estúpido; ao contrário, ele poderia ser inteligente de forma alarmante e astuto. Ainda, ele parecia ter renunciado a sua humanidade, abandonado todo o desejo de participar da sociedade humana, retirando-se para um mundo autístico apenas seu. Descrevendo esquizofrênicos, Kraepelin usou frases como "atrofia das emoções" e "destruição do desejo" para exprimir sua convicção de que tais pacientes eram moralmente pervertidos, sociopatas, quase uma espécie à parte.

As mais sinistras fantasias da psiquiatria degeneracionista – seu racismo extraordinário, hereditarismo e interesse demasiado em sexo – foram denunciadas por Sigmund Freud e outros campeões da nova psiquiatria dinâmica a partir do início do século XX. E a inovação terapêutica no coração da psicanálise propôs ainda outro novo negócio otimista: a cura pela fala.

MEDICINA PSICOLÓGICA MODERNA

O século XX trouxe esforços para medir as doenças psiquiátricas, estabelecer sua taxonomia e investigar suas causas. Especialmente significante foi a grande diferenciação entre as psicoses (vários distúrbios, envolvendo perda de contato com a realidade) e as neuroses (condições relativamente leves). Ela tem sido vista popularmente como o campo para as distinções entre as condições com etiologias orgânicas reais e aquelas que são psicológicas. Entre as psicoses, o contraste mais importante foi estabelecido entre as condições maníaco-depressivas (ou bipolar) e a esquizofrenia.

Contudo, a delineação de classificação das doenças mentais permanece violentamente contestada. Uma olhada em sucessivas edições do *Diagnostic and Statistical Manual* (DSM – Manual Estatístico e Diagnóstico), o manual diagnóstico da profissão produzido pela Associação Psiquiátrica Americana, mostra quão fluída a caracterização das doenças mentais continua sendo. Necessitando de revisão enérgica a cada poucos anos e sendo ele próprio assunto de controvérsia, o DSM revela a proliferação de terminologias diferentes e freqüentemente incompatíveis ou sobrepostas, algumas desaparecendo e reaparecendo de edição em edição. Uma notória eleição postal, realizada pela Associação Psiquiátrica Americana em 1975, leva a homossexualidade a ser tardiamente removida de sua lista de aflições mentais. Não é apenas cético quem reclama que preconceitos político-cultural, racial e de gênero continuam a produzir diagnósticos do que são condições doentias objetivas de significância.

Em parte pela hostilidade aos tratamentos violentos, tais como a terapia de insulina e ECT, as novas drogas psicotrópicas tornando-se disponíveis após 1950, foram entusiasticamente recebidas. A psicofarmacologia tinha sido por longo tempo atrapalhada por armas sem valor, tais como bromidas e óleo de *croton* (um poderoso purgante que punha o paciente fora de ação). A partir de 1950, os neurolépticos como a clorpromazina (Largactil), usada em esquizofrênicos, e o lítio, para as condições maníaco-depressivas, tiveram excepcional sucesso na estabilização do comportamento. Eles tornaram possível que os pacientes deixassem o ambiente abrigado, mas entorpecido do hospital psiquiátrico.

A resposta dos próprios pacientes à medicação pesada ("bastão líquido") tem sido mais equívoca, pois ela pode induzir letargia e vazio mental (efeito "zumbi"). Um ex-paciente, Jimmie Laing, descreveu o *Largactil*: "Você veria um grupo de homens sentados em uma sala e todos eles estariam chutando seus pés para cima involuntariamente".[5] A revolução das drogas permaneceu incompleta. Uma geração atrás, o psiquiatra inglês William Sargant e outros membros líderes da profissão profetizaram que drogas maravilhosas como o Largactil transformariam a doença mental em uma coisa do passado por volta de 1990. Tais esperanças não foram cumpridas.

DE VOLTA PARA ENQUADRAR ALGUÉM?

Como nós vimos, o movimento do asilo criou sua própria crise. Os pacientes não se recuperavam como prometido. Tão cedo quanto durante os tempos vitorianos, quando o programa de construção dos asilos ainda estava na sua infância, mesmo os psiquiatras estavam preparados para admitir que um asilo gigantesco era um mal gigantesco. Um século inteiro antes do moderno movimento antipsiquiátrico, os vitorianos tinham visto os inesperados efeitos da institucionalização. Muitas desordens psiquiátricas foram reconhecidas como sendo produtos daquelas muitas instituições que diziam ser sua cura.

Alguns dos mais amargos críticos dos manicômios foram seus pacientes. Havia duas queixas-padrão: uma era o confinamento ilegal ou impróprio – o aprisionamento forçado do são, usualmente por sugestão familiar, para propósitos desleais, tais como para derrubar um testamento ou abrigar uma esposa feia; a outra queixa era a brutalidade grosseira.

Assim, as instituições mentais sofreram ao longo do tempo uma crise de legitimidade, mas pouco foi feito. A revolução das drogas, o movimento pelos direitos dos pacientes, os problemas terminais dos asilos desintegrados – ajudados por uma boa dose de parcimônia do Tesouro Público – combinaram-se, na Inglaterra como em outras partes, para lançar os programas populares de "decarceração" a partir de 1960. Entre 1980 e 1989, 30 hospitais mentais foram fechados na Inglaterra e foi aprovado o fechamento de mais 38 até 1995. As ironias desta última grande ruptura tornaram-se para todos muito familiar.

Em primeiro lugar, a revolução das drogas teve apenas sucesso parcial. Pior, o "cuidado comunitário" foi introduzido com pouco dinheiro para cuidar e pouco pensamento sobre a comunidade, e na época em que a Primeira Ministra Britânica, Margaret Thatcher, registrou-o dizendo "não há tal coisa enquanto sociedade" (uma visão largamente tomada como um sintoma de um estado de ilusão de sua parte). Um estado de confusão permanece. E isto parcialmente se deve à natureza da "fera" permanecer obscura. "A psiquiatria é convencionalmente definida", escreveu Thomas Szasz na década de 1970, como uma especialidade médica preocupada com o diagnóstico e tratamento das doenças mentais. Eu aceito que esta definição, que ainda é largamente admitida, coloca a psiquiatria na companhia da alquimia e astrologia e a põe na categoria de pseudociência. A razão para isto é que não existe tal coisa como "doença mental".[6]

Alguns acham esta doutrina liberalista, outros a consideram sem coração; muitos pensam que é exagerada. No entanto, permanece verdade que, mesmo entre os críticos de Szasz há pouca concordância sobre o que seja verdadeiramente a doença mental.

CAPÍTULO 9

John Pickstone

Medicina, Sociedade e Estado

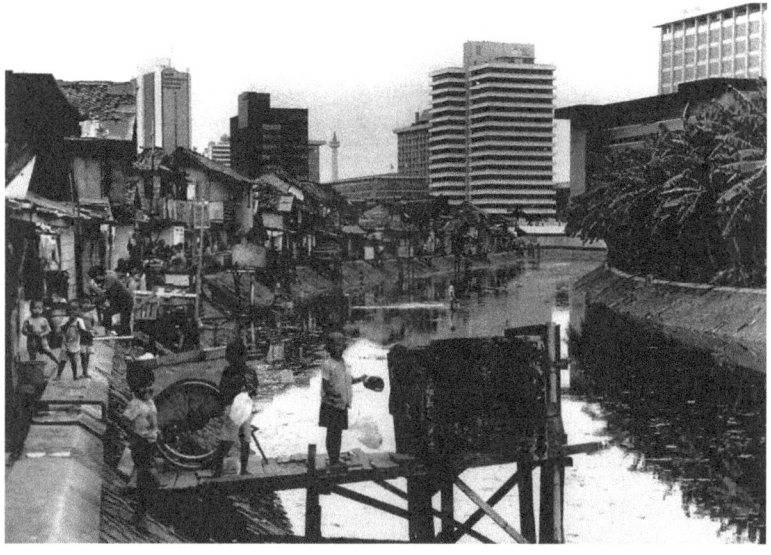

Uma favela em Jacarta, Indonésia, com o seu distrito financeiro ao fundo da fotografia. A medicina ocidental estava disponível para os ricos e não para os pobres, nos países desenvolvidos.

A medicina não é apenas conhecimento e prática, cura e prevenção – é também poder: poderes dos médicos e dos pacientes, poder das instituições como as igrejas, instituições filantrópicas, companhias de seguro, indústrias farmacêuticas e, especialmente, do governo, em momentos de paz ou de guerra. Este capítulo explora a história desses poderes na medicina exercida na Grã-Bretanha, França, Alemanha e Estados Unidos durante os dois séculos passados (lamentavelmente por razões espaciais, ficam de fora a maior parte da Ásia, África e América do Sul).

Teria sido mais fácil conduzir esta narrativa em 1960, quando éramos mais confiantes no progresso da ciência médica, nas extensões dos serviços médicos e na expansão do papel do governo. Poderia alguém prever que as despesas se concentrariam mais na política de saúde, que a bioética iria surgir e crescer na discussão pública, que a competição de mercado seria reintroduzida em meio a uma avançada burocracia na saúde, como o Serviço Nacional de Saúde britânico (NHS), ou que os médicos estariam cada vez mais sujeitos a uma administração por leigos, quer pelos hospitais ou pelos projetos das empresas de seguro? O progresso desejado popularizou-se em 1960 e agora requer mais do que um pequeno beliscão para se adaptar.

Não podemos, todavia, simplesmente inverter os valores, como o fizeram os radicais da década de 1960, com uma medicina governamental incrivelmente opressiva e organizada e progressivamente enfraquecida. Aquela situação pejorativa não parece ser mais plausível do que essa oposição. Quer subam ou desçam, um desenvolvimento linear dificilmente seria adequado. Em vez disso, devemos ver as variadas atividades da Medicina em meio a diferentes sociedades.

Em um extremo encontram-se sociedades nas quais a Medicina era quase totalmente praticada em um mercado livre. Por exemplo, nos Estados Unidos, na década de 1840, aspirantes a profissionais da medicina, não tinham licença; almejassem graduar-se em medicina eles poderiam tentar mas, em uma variedade de escolas competitivas, especializando-se em diferentes áreas da

CAPÍTULO 9
MEDICINA, SOCIEDADE E ESTADO

medicina – medicina natural e homeopatia da mesma forma que nas heróicas formas da medicina tradicional. A competição os desanimou. Quase todos pacientes pagavam uma taxa padronizada pelo serviço. Os pacientes pobres podiam ser tratados por um sistema de saúde estabelecido por lei (ou por instituições de caridade), e alguns médicos recebiam parte de seus salários através desse sistema, mas, na maioria, era de autônomos.

No outro extremo estão as sociedades (ou parte delas) nas quais a maior parte dos médicos era graduada, licenciada e empregada do governo. Este tipo de sistema de saúde foi desenvolvido para as Forças Armadas de muitos países ocidentais. Na Suécia, os serviços médicos, desde o século XVIII, incluíam um componente substancial de emprego direto pelo Estado; da mesma forma como ocorreu na União Soviética. Desde 1948 os cidadãos do Reino Unido contam com o Serviço Nacional de Saúde baseado na tributação.

Entre esses dois extremos se encontram instituições intermediárias que têm auxiliado o modelo de Medicina na maioria dos países ocidentais: associações que regularizam a prática médica, centros de saúde pública, casas de caridade e hospitais para os pobres e sociedades filantrópicas e sistemas de seguro para todos os trabalhadores, protegendo-os contra o desemprego e a doença.

INSTITUIÇÕES MÉDICAS E A POLÍTICA – UMA VISÃO AMPLA

Na maior parte da Europa no século XVIII, a educação e a prática médicas deveriam ser controladas pelas Universidades, corporações ou comunidades de variados gêneros. Em geral, eles passaram a ser dirigidos pelo governo ou substituídos por um controle mais direto pelo Estado. Em alguns casos, sobretudo nos Estados alemães, esta transição foi direta; em outros, principalmente na França e nos Estados Unidos, as formas corporativas enfraqueceram ou foram substituídas por um mercado livre, em que, posteriormente, o controle pelo Estado foi imposto. Por volta de 1900, a maior parte dos Estados ocidentais estava supervisionando e subsidiando a educação médica, policiando a conduta médica e protegendo a profissão de falsas reclamações sobre a qualidade do serviço prestado. Os Estados, habitualmente, não proibiam o exercício da profissão por pessoas não licenciadas, mas requeriam qualificação do candidato para ocupar o posto de funcionário direto do Estado ou de agências supervisionadas por este.

Essas histórias nacionais do controle médico correspondiam a diferentes padrões da formação dos Estados. Nos países em que este era relativamente forte desde o século XVIII, como no reino alemão, a medicina passou mais facilmente da forma corporativa para a forma de controle pelo Estado e foi liberalizada mais tarde. Quando o poder estatal era inicialmente mais restrito, como na Grã-Bretanha e especialmente nos Estados Unidos, no início do século XIX, novas formas de controle da medicina foram desenvolvidas quando o governo assumiu responsabilidade pelos serviços de bem-estar e saúde pública. Na Grã-Bretanha isso aconteceu após 1830, e este sistema foi intensamente complicado pela persistência das antigas corporações. Nos Estados Unidos as discussões prolongaram-se até por volta de 1870, principalmente pelas formas institucionais que surgiram. Nas nações do século XIX ocorreu a convergência, de um lado, das formas de controle pelo Estado e, de outro, dos mercados livres, crescendo em direção a um mercado médico protegido e restrito, característica da medicina do século XX.

Deslocando a visão para a política de saúde pública, encontramos semelhanças entre nações semelhantes. A Alemanha e outros Estados fortes tentaram melhorar a saúde de suas populações desde o século XVIII. Na França a preocupação com a saúde da população foi o ponto central da revolução de 1789 e permaneceu como dever do governo no século XIX, aconselhado pela elite médica. Já na Grã-Bretanha do século XVIII, a saúde pública, como muitas outras coisas, era um problema de instituições locais paternalistas e associações voluntárias. A responsabilidade foi assumida pelo Estado por volta da metade do século XIX, como parte do esforço para controlar as condições e as consequências de uma economia industrial urbana. Este programa foi parte de uma nova disciplina de política econômica e envolveu conhecimento de estudos fisiológicos. Ambas as ciências, mais tarde, tornaram-se influentes em cidades européias e nos Estados Unidos, que, como eles, também, experimentaram rápida urbanização (e a imigração da pobreza). Em fins do século XIX, as campanhas da elite médica, tanto sobre saúde pública quanto sobre força profissional, foram impulsionadas pelas pesquisas de Louis Pasteur, Robert Koch e outros; os pesquisadores beneficiaram-se, por sua vez, das expansões imperialistas militares que precederam a Primeira Guerra Mundial.

A política de serviços médicos voltada para os pobres teve uma história diferente. Em países católicos, por volta de 1750, serviços médicos eram prestados pela Igreja; na Grã-Bretanha, nos Estados Unidos e na maior parte dos Estados alemães este tipo de serviço era dever do governo local. Os médicos eram mais poderosos nos hospitais da Grã-Bretanha, que serviam mais aos pobres dignos do que aos que realmente necessitavam, mas, mesmo aqui, no século XVIII, o controle da medicina encontrava-se nas mãos de governos leigos e sob influência dos usuários. A partir daí, os serviços de saúde para os carentes passou a ser mais diretamente disponibilizado pelo Estado ou pelo menos controlado por ele. As casas de caridade na França foram nacionalizadas na Revolução, mas a maioria era administrada por freiras. Na maioria dos países as casas de caridade se expandiram durante o século XIX, paralelamente à urbanização. O poder dos médicos cresceu com o maior envolvimento estatal na área de saúde, principalmente nos lugares em que as casas de caridade eram utilizadas para o ensino da medicina. Já nas casas de caridade que não se dedicavam ao ensino médico, a atividade médica era mais fraca. As casas de caridade britânicas tinham pouca importância até o século XX.

Na Grã-Bretanha e nos Estados Unidos os hospitais de caridade, mais do que as casas de caridade, tornaram-se os primeiros locais de ensino médico. Eles eram efetivamente controlados por médicos do início do século XIX, mas seus princípios políticos divergiam nos dois países. Nos Estados Unidos, por volta de 1900, os hospitais de caridade começaram a competir por pacientes que tinham condições de pagar o serviço médico, tornando-se parte de um mercado médico. Na Grã-Bretanha este desenvolvimento foi mais limitado. Entre as duas guerras mundiais os hospitais de caridade britânicos foram subsidiados pelo governo, e em 1948 eles foram "nacionalizados" como outras instituições do Serviço Nacional de Saúde.

Ao discutir o crescente poder das sociedades médicas e dos governos e principalmente a complexa relação entre estes desenvolvimentos, torna-se prudente ficar alerta para a trajetória ou teleologias. O grau de envolvimento do Estado variava muito entre os países, e o processo de envolvimento estatal às vezes era revertido. O atual governo britânico está tentando reduzir a sua responsabilidade pelos serviços médicos como parte de uma "desnacionalização". Nos Estados Unidos o prestígio dos médicos parece estar declinando após um século de um permanente crescimento. A medicina ocidental parecia estar entrando em uma nova era política econômica, demográfica e epidemiológica; na Europa oriental, Ásia e nos países menos desenvolvidos, o futuro parece ainda mais incerto. Da mesma forma que a sociedade médica muda, nossa interpretação desta história também mudará.

MERCADO MÉDICO NA EUROPA NO SÉCULO DAS LUZES

A organização formal no início da medicina moderna era corporativa: universidade de médicos, grêmios de cirurgiões, sociedades de boticários ou sociedades combinadas eram baseados no capital regional ou nacional (ver Capítulos 4 e 6).

Pode-se descrever uma organização informal da maior parte da medicina como um "mercado em uma sociedade hierárquica". Os médicos eram homens graduados e que podiam evocar a verdade dos aristocratas e supervisionar médicos de menor grau de instrução. Cirurgiões eram verdadeiros artistas que alcançaram grande prestígio como reparadores de doenças debilitantes e de feridas. Boticário ou farmacêuticos vendiam remédios e prescrições. Mas outros profissionais – homens ou mulheres, fixos ou itinerantes, de dedicação integral ou parcial, graduados ou não – também vendiam prescrições, remédios e também seus talentos. E a maior parte dos doentes, como hoje, era tratada em casa, geralmente por mulheres que não faziam parte da família e nem eram vizinhas.

Todos os países ocidentais também demonstraram o mesmo padrão de serviço médico, mas eles diferiam na relativa importância dada às organizações corporativas e ao elo entre a medicina e a igreja, que permaneceu forte no sul da Europa. O norte e especialmente a Grã-Bretanha se tornaram mais seculares e prósperos; maior número de pessoas podiam desfrutar de luxuosas tecnologias, inclusive na medicina; as comunicações foram aperfeiçoadas, e os jornais, que se popularizaram no século XVIII, carregavam massas de anúncios que evidenciavam a medicina. Estes jornais eram vendidos por vendedores itinerantes.

Líderes culturais começaram a se tornar interessados pela filosofia natural e pelas reivindicações de exigências da sociedade baseadas em teorias científicas. Os médicos demonstravam que a medicina poderia-se tornar tão exata quanto a física newtoniana. Eles cultivavam a química e a história natural e tentavam classificar as doenças, freqüentemente relacionando-as com as condições locais (ver Capítulo 5). Os cirurgiões dedicavam-se à anatomia, demonstrando seu desejo pelo aprendizado. Alguns boticários transformavam-se em fabricantes químicos, por exemplo, de água mineral; os químicos e os farmacêuticos eram os mais preocupados em ser superados pela nova "classe de retalhadores" (cirurgiões). Na maior parte dos países ocidentais, o crescimento dos mercados e a expansão da educação esculpiram variadas corporações de profissionais.

Na Grã-Bretanha e nas colônias da América do Norte a medicina transformou-se sobretudo por iniciativas privadas – algumas vezes, comercial; outras, através de voluntários ou associações seculares que eram evidentes nas crescentes sociedades de condados ingleses (o mundo dos romances de Jane Austen e de George Eliot, *Middlemarch*). Associações voluntárias construíram a maior parte dos hospitais que se espalharam pela Inglaterra desde 1720, atendendo a um grande número de pacientes, com um objetivo coletivo de

Capítulo 9
Medicina, Sociedade e Estado

proteger os carentes necessitados; os médicos, especialmente os cirurgiões, os usavam para demonstrar as principais cirurgias e para ensinar experiências clínicas para seus aprendizes. Em Londres, tais hospitais passaram a financiar as escolas privadas de anatomia, que hoje são mantidas pelos cirurgiões, sendo alguns deles obstetras.

A educação universitária também acontecia em empresas particulares. As universidades de Oxford e Cambridge encontravam-se estagnadas, mas a Escola Médica de Edimburgo enriqueceu essa cidade atraindo estudantes da Inglaterra e da América do Norte. Nas escolas da Escócia e nas escolas particulares de Londres, ensinar era um bom negócio. De fato, a educação era o aspecto mais dinâmico da economia médica – o conhecimento mudava muito mais rapidamente do que os métodos terapêuticos.

Na Grã-Bretanha, até a saúde pública estava nas mãos de voluntários. Os cuidados com a higiene foram instituídos por médicos do Exército e da Marinha, preocupados com as mortes de soldados e marinheiros por doenças, que chegavam a ser maiores que as mortes em combate, assemelhando-se ao escorbuto. Tais cuidados eram realizados por "reformadores" secretos que mostravam as condições de insanidade nas prisões e também em alguns dos novos hospitais. Tais reformadores eram freqüentemente magistrados, guiados pelo desejo de uma disciplina social e impulsionados pelas novidades do desenvolvimento científico. O mais conhecido foi John Howard, que conquistou reputação nacional ao "expor" as condições das prisões. Muitos médicos também se envolveram, principalmente nas cidades de recente industrialização do norte da Inglaterra, onde trabalhadores imigrantes da zona rural sofriam de uma febre semelhante a dos soldados, dos marinheiros e dos prisioneiros. Em Manchester, em 1796, médicos locais juntaram-se com empresários para criar um hospital destinado a essa febre e com o intuito de fiscalizar os alojamentos e os abrigos subterrâneos.

Parte desse desenvolvimento pode ser atribuída à Faculdade de Medicina Real, à companhia de cirurgiões em Londres ou à tradicional maquinaria do governo central ou local. Os médicos interessados nos hospitais, na febre e no bem-estar público eram na maioria habitantes locais, formados na Escócia e discordantes da Igreja. Campanhas para abrir Escolas de Medicina encontravam pouca guarida; mas, por outro lado, os "reformadores" criaram novas associações para discutir as ciências médicas e a filantropia. Um projeto iniciou o "movimento do dispensário", no qual muitas cidades e vilas estabeleceram obras de caridade para fornecer cuidados a pacientes não-hospitalizados e visitas às casas de pacientes pobres. Os novos dispensários passaram a funcionar como um observatório, nos quais médicos honorários tentavam localizar as moradias dos pobres. Embora muitos médicos e cirurgiões recebessem dinheiro público para tratar dos indigentes das vilas e cidades, existia alguma dúvida sobre a política estatal de saúde. Assim conclui-se que a medicina britânica estava nas mãos de mercados livres e de associações voluntárias.

Nos Estados alemães, em contrapartida, as universidades e o governo eram muito mais eficazes nos problemas médicos. Os governadores locais buscavam prestígio atraindo professores universitários famosos, que também se preocupavam com questões de saúde pública. Embora alguns melhoramentos na medicina pública e na saúde pública tivessem sido iniciados por grupos religiosos (como pelos luteranos, na cidade de Halle, na Prússia), a maior parte deles se relacionava com o aperfeiçoamento na administração dos principados. De acordo com teorias contemporâneas do governo, a riqueza podia fluir de campos férteis e de uma população saudável; assim o bem-estar da criança, a amamentação e a limpeza eram incentivados. Da mesma forma a agricultura científica também era incentivada. Estes Estados alemães criaram o *Medizinpolizei* (N. do T.: polícia médica, na qual o significado da palavra polícia encontra-se entre política e força policial). A medicina, como várias outras profissões, era assunto pertinente ao controle estatal, e os médicos eram empregados por tempo parcial para supervisionar a saúde pública e atender os carentes locais. Problemas da pobreza podiam também estar sujeitos a uma administração científica – alguns indigentes eram institucionalizados e entregues ao trabalho sem pelo menos a mínima dieta permitida cientificamente. Sir Benjamin Thompson, um aventureiro americano que planejou um projeto para empregar indigentes em Munique, foi também o inventor das casas de sopa; como físico, ele defendia que a água ficava mais nutritiva quando fervida com ossos.

REVOLUÇÃO NA MEDICINA FRANCESA

Enquanto a medicina mudava na Grã-Bretanha, tendendo a se fixar fora das corporações e do Estado, e as reformas alemãs eram freqüentemente um problema de política estadual, a França demonstrou ambos os padrões em uma rápida sucessão. Antes da Revolução, a França tinha uma elaborada hierarquia de funções médicas, desde a elite de médicos em Paris até os cirurgiões licenciados para praticar medicina somente na zona rural. Mas a maioria dos médicos que tinha

CAPÍTULO 9
MEDICINA, SOCIEDADE E ESTADO

interesse no bem-estar público, no desenvolvimento econômico e na história natural das doenças, cursou no exterior, nas antigas faculdades de medicina ao lado de novas sociedades, com financiamento real. A elite de cirurgiões também utilizava o financiamento real para ingressar em uma Academia de cirurgia em Paris e para alcançar seus objetivos de serem professores. Depois de 1789, a Revolução extinguiu todas as antigas faculdades e estabeleceu um sistema de corporação para regulamentar a prática médica, mas foram também extintas as novas instituições mantidas pelo patrocínio real. O resultado foi um vácuo institucional, que foi, de fato, uma opção preferida para a maior parte dos revolucionários radicais e para a medicina: deixar os pacientes escolherem seus médicos, permitir aos estudantes escolherem seus mestres, deixar os cientistas unirem-se a quem quisessem, sem qualquer subsídio ou controle do Estado.

Este ultraliberalismo estabeleceu-se e resistiu em um país acostumado com o controle do Estado e ainda mais em um país em guerra. Denúncias de curandeirismos não-regulamentados e a necessidade urgente de suprir o exército de cirurgiões para a guerra revolucionária levou à criação de novas escolas de medicina, por volta em 1793. Sob o governo de Napoleão eles foram reordenados, e um sistema nacional de licenciamento médico foi criado em 1802. A prática foi oficialmente restringida a médicos e cirurgiões graduados, sendo esta ordem acrescida a outros poucos profissionais – a *"oficiais de saúde"*, que recebia um treinamento menos apurado, tendo sua prática liberada apenas para os pobres. Dessa forma a educação e a licença médica tornaram-se um assunto para o Estado francês, não havendo a intervenção dos grêmios ou das corporações, embora as universidades ainda mantivessem alguma autonomia. Os médicos eram protegidos pelo Estado, mas continuavam a queixar-se da competição injusta ou ilegal – com os *"oficiais de saúde"*, da massa de profissionais irregulares e de médicos que eram também farmacêuticos (os farmacêuticos tinham sua educação e sua licença controlados pelo Estado, e da mesma forma os obstetras e os naturalistas). Desde a Revolução a higiene passou a dizer respeito à Medicina e ao Estado. Os médicos, especialmente os professores de Paris, trabalhavam como conselheiros dos problemas de saúde pública; de fato, a identificação da medicina com o bem-estar público era um constante argumento contra os projetos "ultraliberais" de desregulamentação da prática médica. No século XIX, na França, as associações voluntárias de médicos eram atrasadas e fracas em comparação com as da Inglaterra ou dos Estados Unidos.

Mas a principal conseqüência internacional da revolução médica francesa originou-se da reordenação da maior parte das *casas de caridade* ou santas casas de Paris, como a *Casa de Deus*, próxima da Catedral de Notre Dame. Esta *casa de caridade* (santa casa) tinha sido administrada pela Igreja e passara às mãos do governo. As enfermarias dos conventos eram subordinadas aos médicos; os indigentes, então desprotegidos pelas instituições de caridade ou pela Igreja, passaram a ser objeto de estudo e de dissecação após a morte. Os cirurgiões uniram-se aos médicos, e, nos museus de medicina, a doença passou a ser vista, primariamente, como uma lesão anatômica e explorada em meio a uma nova e sistemática geografia tecidual; peritonite, por exemplo, era a inflamação da membrana que revestia a cavidade abdominal. Os exames clínicos eram, então, aplicados para encontrar uma evidência da lesão tecidual antes da morte e da autópsia; o estetoscópio passou a ser usado pois, desde então, existia algo a ser procurado no corpo dos pacientes.

Esta forma de praticar a medicina manteve a fronteira intelectual da medicina européia até depois de 1850. Esta prática passou a dominar os grandes hospitais de Berlim e Viena, que ostentavam seus fabulosos exames clínicos e suas autópsias, e também estendeu seu domínio aos hospitais de caridade da Inglaterra, nos quais os cirurgiões já haviam ampliado, por si próprios, seus conhecimentos em anatomia patológica. Mas os hospitais de caridade ainda eram sensíveis à opinião pública, seus diretores leigos temiam a experimentação, e dessa forma os pacientes ainda dispunham de uma pequena proteção. Na Grã-Bretanha, os hospitais que realmente eram sem recursos – indigentes sem nenhum sustento – eram atendidos preferentemente nas *casas de caridade* que em hospitais de caridade. Após a Lei da Anatomia de 1832, apenas os indigentes sem família e amigos podiam ter seus corpos dissecados após a morte; em vida eles eram súditos dos vis e severos regimes, mas não mais eram utilizados para os ensinamentos médicos.

Na maioria dos Estados alemães, os efeitos diretos ou indiretos dos serviços militares franceses extinguiu as antigas corporações médicas e científicas e reforçou os laços entre medicina e o governo. A educação médica e o licenciamento se tornaram mais diretamente um problema do governo, e o nacionalismo cultural liderou a restauração das universidades, então dedicadas mais ao aperfeiçoamento do conhecimento do que à simples transmissão de informações. Esta declaração da cultura alemã incluía a medicina com uma ideologia filosófica, que era contrária ao "conhecimento analítico" dominante em Paris. Além disso, outras escolas de medicina alemãs se estabeleceram em pequenas cidades e assim não ofereciam um adequado material clínico, essencial para o desenvolvimento dos métodos tal qual ocorria em Paris. Por ambas razões os professores desses pequenos hospitais continuavam a ensinar uma "medicina biográfica", que incluía investigações intensivas das histórias dos pacientes e das suas circunstâncias. Por volta de 1850, esta ênfase no dinamismo individual foi desenvolvida dentro de uma medicina laboratorial mais quantitativa e mais fisiológica, sem a fase intermediária de uma larga escala de análise, parisiense, semelhante a de museus.

MEDICINA, INDÚSTRIA E LIBERALISMO

De certa forma, as práticas médicas nos hospitais de Paris eram baseadas em uma medicina de massas – massas de indigentes dos hospitais universitários; era uma prática médica planejada por professores do Estado nas instituições em que o atendimento era feito por estudantes com bolsas de estudos oferecidas pelo governo. Na Grã-Bretanha, como foi visto, o Estado não tinha como responsabilidade nem a prática médica nem a manutenção da saúde pública. Mas com o rápido crescimento das cidades, em parte decorrente da industrialização, os médicos britânicos começaram a se dedicar às massas – não apenas nos hospitais, que se tornaram lotados e insalubres, mas também nos alojamentos das cidades industriais e nas zonas pobres de Londres. Nessas mesmas cidades, os médicos vivenciavam uma intensa competição, com a perda do tradicional *status*, e uma cultura empresarial na qual a medicina passou a ser vista como simples comércio.

As novas cidades industriais eram ameaçadas pelas doenças e pela desordem. Seus políticos prescreviam remédios: as liberais panacéias do comércio livre e a maior responsabilidade individual. Os revolucionários combatiam a "antiga corrupção", incluindo a medicina das tradicionais instituições de Londres, mas eles também questionavam as novas funções públicas para proteção da nascente economia industrial. Eles faziam campanhas em prol de reformas em benefício dos pobres e da saúde pública. Quando possível, acreditavam eles, essas funções deveriam ser realizadas por associações de voluntários ou pelas novas corporações municipais lideradas pelos liberais, com um governo central, talvez, fornecendo recursos legislativos.

Questões sobre a organização médica, saúde pública e auxílio aos pobres eram integradas na reforma política, como os industriais e as classes profissionais, que esforçavam-se contra a antiga Inglaterra e lutavam para estabilizar uma nova ordem. Os "médicos" passaram a identificar-se uns com os outros. Embora os médicos tivessem um mercado prestigiado de trabalho, podiam, ainda, dedicar-se à profissão, a maioria perdendo o mercado para os farmacêuticos e químicos. Um médico com um cargo honorífico em um hospital local poderia praticar como um médico especialista ou como um cirurgião especialista, aconselhando os outros médicos e sendo também médico dos luxuosos "refúgios" dos pacientes ricos. Tais especialistas eram chefes das comunidades médicas locais, mas a maioria dos médicos, então, via-se como generalista, mesmo quando usava o título de "médico" ou "cirurgião". Levou muito tempo para que muitos graduados em medicina fossem confinados à tradicional rotina dos médicos, e a maior parte dos cirurgiões e boticários, então, possuía algum preparo formal, além de seu aprendizado prático.

Na busca por respeitabilidade e para distanciar a imagem da medicina como um mero comércio, os médicos britânicos fundaram sociedades médicas locais, especialmente durante a década de 1830. Nessas sociedades eles discutiam sobre a economia e também assuntos de clínica e ciências, o que evitava que essas associações parecessem meros sindicatos interessados em dinheiro. Mais precisamente, este parecia ser um novo marco das sociedades científicas, na qual médicos se ombreavam com advogados e com os melhores comerciantes e cavalheiros. Algumas das sociedades médicas locais e regionais trabalhavam na produção de jornais. Eles colaboraram para a formação de uma associação nacional – Associação Provinciana de Medicina e Cirurgia –, que posteriormente veio a se transformar em Associação Médica Britânica, a voz da prática médica em geral.

O mundo da medicina e suas interações com as reformas políticas foram bem descritos por George Eliot em *Middlemarch* (N. do T.: Middlemarch não tem tradução. É o nome de um a cidade fictícia e nome de um romance sobre esta cidade de George Eliot [pseudônimo de Mary Ann Evans], que retrata a história da enfermeira Dorothea Brooke), especialmente através da personalidade do jovem médico Dr. Lydgate:

> [A profissão] requeria reformas, dando ao homem a oportunidade de, por alguma indignação, rejeitar essa venal condecoração e mesmo esta farsa, em troca de sinceridade, embora sem demandar qualificações. Ele estudou em Paris com a determinação de que, quando retornasse para casa, iria residir em alguma província como um médico generalista e impedir a irracional separação entre o conhecimento médico e cirúrgico, pelo interesse em sua própria atividade científica tanto quanto no seu progresso; ele manteria distância das intrigas de Londres, dos ciúmes, dos encargos sociais e das grandes celebridades, porém, lentamente, como foi levado a termo por Jenner, pelo valor independente de seu trabalho. Por isso, deve-se relembrar que este era um período muito difícil; apesar de vulneráveis, as

Capítulo 9
Medicina, Sociedade e Estado

faculdades desenvolviam grandes esforços para manter a pureza do conhecimento, tornando isso raro, e excluindo o erro através de uma rígida exclusividade em relação às remunerações e aos compromissos. Um jovem cavalheiro, apesar de sua inexperiência, era promovido na cidade, e muitos outros adquiriam o direito legal de exercer a medicina em grande parte do país. Além disso, o principal modelo foi levantado em público pela Faculdade de Medicina, que deu a ele uma peculiar sanção para a dispendiosa e rarefeita instrução médica obtida nos cursos de Oxford e Cambridge, não impedindo o curandeirismo; desde então a prática profissional consistia na prescrição de um grande número de medicamentos. Mas o público inferiu que seria melhor simplesmente se eles pudessem dar os medicamentos a preços mais baixos e, conseqüentemente, engolir grandes quantidades de fármacos prescritos por inescrupulosos e ignorantes que não tinham nem mesmo um diploma de médico.[1]

Associações médicas locais e nacionais estavam preocupadas com a competição irregular e com as leis de emprego para os pobres. Muitos de seus membros queriam um único registro nacional para todos os médicos qualificados e a proibição para a prática desqualificada por profissionais sem diploma. Alguns almejavam uma corporação nacional de licenciamento, na qual eles teriam uma representação democrática. Poucos profissionais, assim como na depressão da década de 1840, questionavam o serviço médico estatal "dotado", como a igreja anglicana, oferecendo uma decente moradia para os médicos nas áreas pobres, e com autoridade para manter a saúde pública.

Para a maioria dos médicos britânicos a medicina estatal era uma perversão alemã, mas o exemplo americano poderia ser igualmente preocupante. Nos Estados Unidos, por volta da década de 1840, os políticos antielitistas extinguiram as formas relativamente fracas de licenciamento médico estabelecidas nas décadas após a independência. No crescente mercado livre, os botânicos e os homeopatas competiam em um mesmo nível com os médicos tradicionais – suas ervas competiam com os tradicionais métodos de sangria e com as heróicas curas dos médicos. As escolas de medicina nos Estados Unidos também competiam umas com as outras, oferecendo cursos mais baratos e de menor duração, para, assim, atrair mais estudantes. Na Inglaterra as instituições de medicina provaram sua força. Impulsionadas pela crítica pública – não apenas pelas severas críticas de um novo jornal médico, *The Lancet* – elas se adaptaram para sobreviver aos cáusticos debates de 1825 a 1860, mantendo o controle excessivo sobre o ingresso às elites médicas e ganhando papéis substanciais na certificação dos médicos em geral.

Campanhas em prol de radicais reformas eram freqüentemente encontradas pelos governantes, estendendo, assim, o poder das antigas corporações, especialmente ao transformá-las em uma corporação de exames e provas em nível nacional. Em 1815 o governo conservador restringiu as prescrições e as isenções dos boticários qualificados, e assim forneceu uma estrutura para um sistema de provas e exames em nível nacional e, conseqüentemente, um maior incentivo à criação de escolas médicas privadas. Este decreto dado aos boticários aumentou a força da Sociedade dos Boticários; todavia eles mantinham-se subordinados aos médicos e eram proibidos de exercer sua atividade, caso não tivessem a licença, mesmo sendo médicos graduados. Oito anos depois a Faculdade Real de Cirurgiões criou um exame nacional como exigência para emitir diplomas de membro, tornando estes LSA e MRCS uma meta para todos os profissionais em geral. A Real Faculdade de Medicina seguiu este modelo do LRCP, estabelecendo, também, uma prova para obtenção de licença.

Essas corporações estabeleceram os objetivos das reformas radicais, mas os políticos estavam tão confusos sobre seus interesses que a própria legislação foi dificultada. Não havia, antes de 1858, uma lei que regularizasse a prática médica no Reino Unido. Assim, foi estabelecido um simples registro para todos os médicos, destacando a sua especialização, mas se continuou admitindo a presença de instituições de aplicação de provas, tanto universidades quanto corporações, e não foi proibida a atuação de profissionais sem habilitação. Isto manteve o princípio da "proteção ao consumidor" como uma consideração às práticas particulares, mas privilegiou os profissionais regularizados para o crescente número de postos de saúde pública. A centralização da lei dos pobres, a inauguração de postos de saúde pública e a maior preocupação com a medicina militar fizeram crescer, no governo, um maior interesse em regularizar seus próprios médicos.

Enquanto isso as reformas médicas na Alemanha tomavam um rumo oposto. Os liberais queriam um menor controle profissional, da mesma forma que não queriam nenhuma interferência nas outras profissões. Eles já se encontravam preparados para proceder à extinção das práticas inadequadas, o que era devido à presença de leis regulamentando a mão-de-obra. Em 1869 um decreto passado no parlamento da Prússia desajustou, parcialmente, a medicina, aproximando dessa forma o acordo solicitado na França e desenvolvido na Inglaterra. As qualificações médicas eram protegidas pelo Estado, embora práticas inadequadas não fossem consideradas ilegais.

Capítulo 9
Medicina, Sociedade e Estado

Interações entre o Estado e a profissão não se restringiam ao licenciamento médico. Para a maior parte dos médicos os acordos para os cuidados médicos destinados aos indigentes eram prioritários, preocupação constante, e as reformas nas leis dos pobres eram, também, parte das considerações do governo sobre a saúde pública. O crescimento da população ocorreu em toda a Europa no século das luzes, mas, no início do século XIX, especialmente nas áreas urbanas, o governo parou de preocupar-se com a proliferação dos pobres. A Grã-Bretanha, por volta da década de 1820, parecia ter uma grande população, sobretudo empregados em meio expediente no campo ou amontoados na cidade. Projetos para a redução nas despesas com o auxílio aos pobres incluía o incentivo para a emigração de 1 milhão de indigentes (de uma população de 12 milhões). O surpreendente foi que as casas de parto britânicas se tornaram menos populares, começando a classe média a se preocupar com os abusos destas. Quando os trabalhadores que passaram a ser chamados de "braçais" eram abundantes, muitos destes passaram a temer os médicos, os hospitais e as precauções contra epidemias. A profissão médica, não apenas encorajava violações de corpos, mas via os pobres mais como corpos do que como seres humanos.

A resposta para as preocupações britânicas sobre os excessivos gastos com o amparo aos pobres, na primeira metade do século XIX, foi respondida por um grupo de economistas políticos liberais, liderados por Edwin Chadwick, um advogado desempregado e um discípulo do filósofo utilitário Jeremy Bentham. Os tradicionais estadistas britânicos, mais atuantes nas questões de guerra e nos negócios internacionais do que nas questões sociais, estavam todos prontos para atrair estes especialistas e nomeá-los para as Comissões Reais. Os representantes da política econômica ponderavam sobre a abolição dos direitos dos pobres e estabeleceram uma maciça reforma para uni-los em sindicatos de pobres sob a direção dos Corpos de Guardas. Supervisores assalariados seriam, então, supervisionados por inspetores itinerantes; novas casas para os trabalhadores seriam construídas para repor as casas de caridade. Nenhum indigente seria mantido a menos que não tivesse sido agraciado com as "casas de trabalhadores"; e nenhum indigente seria convocado, a não ser que estivesse extremamente necessitado. O sistema foi criado para desencorajar os mendigos. De fato, a maior parte dos habitantes das casas de trabalhadores era de velhos e inválidos ou mães solteiras sem nenhum outro meio de sustento. Eles tinham acesso a um modesto atendimento médico.

Alguns médicos sentiram que eles também eram vítimas dos mesmos duros princípios da política econômica. Os direitos sobre o atendimento médico aos pobres foram anunciados, e os médicos ofereciam cuidados a uma parcela de indigentes do distrito; essa modesta oferta geralmente dava certo e amenizava os custos com a medicina. Embora os médicos locais se unissem na tentativa de melhorar seus salários, os "guardiães" dos direitos dos pobres ameaçavam admitir novos médicos especialistas, que trabalhariam por menores salários. Algo semelhante era realizado pelas sociedades filantrópicas, e, desde a década de 1820, os médicos tentaram promover greves contra elas. Desde o início da era vitoriana, a profissionalização dos médicos era, freqüentemente, uma reação desesperada a ser abordada da mesma forma que para um homem de negócios. E os médicos deveriam passar a se dedicar à saúde pública como uma causa profissional, ligando, assim, a medicina à função protecionista do Estado.

Na Grã-Bretanha, a associação da medicina, materialismo e políticos radicais eram bem conhecidos nos romances, como, por exemplo *Middlemarch* – George Eliot (ver N. do T. na pág. 276) era um admirador do positivismo, a nova religião da ciência. As políticas da maior parte dos médicos tradicionais, todavia, eram desconhecidas. À esquerda dos liberais encontravam-se os médicos britânicos, que se identificavam mais com as condições dos trabalhadores; de fato muitos se sentiam proletarizados pelo desenvolvimento da sociedade e pela erosão da classe de artesãos, que fazia parte da sua clientela. Alguns deles deram um apoio público aos movimentos da classe trabalhadora em prol de direitos políticos (Cartismo) ou ingressavam nas campanhas contra os novos direitos dos pobres. Contudo a maior parte dos médicos britânicos era pelo menos tão conservadora quanto as outras classes sociais; medicina ainda era um "comércio primitivo".

CIÊNCIA E ÉTICA

Por volta da metade do século XIX, a ameaça da violência dos conflitos de classe diminuíram. Na Grã-Bretanha, o direito ao voto foi ampliado a alguns trabalhadores do sexo masculino, e, assim, alguns partidos políticos correram atrás do apoio da classe trabalhadora. O ensino primário foi ampliado, aumentaram os gastos com a construção de monumentos civis e foram suavizadas as atitudes contra as classes pobres – pelo menos no que dizia respeito às mulheres, crianças e doentes. Uma maior educação foi, também, incentivada (para homens), ao menos educar futuros empregados civis e professores, cuja cultura poderia permitir às autoridades governar e proteger contra os excessos de democracia. Uma medicina organizada se beneficiou desses movimentos contra a autoridade do estado e a manutenção do bem-estar público.

CAPÍTULO 9
MEDICINA, SOCIEDADE E ESTADO

Após 1850, as condições da Inglaterra tornaram-se uma encruzilhada, em que os médicos poderiam se adaptar sem grandes dificuldades. Isto facilitou seus esforços a favor de um registro e proteção estaduais. A origem da saúde pública poderia ser planejada cientificamente a partir de experimentos laboratoriais e estatísticas sociais. John Simon, que ocupou o primeiro cargo médico no Governo Central britânico, patrocinou inúmeras pesquisas na década de 1860; ele foi também o principal sustentáculo da Lei de Reforma Médica de 1858. Um ex-cirurgião culto, com um conhecimento calcado no idealismo alemão, ajudou a transformar a saúde pública, de um simples assunto de campanhas políticas para um problema do desenvolvimento científico, administrativo e legislativo. O programa de Simon sofreu interrupções na década de 1870, contudo, quando a reestruturação do serviço civil o fez subserviente às rotinas de assistência aos pobres. Ao mesmo tempo, programas sanitários locais foram impulsionados pela epidemia de varíola, na qual foram usados hospitais de isolamento, que até então eram destinados às doenças infecciosas da infância, como a difteria.

No final da década de 1860 as cidades foram forçadas a nomear pessoas para ocupar os cargos de saúde do governo. Em conjunto com outros médicos elas pregavam a higiene e incentivavam a compreensão pública da fisiologia. Mas a sua autoridade não era incontestável. As leis de saúde foram decisivas para os reformadores da saúde que eram profundamente céticos com a medicina tradicional, especialmente no campo terapêutico. A higiene, na metade do século, na Grã-Bretanha, era ainda uma causa moral – uma razão para um melhor padrão de vida e uma crítica à industrialização, sendo que muitos desses defensores eram mulheres.

O serviço de enfermagem de Florence Nightingale (N. do T.: enfermeira inglesa [1820-1910] e reformadora das condições hospitalares na Inglaterra), que se tornou famoso desde a Guerra da Criméia, em 1850, foi em parte uma tentativa de encontrar atividades sociais úteis para senhoras solteiras, mas foi também uma campanha em prol da higiene e da disciplina moral, especialmente nos hospitais. Estes, em breve, tornaram-se um depósito lotado de casos médicos e cirúrgicos. Atuavam em nível suburbano ou rural, com enfermarias designadas para ventilação e vigilância – lugares de regimes restauradores e demonstrações das leis de saúde. Esta nova visão dos hospitais chamava a atenção de autoridades civis, especialmente quando trabalhadores demonstravam capacidade de contribuir para a manutenção dessas casas de caridade. Desde a década de 1860 os hospitais locais surgiram como o centro das "comunidades espíritas".

Por volta da metade da era vitoriana, muitos dos higienistas eram homeopatas ou outros oponentes dos métodos tradicionais de cura. A maior parte deles eram religiosos que se opunham ao monopólio médico da mesma forma que os médicos se opunham aos monopólios estatal e da Dgrip. Por volta de 1870, a oposição restringiu-se à vacinação compulsória contra a varíola e à imposição de exames médicos – e se preciso, hospitalização – às prostitutas nas cidades com o apoio do Exército e da Marinha. Para os revolucionários, a medicina era um problema da consciência de cada um; aqueles que escolhessem viver segundo as leis da natureza e de Deus precisariam pouco da cura dos homens; cura esta, descoberta através de cruéis experimentos com animais e que alguns médicos encaravam como um avanço científico. Por volta de 1870, a vivissecção foi o maior acontecimento público na Grã-Bretanha.

Os médicos eram freqüentemente envolvidos na disputa entre ciência e religião. Na Grã-Bretanha e na Alemanha o debate sobre a evolução alimentou, durante anos, a desconfiança do materialismo médico. Na França, especialmente após 1870, os médicos republicanos, incluindo muitos parlamentares notáveis, lideraram a luta em prol de uma educação secular e, na verdade, uma medicina secular. Os republicanos faziam campanhas para a criação de escolas de enfermagem semelhantes às da Inglaterra e para que os municípios admitissem enfermagem em seus hospitais. Mas as transformações eram lentas e desiguais, não menos porque as freiras fossem enfermeiras de baixo custo e dignas de confiança. (A Grã-Bretanha é historicamente notável pela raridade dos hospitais "sectários".)

Os conflitos entre a física e os paradigmas morais poderiam ser considerados como loucuras. As doenças mentais estavam, cada vez mais, diferenciadas e atribuídas às causas físicas, mas também anatômicas ou funcionais. Ninguém era curado dessa forma, e o tratamento nos asilos era moral e com adequada higiene. Todavia, o tratamento assegurava os direitos dos médicos de dominarem os asilos, o que foi, algumas vezes, questionado, no início do século. Disto resultou fato de que a maior parte dos médicos dos asilos fosse generalista e não psiquiatra; isto pode ter ajudado os parentes dos pacientes a tratarem os problemas familiares, legitimando o encarceramento do parente com doenças mentais.

O crescimento das autoridades da medicina e da ciência devia muito às exigências do experimentalismo, principalmente às experiências fisiológicas em animais feitas por Claude Bernard, em Paris, e Karl Ludwig, na universidade alemã (ver Capítulo 5). Sua ênfase no controle e na medida dos processos fisiológicos em animais e, eventualmente, em humanos foi especialmente útil para médicos educadores que buscavam um elo entre a clínica e a ciência fisiológica. O governo e os grandes capitalistas mostravam-se prontos para investirem em um projeto que prometia tanto bem-estar social quanto elevada capacidade científica.

A medicina "científica" avançou rapidamente na Alemanha, nas novas ou reformadas universidades norte-americanas e nas universidades da Inglaterra (especialmente Universidade de Cambridge e Universidade de Londres). Já na França e nas faculdades britânicas dominadas por clínicos – hospitais universitários de Londres e de províncias inglesas – o avanço não foi tão bem-sucedido. Na Grã-Bretanha esse progresso era questionado através de campanhas públicas contra a vivissecção, que eram ligadas ao sanitarismo, ao feminismo e a outras campanhas contra a crueldade. No final do século XIX a medicina beneficiou tanto o sentimentalismo (feminino) quanto a ciência (masculina), não sem considerável atrito. A maior parte da retórica médica se encontrava na tentativa de conciliar dois fatos: os médicos eram delicados ao tratar de seus pacientes, mas rígidos o suficiente para avaliar o que era melhor para os mesmos de acordo com estatísticas e experiências laboratoriais.

IMPERIALISMO E BEM-ESTAR SOCIAL

No final do século XIX as tendências tecnocratas e paternalistas se tornaram dominantes na maior parte dos países ocidentais. Revolucionários militares demonstravam que os desenvolvidos meios de transporte e comunicação requeriam novas formas de organização em larga escala sob a direção de uma corporação altamente treinada; o sucesso alemão na guerra franco-prussiana de 1870-71 foi persuasivo. Os industrialistas se interessavam, cada vez mais, pela integração corporativa e pelo controle científico que pelo livre-arbítrio e pequenas competições; pelo controle crescente, por parte do Estado, dos produtos e das condições de trabalho para beneficiar as grandes empresas, que viam na educação pelo Estado e no bem-estar um meio para produzir e proteger uma força de trabalho treinada, que era, então, requerida. Rivais nacionais e imperialistas compartilhando preocupações com o crescimento do socialismo e dos sindicatos, levaram os políticos a desenvolverem um projeto para a "eficiência nacional", especialmente aqueles que também asseguravam lealdade à classe trabalhadora. A preocupação com o bem-estar voltou à moda quando cidadãos cultos passaram a ser solicitados pelas Forças Armadas, pelo império ou pelas fábricas.

Na Grã-Bretanha, no período do Rei Edward, tanto os políticos conservadores quanto os liberais viam o bem-estar social como a melhor alternativa contra o socialismo. A saúde e as escolas para as crianças poderiam ser controladas; a idade avançada poderia ser protegida através de pensões; seguro saúde, inicialmente limitado aos trabalhadores das sociedades filantrópicas, foi ampliado para todos os trabalhadores. Nas duas décadas antes da Primeira Guerra Mundial, o fundamento do bem-estar estadual britânico estava passivo.

Muitos dos projetos britânicos eram de origem alemã, onde foram usados, por volta da década de 1880, pelo Chanceler Bismarck, para assegurar a lealdade por parte dos trabalhadores e limitar o crescimento do socialismo. Outros projetos nasceram na França, onde a derrota para a Prússia alimentou um medo pela degeneração nacional e preocupações com os baixos índices de natalidade. Tais preocupações ajudaram os médicos graduados em suas campanhas pela proteção através do licenciamento. O seguro médico pelo Estado foi discutido mas não introduzido, sobretudo porque as organizações de trabalhadores estavam divididas e a Igreja Católica e a massa de pequenos empregados preferiam o modelo voluntário.

Alguns padrões semelhantes podiam ser vistos nos Estados Unidos, onde uma autoridade profissional e uma organização corporativa tiveram início na década de 1870, logo após a Guerra Civil, talvez para ajudar a superar o sectarismo da religião e os políticos divididos entre o norte e o sul. Médicos, bibliotecários, encanadores e muitos outros grupos de trabalhadores reivindicavam uma corporação com um conhecimento sistemático que pudesse ser ensinado e usado para o proveito dos trabalhadores. O dinheiro industrial era usado para construir universidades no estilo alemão. A América branca não devia ter temido a competição industrial ou imperialista, mas sim a rápida imigração de pessoas vindas do sul e do leste da Europa, que iam se concentrando nas cidades americanas, promovendo uma desordem ameaçadora e uma política incoerente.

SOLUÇÕES CIENTÍFICAS PARA PROBLEMAS SOCIAIS

Soluções científicas para os problemas sociais se tornaram o suporte para os políticos progressistas. Isto significava uma maior demanda e uma maior restrição à educação médica ou um licenciamento médico mais rigoroso. Os objetivos dos progressistas coincidiam com o modelo da "medicina organizada". Em todos os países ocidentais, esta "medicina organizada" beneficiava tanto a ampliação do bem-estar social quanto a crescente aceitação da ciência como uma fonte de autoridade social. Investimentos na educação médica e em labo-

CAPÍTULO 9
MEDICINA, SOCIEDADE E ESTADO

ratórios foram particularmente bem-sucedidos após 1880, quando os médicos concluíram que muitas das epidemias eram causadas por microrganismos específicos. Este conhecimento ajudou muito nos desenvolvimentos do controle sanitário, em hospitais de isolamento, na assepsia das cirurgias e no diagnóstico médico; isso encorajou as autoridades médicas e permitiu a promoção de investimentos do governo em obras de caridade e aumentou a autoridade dos médicos como empregados e conselheiros do Estado.

Na maior parte dos países, eram as universidades médicas que formavam os especialistas em bacteriologia – atraídos pela existência de uma microscopia potente, patologia e química. Alguns novos departamentos de saúde pública foram fundados, em parte, para a identificação dos micróbios, por parte das autoridades locais, hospitais e médicos particulares. Nos Estados Unidos a Universidade Johns Hopkins, em Baltimore, foi a primeira a fundar uma Escola de Saúde Pública, dando início ao emprego de uma medicina científica dentro dos padrões alemães e também passou a utilizar professores com período integral (pois até então os professores lecionavam apenas como uma atividade suplementar às suas atividades particulares). Na Grã-Bretanha, a Universidade de Liverpool desenvolveu um grande programa em medicina tropical, fundada por comerciantes convencidos de que um melhor controle das doenças facilitaria o comércio imperial. Em Londres o governo manteve uma escola semelhante e um centro de pesquisa. Na Alemanha, o novo *Reich* auxiliou, financeiramente, Robert Koch e seus colaboradores: seus bacteriologistas prussianos e imperiais foram nomeados para desenvolver meios para atingir a saúde pública da maneira mais liberal, fato que não aconteceu em Hamburgo, uma vez que essa cidade enfrentou uma forte epidemia de cólera em 1892. Na França a receita pública foi usada para financiar pesquisas em um instituto de Paris liderado por Louis Pasteur. Nos Estados Unidos as fundações Rockefeller e Carnegie investiram em pesquisas médicas. Esta nova ciência médica era tanto moldada quanto beneficiada, no final do século, pelas maiores preocupações com a tuberculose, por exemplo, e com o bem-estar das crianças.

Sanatórios destinados aos tuberculosos foram criados antes da descoberta do agente causal, o bacilo da tuberculose, como parte de ações em prol da terapia natural e da higiene. Os germes fizeram com que o governo concentrasse a atenção nas campanhas de educação pública, e eles passaram a ver os sanatórios como locais apropriados para o investimento – como meios para restabelecer a saúde do trabalhador.

Os sanatórios, voluntários e governamentais, espalharam-se por toda Europa e América do Norte entre 1880 e 1930. Na Grã-Bretanha, os investimentos do Estado em pesquisas médicas desenvolveram-se em cima das preocupações com a tuberculose e com seu oneroso tratamento; o Comitê de Pesquisas Médicas (que mais tarde passou a se chamar Conselho de Pesquisa Médica) foi fundado em 1913 e em parte com a esperança de encontrar soluções científicas para a tuberculose.

O bem-estar da criança era notável em meio às discussões políticas, principalmente a partir de 1900. As mães eram treinadas para garantir às crianças nutrição e higiene adequadas, e inspetores de saúde passaram a ter seu emprego regulamentado, ficando, assim, sob controle de autoridades da saúde. As parteiras viram sua prática licenciada (como na Grã-Bretanha), pois até então não o era; nos Estados Unidos as parteiras passaram a ser substituídas por médicos treinados. Sintomas como a diarréia infantil, vistos até então como causas sazonais ou mesmo humorais, passaram a ser vistos como causados por germes e seus vetores. As autoridades médicas nas cidades industriais colecionavam estatísticas sobre as populações de moscas caseiras, e Ronald Ross investigava mosquitos.

O problema dos deficientes mentais era de grande interesse. Desenvolvimentos na educação foram notáveis, pois eles eram socialmente recalcitrantes e, provavelmente, transmitiam um ar de ameaça; eles passaram a servir como modelos de uma degeneração biológica. O que poderia ser feito para as crianças que não conseguiam aprender? Na Grã-Bretanha, como em outros países, instituições produziam outras instituições: escolas primárias desenvolveram escolas especiais para os cegos, surdos, aleijados e para os deficientes mentais. Os médicos se envolveram, especialmente no fim do século, quando a degradação das ações médicas se tornaram um importante assunto em todos os países ocidentais. Por volta de 1870, os médicos apresentaram-se como especialistas em constituição física e em heranças genéticas dos homens; após 1900, eles já tinham condições de ensinar a nova ciência, eugênica, que se baseava unicamente nos estudos da herança mendeliana. Embora poucos clínicos se envolvessem em atividades com deficientes mentais e a maior parte das autoridades de saúde pública desconfiasse dos princípios da hereditariedade, a maioria dos médicos se interessava pelo estudo dos genes – a mais nova grande ciência. Para alguns isso se tornou a grande esperança – um caminho da degradação urbana para a força e ordem nacional. O entusiasmo com a ciência eugênica se estendeu a todos os políticos, desde aqueles que desprezavam os pobres até os que queriam vê-los livres da obrigação reprodutiva.

A maioria desses programas médicos públicos era financiada, cada vez mais, pelo Estado e, algumas vezes, por associações de caridade, que freqüentemente agiam como pioneiros. Algumas vezes o mercado particular, como os sanatórios particulares, também recebia uma verba limitada. A indústria começou a usufruir da nova medicina. Embora a maior parte das empresas farmacêuticas (especialmente na Grã-Bretanha) continuasse a produzir os remédios tradicionais ou patenteados, vendidos através de anúncios, algumas companhias químicas, inicialmente na Alemanha, e depois nos Estados Unidos, baseavam-se em uma química acadêmica para produzir novas drogas sintéticas com corantes. Algumas delas também começaram a produzir medicamentos biológicos, como vacinas e anticorpos, algumas vezes liderando esta produção. Para a produção de todos esses novos produtos houve a colaboração de companhias, universidades, hospitais e de novos centros de pesquisas patrocinados pelo Estado. Assiste-se aqui ao início do moderno complexo médico-industrial, não apenas nas questões sobre estandardização, legislação e experimentos clínicos.

NOVA ECONOMIA MÉDICA

Os efeitos do mercado foram, provavelmente, mais nítidos para os cirurgiões, uma vez que o número de procedimentos cirúrgicos crescia rapidamente por volta de 1880. Essas operações eram custeadas pelos próprios pacientes (mesmo sendo pobres) e eram freqüentemente realizadas em casa. O crescimento das práticas de cirurgias particulares significou que cirurgiões inovadores poderiam se tornar muito ricos – eles raciocinavam como inventores e no mesmo patamar que financistas e a maior parte dos industriais. Mas, como os cirurgiões, passaram a exigir uma elaborada rotina asséptica e anti-séptica, enquanto eles se encarregavam de mais e mais cirurgias. Na Grã-Bretanha, e especialmente nos Estados Unidos, os hospitais de caridade passaram a admitir alguns particulares; de fato alguns hospitais de caridade e estatais passaram a empregar esmoleiros para assegurar que todos os pacientes pagassem o que pudessem para custear o tratamento hospitalar.

Tanto os avanços médicos quanto os cirúrgicos permitiram às instituições médicas recorrerem em benefício próprio. Eles auxiliaram na transformação da política econômica médica, visível especialmente na América do Norte, onde, em muitas comunidades carentes em crescimento, estabeleceram instituições médicas. Os médicos americanos construíam seus próprios hospitais, como foi feito pelos religiosos e grupos raciais. Estes hospitais, particulares ou de caridade, esforçavam-se para que o pagamento fosse feito pelos pacientes, que, por volta da metade da década de 1890, constituía a maior parte da renda dos hospitais. Fora dos hospitais os médicos lutavam pela instalação de novos equipamentos, tais como raio X; nas cidades, os médicos ocupavam suítes nos prédios destinados a eles, onde tinham acesso aos recursos instrumentais mais simples.

A medicina pública cresceu, assim, como a medicina privada. Na verdade, a distinção entre elas começou a obscurecer-se à medida que os hospitais tornaram-se mais centrais. A maior parte dos países ocidentais presenciou "movimentos profissionais" em meio a essa nova economia médica. Enquanto líderes, médicos e educadores estavam negociando com o governo ou controlando aspectos médicos do projeto de bem-estar social, muitos outros médicos, especialmente os generalistas, sentiam-se desesperadamente espremidos entre o avanço da medicina estatal, a usurpação das instituições de caridade e o crescente talento da organizada mão-de-obra como meio para empregar novos médicos.

Sociedades filantrópicas empregaram médicos no início do século XIX, especialmente nas áreas industriais da Grã-Bretanha. Por volta do final do século, elas se tornaram o principal elemento na assistência médica às classes trabalhadoras. Um maior número de trabalhadores passou a ter condições de pagar coletivamente por seu tratamento. Isso assustou os médicos que evidenciaram o crescente poder da classe trabalhadora. A entrada das mulheres na medicina – como enfermeiras, obstetras ou mesmo como médicas – pareceu uma nova ameaça aos médicos, cuja ideologia combinava o patriarcalismo com um pequeno capitalismo. A crítica de um dos médicos resumiu a atitude de muitos de seus colegas no momento:

> A maioria dos estimáveis membros de nossa profissão percebe na educação médica e no destino das mulheres uma horrível e selvagem tentativa de assexuá-las – na aquisição de conhecimentos anatômicos e fisiológicos a gratificação da curiosidade mórbida e a sede por informações proibidas – e no desempenho de uma rotina médica e do dever cirúrgico a hipótese das autoridades médicas que a Natureza faz uma nítida distinção dos sexos.[2]

Para proteger sua própria renda contra todas essas ameaças, os médicos organizaram uma corporação médica – conseqüentemente um sindicato.

O sindicalismo médico despontava na Grã-Bretanha, França e Alemanha, por volta de 1900. Na Alemanha, as corporações médicas lutavam para que todos os médicos tivessem acesso às práticas dos serviços de seguro do Estado e para que recebessem seus salários com base em uma taxa de serviço, e não por uma taxa de captação. Desta forma os médicos melhoraram seus negócios com o projeto de seguro ocupacional. Na Grã-Bretanha, em 1911, contra sua vontade, aceitaram o Serviço Nacional de Seguro Saúde para os trabalhadores, pois o projeto do Estado incorporava, e assim controlava, as atividades médicas das sociedades filantrópicas. De fato, a maior parte dos médicos logo descobriu que a nova relação com o Estado era tanto mais confortável quanto mais remunerativa do que a sua condição anterior. Eles eram representados nos comitês locais de seguro, e, uma vez que eram pagos por captação, não tinham de se preocupar com problemas financeiros referentes aos seus pacientes. O Serviço Nacional de Seguro Saúde, deste modo, diferenciou os médicos generalistas dos médicos de hospitais, o que também ajudou a estabelecer uma estável relação entre o trabalhador e seu grupo de médicos.

MEDICINA PARA OS CIDADÃOS, 1920-70

A guerra civil americana e a franco-prussiana serviram de modelos de uma organização militar e médica. A guerra contra os holandeses, na África do Sul, no final do século XIX, preocupou o Estado britânico, pois a maioria dos jovens que se tornava voluntária para lutar se encontrava em más condições físicas e de saúde. Mas a Primeira Guerra Mundial de 1914-18 ultrapassou tudo tanto no seu terror quanto e, principalmente, na sua duração. Por alguns anos o maior dos países combatentes foi forçado a construir organizações médicas muito maiores do que os antigos (e presentes) sistemas civis. Longe das linhas de batalhas, nas cidades da Grã-Bretanha, as universidades e as mansões foram transformadas em hospitais. A enfermagem se tornou o maior trabalho de guerra destinado às mulheres. Muitos médicos aprenderam a trabalhar em um grande e coordenado sistema – alguns aprenderam a ver as vantagens. No início da guerra, planejadores, médicos especialistas, e médicas encontraram oportunidades que lhes eram normalmente negadas em tempo de paz.

Grande parte desse sistema desapareceu com o final da guerra, e as instituições retornaram às suas funções médicas e não-médicas; mas alguns dos novos padrões poderiam ser mantidos, e as expectativas de muitos médicos foram continuamente mudadas. Por exemplo, os médicos britânicos que se especializaram em cirurgia ortopédica ou cardiologia, nos períodos de guerra, retornaram a uma prática médica e cirúrgica mais generalista, mas o fizeram com uma visão mais clara da especialidade, apenas pelo contato com colegas americanos, onde um maior mercado privado e maior número de hospitais aberto a eles tornou a especialização mais fácil. A medicina, no período de guerra, tinha como objetivo devolver os soldados à ativa, de tal forma que a ênfase dos especialistas, tanto psiquiatras quanto cardiologistas, era a invalidez funcional; trabalhadores civis, especialmente nas fábricas de armamento, eram usados para grandes pesquisas sobre a "fadiga". Estas atitudes fisiológicas e os objetivos dos fisiologistas de alcançarem um papel importante no controle científico também foram mantidos no pós-guerra. Por exemplo, na prestigiada Faculdade Técnica de Manchester, um fisiologista foi escolhido para liderar o novo departamento de administração industrial.

Professores e pesquisadores de medicina, na Grã-Bretanha, foram beneficiados consideravelmente pelos projetos elaborados no período da guerra e pela convicção entre os grandes servidores civis de que a ciência poderia tornar a medicina mais eficiente. Na década de 1920, o conselho de pesquisas médicas foi dominado por cientistas médicos que tinham comprometimento com o governo e que desdenhavam os simples clínicos, mas não os grandes médicos particulares de Londres. Clínicos de prestígio reagiram bloqueando financiamentos para novas pesquisas em instituições de caridade, como o Fundo Imperial para Pesquisas do Câncer, mas não podiam escapar da rede ciência/governo. Não podiam da mesma forma ir contra os objetivos dos médicos cientistas, pois uma pesquisa disciplinada poderia prover, eventualmente, maior número de remédios para as doenças, e, enquanto isso, a educação dos médicos nos métodos científicos poderia ajudar a criar um sistema de saúde mais eficiente através da eliminação de práticas ineficazes.

Uma vez que o Estado britânico passou a pagar pelos cuidados médicos dos trabalhadores, houve um maior incentivo para o estudo de algumas doenças e para o desenvolvimento da ciência da "medicina social". Esta visão mais ampla da saúde pública, incorporando ciências sociais e a nova ciência da nutrição, foi desenvolvida por médicos "progressistas", muitos dos quais eram simpatizantes do Partido dos Trabalhadores, então substituindo os liberais, que eram a oposição aos conservadores; alguns deles ficaram impressionados pela organização e pela extensão da "medicina socialista" na União Soviética. As cirurgias dirigidas por médicos generalistas britânicos e a superlotação dos hospitais de caridade eram dispendiosos em comparação com os hospitais soviéticos.

No final da Primeira Guerra Mundial, a medicina tomou parte dos projetos nacionais para que a Grã-Bretanha fosse mais "coletiva" – um país de heróis. Um novo Ministro da Saúde foi introduzido e um relatório (1921) escrito por Lord Dawson, um ilustre médico formado em Londres, demonstrou os benefícios de uma organização estatal, de uma racionalização da saúde fundamentada nos hospitais distritais e de centros primários de saúde com médicos generalistas. Mas este projeto, como muitos outros, falharam em meio à depressão econômica da década de 1920. O declínio das antigas indústrias restringiu os gastos do Estado até a metade da década de 1930. Os gastos com a construção de novos hospitais foram pequenos, e havia iniciativas legislativas um pouco maiores quando comparadas a 20 anos antes da Primeira Guerra Mundial. Porém a medicina conseguiu transformar-se significativamente.

Em parte como resultado da guerra e em parte devido ao resultado das sucessivas campanhas para a extensão dos votos, as mulheres passaram a ter papéis mais importantes na política. Grupos políticos de mulheres, tanto de esquerda quanto de centro, fizeram campanhas em prol de maternidades, obstetrícia mais eficiente e melhores cuidados pré-natais. Os governos centrais e municipais continuavam preocupados com a quantidade e com a qualidade da população imperial. Exceto pelos "benefícios maternos", a maior parte das mulheres, trabalhadoras ou não, ficou fora do sistema de seguro saúde do Estado, mesmo quando este foi ampliado – pois só abrangeu os demais trabalhadores homens. Mulheres e crianças eram dependentes das casas de caridade, às quais os trabalhadores (homens) só recorriam em busca de especialistas e cuidados nos acidentes. O único tipo de hospital especializado à disposição do Estado era tuberculosos, que constituía a maior preocupação nos anos entre as duas guerras.

No final da década de 1930, a medicina britânica não sofreu nenhuma reorganização, mas, em resposta a preocupações específicas e exigências públicas, o governo construiu um serviço coordenado para a tuberculose, câncer, maternidade e para cuidados de vítimas de acidentes. Ao contrário dos governos anteriores que se preocupavam com o meio ambiente e com a educação, os novos governos se envolveram mais com os hospitais; hospitais especializados eram os maiores protagonistas e os mais beneficiados. Em nível local os oficiais de saúde envolveram-se mais com os hospitais gerais, especialmente após a abolição das leis dos pobres em 1929, quando os antigos hospitais construídos sob a proteção dessa lei passaram para as mãos do governo local.

Estas autoridades locais eram então responsáveis por uma ampla gama de serviços de saúde; não apenas saneamento e projetos de habitação, mas também clínicas, educação em saúde, hospitais especializados e maior parte dos leitos hospitalares. Apenas os hospitais de caridade e as práticas generalistas se mantiveram fora do alcance do governo local, e estes, como foi visto, estavam cada vez mais dependentes do governo central e sujeitos a alguma coordenação local. Serviços hospitalares, estatais ou de caridade, eram então para os "cidadãos" – os indigentes não eram mais segregados e os ricos não eram excluídos; eles usavam blocos separados nos hospitais de caridade (George Orwell em *The Road to Wigan Pier* caracterizou o "lar de pacientes particulares" construído na década de 1930 ao lado dos hospitais de caridade, nas cidades industriais em decadência).

Poderíamos generalizar isto em relação à maior parte dos países avançados no período entre as guerras. O homem de classe média e sua esposa e filhos tornaram-se o foco da medicina organizada. A maneira pela qual ocorria o desenvolvimento nos países variou de acordo com as preocupações com a política e a economia. A Rússia, nos anos 1930, passou de um sistema de seguro saúde estatal para um serviço hospitalar e de médicos assalariados. A Alemanha passou a operar um sistema de seguro controlado pelo Estado para toda a classe trabalhadora. Na Grã-Bretanha, como foi visto, um sistema de seguro estatal cobria os trabalhadores com assistência de médicos generalistas, mas não com assistência hospitalar. Muitas famílias da classe trabalhadora fizeram contribuições voluntárias para o *Saturday Funds*, que era uma forma de caridade, e que hoje funciona como um sistema informal de pré-pagamento. Tanto na Grã-Bretanha quanto na Alemanha, os sistemas de seguro eram sobretudo organizados através de sociedades filantrópicas ou sistemas de empregado-empregador. A classe média passou a ser coberta por um sistema estatal de saúde, embora alguns optassem por sistemas particulares ou ocupacionais.

Nos Estados Unidos foi dada maior ênfase aos "consumidores" particulares do que às classes trabalhadoras ou aos demais cidadãos. Durante a depressão da década de 1930, os hospitais de caridade introduziram um sistema de seguro voluntário *(Cruz Azul)*, mas as empresas comerciais invadiram o mercado de seguro oferecendo menores taxas para as famílias de baixo risco. Organizações médicas passaram a aceitar estes projetos de seguro como preferíveis à intervenção do Estado; por volta de 1940 elas passaram a organizar seus próprios sistemas de seguro para cobrir cuidados extra-hospitalares. Muitos Estados concederam aos médicos um monopólio virtual para este tipo de seguro, e assim a renda dos médicos, conseqüentemente, aumentou. Desta forma o seguro se tornou parte de um acordo de mercado que dominou parte da medicina americana. Famílias de classe média pagavam para obter cuida-

CAPÍTULO 9
MEDICINA, SOCIEDADE E ESTADO

dos primários e hospitalares através dos sistemas de seguro; os hospitais competiam uns com os outros e o mesmo faziam os médicos. Os indigentes eram cobertos pelos hospitais públicos e em menor proporção pelo *voluntary hospital beds* (grupo voluntário que atuava em prol dos leitos hospitalares) que só atuava em casos de extrema necessidade.

Na França, o sistema de seguro do Estado beneficiava mais os pacientes que os médicos; existia uma livre escolha dos médicos e dos hospitais. Nos Estados Unidos os hospitais públicos recebiam um pequeno investimento, e assim a maior parte dos cidadãos passou a freqüentar os hospitais particulares, muitas vezes de propriedade de médicos, que se beneficiavam com os sistemas de seguro saúde. Existia um pequeno controle nas despesas.

MEDICINA NO PERÍODO DE GUERRA

Na Primeira Guerra Mundial, milhares de médicos, enfermeiras e auxiliares médicos cuidavam das vítimas das batalhas, inicialmente nos próprios campos de batalhas e, posteriormente, em bases hospitalares e, às vezes, em hospitais improvisados. Na Segunda Guerra Mundial, os projetos baseavam-se no progresso, sendo sua ideologia mais científica.

É fácil acusar o partido nazista, as autoridades japonesas que haviam controlado os campos de extermínio ou os comandantes aliados que finalizaram a guerra com o lançamento da bomba atômica. Mas o preconceito racial que culminou nos campos de concentração tinha uma longa história na Alemanha e se evidenciou nos demais países ocidentais durante a década de 1930. Os médicos alemães, que eram vistos como modelos da ciência, deram um apoio desproporcional ao nazismo, e muitos foram beneficiados com a emigração, desqualificação e perseguição de seus colegas judeus. Com poucas exceções, as academias de medicina alemã aceitavam as doutrinas raciais usadas para legitimar o anti-semitismo. Os grandes pesquisadores usavam os prisioneiros como "cobaias" para seus experimentos, e assim os especialistas em ciência tornaram-se verdadeiros especialistas em morte. A medicina era de grande importância em meio a essa monstruosa política, pois ela dependia e ajudava a definir as fronteiras da humanidade. No caso da medicina nazista, as raças não arianas eram definidas como subumanas, inferiores.

As atrocidades nazistas passaram a funcionar como o principal ponto de referência para os debates, no pós-guerra, acerca da ética nas experiências envolvendo seres humanos. Mas não podemos nos esquecer das experiências que médicos japoneses fizeram em vítimas chinesas e também as atrocidades mantidas secretas pelo governo americano, e a anistia dada por este para seus perpetradores como um meio de manter acesso privilegiado aos assuntos sobre a guerra biológica.

Durante a Segunda Guerra Mundial, os principais países combatentes formaram concentrações de cientistas e perícia técnica. O principal projeto anglo-americano foi a construção da bomba atômica, um empreendimento que se adequava à ciência civil e militar em 1970. Médicos (homens e mulheres) estavam à margem desse projeto, embora a avaliação dos efeitos da bomba sobre as vítimas japonesas levassem a estudos sobre a genética no pós-guerra. Um grande acontecimento médico foi o desenvolvimento da penicilina, que funcionou como um incentivo para muitas indústrias farmacêuticas no pós-guerra na Grã-Bretanha e nos Estados Unidos.

SERVIÇOS DE SAÚDE APÓS A SEGUNDA GUERRA MUNDIAL

O sucesso dos antibióticos e a mobilização de novas técnicas físicas promoveram uma maior confiança no progresso por parte da população e do governo, mas, na maioria dos países, os efeitos aconteceram gradualmente, exceto na Grã-Bretanha onde aconteceu uma grande e rápida reorganização dos serviços médicos no pós-guerra.

Esta foi dirigida à racionalização dos serviços hospitalares, que foram fundados pelo Estado como parte dos esforços de guerra e vistos, financeiramente, como muito frágeis para retornar ao controle de voluntários. Revolucionários liberais e trabalhadores construíram, durante a guerra, uma solidariedade social para assegurar a maior parte dos compromissos do bem-estar social, incluindo benefícios médicos universais e cuidados hospitalares de graça. Representantes dos médicos e grande parte dos políticos conservadores buscaram uma renda segura para os hospitais, mas viam com relutância os prestigiados hospitais de caridade subordinados às autoridades locais. Aneurin Bevan, o inventivo Ministro da Saúde do pós-guerra, nacionalizou os hospitais de caridade e os municipais.

Bevan não era partidário do governo local. Ele queria que os hospitais fossem responsabilidade do ministro e do parlamento; sua organização local e regional deveria ser funcional, não sendo impedida pela complexidade de seus proprietários. No momento ele se contentava em seguir os projetos desenvolvidos pelos médicos educadores e especialistas que, desde a década de 1930, interessa-

Capítulo 9
Medicina, Sociedade e Estado

vam-se pela racionalização dos serviços médicos. As autoridades locais perderam seus hospitais e estavam deixando os seus serviços de saúde. Devido à resistência da maioria dos médicos generalistas ao trabalho do Estado, os cuidados primários passaram a ser estendidos, com os mesmos fundamentos de quando haviam sido introduzidos em 1911, e assim passaram a cobrir toda a população.

Embora muitos revolucionários passassem a ver o novo sistema como alocando grande poder aos médicos e às instituições filantrópicas, o Serviço Nacional de Saúde mostrou-se essencialmente popular. Ele permitiu o nivelamento dos serviços, especialmente ao demitir médicos especialistas dos grandes centros de ensino. A despesa inicial pareceu ser superior ao esperado, e as expectativas não foram alcançadas, visto que o peculiar tratamento aos pobres poderia levar a uma "redução" nos gastos médicos; porém, nas décadas seguintes, o sistema hospitalar pareceu ser mais inovativo, eficiente e justo, embora relativamente dispendioso

Na década de 1950, o pequeno investimento em construção de novos hospitais deveu-se, em parte, à escassez de materiais de construção e em parte devido à prioridade dada pelo governo à educação e à construção de habitações. No início da década de 1960, o governo conservador realizou o primeiro projeto nacional para construção hospitalar, pensando em hospitais generalistas em cada cidade. Em muitas outras vilas, isto foi implementado pelo acréscimo de enfermarias e serviços técnicos no lugar das antigas *Casas de Trabalhadores*. Grande parte dos investimentos foi destinado aos hospitais universitários.

Nos termos da organização da profissão médica, o NHS *(National Health Service)* reforçou e estendeu as tendências já evidentes entre as duas guerras. A educação médica tornou-se mais integrada aos hospitais regionais, que se fundamentavam nas escolas médicas. Doações passaram a ser destinadas à educação médica (graduação e pós-graduação), e assim a profissão médica tornou-se mais acessível aos estudantes pobres. O privilégio dado aos homens, em detrimento das mulheres, declinou, embora vagarosamente. Todos os serviços hospitalares passaram a ser supervisionados por médicos especialistas, inclusive por geriatras, especialidade que quase não existia antes de 1940. Em algumas regiões, pacientes psiquiátricos também estavam sob cuidados dos médicos dos hospitais generalistas em vez de serem internados em asilos apropriados.

Todos estes desenvolvimentos concretizaram a duradoura, embora anteriormente incompleta, divisão entre médicos especialistas e generalistas. Muitos destes resistiam ao NHS e especialmente à ampliação da prática generalista nos "centros de saúde". Eles escolheram permanecer nos "pequenos negócios" sob contrato do Estado e eram considerados inferiores aos médicos especialistas. Somente após a década de 1960 a licença para os médicos generalistas podia ser renovada, quando os centros de saúde do governo estavam sendo ameaçados e rebaixados e os GPs (clínicos gerais) estavam sendo incentivados a se unirem para formar grupos capazes de empregar enfermeiras e outros auxiliares do serviço médico.

Na década de 1930, a influência do governo local sobre os serviços de saúde britânicos cresceu, mas esta influência declinou quando os NHS tomaram conta dos hospitais municipais. Por volta da década de 1960, foi aceito que os serviços clínicos fossem transferidos para os NHS, deixando apenas as atividades em prol do meio ambiente sob o domínio do governo local. No final da década de 1970, após uma série de reorganizações mal elaboradas, a futura estrutura dos NHS pareceu clara. Hospitais, médicos generalistas e a saúde pública tornaram-se parte de um serviço planejado e unificado, baseado nas necessidades locais (e nas suas escolas de medicina); o governo central poderia decidir sobre o plano de ação, os profissionais dos serviços de saúde poderiam administrar, políticos locais poderiam se envolver e os usuários poderiam ser representados. A medicina nunca demonstrou tamanha força, nem a Grã-Bretanha havia tido serviços de tamanha organização racional.

Paradoxalmente, os países ocidentais que lutaram durante ou depois da Segunda Guerra Mundial não tiveram uma adequada reorganização dos serviços médicos como aconteceu na Grã-Bretanha. A França continuou a contar com os serviços de bem-estar social do Estado, em que os pacientes eram reembolsados por todos os gastos com a medicina. A maior parte da Alemanha Ocidental continuou a usar os fundos para a doença para pagar os médicos. A maior parte dos americanos abandonou os serviços de seguro particulares e adotou os serviços ocupacionais que se baseavam na dedução de uma taxa para os trabalhadores. Nos Estados Unidos e na França os médicos e os hospitais privados competiam para oferecer melhor serviço médico; os fundos alemães destinados à doença eram, também, bastante competitivos. Todavia tais competições elevaram os gastos com a saúde.

Nos Estados Unidos, os gastos com a saúde elevaram-se rapidamente, constituindo-se os principais gastos com os hospitais, freqüentemente oriundos de fundos federais. Da mesma forma que cresceram os serviços padrões, a carência de cobertura médica para os indigentes atraiu maior atenção, e, em 1965, no governo do Presidente Kennedy, o Congresso votou para transformar os serviços médicos em um benefício social e para fornecer subsídios para os governos estaduais cobrirem os gastos. O resultado foi um maciço crescimento dos gastos médicos.

Na França, no pós-guerra, os dependentes dos trabalhadores passaram a ser incluídos nos serviços de seguro social, que tinham, então sido nacionalizados. Os hospitais particulares eram os principais responsáveis pelo crescimento dos gastos. Eles continuavam a crescer em número, enquanto os públicos (antigos prédios com a maior parte dos pacientes de internação prolongada) enfraqueciam. Mas enquanto a economia francesa se reerguia, a pobreza do setor público se tornou embaraçosa, especialmente para a suposta elite hospitalar, aliada às escolas médicas. Em 1965, a Lei Debré incentivou a união dos hospitais com as escolas médicas e ofereceu médicos de dedicação exclusiva comprometidos com pesquisas e ensino, além do atendimento hospitalar. Novas alas foram construídas nos antigos hospitais, freqüentemente laboratórios de pesquisas, muitos dos quais trabalhavam em projetos de "ciência pura" que, em outros países, poderiam ser encontrados apenas nas universidades ou em instituições de ensino. De um modo geral, o Estado francês adquiriu força para controlar o desenvolvimento dos hospitais – de um lado, para assegurar melhor distribuição dos serviços, e, de outro, para reduzir os crescentes gastos com a duplicação dos equipamentos.

Na Alemanha Ocidental, os gastos com a saúde passaram a crescer rapidamente na década de 1950 (15% ao ano); o crescimento continuou durante a década de 1960, em meio a uma economia flutuante, e na década de 1970 os gastos decolaram, crescendo muito mais rapidamente que o Produto Nacional Bruto, e, segundo os cálculos, pelo ano 2000, a metade da renda estadual seria empregada na saúde. Novamente, a causa para esse rápido crescimento dos gastos era a política hospitalar. Até 1972, os fundos destinados à saúde eram pagos aos hospitais do governo, às ordens religiosas ou às associações voluntárias; mas as contribuições raramente cobriam todo o gasto. Com isso os gastos e os projetos de construção de novos hospitais foram limitados. Com a Lei Federal de 1972, o governo estadual assumiu a responsabilidade de construção de hospitais, e os fundos para a saúde passaram a ser usados para pagar os gastos diários dos hospitais autorizados (que eram muito dispendiosos). Conseqüentemente, ocorreu uma explosão nos gastos, no final da década de 1970, como também aconteceu na França e no Reino Unido, fato que incentivou a procura de meios para restringir os gastos.

Trinta anos depois da Segunda Guerra Mundial, os recursos para a medicina cresceram enormemente. As doenças infecciosas pareciam ter sido dominadas (pensavam erroneamente que os vírus, como as bactérias, poderiam ser exterminados por antibióticos). Drogas psicotrópicas eram usadas no controle da maior parte das doenças mentais; havia a esperança de que as cirurgias de transplante pudessem levar à cura de, pelo menos, doenças crônicas. Os médicos, principalmente nos hospitais de elite, trabalhavam com o ideal da inovação, e assim faziam também as indústrias farmacêuticas, que se tornaram modelos de empresas de pesquisas, produzindo uma grande quantidade de novos tipos de drogas, mas com menor número de variantes. Os novos procedimentos médicos raramente reduziam as atividades ou os custos médicos; eles geralmente envolviam testes elaborados, proliferação de equipes de paramédicos e provisão de drogas – que geralmente eram muito caras.

Enquanto isso, o poder e a organização da medicina científica estavam em "guerra". Desde a década de 1950, alguns britânicos e a maioria dos americanos criticavam os asilos para os doentes mentais, fazendo campanhas a favor de cuidados comunitários. Desde a década de 1960, uma nova onda de feminismo questionava o crescimento das hospitalizações nas maternidades; a proporção dessas instituições cresceu rapidamente enquanto a duração dos trabalhos de parto decresceu. O número de hospitais elevou-se, mas, por outro lado, a taxa de natalidade caiu. Os movimentos feministas questionavam menor interferência do Estado nos nascimentos e reivindicaram o direito de escolher a internação domiciliar. Outros grupos se formaram mobilizando pacientes e desafiando o monopólio profissional pelos especialistas.

O radicalismo político da década de 1960 encarou a presente ciência e tecnologia como um aspecto de um sistema de dominação que ameaçava o meio ambiente, empobrecia os países menos desenvolvidos e esgotava a habilidade dos países ocidentais, a fim de encontrar satisfação para a comunidade e para a natureza. A medicina de alta tecnologia nasceu em meio a muitas críticas. A tragédia da talidomida foi um poderoso símbolo do fracasso da tecnologia. De um modo geral a esquerda tornou-se mais crítica sobre os gastos (e benefícios) da medicina de alta tecnologia e mais preparada para questionar os profissionais que tinham interesses principalmente particulares em detrimento dos interesses públicos.

Tais críticas foram, talvez, mais aguçadas nos Estados Unidos, onde o sistema de saúde era mais caro e menos justo. Na Grã-Bretanha, a desconfiança na tecnologia e a alienação pela crescente burocracia hospitalar coexistiam com a união da população aos serviços comunitários que representavam a dependência mutual.

Este foi o preço da moderna medicina; porém, mais do que alienar, ela serviu para determinar uma nova fase da política médica. Desde o final da década de 1970, na maioria dos países ocidentais, a política médica se concentrou em conter seus gastos. Por 150 anos, a política econômica da medicina pública se preocupou com as taxas de mortalidade na comunidade; agora ela está-se tornando um ramo das economias corporativas, interessada nos custos e nos benefícios dos serviços médicos.

MEDICINA AMANHÃ?

Alguns economistas acreditavam em grandes flutuações – ciclos de atividades inovativas que durariam por uma geração; elas deram um modelo à história. Historiadores políticos não tinham nenhum recurso, a não ser as dialéticas de George Hegel ou de Karl Marx, antiquadas na década de 1990. Podemos dizer alguma coisa sobre a forma da narrativa analítica neste capítulo?

Existem mais do que simples sugestões em algumas histórias, incluindo esta, sobre um tipo de oscilação, especialmente para a Grã-Bretanha: no final do século XVIII, o paternalismo abriu um caminho para o liberalismo no início do século XIX, que, por sua vez, abriu caminho para o corporativismo e o profissionalismo no final do século XIX, desenvolvidos ao longo do século XX até a década de 1970; desde então eles eram, cada vez mais, desafiados pelo ressurgimento do liberalismo e pelo retorno aos valores vitorianos. Os Estados Unidos demonstraram um modelo similar, deslocado para o pólo liberal: a oscilação alemã ocorreu próximo ao pólo hierárquico e corporativista. Mas esses modelos não podiam ser vistos como explicações; o que, além de uma dialética de idéias, serviria para explicar tais modelos ou elucidar a dinâmica do nosso presente?

Parte dessa explicação se baseia na inter-relação entre a economia, a política militar e o crescimento da população. No final do século XVIII e novamente no início do século XX, existiam razões estratégicas e econômicas para se promover o fortalecimento da população no que se refere aos cuidados médicos. Não parecia que a economia ou que a força militar dos países ocidentais iria novamente depender da união de cientistas em nível nacional; o que parecia mais claro é que os empresários ocidentais (e as Forças Armadas) iriam promover a saúde e o bem-estar social de seus próprios empregados, em parte por razões de eficiência física e, em parte, pela moral e lealdade da altamente treinada e dispendiosa força de trabalho. Provavelmente, existia uma confluência geral, já estabelecida nos Estados Unidos, entre os negócios dos sistemas de seguro saúde e os negócios de manutenção da saúde. A medicina iria, provavelmente, mais e mais se revelar como um serviço industrial, com sistemas baseados em taxações, como o sistema britânico NHS. A versão de mercado da medicina poderia passar a operar em nível de fornecedores e usuários, junto aos médicos, atuando, principalmente, como competentes empregados e não como profissionais liberais.

Tais desenvolvimentos, nos países ricos do Ocidente, serão restringidos de duas maneiras: pela considerável decadência do poder dos médicos e pela necessidade de fornecer uma adequada medicina para os pobres. Na Grã-Bretanha, o setor privado é ainda pequeno se comparado com o remanescente NHS. Em 1991, 89% dos gastos com os cuidados médicos na Grã-Bretanha eram destinados ao setor público comparado com os 79% na França, 78% na Alemanha e 41% nos Estados Unidos. Mesmo nos Estados Unidos, a principal instituição médica – o grande hospital universitário – era de certa forma produtor cooperativo, em parte devido aos seus fortes elos com as universidades, que eram propriedades do Estado ou de caridade pública, em ambos os casos controladas, cada vez mais, pelos acadêmicos. É difícil observar este sistema mudando rapidamente. Porém, por todo mundo ocidental, uma educação de elevado nível estava sendo introduzida nas relações de "semimercado" e algumas empresas americanas reivindicavam a obtenção de um adequado posto na sociedade, a potência dos cientistas e uma administração que lhes permitisse oferecer ensino e pesquisa, que, atualmente, são oferecidos apenas pelas universidades de prestígio. Pode-se, talvez, imaginar um consórcio de tecnologia médica e empresas de saúde estabelecendo escolas de medicina, institutos de pesquisas e hospitais universitários, especialmente se os governantes continuarem a subsidiar os estudantes e os pacientes.

A medicina, como foi visto antes, é um mercado muito peculiar. Os serviços estatais desenvolveram-se em todos os países ocidentais, pois a maior parte da população era incapaz de dispor de um adequado sistema de saúde. Os gastos poderiam ser estendidos pelos sistemas de seguros mutuais ou comerciais, mas estes sempre deixavam uma parcela da população para ser coberta pelos serviços de bem-estar social do Estado e geralmente em hospitais e clínicas inferiores aos bons padrões. Certamente os salários dos pobres estavam bem maiores, o necessário para a subsistência; mas, da mesma forma os custos dos serviços médicos se elevaram. Os governantes continuaram a manter cuidados médicos para os pobres, em parte para garantir o voto da classe, mas também para não deixar as autoridades embaraçadas com grande número de mortes desnecessárias. Vida e morte se mantiveram ideologicamente fortes, e os serviços de saúde, mesmo os de assistência aos pobres, são os principais assuntos debatidos, e não apenas nos países onde as doenças infecciosas ressurgiram, como, por exemplo, a tuberculose.

Os principais debates nos países ocidentais sobre os serviços de saúde continuavam a incluir a justiça e as ações comunitárias. Devemo-nos permitir sistemas que garantam aos pobres serviços de saúde diferentes e inferiores? Podemos manter serviços eqüitativos, como os que foram desenvolvidos pelos governos social-democratas da Escandinávia e da Grã-Bretanha? Quando medidos em termos dos padrões de saúde contra os gastos, tais sistemas são, provavelmente, mais eficientes do que as alternativas competitivas, e eles possuem uma considerável vantagem política ao transformarem a justiça em uma positiva virtude de solidariedade. Estes sistemas que eram economicamente poderosos e com recursos políticos dividiam seus recursos financeiros com os menos afortunados, o que se tornou a maior garantia de eficiência e de justiça.

Tais acordos estão agora em decadência na Europa Oriental da mesma forma que a economia declinou, pois não poderiam manter por muito tempo os antigos modelos de serviços. Uma pequena proporção da população poderia comprar a medicina ocidental em moeda forte, os demais sofreriam não apenas por um maciço declínio nos recursos dos sistemas públicos, mas pelo afastamento dos especialistas para o setor privado e pela perda da coordenação social e econômica necessárias para manter uma medicina de alta tecnologia.

Algumas cidades na África encaram problemas similares enquanto suas economias se mantiverem marginalizadas e enquanto suas infra-estruturas coloniais ou pós-coloniais falharem ao tentar recomeçar. Muitos países do Saara encontraram problemas de subsistência e de saúde pública, que a maioria dos Estados europeus já considerava como um problema resolvido há pelo menos um século. Antigos problemas voltaram, mas sob novas formas, como, por exemplo, as novas pandemias; a prevalência da AIDS na África Oriental está ligada aos padrões sexuais, mas não se pode esquecer da influência da subnutrição crônica da maior parte da população e da prevalência de outras doenças venéreas que poderiam ser efetivamente tratadas.

O Ocidente mantém um olhar horrorizado ante estes sofrimentos e interfere à margem, a partir de uma consciência atenuada e de um medo das conseqüências globais. "Medicina tropical" não era exigida pelos poderosos países desenvolvidos. Internacional e nacionalmente, as nações ocidentais têm uma escolha: podem tolerar o crescimento da desigualdade e se preocuparem mais tarde com as conseqüentes ameaças ou podem buscar uma extensão da responsabilidade política. A infra-estrutura da saúde – alimentação decente, água tratada e encanada, ventilação e redes de esgoto (aos quais podemos, hoje, incluir, os antibióticos e os contraceptivos) – não está, contudo, sob controle individual ou mesmo dos governos dos países pobres.

Nós freqüentemente pensamos na medicina como um progresso caminhando em direção à história recente. Este capítulo aborda uma história diferente. A medicina é parte de uma complexa inter-relação entre a história econômica e a história política. Seu futuro, como seu passado, nos países de Segundo e Terceiro Mundos, bem como nos países do Ocidente, dependerá da mudança dos padrões de riqueza e de poder.

CAPÍTULO 10	*Olhando para o Futuro (1996)*
Geoff Watts	

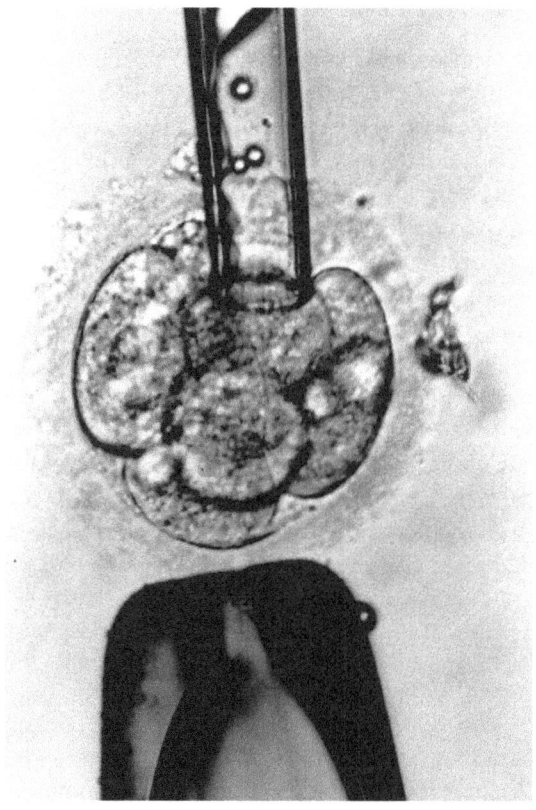

Os defeitos genéticos podem ser identificados logo após a fertilização *in vitro* pela sucção de uma célula de um embrião de oito células e pela análise de seu DNA para doenças herdadas, tais como Tay-Sachs, distrofia muscular de Duchenne e fibrose cística. Se o embrião for saudável, pode ser transferido, freqüentemente com vários outros, de volta à mulher, na esperança de que pelo menos um se implantará na parede uterina e continuará seu desenvolvimento.

A moderna medicina é poderosa e efetiva e provavelmente se tornará ainda mais. Sua abordagem científica e tecnológica da doença tem produzido benefícios incomparáveis. A doença para a qual um dia não havia prevenção, sintomas que eram intratáveis e condições que eram incuráveis sucumbiram à aplicação do conhecimento sobre o corpo e suas funções. Mesmo a lei do retorno terapêutico reduzido tem sido compensada de longe pelo crescimento na pesquisa médica e o acúmulo ainda maior de compreensão. Para a próxima década e provavelmente após, há muita razão para se supor que a medicina continuará inventando novas terapias para combater velhos inimigos.

Este hino de louvor não é, entretanto, o quadro completo. A medicina está crescentemente inquietada por dúvidas e desenvolvimentos negativos. Enquanto os médicos têm sempre tido seus críticos, as duas décadas passadas testemunharam um assalto sustentado à natureza da profissão médica. O polemicista social Ivan Illich abriu seu livro *Limits to Medicine* (Limites para a Medicina), 1976, declarando que "A instituição médica tornou-se uma ameaça maior à saúde. O impacto incapacitante do controle profissional sobre a medicina tem alcançado proporções de epidemia." As críticas de Illich foram mais atrevidas que a maioria; mas a sua voz não tem sido a única.

Alguns dos problemas mais urgentes em medicina são as conseqüências não-intencionais de seu sucesso. Por exemplo, considere um estudo realizado há alguns anos no Centro Médico da Universidade de Boston em Massachusetts. Um grupo de médicos seguiu o progresso de mais de 800 pacientes admitidos às enfermarias de seu hospital. Eles estavam procurando por complicações iatrogênicas: por doenças induzidas não pela natureza ou circunstância ou pelo próprio comportamento do paciente, mas por drogas e procedimentos usados para diagnosticar ou tratar a condição original. Dos pacientes admitidos durante o estudo, 290 desenvolveram uma ou mais desordens iatrogênicas – muitas das quais droga-induzidas. Destes, 76 sofreram complicações maiores e em 15 casos estas contribuíram para suas mortes.

Capítulo 10
Olhando para o Futuro (1996)

Embora, como especialista clínico, o Centro de Boston recebesse os pacientes mais doentes e difíceis, os achados seriam – em menor extensão – verdadeiros para a maioria dos hospitais na maior parte dos lugares. O fato desconfortante é que a moderna medicina custa um preço. E quase tão freqüentemente quanto cumpre uma promessa, parece criar um dilema moral ou incita uma questão desconfortável – mais fundamentalmente sobre o propósito da medicina. Apesar das ambições mais agressivas de uns poucos californianos que têm tido seus corpos congelados em expectativa de serem ressuscitados no futuro por algum médico onipotente, nós podemos assumir que todos nós, no fim, temos de morrer. Se a medicina teve sucesso em, por exemplo, eliminar a doença cardíaca, muitos mais de nós viveremos um pouco mais mas então morreremos de câncer. O ganho seria, para dizer o mínimo, questionável. Nossa ignorância sobre o processo de envelhecimento torna impossível mesmo agora, estarmos certos sobre os efeitos a longo prazo de nossas intervenções. A estratégia de saúde ideal deve ser manter o corpo em boa condição física e mental até brevemente antes da morte: uma vida mais longa e saudável. Mas é bastante provável que mais aumentos na longevidade, em vez disto, ofereçam anos extras atormentados por doença degenerativa e prejuízo mental. Quantas pessoas dispensariam o tratamento por um presente como este?

Pequena maravilha, então, aquelas atitudes públicas para a medicina virar de direção tão desconcertantemente do laudatório para o censório. Esta ambivalência parece que continuará até que haja uma maior concordância de propósitos para a medicina. Estes conflitos e contradições formarão a substância da maior parte deste capítulo. Primeiro, todavia, um embargo.

Previsões sobre a medicina não são novas – e muitas têm sido completamente erradas. A maioria são simples extrapolações da compreensão atual. Uma vez que se tornou claro que os antibióticos poderiam inibir o crescimento das bactérias, não foi necessária grande percepção para predizer que novos antibióticos seriam encontrados ou sintetizados e que estes melhorariam o controle da doença bacteriana. Mas quem poderia prever o advento da resistência bacteriana, agora um problema tão grande? E quem preveria o advento de novos micróbios, tais como o vírus da imunodeficiência humana (HIV)? Igualmente, ninguém nas décadas de 1960 e 1970 poderia ter adivinhado que a cirurgia para úlceras pépticas, então tão comum, se tornaria uma raridade em comparação com o final dos anos 1980 e 1990. Para ter feito isto teria de presumir a existência de uma (então descoberta) droga para parar a secreção ácida no estômago. E quem poderia ter imaginado o crescente interesse

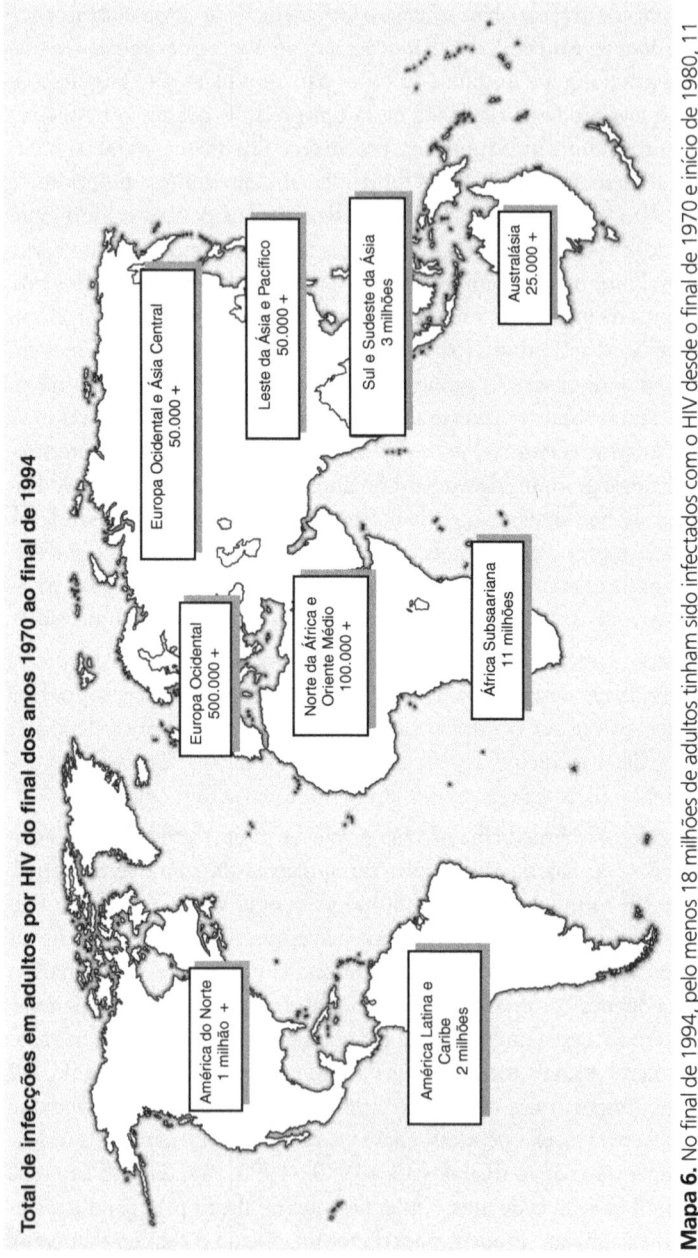

Total de infecções em adultos por HIV do final dos anos 1970 ao final de 1994

- Europa Ocidental e Ásia Central — 50.000 +
- Leste da Ásia e Pacífico — 50.000 +
- Sul e Sudeste da Ásia — 3 milhões
- Australásia — 25.000 +
- Europa Ocidental — 500.000 +
- Norte da África e Oriente Médio — 100.000 +
- África Subsaariana — 11 milhões
- América do Norte — 1 milhão +
- América Latina e Caribe — 2 milhões

Mapa 6. No final de 1994, pelo menos 18 milhões de adultos tinham sido infectados com o HIV desde o final de 1970 e início de 1980, 11 milhões destes na África Subsaariana. A malária causa muito mais mortes no mundo do que a AIDS, mas enquanto a malária mata, na sua maioria crianças jovens, a AIDS principalmente afeta adultos em seus anos economicamente produtivos e pode devastar não apenas a família, mas a economia de uma comunidade inteira também. Os pesquisadores estão trabalhando em uma vacina contra o HIV. Mas, mesmo se alguma for desenvolvida, pode levar muitos anos até que seja barata o suficiente para o mundo em desenvolvimento.

Capítulo 10
Olhando para o Futuro (1996)

em imunologia, seus efeitos na compreensão e tratamento da doença infecciosa e seu uso como ferramenta em quase todos os ramos da medicina?

Nem é o conhecimento uma garantia de profecia excitante, imaginativa e impecável. Os resultados de um estudo de mais de 20 "cientistas médicos internacionais" organizados pela companhia farmacêutica Bristol-Myers em 1987 não foram notáveis. Eles sugeriam, entre outras coisas, que as doenças mais prováveis de serem eliminadas antes do ano 2000 seriam a AIDS e o sarampo; que a taxa de cura para o câncer teria crescido àquela época para cerca de dois terços (da metade de hoje); e que a maioria dos *bypass* coronarianos teriam sido trocados por técnicas menos invasivas ou por drogas capazes de dissolver os coágulos sangüíneos que, de outra forma, precipitam um ataque cardíaco. Um estudante do primeiro ano de medicina seria tão capaz de fazer este tipo de profecia quanto qualquer "cientista médico internacional".

Como supremo erro de julgamento considerem-se as palavras do imunologista Sir Frank Macfarlane Burnet, ganhador do Prêmio Nobel. As pesquisas em nível das células e mesmo das moléculas já afetaram a prática da medicina e terão um impacto ainda maior no futuro. Ainda tão recentemente quanto 1971, Macfarlane Burnet escreveu isto: "Eu acredito que a pesquisa biológica pode fornecer ocupação gratificante para tantas pessoas quanto ter o treinamento, competência e motivação necessárias... Eu não espero que benefícios convencionais à medicina ou tecnologia vindos da pesquisa biológica sejam comuns no futuro. Se eles surgirem, podem ser aceitos como bônus, mas não precisam ser apontados."[1] Deixe que esta falência espetacular em predizer seja lembrada enquanto revemos a direção do progresso médico e identificamos algumas das barreiras e das dificuldades.

PROMESSA DA MEDICINA

Antes das dúvidas, as promessas. Quanto mais são compreendidas as causas das doenças, maior o potencial para sua prevenção. O declínio do hábito de fumar cigarros nos países ocidentais, por exemplo, finalmente reduzirá a incidência de câncer no mundo desenvolvido. Ao invés disto, o consumo do tabaco nos países em desenvolvimento está aumentando cerca de 2% ao ano, assim eles podem esperar ver um aumento correspondente da doença. O conhecimento preventivo é efetivo apenas se seguido e ainda há pouca compreensão sobre o que faz as pessoas agirem como agem e como podem ser persuadidas a fazerem de maneira contrária. Qualquer forma de prevenção que dependa do desejo da alteração comportamental muito provavelmente continuará a ser obscurecida pelo entusiasmo para as curas. O que se segue é um esboço de alguns desenvolvimentos na ciência e tecnologia que estão agora delineando o futuro da medicina. Em nenhum lugar isto é mais evidente que nas novas abordagens da doença herdada.

Muitas doenças são causadas por um defeito em um único gene: um único segmento do material hereditário ou DNA. As técnicas genéticas já são usadas para diagnosticar tais desordens (ver posteriormente). Se cópias não lesadas do gene defeituoso pudessem ser introduzidas no corpo do paciente, a atividade controlada por aquele gene seria restaurada. Esta é a base da terapia genética, ela própria agora a ponto de entrar na prática rotineira.

Na fibrose cística, por exemplo, um gene defeituoso causa aos pacientes copiosas quantidades de um muco anormal que torna as vias aéreas suscetíveis a várias doenças respiratórias letais. A princípio, a terapia genética pode remover algumas células dos pulmões e passagens respiratórias, inserir os genes normais dentro delas e então retorná-las ao corpo. Tal abordagem é exeqüível para as células sangüíneas e da medula óssea; para as vias respiratórias é impraticável. Uma estratégia alternativa é reparar o defeito *in situ*.

Isto tem sido feito pela utilização de um vírus que coloniza a célula das vias respiratórias. Convenientemente tratado para tornar-se inofensivo, o vírus age como um carreador para uma versão normal do gene anormal. Colocar os vírus dentro dos pulmões não representa problema; um aerossol inalado leva-os onde eles são necessários. Os efeitos benéficos do novo gene devem durar tanto quanto as colônias virais continuarem a prosperar – e, no punhado de pacientes nos quais este experimento foi testado, isto é o que parece acontecer. Uma via alternativa de introduzir genes é envolvê-los em uma capa de gordura, chamada lipossomas, e soprá-los em um aerossol dentro do nariz. Os benefícios a longo prazo de ambas as estratégias permanecem para serem vistos.

Em alguns casos a terapia genética poderia tornar-se bem mais simples e requerer nada mais complicado que uma injeção do gene normal ou em falta diretamente dentro dos tecidos nos quais é requisitado. Isto poderia até ser aplicado na distrofia muscular de Duchenne, uma doença incurável na qual certos músculos tornam-se progressivamente gastos e assim mais fracos. As células musculares são capazes de absorver o material genético. Se o DNA contendo o gene necessário para vencer a doença é introduzido dentro dos músculos afetados, eles podem incorporá-lo e começar a produzir a proteína perdida.

Capítulo 10
Olhando para o Futuro (1996)

Outras doenças herdadas – das quais há vários milhares com uma familiaridade variando da anemia falciforme e distrofia muscular a Tay-Sachs e Lesch-Nyan – que demandará outras estratégias. Algumas são conseqüência de defeitos em único gene, enquanto outras são o resultado de vários destes erros. Muitas doenças até agora incuráveis ou mesmo intratáveis logo serão candidatas à terapia genética. A técnica não está limitada às desordens hereditárias. O corpo produz muitos produtos naturais capazes de combater doença: substâncias tais como o interferon e a interleucina. A terapia genética poderia ser usada para aumentar a produção destas substâncias ou mesmo induzir as células, que normalmente não as produzem, a fazê-lo.

O material hereditário de cada humano provavelmente compreende cerca de 100 mil genes, apenas uma pequeníssima proporção dos quais foi identificada. Mas se – ou mais provavelmente quando – as ambições de um esquema chamado Projeto Genoma Humano estiverem realizadas, os cientistas terão mapeado a maior parte. Será então possível identificar o defeito subjacente a cada desordem herdada e, dada a habilidade e pesquisas suficientes, corrigi-lo.

SEQÜÊNCIA DO GENOMA

O restante de 1990 e o começo do novo milênio verão o primeiro e talvez único empreendimento da biologia humana entrar na "grande ciência". Projetos custando dezenas de milhões de libras e unindo centenas de cientistas trabalhando em grupos internacionais têm estado de longe confinados à física. Seqüenciar o genoma humano é o equivalente biológico de explorar a fina estrutura da matéria. O DNA, material hereditário, é uma molécula longa, helicoidal, dupla hélice construída de pares de quatro tipos de subunidades ou bases moleculares. A ordem dessas bases forma um código que especifica a estrutura de todas as proteínas necessárias para fazer funcionar cada célula de um organismo. O genoma humano compreende algo como 3.000 milhões de pares de bases e sua análise completa será uma tarefa admirável.

As tentativas iniciais de seqüenciá-lo eram realizadas aos bocados, com os pesquisadores trabalhando em pequenas seções que se pensava terem algum significado especial – na causa de doenças, por exemplo. Foi em meados de 1980 que os cientistas tiveram a idéia de empreender a tarefa mais sistematicamente. O Projeto Genoma Humano *(GHP – Genome Human Project)* objetiva identificar a posição de cada gene em cada cromossoma e a ordem de cada um dos milhões de pares de bases. Japão, Canadá e França estão entre os países que colaboram no projeto; mas os laboratórios líderes estão na sua maioria na Inglaterra (por exemplo, o *Sanger Centre* em Cambridge e o *Institute of Molecular Medicine* – Instituto de Medicina Molecular – em Oxford) ou nos Estados Unidos (notadamente o *National Institute of Health* – Instituto Nacional de Saúde).

Quando o objetivo será alcançado e qual será o custo ainda é incerto; mas 10 a 15 anos, e um preço de tantos dólares quantos são os pares de bases seriam suposições realistas. No início de 1995, apenas cerca de 5% do genoma tinha sido seqüenciado, assim o projeto está ainda na sua infância. Apesar das divergências sobre a proteção da patente (deveria ser permitido patentear os genes humanos?), a divisão do trabalho, a duplicação de esforços e muito mais, o projeto parece com certeza progredir.

NOVAS DROGAS – POR PROJETO

A pesquisa de novas drogas tem tradicionalmente contado com a tentativa e erro. Um farmacêutico poderia sintetizar uma nova molécula, que um farmacologista examinaria em busca de evidência de ação biológica útil. Alternativamente, uma molécula particular poderia ser conhecida como tendo uma ação que, na percepção dos médicos, é útil; os químicos poderiam então sintetizar variantes na esperança de fazer uma versão mais ativa. Embora este método tenha produzido um grande número de drogas úteis, é pródigo. Muito melhor seria projetar as drogas para propósitos específicos. Isto agora está-se tornando realidade.

A chave do sucesso apóia-se na descoberta dos processos que controlam as células do corpo, para então manipulá-las. Por exemplo, muito do que as células fazem é determinado por hormônios circulando na corrente sangüínea. Estes agem em um modelo de fechadura-e-chave pela sua junção aos sítios hormônio-específicos ou receptores localizados nas membranas das células. A ligação do hormônio serve de gatilho para a célula iniciar a atividade; quando o hormônio é retirado, a célula se desliga. Isto dá à farmacologia várias avenidas de intervenção. Pelo projeto, uma molécula da droga, que pode fixar-se a um receptor de apenas um tipo particular, pode possivelmente imitar a ação de um hormônio particular. Ou a droga poderia ser feita suficientemente tal qual o hormômio para se ligar ao seu receptor, mas não suficientemente semelhante para ativar a célula. Tendo, desta forma, entupido a fechadura pela inserção da chave errada, a célula seria efetivamente inativada.

Tudo isto, é claro, depende de se ser capaz de projetar as drogas certas. Agora é possível não só conhecer a composição atômica de uma molécula de cadeia lon-

Capítulo 10
Olhando para o Futuro (1996)

ga, mas, usando um computador, calcular como a molécula dobrar-se-á em si mesma. Esta compreensão é vital para o projeto das drogas, porque a estrutura tridimensional de uma molécula é freqüentemente o que determina suas propriedades como uma droga. A farmacologia molecular pode examinar os modelos das drogas e receptores nas telas de exposição computadorizadas, rodá-las e mesmo verificar se alguma se encaixará, confortavelmente, dentro da outra.

A farmacologia do futuro também fará maiores usos dos químicos naturais como o interferon, a interleucina e outros com nomes menos familiares. Pelo isolamento desses materiais, identificando seus papéis na vida e no controle das células e então sintetizando-os em quantidade, será possível manipular a fisiologia do corpo nas formas usadas pelo próprio corpo.

ANTICORPOS MONOCLONAIS

Anticorpos são substâncias naturais – proteínas – feitas pelo sistema imune como parte de sua defesa contra micróbios invasores ou outros materiais estranhos que tenham entrado no corpo. Seu valor está em sua especificidade: usualmente, um tipo de molécula de anticorpo unir-se-á apenas a um tipo de material estranho. Quando um antígeno, como tais materiais são coletivamente chamados, entra no corpo, o sistema imune responde pela geração de grandes quantidades do anticorpo correspondente.

A produção de anticorpos pelo corpo é geralmente adequada às suas necessidades; mas, para explorar seu potencial de novas maneiras, são necessários muito mais anticorpos puros do que o que pode ser extraído de um sistema imune funcional, intacto. A técnica do anticorpo monoclonal, inventada na Universidade de Cambridge em meados de 1970, é uma maneira de gerar anticorpos específicos em quantidades virtualmente ilimitadas.

Em princípio, a técnica conta com a imunização repetida de um animal – originalmente rato – com o antígeno complementar ao anticorpo necessário. As células responsáveis por produzi-los são encontradas no baço. Eles podem ser removidos e cultivados, mas não sobrevivem por muito tempo. A chave para o avanço de Cambridge se apóia na fusão dessas células com outras capazes de crescer e se dividir indefinidamente, produzidas por um tipo de tumor chamado mieloma. As células do "hibridoma" resultante crescerão e proliferarão indefinidamente, tão bem quanto produzem grandes quantidades de um anticorpo específico. Adaptado de forma apropriada, este sistema pode produzir qualquer tipo de anticorpo humano.

Os anticorpos monoclonais têm despertado interesse no campo da imunoterapia. Além disso, usados com habilidade, eles podem fazer coisas que eram previamente impossíveis. Unidos às moléculas das drogas, por exemplo, e injetados dentro da corrente sangüínea, os anticorpos específicos para células tumorais concentrarão a droga no sítio do tumor, assim minimizando efeitos colaterais distantes. Alternativamente, os anticorpos monoclonais podem ser usados para inativar materiais indesejáveis. Há uma evidência crescente de que um mensageiro químico, erradamente conhecido como fator de necrose tumoral ou FNT, tenha um papel na seqüência de eventos que levam e mantêm a inflamação nas articulações atacadas por artrite reumatóide. As tentativas preliminares de injetar pacientes com um anticorpo que se liga especificamente ao FNT – e assim neutralizá-lo – oferecem a possibilidade de novas terapias biológicas para esta e outras doenças semelhantes.

O alcance das aplicações será limitado apenas pela imaginação dos cientistas. Pelo sabor das possibilidades, considere agora como um pesquisador australiano, Warren Jones, do Centro Médico Flinders de Adelaide, na Austrália, está desenvolvendo um método menos lesivo de testar anormalidades fetais no pré-natal. Um pequeno número de células fetais atravessam a placenta e entram na corrente sangüínea materna – assim, em princípio, seria possível detectar anormalidades do feto testando suas células presentes no sangue da mãe. Usando técnicas que aumentam a quantidade de material genético em uma célula, é possível procurar por genes defeituosos em uma amostra contendo não mais que uma dúzia, se tanto, de células. O truque é primeiro capturá-las. Como pode ser apenas uma célula fetal para cada 5 milhões de células maternas circulando no sangue da mãe, esta não é uma tarefa fácil.

Uma solução é fazer anticorpos monoclonais específicos para as células fetais e então juntá-las com uma gota microscópica com um centro metálico. Quando adicionadas a uma amostra sangüínea, o anticorpo coberto com as gotas atar-se-á exclusivamente às poucas células fetais que estão presentes. Elas podem então ser separadas das células maternas usando-se um magneto.

CIRURGIA — ROBÔS

A noção da cirurgia robótica está propensa a parecer não apenas futurística, mas perigosa; a perspectiva de se deitar, inconsciente, enquanto um dispositivo eletromecânico corta e explora, é desconcertante. Mas até – se vier a ocorrer – o maquinário controlado por computador poder imitar a consciência, adaptabili-

Capítulo 10
Olhando para o Futuro (1996)

dade e conhecimento de um cirurgião humano, tal tomada de posse da sala de cirurgia é improvável. Uma perspectiva mais realista é o uso de robôs para realizar certas tarefas que necessitam de grande precisão.

Na substituição de um quadril, por exemplo, o cirurgião tem de remover a cabeça do osso da coxa, escavar seu interior e então inserir a haste da articulação artificial. Na prática, a área de contato entre o osso e a prótese é freqüentemente menos que a metade; o espaço é preenchido com cimento. O aumento da área de contato entre o osso e o metal contribui para uma reposição mais resistente e mais duradoura. E isto é precisamente o que pode ser obtido pela escavação do interior do osso feito por robô. Precisão semelhante é necessária quando se opera em estruturas dentro do cérebro. Este órgão é de forma ideal apropriado à cirurgia robótica por causa do crânio circundante, que fornece pontos de referência fixos pelos quais localizar qualquer parte particular no cérebro e uma base firme para montar os instrumentos.

Os detalhes de anatomia das estruturas ósseas podem ser fornecidos ao computador de controle na forma de gravuras tomadas utilizando-se raios X ou outros sistemas de imagens. Um sistema de duplo controle necessitando da concordância de dois processadores computadorizados antes de qualquer ação é utilizado para minimizar o risco de contratempo – e o procedimento inteiro pode ser supervisionado por um cirurgião humano.

Maior influência na cirurgia em futuro próximo será o desenvolvimento continuado das técnicas minimamente invasivas. Estas permitem ao cirurgião operar de fora do corpo, assim evitando cortes extensos em sua superfície. Os pacientes necessitam de menos anestesia, experimentam menos dor no pós-operatório e podem ir para casa mais cedo – em muitos casos, no mesmo dia da cirurgia ou no dia seguinte.

Para ver dentro da cavidade corporal, o cirurgião usa um tubo de visão ou endoscópio, freqüentemente em conjunção com uma câmera de TV miniatura. O endoscópio é empurrado através de uma pequena abertura na parede do abdome, enquanto instrumentos especialmente projetados são inseridos através de um ou dois orifícios. Os procedimentos em fechadura já em uso incluem a remoção da vesícula biliar, o reparo de hérnias, o fechamento das tubas de Fallópio e a remoção do útero (histerectomia).

Quantas cirurgias serão finalmente feitas dessa maneira é assunto de conjectura, mas os entusiastas prevêm que as técnicas em fechadura tornar-se-ão padrão em pelo menos metade dos casos.

TRANSPLANTES DE TECIDO FETAL

Muitos dos tecidos corporais podem ser repostos; como a pele, eles podem se regenerar, se lesados. As células nervosas do cérebro não estão nesta categoria. A doença de Parkinson, por exemplo, é causada pela perda de certos nervos na parte do cérebro chamada de substância *nigra*, o que resulta em uma queda do transmissor químico dopamina. Tentativas de remediar a perda dando ao paciente um de seus precursores químicos para beber, chamado L-dopa, com freqüência trazem uma melhora marcante nos sintomas da doença de Parkinson. Mas o tratamento está longe de ser perfeito. Por isso as tentativas de se transplantar material fetal para dentro do cérebro dos pacientes com Parkinson.

Se isto finalmente virá a ter sucesso, ainda não está claro, mas, se tiver, será a primeira de muitas tentativas de se usar material de fetos que têm sido espontânea ou eletivamente abortados. As células fetais, ao contrário de suas complementares adultas, podem crescer e se dividir e parecem menos predispostas à rejeição quando colocadas em outro corpo. As doenças para as quais esta abordagem poderá ser apropriada incluem Alzheimer, Huntington e diabetes. Pode até ser possível o uso de material fetal para reparar a lesão após um ataque cardíaco. O fechamento de uma das artérias coronárias priva parte da parede muscular do coração do oxigênio que ele necessita, e assim o mata. O músculo não pode ser reparado; mas se o cirurgião puder introduzir suficiente material fetal, é possível que as novas células possam crescer e dividir-se, repondo o tecido lesado.

COMPUTADORES EM MEDICINA

Na medicina, como em outras partes, os computadores alterarão de forma radical a maneira como a equipe médica trabalha. Os meios tradicionais de se guardarem os relatos dos pacientes – uma espessa pilha de papéis contendo uma escrita manual semilegível, e tudo perdido com muita freqüência – logo serão substituídos por uma memória de computador. Os médicos, se em cuidados primários ou em hospitais, chamarão as informações que eles necessitam nas unidades de exposição visual (monitores). Muitas anotações de casos já são manipuladas desta maneira e é apenas uma questão de tempo até que raios X, tomografias e outros dados visuais sejam armazenados de forma semelhante. Toda esta informação estaria então disponível de forma instantânea nos monitores em qualquer departamento do hospital no qual o paciente fosse atendido.

Capítulo 10
Olhando para o Futuro (1996)

O diagnóstico também está sendo computadorizado. Testes simples para os constituintes do sangue, tais como a glicose e o colesterol, já estão disponíveis em *kits* (equipamentos) para uso domiciliar. O desenvolvimento de bios sensores eletrônicos possibilitará que muitos outros fluidos corporais sejam monitorizados para os sinais de doença iminente.

Algumas pessoas estão preparadas para usar todos os meios do diagnóstico do tipo "faça-você-mesmo". Alguns pesquisadores japoneses antevêem a era do vaso sanitário inteligente, equipado para analisar urina e fezes para a presença de sangue, açúcar, certas proteínas e quaisquer outros químicos que possam oferecer pistas para a saúde do indivíduo. Os dados obtidos dessa maneira poderiam ser encaminhados, via linha telefônica, a uma estação de monitorização de saúde centralizada e computadorizada. À detecção de qualquer anormalidade, o indivíduo interessado seria contactado e convidado a visitar o médico.

BENEFÍCIOS PARA O POBRE

Para observar as realizações mais espetaculares em medicina, você deveria olhar para o pobre: para os efeitos da medicina sanitária pública e preventiva nos países em desenvolvimento. Neste século, eles têm testemunhado o dramático impacto dos princípios científicos na alta mortalidade infantil e infecções endêmicas. No devido curso, os padrões de mortalidade nos países em desenvolvimento começarão a lembrar aqueles das nações industrializadas, com o câncer e a doença cardiovascular substituindo as infecções como as principais causas de doença e morte. Muitos desses povos libertados, ou por ausência de meios ou por falta de inclinação, têm falhado demais em limitar o crescimento de seus números – uma catástrofe no modelo.

O triunfo no controle da mortalidade, na ausência do controle compensatório da natalidade, tem sido há muito tempo, e permanece, social e ideologicamente controverso. Tentativas incontáveis de se planejar têm sido subvertidas por interesses religiosos, políticos, econômicos e outros interesses que de forma variável, descrevem o crescimento da população como aceitável ou mesmo desejável e todas as tentativas de se limitá-lo, como conspiratórias ou opressivas. O crescimento da população interessa? E em quanto a medicina tem contribuído para isto, qual o papel que a medicina do futuro pode ou deveria ter no manejo disto?

Apenas o otimista mais insensato pode acreditar que o aumento da população não represente ameaça preocupante. Em 1995, havia cerca de 5.700

Crescimento anual na população mundial

Crescimento natural
- < 1%
- 1-1,9%
- 2-2,9%
- 3+%

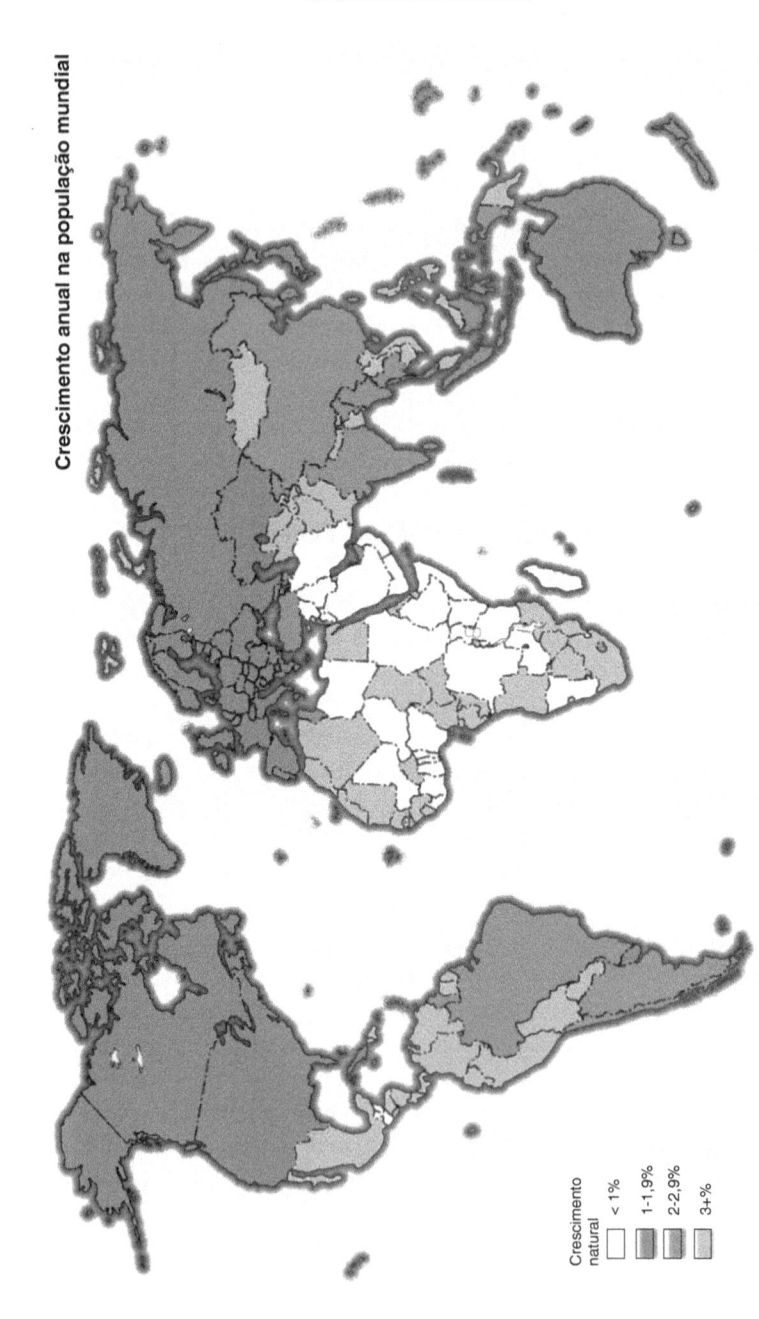

Mapa 7. As taxas de crescimento populacional são mais altas na África e no Oriente Médio. Espera-se que até 2010 a população do mundo, de cerca de 5.700 milhões (número em meados de 1995) tenha crescido até cerca de 7.000 milhões e, até 2025, para cerca de 8.000 milhões. Dados do *Population Reference Bureau*, 1995.

Capítulo 10
Olhando para o Futuro (1996)

milhões de nós e até o fim do século XXI poderá ser o dobro ou o triplo deste número. Mais de 90% do aumento será nos países em desenvolvimento: os "têm-nada" do planeta.

Os otimistas esperam que os países pobres do hemisfério sul se submetam ao tipo de transição demográfica que a Europa experimentou no século XIX. Antes daquela transição, altas taxas de nascimento eram equilibradas por altas taxas de óbito; assim a população cresceu lentamente se muito. No primeiro estágio da transição, a saúde e os modelos de vida melhoraram e as taxas de óbito caíram; mas, devido à taxa de nascimento ter permanecido alta, a população começou a crescer. Apenas no terceiro estágio os ganhos do desenvolvimento econômico permitiram que a taxa de nascimento caísse; taxas de nascimento e óbito estavam uma vez mais alinhadas.

O fato de que muitos países já tenham feito esta transição, entretanto, não pode ser tomado como indicador de que todos os outros podem ou o farão. As circunstâncias na África e na maior parte da Ásia eram imensamente diferentes daquelas prevalentes na Europa quando esta passou pela sua transição demográfica. Muitos países pobres estão em risco de retroalimentação negativa – a "armadilha demográfica". Isto acontece quando a população, entrando no primeiro estágio de transição, vive em um país com um ecossistema já sobrecarregado – como na ponta da África. Nestas circunstâncias, a população nova pode precipitar a carestia facilmente. A medicina preventiva e a saúde pública têm auxiliado muitos países em desenvolvimento as suas transições antes que suas economias frágeis possam alimentar, alojar e quando não sustentar o aumento conseqüente em números. A próxima fase da transição – uma taxa de natalidade mais baixa – simplesmente não está acontecendo tão rapidamente quanto é necessária. Em alguns casos, não está absolutamente acontecendo.

Tendo contribuído tanto para o problema, a medicina não pode lavar suas mãos sobre o assunto. Está estabelecido que há uma grande demanda para a contracepção nos países em desenvolvimento. Embora a prescrição de controle da natalidade – dependendo do método – não seja exclusivamente ou mesmo principalmente um assunto médico, a cooperação da medicina é vital. Alguns médicos, notavelmente Maurice King do Departamento de Saúde Pública em Medicina da Universidade de Leeds, sente que uma ação mais radical pode tornar-se inevitável.

Em 1990, Dr. King estabeleceu os problemas dos pobres e colocou-os no contexto da ecologia global.[2] Ele defendia que a celebrada definição de saúde da Organização Mundial de Saúde como "um estado de completo bem-estar

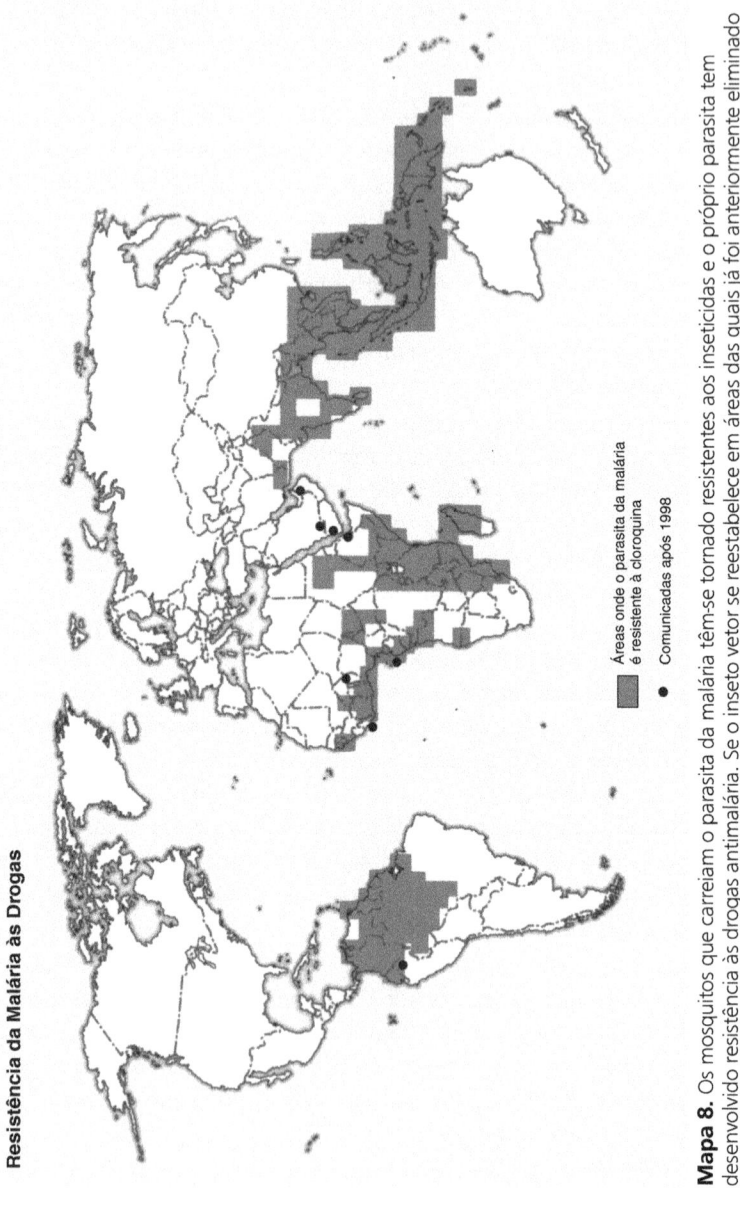

Resistência da Malária às Drogas

☐ Áreas onde o parasita da malária é resistente à cloroquina
● Comunicadas após 1998

Mapa 8. Os mosquitos que carreiam o parasita da malária têm-se tornado resistentes aos inseticidas e o próprio parasita tem desenvolvido resistência às drogas antimalária. Se o inseto vetor se reestabelece em áreas das quais já foi anteriormente eliminado e, como resultado do aquecimento global, se expande para dentro de latitudes temperadas atualmente livres da doença, nós poderíamos ver se espalhar uma epidemia de malária no futuro. A necessidade de uma vacina eficaz nunca foi tão aguda.

Capítulo 10
Olhando para o Futuro (1996)

físico, mental e social, e não apenas a ausência de doença" deveria ser corrigido para incluir a palavra "sustentável" à frente de "estado". Ele também escreveu sobre a necessidade dos países ricos modificarem seus estilos de vida, sobre a importância de se inventar maneiras mais igualitárias de distribuição dos recursos do mundo e sobre as iniciativas globais que podem estabelecer estas alterações em movimento. Tudo isto, não obstante, era familiar; muito menos que isto era a extensão a qual Maurice King confrontou algumas das mais sérias conseqüências de suas terríveis previsões.

A primeira alusão que era sobre ele pensar o impensável era oblíqua. "A redução da taxa de mortalidade humana sempre tem sido vista como um bem absoluto em saúde pública e a preocupação sobre o aumento populacional nunca tem sido um constrangimento aceito em qualquer medida de saúde pública. Visões dos últimos efeitos da expansão populacional alterarão esta concepção? Haverá alguns programas que, embora tecnicamente exeqüíveis, não deveriam ser iniciados devido às suas conseqüências a longo prazo sobre o aumento populacional?"

Como exemplo Maurice King escolheu a reidratação oral de crianças sofrendo de diarréia grave. Embora um médico individualmente possa estar limitado a reidratar uma criança sob seus cuidados, o Dr. King questionou se há uma obrigação igual para se estabelecer programas de reidratação oral em primeiro lugar. Tais medidas, ele sugeria, "não deveriam ser introduzidas numa escala de saúde pública, pois elas aumentam os *anos-homem* da miséria humana, principalmente da fome". Como conseqüência, qual a vantagem de se negar às crianças uma morte rápida agora, quando tudo o que elas enfrentarão será uma morte mais prolongada e dolorosa como adultos?

Para alguns autores, estas visões seriam inaceitáveis. Para Maurice King, um homem com uma carreira eminente em medicina na África, elas poderiam ser repudiadas mas não rejeitadas. O artigo despertou muito debate, com críticas defendendo que o Dr. King estava de várias formas negligenciando o desejo não cumprido de muitas mulheres, em países pobres, para um melhor (ou qualquer) controle de natalidade, superestabelecendo a força de ligação entre a taxa de natalidade e o desenvolvimento econômico e geralmente adotando uma postura derrotista. O que é significante é que o próprio Dr. King deve ter se sentido compelido a exprimir tal argumento; isto indica algo do desespero agora sentido por, pelo menos, alguns daqueles mais familiarizados com a condição e as perspectivas dos mais pobres dos pobres. Para tornar a matéria ainda pior, há o aquecimento global.

MEDOS DOS RICOS

As expectativas dos povos vivendo nos países ricos industrializados são muito mais exigentes do que aquelas dos países pobres. O político Enoch Powell, que serviu como Ministro da Saúde na Inglaterra de 1960 a 1963, declarou celebremente que "não há virtualmente limite na quantidade de cuidados de saúde que um indivíduo é capaz de absorver". Embora esta afirmação seja muito debatida, é verdadeiro dizer que nunca antes tantas pessoas tiveram seus sofrimentos tão efetivamente minimizados. Ainda longe de tornarem-se mais contentes com o que eles têm, muitos dos cidadãos dessas nações privilegiadas vêem o presente e o futuro com apreensão.

Primeiro, há o problema do custo. Por décadas, as nações desenvolvidas têm estado acostumadas a uma despesa crescente com a saúde. A princípio, isto parecia apropriado. Mas como a proporção da riqueza de cada nação assim empregada tem subido de forma constante, as dúvidas têm começado a cristalizar, especialmente nos Estados Unidos, onde o gasto em medicina – incentivado pelos seguros de saúde particulares e livre pelos controles operando nos sistemas de fundos estatais – responde por mais de 13% do Produto Nacional Bruto (relativamente o mais alto de qualquer nação ocidental). Embora possa ser difícil identificar o nível ótimo de gasto com o cuidado da saúde, a maioria dos americanos percebe que os benefícios não estão acompanhando os passos do que está saindo. Alguma coisa tem de ser feita, eles sabem, para limitar o fluxo de dólares. Na ausência de um exemplo do governo federal, alguns Estados estão tentando seus próprios esquemas – dos quais o mais draconiano e instigante a reflexões tem sido o planejado pelo Oregon.

A Legislatura do Estado do Oregon instruiu sua Comissão de Serviços de Saúde a dispor todos os serviços médicos de fundos públicos (Medicaid) por ordem de prioridade, tomando em conta a visão da opinião pública. A comissão então calculou o custo anual de fornecimento de cada um desses serviços. Uma vez que o orçamento Medicaid anual do Estado fosse decidido, seria possível dizer quão longe o dinheiro iria. Dados X milhões de dólares, os itens um a n seriam pagos; qualquer coisa abaixo do ponto estabelecido não o seria.

A consulta pública tomou várias formas. Estudos por telefone foram usados para classificar 26 estados de incapacidade. Em encontros através de todo o Oregon pediu-se o ao público para avaliar a importância das várias categorias de atividade, como "o tratamento de condições fatais que não podem ser curadas e que não estenderão a vida por mais de cinco anos". A comissão também considerou a opinião pública em que grupos de interesse especial eram capazes de interceder por seus casos. A lista de prioridades que finalmente surgiu compreendeu exatamente acima de 700 itens. De fato, o primeiro orçamento Medicaid do Estado sob o novo sistema estendeu-se tão longe quanto o item de número 587: tratamento para dermatite de contato e outros eczemas. O item 588, para não ser remunerado pelo fundo, era o tratamento clínico e cirúrgico para a acne. Entre outros itens, abaixo do ponto de corte, estavam serviços de infertilidade e tratamento de infecções nos estágios tardios da infecção por HIV.

Mesmo seus simpatizantes reconhecem a crueldade da experiência do Oregon; mas esta fornece alguns indicadores para qualquer pessoa que esteja considerando o futuro das finanças do cuidado com a saúde. Os críticos têm apontado que os comissários do Oregon estavam simplesmente tornando explícito um processo que ocorre de qualquer forma. Todo o cuidado de saúde é racionalizado. Em um mercado completamente livre, é racionalizado pela capacidade do comprador de pagar por ele; em sistema de fundo estatal, tal como o Serviço de Saúde Nacional da Inglaterra, é racionalizado pela prontidão do Governo em pagar as contas e pelas listas de espera que se formam quando a demanda para um dado procedimento ultrapassa o seu fornecimento. A abordagem do Oregon define as escolhas que têm de ser feitas e oferece um sistema para fazê-las. Em qualquer lugar, estas decisões são feitas *ad hoc*, de acordo com expedientes políticos e alinhadas com interesses profissionais. Os meios usados no Oregon podem ser deficientes, mas seus fins – decisões explícitas sobre o que tornar disponível – com certeza tornar-se-ão uma característica de todos os sistemas de saúde pagos coletivamente.

Outra característica da abordagem do Oregon era que os comissários pesavam suas decisões de acordo com a qualidade de vida dos pacientes após o tratamento. Embora torne os cálculos mais onerosos, isto logo tornar-se-á uma parte normal de todos os cálculos de custos médicos. Finalmente, há uma consulta pública. Seguir servilmente a opinião pública, ao se tomar decisões técnicas complexas é tolice; mas não considerar a visão do povo sobre o que é válido fazer também o é. Aqui, também, o Oregon indicou o caminho para frente.

O alto custo da medicina científica não é simplesmente a conseqüência da busca do povo pela obtenção de mais atendimento. Muitas das inovações de diagnóstico e tratamento inventados pelos pesquisadores médicos dependem de dispositivos novos e caros. Há umas poucas décadas, por exemplo, nada poderia ser feito sobre as artérias coronárias bloqueadas. Então veio a cirurgia de *bypass*, na qual pequenos vasos sangüíneos retirados da perna são usados para fazer um novo suprimento sangüíneo para o músculo cardíaco. Mais recentemente os cirurgiões desenvolveram uma técnica chamada angioplastia, na qual, usando um guia de raios X, um pequeno balão na extremidade de um fino tubo é introduzido através dos vasos sangüíneos e dentro da artéria coronária bloqueada. O enchimento do balão restaura o diâmetro normal da artéria. Pequenas molas enroladas podem ser colocadas no vaso expandido para mantê-lo aberto. Outros pesquisadores estão desenvolvendo *lasers* com os quais desbloquear a artéria coronária por dentro. Assim isto tem continuado e parece certo continuar. Com a tecnologia, o que um dia era sentença de morte pode agora ser anulado. O mesmo é verdadeiro para a maioria das outras especialidades médicas de transplantes renais a quadris artificiais.

Novas drogas são assunto para cuidadosa investigação sobre sua segurança e efetividade, mas o controle sobre novos instrumentos e procedimentos é muito menos rigoroso. Embora o *scanner* (escaneamento) corporal – um sistema para obtenção de fotos de raios X de tecidos moles como ósseos – tenha sido inventado na Inglaterra, foi nos Estados Unidos que esses instrumentos começaram a proliferar. Sua rápida disseminação, entretanto, foi pouco devida à boa evidência de que melhoravam o seguimento do tratamento do paciente. Eles eram populares por ser fascinantes e porque ofereciam aos médicos outra investigação proveitosa. Adequada avaliação da tecnologia preveniria tais excessos. Mas, mesmo quando minuciosamente aplicada – o que, de longe, é raro – não pode evitar o custo extra resultante das adições genuinamente valiosas às ferramentas dos médicos. Após uma curta olhada sobre a maioria das pesquisas e desenvolvimentos, é difícil ver como o crescimento dos avanços dos custos em medicina pode ser contido. A este respeito, é claro, os sistemas de saúde financiados pelo Estado estão em uma posição mais forte; mesmo quando uma nova ferramenta ou procedimento está disponível, eles podem simplesmente recusarem-se a pagar por ele. Os gastos privados são mais difíceis de serem limitados.

Os otimistas vêm esperança em algumas das técnicas genéticas e moleculares descritas anteriormente. Eles sugerem que procedimentos caros como a cirurgia de *bypass* são "tecnologias a meio caminho", que finalmente serão mudadas para abordagens baseadas em moléculas mais baratas, para prevenir doenças ou lidar com elas em um estágio mais precoce de seu desenvolvimen-

Capítulo 10
Olhando para o Futuro (1996)

to. Seu argumento é plausível, mas não provado. Existem, entretanto, alguns tratamentos novos e melhores derivados da pesquisa biomédica que já têm provado ser poupadores de dinheiro. Por exemplo, os Institutos Nacionais de Saúde dos Estados Unidos gastaram 20 milhões de dólares desenvolvendo um tratamento para a psoríase, uma doença crônica de pele. Este consiste em dar aos pacientes o precursor químico de uma droga que é então ativada pela exposição das áreas doentes da pele à luz ultravioleta. As economias anuais conseguidas pelo uso dessa técnica estão estimadas em quase 60 milhões de dólares. Este é um retorno saudável do investimento em pesquisa; mas, se isto é típico, permanece assunto para debate.

Outra inquietação mais profunda acerca do futuro tem origem naquela que é exatamente o suporte do sucesso da medicina: a ciência. Em companhia da medicina ortodoxa vai um modelo mecânico do corpo humano. Onde a doença renal pôde um dia ser considerada conseqüência de espíritos malignos, de feitos perversos, de uma divindade maliciosa ou alguma outra influência semelhante agora é vista como um problema material: uma falência do equipamento biológico que deveria estar filtrando, limpando e ajustando a composição química dos fluidos corporais. O nefrologista não é um pastor nem um xamã, mas o equivalente a um canalizador doméstico. E assim é com a maioria das especialidades médicas, da gastroenterologia à ginecologia; os médicos são treinados, primariamente, como técnicos especializados em diagnosticar e consertar mecanismos do corpo.

Para perseguir este negócio exigente eles necessitam de equipamentos sofisticados, tais como rastreadores cerebrais *(scanners),* monitores fetais, endoscópios, *lasers*, químicos radioativos, corações artificiais e computadores. Aprender a manusear estas coisas pode levar vários meses e anos; usá-los com segurança freqüentemente absorve muito da atenção médica. É compreensível que os pacientes possam sentir-se alienados e comecem a imaginar se o médico esqueceu-se de que eles não são simplesmente mecanismos biológicos com mau funcionamento, mas pessoas com problemas que vão além do biológico. O médico como um curador tem sido trocado, em extensão variável, pelo doutor como um técnico corporal. Embora reconhecida por receber esta forma de assistência, a maioria das pessoas não acha isto suficiente. Elas precisam de alguém preparado para se relacionar com elas em um nível espiritual e humano e capaz de perceber suas angústias. A consideração do tipo que um mecânico de oficina pode expressar ao relacionar-se com um eixo de manivelas quebrado não é suficiente.

Um dos primeiros críticos a dar clara expressão pública destas dúvidas foi o advogado da Universidade de Londres, Ian Kennedy. No livro baseado em seu 1980 *BBC Reith Lectures*, ele escreveu: "A medicina moderna tomou uma via errada... uma educação que demanda altas habilidades nos assuntos científicos antes de ir para a escola médica e envolve anos respirando o embriagante ar de um campo após outro de empenho científico uma vez estando lá, produz o que é tencionado produzir: um médico que vê a si mesmo como um cientista. Pode não produzir o que é freqüentemente necessário: alguém que possa cuidar."[3]

A medicina assim encara um desafio: fazer pleno uso da tecnologia sem perder o contato humano, que tem de ser parte de qualquer sistema satisfatório do cuidado da saúde. Existem muitos remédios possíveis. Ensinar aos estudantes de medicina como se comunicar com seus pacientes tem-se tornado uma prioridade. Algumas escolas médicas usam atores para fazerem o papel de pacientes como prática dos estudantes em suas primeiras tentativas sem jeito para explicar idéias difíceis ou dar más notícias. O objetivo é fazer do paciente, mais que da doença, o foco da consulta. Outros médicos estão-se voltando para a medicina complementar, buscando reter sua abordagem científica da doença ao mesmo tempo em que reconhecem que a ciência por si não responde a todas as necessidades médicas. Existem movimentos para trazer a arte para dentro dos hospitais, considerar sua arquitetura, o modelo de novas relações nas quais os desejos e sentimentos dos pacientes são levados em consideração. O sucesso destes e de outros movimentos decidirão se o público vê a medicina em uma larga sintonia com suas necessidades ou como um empreendimento do qual ele se sente cada vez mais alienado.

À LUZ DA CIÊNCIA

O dilema dos médicos não está mais fácil devido a uma suspeita disseminada sobre a ciência e a tecnologia em geral. Apesar do impacto na maneira em que nós vivemos, a ignorância sobre elas é comum. Pensa-se a ciência como uma antítese dos valores humanos; a tecnologia está associada à poluição, ao armamento e a todas as formas de destruição ambiental. A ciência médica sofre por associação e, é claro, por suas próprias tragédias e aplicações errôneas: a talidomida; o uso superzeloso dos sistemas de suporte à vida; a exploração de pacientes inconscientes como sujeitos experimentais e assim por diante.

Uma resposta tem sido buscar formas alternativas de cuidado com a saúde baseadas em outras filosofias. Até certo ponto isto é uma rejeição do que está erra-

Capítulo 10
Olhando para o Futuro (1996)

do com a medicina ortodoxa; isto é sensato e desejável. Mas de longe isto representa outra faceta da luz da ciência dentro da irracionalidade, os maus agouros. Algumas das variedades deslumbrantes das terapias complementares agora disponíveis – radiônica, por exemplo, ou os benefícios alegados de usar um cristal ou sentar-se dentro de uma estrutura piramidal – podem agradar apenas aos crédulos. Eles rejeitam a estrutura exata pela qual a ciência tem tentado tão meticulosamente conhecer o mundo e a substituem por um misticismo falso, precipitado.

A ingenuidade pura da medicina científica tem também criado um caminhão de novos dilemas éticos, os quais são especialmente aparentes na medicina reprodutiva.

MAIS DILEMAS REPRODUTIVOS

A fertilização *in vitro* (FIV) já produziu seu próprio rendimento de questões éticas: a propriedade de ovos que têm sido fertilizados e congelados para armazenagem, por exemplo. Ainda mais exótico, a maternidade de aluguel agora é exeqüível. Um casal capaz de produzir esperma e óvulos saudáveis, mas não tem um filho por vias normais, pode agora doar os óvulos e o esperma para serem fertilizados em tubos de ensaio. O embrião resultante pode então ser implantado no útero de outra mulher. Falando de forma genética, o bebê ao qual ela dá à luz será filho do casal doador. A maioria das sociedades sente-se pouco à vontade sobre a perspectiva desta "barriga de aluguel", e muitos países a têm tornado ilegal. Mas simplesmente porque é tecnicamente exeqüível, as atitudes podem mudar; a barriga de aluguel pode um dia não ser mais controversa do que a adoção ou a inseminação artificial.

A FIV adicionou também outro nó à história da eugenia. A investigação pré-natal para doenças herdadas requer uma prontidão para ponderar a terminação. Com a FIV, é possível fertilizar vários ovos, permitir que eles desenvolvam até um estágio multicelular e então remover de cada um uma única célula para testes genéticos. Até um certo estágio de desenvolvimento todas as células de um ovo se dividindo permanecem idênticas, assim esta perda não tem efeito sobre o embrião resultante. À luz dos resultados do teste, é possível selecionar e implantar apenas embriões livres de defeitos.

A possibilidade de tratar oposta àquela de unicamente detectar desordens genéticas – terapia genética – já foi descrita. Continua a provocar inquietação pública, algumas das quais realmente provêm de uma concepção errônea. O uso da palavra "gene" parece implicar que o que quer que seja feito para alterar sua função – ou, no caso de um gene perdido, para substituí-lo – será transmitido às gerações posteriores. Se isto é assim, qualquer intromissão mal realizada poderia ter conseqüências adversas para as gerações posteriores. De fato, este será o caso apenas se as células alteradas forem aquelas da linha germinativa que dão início aos óvulos e espermatozóides. Este projeto mais ambicioso livraria de certo uma descendência de um indivíduo de um gene não desejado; mas, se os ganhos potenciais são grandes, assim também são os riscos. Durante longo tempo, entretanto, parece provável que este tipo de terapia genética seja considerada.

Mudando do início para o fim da vida, aqui avanços médicos estão criando novos dilemas adicionais. Quando o poeta inglês Arthur Hugh Clough escreveu sobre os médicos "Vocês não devem matar; mas não precisam tentar demais burocraticamente manter a vida", ele dizia com um sorriso de desdém. Mas, ele estava escrevendo no século XIX, bem antes do desenvolvimento dos sistemas de suporte à vida que podem mantê-la em um corpo cujos centros cerebrais mais altos não estão funcionando há muito tempo: o estado vegetativo persistente. De forma extraordinária, o dístico irônico de Clough tornou-se um aforismo usado por muitos médicos para enfatizar suas consciências da crueldade de se estender artificialmente as vidas de certos pacientes seriamente doentes. Há, todavia, muita discordância sobre a interpretação do "burocraticamente". Em 1975, por exemplo, amedrontados pelo vácuo de poder que se seguiria à morte do ditador espanhol Franco, seus médicos acharam os meios mais abomináveis para atrasar sua morte enquanto os políticos agonizavam sobre a sucessão. Exemplos grotescos desse tipo são raros, felizmente. Mas o uso imprudente de antibióticos para empurrar uma pessoa idosa através de um episódio de pneumonia ("amiga do velho"), quando todos concordam que a morte seria apropriada não é incomum.

O desenvolvimento de sistemas efetivos de suporte à vida abriu outra garra de dilema moral relacionado à cirurgia de transplante. Sujeita à concordância dos parentes, a questão crucial hoje em dia sobre o momento de se retirar o suporte à vida pode ser a disponibilidade de um receptor possível dos órgãos daquela pessoa. Tais arranjos necessitam de códigos estritos de comportamento para garantir que é o médico supervisor do paciente doador – contra o médico que cuida do receptor – quem decide se o paciente não terá mais ganhos com o suporte à vida.

As reações à prática médica e às inovações variam, como sempre variaram, de lugar para lugar. Atitudes religiosas e sociais influenciam a utilização do aborto, contracepção, inseminação artificial, FIV, eutanásia, o uso de ca-

Capítulo 10
Olhando para o Futuro (1996)

dáveres para ensino de anatomia e muito mais; e desenvolvimentos futuros, particularmente na tecnologia reprodutiva e na engenharia genética, continuarão assustando, se não apavorando muitas pessoas.

Alguns países estão meditando na idéia de comissões bioéticas nacionais para as quais estas matérias poderiam ser referidas e das quais viriam sugestões sobre legislação e linhas guias ou códigos de conduta profissional. Alguns países já estabeleceram grupos deste tipo; a França, por exemplo, tem um há mais de uma década. Também há algo do tipo na Dinamarca, com esta organização fazendo esforços particulares para informar o público sobre bioética e buscar suas opiniões. Esta abordagem é menos pesada que criar uma série de comitês *ad hoc* para considerar questões individuais. Uma comissão de bioética permanente, já familiarizada com o território, deveria ser capaz de responder sem atraso. Sugerir que os desenvolvimentos em medicina merecem investigação pública não é questionar o julgamento ou a probidade dos médicos e pesquisadores. Muitos, já fartos de uma sucessão de estórias de horror e alarmes falsos, acolheriam um grupo no qual eles, tanto quanto o público, poderiam colocar sua confiança. A única certeza é que algumas especialidades de pesquisa médica têm-se tornado no todo engenhosas demais para serem deixadas somente nas mãos dos pesquisadores.

O FUTURO DA PESQUISA

A crença de que a medicina continuará inventando novos métodos de diagnóstico e tratamento presume que a pesquisa médica continuará a florescer. Isto parece provável; nenhum pesquisador necessita largar um projeto enquanto ainda existirem incertezas, por exemplo, a relativa importância do ambiente oposta a dos fatores herdados em doenças comuns, do câncer a artrite. Mas certas decisões dos programas públicos – notavelmente o equilíbrio dos gastos em pesquisa básica em oposição às pesquisas orientadas por objetivo ou alvo – poderiam afetar o sucesso de tentativas para verificar. Tomando o câncer como exemplo, os pesquisadores deveriam ganhar uma bolsa de estudos e serem instruídos para encontrar a cura ou eles deveriam ser pagos para realizar quaisquer estudos que pensam que podem revelar algo sobre a natureza de todas as células, malignas e outras? Este tipo de pergunta exercitará de forma crescente os administradores das fundações caritativas de pesquisa; por que tais grupos deveriam dar seu dinheiro para os cientistas trabalharem na divisão celular em algas verdes multicelulares – organismos não afetados extremamente pelo câncer ou qualquer outra doença humana? Nos anos de 1970, dois médicos americanos fizeram um esforço impressionante para responder a esta e outras questões semelhantes.

Julius Comroe e Robert Dripps das Universidades da Califórnia e Pensilvânia, respectivamente, tornaram-se preocupados pelo aumento da popularidade da pesquisa-alvo e pela dúvida crescente de que os cientistas deixaram seus próprios projetos, que poderiam ser considerados para produzir coisas úteis. A evidência sem embasamento sobre esta questão não é proveitosa. Louis Pasteur era comissionado pelo governo francês para encontrar maneiras de impedir que o vinho virasse vinagre e evitar que as ovelhas morressem de antraz. Para evitar estes e outros problemas práticos, ele efetivamente criou a ciência da bacteriologia: uma boa propaganda para a pesquisa-alvo. Mas Wilhelm Röntgen tropeçou no – e viu seu potencial médico – raio X enquanto estudava as emissões de um certo tipo de tubo de vácuo. Seu trabalho era de física básica e não tinha um fim prático à vista, deixado sozinho para trabalhar com medicina.

Comroe e Dripps estabeleceram para si mesmos a tarefa imensamente ambiciosa de descobrir as fontes do conhecimento que sustentavam uma série de avanços médicos importantes. Eles escolheram as doenças do coração, vasos sangüíneos e do pulmão – pois estas eram as especialidades médicas nas quais eles próprios trabalhavam. Com a ajuda de outros especialistas, compilaram uma lista de avanços significativos e então pediram a 40 ou 50 para votarem em suas relativas importâncias. Para cada um dos 10 mais votados nesta lista, eles identificaram os grupos de conhecimento que os tornaram possíveis. No total, eles escolheram 137 dos tais grupos de conhecimento: coisas tais como o desenvolvimento de drogas anticoagulantes, a invenção da eletrocardiografia, a identificação dos grupos sangüíneos e o manejo da infecção.

Em seguida identificaram algo em torno de 2.500 trabalhos publicados na literatura científica que eram os mais importantes na criação destes grupos de conhecimento. Com a ajuda de não menos que 140 consultores, escolheram 529 trabalhos-chave para análise detalhada. No caso da eletrocardiografia, por exemplo, a crônica de achados relevantes estende de volta várias centenas de anos atrás até o primeiro, até tentativas hesitantes de compreender a eletricidade. Os artigos-chave na cadeia de eventos levando ao eletrocardiograma moderno incluem o trabalho de Luigi Galvani, de 1794, no qual a descarga de uma enguia elétrica poderia causar a contração muscular e de Carlo Matteucci, de 1842, que observa que o músculo se contrai se seus nervos estão deitados sobre outro músculo contraindo. Quando Willem Einthoven

Capítulo 10
Olhando para o Futuro (1996)

mediu pela primeira vez um eletrocardiograma humano, em 1901, ele estava confiando no conhecimento adquirido por pessoas que não sabiam nada da existência e muito menos do significado dos ritmos elétricos dentro do coração.

O que este esforço desgastante e estupendo de Comroe e Dripps revelou foi que 61% de todo o conhecimento julgado essencial para posterior avanço clínico eram relatos de achados de pesquisa básica. Eles concluíram que a pesquisa clínica requer diferentes tipos de pesquisa e desenvolvimento e uma não excluía a outra. No que diz respeito à pesquisa básica, seus dados revelaram um exemplo eficaz para o patrocínio a longo prazo de "cientistas criativos cujo principal objetivo é aprender como os organismos vivos funcionam, sem considerar a relação imediata de sua pesquisa com as doenças humanas específicas".[4] Concluindo, a pesquisa básica vale a pena.

Um exemplo contemporâneo da extensão de como os achados de pesquisa básica podem acelerar a compreensão de novas doenças é a síndrome da imunodeficiência humana (AIDS). A AIDS foi primeiro reconhecida como uma doença em 1981. Em 1983, o pesquisador americano Robert Gallo sugeriu que ela fosse causada por um retrovírus, um tipo de vírus que carrega sua informação genética na forma de uma molécula de RNA. No ano seguinte Luc Montagnier, do Instituto Pasteur em Paris, conseguiu isolar o vírus. Antes de 1986 já havia uma droga, o AZT; os testes preliminares de vacina começaram aproximadamente na mesma época. Apesar das reclamações repetidas de que os governos têm sido pouco sérios no seu suporte à pesquisa da AIDS, seria difícil citar qualquer outra doença na qual a compreensão tenha progredido tão rapidamente. Os pesquisadores foram capazes de trabalhar sobre os projetos realizados no final dos anos de 1960 e na década de 1970. Muitos destes sob a bandeira da pesquisa de câncer; mas a maioria era, na verdade, biologia celular básica e imunologia. As lições para o futuro são óbvias.

Os anos desde o trabalho pioneiro de Julius Comroe e Robert Dripps, têm visto muitas tentativas de se analisar as fontes do conhecimento útil e, por extensão, a melhor maneira de adquiri-lo. Esta pesquisa tem levado ao desenvolvimento de perspicácia tecnológica, uma iniciativa destinada a identificação e promoção daquelas áreas de pesquisa estratégica que são prováveis de produzir os maiores benefícios econômicos e sociais. Seus defensores, alegando que não há apenas uma, mas muitas possibilidades futuras, buscam em parte predizer a direção provável da pesquisa, em parte também modelá-la. O valor da perspicácia tecnológica em medicina, e em outras áreas, permanece controverso.

ALTERAÇÃO E ADAPTAÇÃO

Alguns temem que a medicina científica, guiada por seus próprios imperativos e entusiasmos, continue a desbravar independentemente das necessidades e medos de seus receptores. Mas esta é uma visão desanimadora e há razões para rejeitá-la. Enquanto a ligação da medicina com os modelos científicos de doença e cura pode ter criado alguns dos problemas, a ciência em si promove o cepticismo real que leva à mudança e à adaptação.

Os doutores não mais se submetem à autoridade de gurus há muito falecidos. A idéia de confiar no passado, da maneira como os médicos viram por tanto tempo os trabalhos de Galeno como se fosse a Sagrada Escritura, é agora impensável. Todo conhecimento científico é provisório: para ser tratado não como verdade suprema, mas como uma compreensão que pode ter de ser revista à luz de futuras descobertas. A verdadeira essência da ciência não se apóia apenas em criar hipóteses sobre o mundo, mas em testá-las, e quando elas falham, substituí-las, por outras melhores. É verdade que os médicos não são cientistas, e que muito supostamente a medicina científica não é tão científica como seus médicos gostam de sugerir. Mas para tal genuína crítica, a medicina tem o tipo de opinião formada na qual a alteração é aceitável. Assim onde está a evidência de que a medicina pode estar confrontando algumas das dúvidas produzidas anteriormente e que pode mesmo adaptar-se a elas?

Dos muitos sinais esperançosos que poderiam ser oferecidos em evidência, escolhi exatamente três: o interesse renovado da medicina na qualidade de vida; sua mudança de atitude em direção à medicina complementar; e o aumento no número e na importância dos grupos de auto-ajuda para os pacientes.

QUALIDADE DE VIDA

A consideração da qualidade de vida dos pacientes não é um novo fenômeno em medicina. Mas o interesse rapidamente crescente dos médicos em curar doenças encorajou-os a medir suas realizações na maioria das formas tangíveis. A infecção foi eliminada, o processo de doença suspenso e, por fim, a morte foi evitada? Estas questões podem ser sucinta e quantificavelmente respondidas. Que os tratamentos podem estancar a doença com sucesso, mas causam dor e angústia, ou que um paciente sobrevivendo realmente preferiria estar morto são problemas reais, porém eclipsados pelo grande imperativo de se tratar e salvar a vida a qualquer custo.

CAPÍTULO 10
OLHANDO PARA O FUTURO (1996)

Não é de surpreender que o entusiasmo dos médicos pelo uso de seu poder em intervir em algumas coisas leve-os além dos desejos de seus pacientes; séculos de impotência médica na presença da doença ainda estão sendo exorcizados. Apenas quando a relação de amor da profissão com sua força em novas bases tiver por fim começado a esfriar, os médicos se tornarão conscientes de que os pacientes não ficam sempre agradecidos por serem mantidos vivos e não estão sempre convencidos de que a cirurgia ou o curso das drogas realmente valem a pena se o preço de uma vida mais longa for anos extra de dor ou desconforto.

Uma preocupação pela qualidade de vida começou, formalmente, a avançar em seu caminho de volta na agenda. Mas como quantificá-la? Muitas soluções têm sido tentadas, mas a maioria conta com escalas de algum tipo ("Numa escala de um a dez, quão ruim é sua dor?") ou com classificação comparativa de várias incapacidades ("É pior perder um braço ou uma perna?"). Uma tentativa particularmente engenhosa de combinar a qualidade e a quantidade de vida em uma única medida é a qualidade ajustada por ano de vida ou QALY *(Quality-Adjusted Life Year)*. Esta afirma que um ano de vida saudável é tão valioso quanto dois, três ou não importa quantos anos gastos em um estado de doença ou incapacidade. O valor para o paciente e para a comunidade de se realizar um procedimento médico específico pode então ser julgado em termos não dos anos extra de vida produzidos, mas do número extra de QALYs. A dificuldade, claro, é estabelecer a relação matemática adequada entre um ano calendário e um QALY.

Isto tem sido feito através de perguntas às pessoas para classificarem, em uma escala de 0 a 100, a extensão na qual uma variação de incapacidades reduziria suas qualidades de vida. Embora isto pareça inquietantemente batido e perdido, existem metodologias sofisticadas para ajudar as pessoas a estabelecerem preferências entre dúzias ou mesmo centenas de alternativas. Os resultados que têm emergido fornecem os fatores de conversão necessários à tradução dos anos calendário em QALYs para uma grande variação de doenças físicas e mentais.

QALYs são obviamente muito mais benéficas na avaliação das opções de tratamento para um indivíduo: isto é, o que você ganhará com o procedimento A ou com o procedimento B. Quando utilizados pelos planejadores de saúde para dar prioridade aos tratamentos, eles se tornam mais controversos. Os críticos reclamam, por exemplo, que os QALYs discriminam os idosos. Os defensores negam isto e argumentam que algum tipo de abordagem sistemática para medida da qualidade de vida é essencial, se os sistemas de cuidado de saúde são para gastar seu dinheiro de forma sábia.

Como a necessidade de reprimir os custos aumentados com a saúde cresce com mais urgência, parece provável que tentativas explícitas serão feitas para levar a qualidade de vida em consideração na tomada de decisões. Da mesma forma, é certo que a qualidade de vida tornar-se-á uma preocupação crescentemente importante na medicina do futuro.

MEDICINA COMPLEMENTAR

Algo semelhante também será verdadeiro para a medicina complementar. As desconfianças sobre a ciência e a medicina científica já referidas e a preocupação aumentada dos médicos com a tecnologia do seu negócio têm levado muitos pacientes de países ricos a buscarem métodos de cura que consideram mais "naturais". Os médicos, orgulhosos de seus equipamentos *high-tech* e suas intervenções científicas, estão agora relutantes em ver a si mesmos como curadores. Contudo curadores – indivíduos que oferecem mais do que soluções técnicas aos problemas biológicos – são o que muitas pessoas obviamente querem. O advento da ciência ofereceu um limite novo e mais rígido no antagonismo tradicional entre maneiras aprovadas e não aprovadas de praticar a medicina. Daí em diante, qualquer coisa cientificamente aprovada tornou-se "ortodoxa" e qualquer coisa não aprovada, "não-ortodoxa". Como as pessoas de muitos países ocidentais tornaram-se enamoradas de terapias não-ortodoxas, assim os estabelecimentos médicos montam ofensivas periódicas destinadas a repelir o desafio. Em grande medida eles têm falhado. Na verdade, um número aumentado de médicos com treinamento inteiramente ortodoxo tem começado a estudar o "inimigo" e a simpatizar com as aspirações se nem sempre com os métodos da margem.

A medicina complementar não mostra sinais de diminuição na estima do público, até porque uma de suas preocupações é com a qualidade de vida dos pacientes. Olhando para o futuro, como o início da não-ortodoxia será considerado? Enquanto ele contar com métodos não-provados usados por pessoas com pouco treinamento e menos teoria e transigir às crenças irracionais, deverá ser deplorado. E isto, claro, é precisamente o que o estabelecimento médico tem escolhido retratar. De fato, esta é apenas parte da verdade e provavelmente a menor parte.

Algumas técnicas – acupuntura, osteopatia e quiropatia, por exemplo – saíram da marginalidade e agora gozam o respeito de muitos médicos. Alguns práticos da medicina complementar vieram ver a lógica de tentar estabelecer a eficácia de seus métodos de acordo com os modelos de prova rotineiramente exigidos (pelo menos na teoria) pela medicina ortodoxa. O papel de curadores é um dos que muitos práticos não-ortodoxos estão felizes em adotar. E assumindo isto, eles algumas vezes provam ser melhores do que a medicina ortodoxa por oferecerem conforto em doenças crônicas e consolo quando nenhum tratamento é efetivo. Os médicos iluminados sabem disto. E enquanto seria errado sugerir que todas as tensões entre a via principal e as margens têm sido ou são prováveis de serem transpostas, o antagonismo está longe de diminuir. Também aqui a medicina ortodoxa, ainda que de forma relutante, está se mostrando capaz de aceitar as exigências feitas pelos pacientes e de se adaptar adequadamente.

AUTO-AJUDA

Um terceiro desenvolvimento agora ajudando a desenhar o futuro é o advento de grupos de suporte e auto-ajuda aos pacientes. Todas as decisões sobre saúde e doença eram consideradas anteriormente como assuntos apenas dos médicos. Os pacientes tinham um papel passivo; tendo sido dito qual o problema com eles (e às vezes nem mesmo isto), sua única tarefa era obedecer quaisquer instruções que o médico fornecesse para tratar. Mas enquanto lhes era negada autonomia em decisões estritamente médicas, eles no entanto tinham de arranjar-se sozinhos com os problemas cotidianos não-médicos criados por suas doenças. As atitudes em direção aos médicos, pelo menos na maioria dos países desenvolvidos, mudaram muito nas últimas décadas. O autoritarismo em medicina tem sido muito desgastado; muitos pacientes agora esperam ser aconselhados mais do que instruídos em seus tratamentos e querem uma oportunidade para expressarem suas próprias preferências quando há mais de uma possibilidade de curso de ação.

Este clima contribuiu muito para aumentar a criação dos grupos de auto-ajuda aos pacientes. Existem agora centenas desses grupos oferecendo conselhos práticos e suporte emocional às pessoas com todas as maneiras de doenças crônicas e/ou incapacitantes da agorafobia e AIDS ao vitiligo e danos por vacina. Freqüentemente estabelecidos com a assistência ativa de médicos, eles fornecem um foro através dos quais os pacientes podem encontrar e transmitir uns aos outros o tipo de informação prática que faz a diferença entre dominar uma doença e ser afetado por ela. Estes grupos continuarão a florescer e tornar-se-ão uma parte ainda mais fundamental na resposta à doença.

MEDICINA UNIVERSAL

A medicina científica, como o resto da ciência e da tecnologia, provou-se a mais internacional de todas as realizações práticas e culturais. A habilidade, o equipamento e as construções nas quais os médicos trabalham variam grandemente de lugar para lugar; mas de Bombaim a Bloemfontein e a Buenos Aires a medicina que eles praticam é reconhecivelmente a mesma. Vá à China e você encontrará um sistema elaborado de medicina tradicional; vá à Índia e você encontrará Unani, Aiurveda e muitas espécies menos conhecidas de cura; vá a qualquer país desenvolvido e você encontrará sistemas de medicina natural, por plantas. Mas enquanto todas estas práticas coexistem com a medicina científica, esta só é ubíqua.

Poderá haver uma época na qual a medicina científica não mais ocupará esta posição dominante e algum outro sistema comandará a ortodoxia global? Isto parece tão improvável quanto a própria ciência perder seu papel fundamental como a maneira na qual nós interpretamos o mundo material. Desde que a ciência emergiu, logo foi impossível para a medicina fazer qualquer coisa exceto mergulhar em seu destino com esta nova visão. E enquanto a ciência mantiver sua posição atual, a medicina certamente se manterá com ela. Não limitada por ela, que é uma de suas fragilidades atuais. Mas enraizada, na prática e intelectualmente, dentro dela.

ADENDO

Geoff Watts

Olhando para o Futuro Revisitado

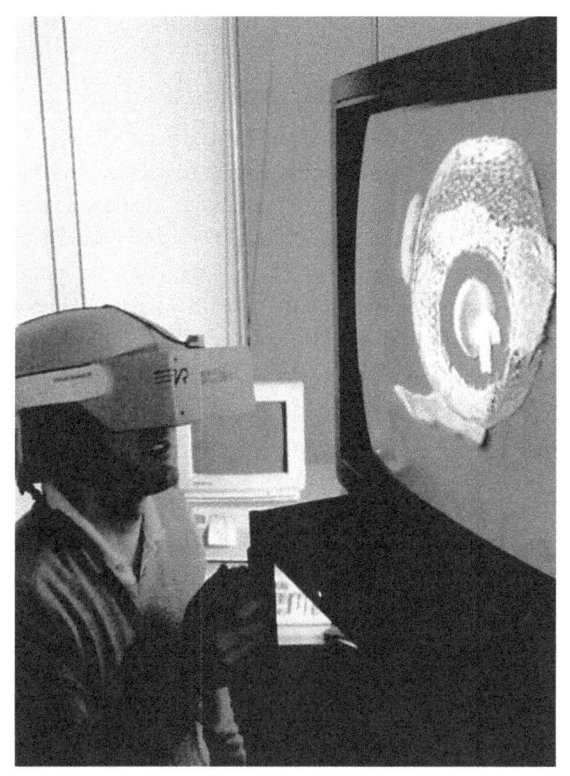

O médico, no ato de tratamento, tem sido substituído, em graus variáveis, pelo médico como técnico corporal. Aprender a manusear equipamentos médicos sofisticados pode levar meses ou mesmo anos. Aqui, um pesquisador usando um equipamento de realidade virtual (RV) na prática da cirurgia ocular. Um cirurgião pode praticar esta técnica com um sistema RV ou ensinar os estudantes sem a necessidade de um paciente ao vivo. Uma vantagem adicional da RV é que o procedimento pode ser visualizado de todos os ângulos, muitos dos quais não são visíveis com o paciente ao vivo.

Ainda que a expressão "reescrever história" às vezes venha carregada de nuanças pejorativas, nada há intrinsecamente de desonroso nisso. Quando um novo fato vem à luz, novas interpretações são feitas; e não reescrever a história seria um desserviço ao nosso conhecimento. Mas o ritmo de tais reinterpretações tende a ser lento. Assim, quando a *Cambridge University Press* decidiu, uma década depois da publicação original da História da Medicina, publicá-la novamente em novo formato, não se previu que seriam necessárias revisões de boa parte do texto. Mas foi isso que aconteceu em 9 de 10 capítulos.

O décimo capítulo, "Um Olhar para o Futuro" era outra questão. O editor do livro, Roy Porter, pediu-me que revisasse o que eu achava provável acontecer na medicina em médio prazo. Em minha opinião, o que seria a medicina em 10 a 15 anos. Concordei; mas com a condição de incluir no texto (e admito, foi como uma forma de proteção) alguma advertência de que as previsões sobre sua trajetória futura e provável resultado de qualquer empreendimento que envolva a ciência são quase sempre errôneas. Acho que fiz bem em fazer, com antecedência, a minha defesa! A única previsão em que realmente confiei foi a de que as previsões na medicina raramente acertam o alvo – pois são realmente precisas.

Em vez de fazer emendas ao texto original, acrescentei um breve comentário com a seqüência aproximada dos tópicos originais e sua ordem. Identifica alguns desenvolvimentos que não reconheci ou enfatizei mais. Quaisquer outras previsões serão tão precisas quanto as da primeira edição deste livro... Duas coisas não se alteraram durante a década passada: a capacidade da medicina para planejar medicamentos novos e mais caros e a incerteza com que muitos de nós vêem todo o empreendimento. De fato, ambos os fenômenos se tornaram mais pronunciados com os anos. Nunca tantas pessoas tiveram acesso imediato a tantos tratamentos; embora, paradoxalmente, nunca tantas pessoas se preocuparam tanto com a sua saúde. Nada sugere que essa tendência continue e, possivelmente, até venha a se intensificar.

ADENDO
OLHANDO PARA O FUTURO REVISITADO

Sob um importante aspecto, percebo que sou otimista, porém, com mais cautela que há 10 anos, sobre as perspectivas futuras de vida na idade avançada. Os temores de aumentar a longevidade com a única compensação de anos extras de decrepitude e dependência não estão, segundo os geriatras e pesquisadores do envelhecimento, sendo percebidos. Considerando sua importância para todos nós, fica a evidência surpreendentemente tênue. Mas esta parece mostrar que os ganhos na expectativa geral de vida estão sendo ao menos comparados com os da expectativa de vida ativa. Existe ainda uma contínua tendência aos índices inferiores de incapacidade crônica e institucionalização entre os idosos. Em síntese, a morbidade da idade avançada está sofrendo uma proporcional compressão em vez de expansão.

Em suas tentativas para influenciar nosso comportamento e nos incentivar a viver de modo mais criterioso, a Medicina de Saúde Pública fez apenas alguns avanços modestos. O consumo de tabaco na maioria dos países desenvolvidos tem diminuído, mas o uso de outras drogas aumentou. Esse limitado sucesso não deve causar surpresa; reparos técnicos engenhosos são invariavelmente mais fáceis de se planejarem e se implementarem do que qualquer coisa que exija que grandes números de seres humanos alterem seus hábitos e estilos de vida.

Isso não quer dizer que os reparos técnicos sempre tenham um rápido sucesso. A terapia genética, por exemplo, tem falhado notavelmente em passar a liberar o que prometeu há uma década. Meus leves comentários sobre a facilidade com que novos genes podem ser liberados, à medida que sejam necessários, estão, de modo geral, bem longe da verdade. Mesmo que os genes sejam sucessivamente transferidos para as células que deles necessitem, incentivar esses genes a serem inseridos de forma correta e permanente, dentro do genoma hospedeiro, comprovou-se até certo ponto, como um obstáculo ou mesmo uma impossibilidade. Embora a técnica continue sendo atraente como sempre, em princípio, na prática, ela está, atualmente, marcando passo.

É maior a atenção dada agora ao que às vezes é chamado de terapia "com base em gene": não a tentativa de introduzir novos genes no corpo, mas de assumir maior controle sobre os que já estão presentes. O desenvolvimento que deu a esse empreendimento seu grande impulso foi a publicação, em 2002, do primeiro projeto de trabalho de constituição do genoma humano. Talvez sejamos possuidores de quase metade de muitos genes, como se supõe, mas as descobertas já tiveram um efeito estimulante sobre as tentativas de se aplicar o conhecimento molecular a quase todos os ramos da medicina. É claro, o conhecimento de que um determinado gene, ou variante de um gene, está ligado a essa ou aquela doença é o primeiro passo na via do tratamento. Atingir essa meta está na dependência de se preparar o produto genético: a proteína para a qual o gene contém a fórmula e que age como um sinal molecular para interromper, iniciar ou modular um componente do maquinário metabólico da célula.

Aplicar essas descobertas à terapêutica ainda requer a descoberta de um caminho para bloquear (ou intensificar) o efeito do sinal químico. Não surpreende, porém, que biólogos tenham entendido esse desafio com entusiasmo, especialmente no caso do câncer. Mas traduzir o que aprenderam em drogas adequadas para a clínica é um processo longo, difícil e caro. Portanto, as idéias engenhosas estão à frente dos recursos do sistema para testá-las.

Nossa compreensão cresce rapidamente sobre qual é o gene que oferece duas outras relevantes promessas. Uma veio a ser conhecida como medicina "personalizada". Há muito, tempo, nota-se que algumas pessoas respondem bem a uma droga, já que outras pessoas são inertes e outras, ainda, não desencadeiam resposta alguma. Pelo menos algumas dessas diferenças são hereditárias. Se genes relevantes ou variantes fossem identificados e os pacientes testados para estabelecer quais as versões que deles possuem, os médicos poderiam prognosticar se uma droga (ou qual dentre as possíveis drogas) teria mais probabilidade de ser efetiva. Isso, discute-se, pouparia dinheiro – e a longo prazo poderia, de fato, significar economia. Mas pode, ainda, ter dois outros efeitos: tornar o desenvolvimento da droga mais dispendioso em vista da necessidade de testar grupos de pessoas com variantes genéticas diferentes e comprovar-se discriminatório, se as empresas farmacêuticas dedicarem todos os seus esforços para desenvolver drogas para as variantes mais comuns. Ninguém, nesse estágio, tem certeza se a medicina personalizada é um sonho, um pesadelo ou uma fantasia.

Quase a mesma coisa é verdade com relação à outra promessa de nosso conhecimento sobre os genes. Se a doença for principalmente causada por um único gene – a Coréia de Huntington é o exemplo clássico, mas extremo – um teste genético permite que os médicos façam certa previsão da probabilidade de o paciente desenvolvê-lo. Porém, não é o caso da maioria das doenças. Elas são causadas pela interação entre hereditariedade e ambiente e em que medida a hereditariedade tem um papel, talvez seja por um efeito combinado de dois ou 20 genes diferentes que interagem entre si. Apesar do entusiasmo dos empresários da biotecnologia e os temores da indústria de seguros, o teste genético para prever nossa probabilidade futura de desenvolver as doenças letais mais comuns, como as doenças cardíacas e de vasos sangüíneos, pode ser limitada. A perspectiva de uma bateria de testes genéticos prognósticos e definidores de vida é remota.

Contudo a idéia, mesmo nas formas mais simples, continua sedutora. Não há dúvidas sobre a razão de ter o Governo Britânico solicitado ao seu órgão consultivo – a *Humans Genetic Commission* (HGC – Comissão de Genética Humana) a avaliação para a criação de um perfil genético completo de cada bebê ao nascimento. A HCG deu-lhe o sinal negativo. No momento, só o custo descarta a idéia de "bebês com códigos de barra", como é conhecida jocosamente a idéia. Qualquer utilidade futura talvez permaneça não comprovada e improvável – se não completamente antiética.

Tratamentos com base em anticorpos têm, conforme previsto, continuado a progredir. Uma droga denominada *bevacizumab*, por exemplo, serve para dar uma idéia do que aconteceu. Para crescer até um tamanho significativo, os tumores devem deflagrar a formação e proliferação de novos vasos sangüíneos para supri-los com oxigênio e nutrientes. O *bevacizumab* interfere, especificamente, nas mensagens químicas que instigam o crescimento tumoral. Enquanto a droga estiver presente, os tumores serão inibidos e não atingirão o tamanho em que representam uma ameaça. O câncer não é eliminado, mas se torna inofensivo.

Em cirurgia, o uso de instrumentação robotizada ainda não fez avanços dramáticos. Isso pode dever-se ao contínuo entusiasmo pela ampliação do âmbito dos procedimentos que podem ser realizados com a utilização de técnicas cirúrgicas de "buraco de fechadura". Estas continuam a realizar cirurgia ortodoxa por meio de uma grande ferida aberta que parecem mais anacrônicas do que nunca. Talvez seja pelo "buraco de fechadura" que a cirurgia robotizada eventualmente encontre seu lugar.

A modalidade de diagnóstico "faça-você-mesmo" deslocou-se da gravidez e do colesterol para a genética. Um simples *swab* (esfregaço) bucal anunciado por uma das várias empresas que oferecem o serviço revelará quais são as variantes dos vários genes que você possui e, portanto, pretenso risco de desenvolver certos distúrbios. Por razões já mencionadas, o valor de tais testes – certamente nesse estágio da arte – é mínimo.

Notavelmente, o painel inteligente capaz de checar a química da sua urina entrará em produção comercial. Entretanto, seu custo é 3 a 5 mil dólares maior que o painel convencional, e aparentemente não tem feito muito progresso além do Japão, seu país de origem.

Um empreendimento que aparentemente cresceu em meados da década de 1990 foi o uso de transplantes de tecido fetal para reparo de lesão ou doença em várias partes do corpo. Mas, na década passada, outra fonte de material transplantável – que, segundo muitos médicos, tem mais do que um grande potencial – começou a se avultar no cenário da pesquisa biomédica: as células-tronco. Embora sua existência em embriões e em alguns órgãos adultos seja conhecida há muito tempo, só as da medula óssea eram exploradas há 10 anos. O trabalho intensivo de laboratório demonstrou como fazer a coleta em tecidos adultos, entre os quais os do cérebro, como extraí-los de embriões, como desenvolvê-las em laboratório e depois influenciar seu destino.

As células-tronco são a fonte de suprimento dos tecidos corporais. Por divisão repetida, as células-tronco encontradas em tecidos adultos são programadas para dar origem a mais células adultas de um tipo específico – pele, osso, sangue ou outro. Muitas células-tronco são inacessíveis ou difíceis de serem cultivadas, e, em qualquer caso, geram células adultas de um tipo. As células-tronco embrionárias, em contrapartida, têm capacidade para originar tipos específicos de células do corpo. As técnicas de manipulação microscópica permitem que elas sejam removidas de embriões. As células-tronco embrionárias de animais e, mais recentemente, de seres humanos, têm sido cultivadas e até persuadidas a se diferenciarem em células de muitas variedades adultas. Os laboratórios ao redor do mundo estão competindo para provar que as células-tronco desse tipo sejam capazes, por exemplo, de reparar lesões do sistema nervoso central ou ajudar um coração danificado a se reparar. Como ocorre na terapia genética, a tradução de esforço em prática clínica pode acrescentar dificuldades imprevistas. De imediato, porém, todos os sinais parecem encorajar; e até os clínicos cautelosos estão otimistas.

Embora a Grã-Bretanha seja o único país em relação à pesquisa especificamente legalizada sobre embriões humanos até a idade de 14 anos, o trabalho continua a causar controvérsia sob o ponto de vista ético. Os opositores prepararam uma abordagem alternativa. Afirmam que talvez seja possível reprogramar células-tronco adultas para providenciar uma gama de tipos teciduais que os clínicos podem especificar. Portanto, dizem, trabalhar em embriões é desnecessário. Talvez estejam certos; mas até que isso fique claro, a maioria dos pesquisadores prefere se voltar aos dois mensageiros.

Não é preciso muito discernimento para profetizar que em medicina, como em qualquer outra área da vida, a computação continuará a desempenhar um papel cada vez mais central. O NHS, por exemplo, envolveu-se em um projeto que provavelmente é o maior em tecnologia da informação não-militar do mundo. A ambição é tripla: digitalizar e armazenar todos os registros de pacientes em computador, com acesso, quando apropriado, a qualquer médico que necessite; segundo, permitir que médicos de cuidados primários agendem as consultas hospitalares de seus pacientes e, terceiro, criar prescrições eletrônicas passíveis de serem enviadas por *e-mail* para uma comunidade farmacêutica de escolha do paciente. Se esse esquema altamente ambicioso será ou não liberado a tempo e dentro do orçamento – e se, de fato, realmente funcionará como se pretende – continua a ser, no momento em que escrevo este texto, um tópico de muita discussão.

A tecnologia computadorizada também gira em torno do crescimento da obtenção de imagens em medicina. O custo em queda e a elevação do poder dos computadores possibilitaram o registro de uma resolução e o detalhamento do que há 10 anos era inimaginável. O mais impressionante é o desenvolvimento de imagens em série do corpo humano: amostragens equivalentes ao fatiamento de um pão e o subseqüente exame de cada uma das superfícies cortadas. E assim como um pão inteiro pode ser reconstituído a partir de suas fatias componentes, da mesma forma o computador poderá montar novamente as sucessivas imagens para criar a aparência tridimensional dos órgãos internos do corpo. Em vez, por exemplo, de examinar o interior do intestino grosso com um colonoscópio, o médico terá condições de fazer uma viagem virtual em seu interior na tela do computador – e verá muito, sem desconforto para o paciente.

O desenvolvimento da imagem por ressonância magnética (MRI) possibilitou a realização de escaneamento sem recorrer aos raios X e sem quaisquer efeitos danosos ao corpo. O tecido mole pode ser escaneado tão prontamente quanto o osso. E as máquinas trabalham com tal velocidade que permite aos médicos registrarem uma seqüência de imagens em rápida sucessão. Isso abriu caminho para a MRI "funcional", um método de imagem que permite que o operador siga as alterações no fluxo do sangue nas várias regiões do cérebro – e portanto, por dedução, as alterações na atividade dessas regiões – em tempo real. Agora é possível procurar diferenças na atividade cerebral associadas a várias tarefas, com estados particulares da mente, ou mesmo em condições clínicas, como depressão ou esquizofrenia. A atividade cerebral pode estar estreitamente correlacionada ao comportamento.

Tudo isso, é claro, é muito dispendioso – e os políticos não são mais aptos para lidarem com o custo da medicina do que há 10 anos. Segundo a análise experimental do Oregon de contenção de custos, o modo real de funcionamento do plano durante seus primeiros cinco anos estava eivado de erros. A linha de corte entre o que seria e o que não seria pago mostrou-se indistinta, e os administradores, às vezes, alteravam os procedimentos de "pagamento" por "categoria" para satisfazer as pressões de clientela ou do governo federal. Nenhum outro estado ou país seguiu o modelo do Oregon.

Assim, uma da metas do Oregon era assegurar que as decisões sobre o que estaria ou não disponível foram tomadas de maneira aberta e explícita e, sugiro, passou a ser uma característica cada vez mais comum dos sistemas médicos – de que o Instituto Nacional de Excelência Clínica (*National Institute for Clinical Excellence* – NICE) do Reino Unido é um exemplo específico. O NHS só paga as novas drogas e certas outras formas de tratamento depois que o NICE tiver dado sua aprovação com base em custo–eficácia. Isso não pôs fim às objeções de pacientes preocupados e clínicos frustrados, mas trouxe alguma unidade e ordem ao que anteriormente era uma desnorteante variedade de *ad hoc* e decisões contraditórias. Anteriormente, a expectativa dos pacientes estava na dependência do local onde viviam.

A atitude pública com relação à ciência na medicina continua a ser tão ambivalente como era em meados da década de 1990. Na Grã-Bretanha, em particular, o surto de EEB, seguido de abate em massa de gado bovino, sem a infundada tranqüilização sobre não haver risco para a saúde humana, minou a confiança do povo. Mais tarde, quando foram amplamente publicadas afirmações não confirmadas de que a vacina tripla contra caxumba/sarampo/rubéola poderia ser uma das causas de autismo, os pais ignoraram as negações da ciência médica mais ortodoxa e baniram a vacina. A experiência da Grã-Bretanha pode ter sido uma manifestação extrema de suspeita contra a ciência, mas, até certo ponto, assombra quase todas as nações ocidentais. Não está claro como e se este conflito mutável e preocupante se resolverá por si mesmo.

Isso quer dizer que as atitudes humanas são, às vezes, inflexíveis. A discussão na Grã-Bretanha sobre o uso de células-tronco embrionárias foi, em geral, conduzida silenciosa e inteligentemente. Uma significativa minoria ficou insatisfeita com a mudança na lei que permite a pesquisa com embriões; mas sua admissão era inteiramente civilizada. Em medicina, o eticamente impensável tem como se tornar aceitável quando sua implementação é abertamente em benefício dos indivíduos e da comunidade. Há 10 anos seria difícil qualquer pressão para encontrar muitas pessoas, profissionais ou leigos, dispostos a expressar a possibilidade da terapia genética de linhagem germinativa; ou seja, proceder a alterações genéticas em células que dão origem aos gametas, assegurando, assim, que a mudança seja transmitida para as gerações futuras. Agora isso também está gradualmente sendo discutido. O mesmo ocorre com relação à eutanásia voluntária: até a profissão médica que, em muitos países, ainda é seu forte antagonista, mostra sinais de atenuação na oposição.

Originalmente, ao considerar a capacidade da medicina científica para se adaptar a circunstâncias mutáveis, lancei mão de três indicadores que considerei estimulantes. Um é o reconhecimento formal da medicina da importância da qualidade de vida do paciente. Essa visão hoje é firmemente defendida – e, em princípio, se nem sempre está em prática, alguns médicos continuam a perseguir a sobrevivência do paciente com a exclusão de tudo o mais.

Outro indicador foi o surgimento de grupos de auto-ajuda e o reconhecimento médico de que as pessoas que já sofrem de uma enfermidade estariam em melhor condição do que os profissionais médicos para oferecer aconselhamento prático sobre a convivência com ela. A década passada viu crescer o envolvimento de esse paciente continuar e até se estender à pesquisa. Os pioneiros foram pacientes americanos vítimas da AIDS e outros ativistas que partiram para o *lobby* – ou, em alguns casos, para o rompimento – os comitês de concessão de prêmios que decidiam sobre a pesquisa e o modo de sua realização. Com a aceitação dos pesquisadores de que realmente os pacientes tinham como contribuir para essas decisões, o confronto deu lugar à cooperação. Há novos casos – a Sociedade da Doença de Alzheimer (*Alzheimer's Disease Society*) – do Reino Unido – em que aos pacientes e/ou membros assistentes cabe a maior parte opinar sobre quais projetos de pesquisa financiar. Parece funcionar.

O terceiro dos meus três indicadores é a tolerância – ou até aceitação – da medicina alternativa pela instituição da medicina ortodoxa. Esse processo continua – mas há motivo para algum nervosismo com relação ao futuro. Há 10 anos, os médicos começavam a reconhecer que os profissionais alternativos eram particularmente bons no que chamo de componente de "cura" da boa medicina. De algumas formas mal definidas, e talvez ingênuas, vislumbrei o crescimento na cooperação em que a atividade dos dois grupos, literalmente se complementaria. Os médicos providenciariam medicamentos específicos que funcionam, principalmente, por produzir mudanças fisiológicas diretas no corpo, enquanto os profissionais alternativos continuariam a mobilizar a capacidade de autocura dos pacientes, em geral para ajudar no seu bem-estar e na doença. Receio que haja o risco de que a antiga arrogância intelectual da medicina científica volte-se para uma direção contrária. Confrontada com a demanda popular quanto ao notório disparate, muitos profissionais ortodoxos parecem agora inclinados a assumir uma visão indevidamente realista, ou até a desistir e adotar uma postura de submissão intelectual. Talvez a relação entre ortodoxia e o marginal dê continuidade à indefinida oscilação.

Sugeri originalmente que os mais dramáticos benefícios da medicina científica seriam vistos em seus efeitos sobre a morbidade e a mortalidade dos pobres. Defendi isso – sob a condição de que não seja o mesmo que dizer que o mundo do pobre receba o suficiente de medicina, ou de seus frutos mais eficazes. A tuberculose não sofreu o devido declínio, nada menos que em função do surgimento de resistência às drogas usadas no tratamento. Como é predominantemente uma doença dos menos privilegiados, há pouco incentivo para as empresas farmacêuticas despenderem seus fundos no desenvolvimento de novos e mais eficazes agentes que a combatam. Os governos e fundações particulares, trabalhando com a indústria farmacêutica, planejam várias colaborações não-lucrativas para desenvolver mais drogas visando às doenças dos pobres. Sua experiência inicial é encorajadora, mas é longa, ainda, a distância a ser percorrida.

Nos países ricos desenvolvidos, a mortalidade por HIV caiu espetacularmente, mas o custo das drogas necessárias para se conseguir isso ainda está fora de alcance dos pobres. O medicamento a longo prazo precisa ser a vacina: algo que, até o momento, tem derrotado os melhores esforços dos pesquisadores. O mesmo é verdadeiro com relação à vacina contra a malária. Em ambos os casos, os pesquisadores sabem os problemas a serem superados, e estão confiantes de que conseguirão. Mas estão menos confiantes com relação a quando isso ocorrerá. O risco de serem processados pelos pacientes que, certos ou errados, acreditam que seus filhos foram lesados por vacinas, tem tornado o campo menos atraente para investimento comercial. Só umas poucas empresas farmacêuticas continuam ativas no desenvolvimento da vacina.

Não existe qualquer razão, ainda, para nos sentirmos confiantes de que o aumento da riqueza venha trazer automática proteção contra a doença infecciosa. Se a AIDS ainda não pôde destruir essa complacência, outra pandemia de *influenza* poderia. O surto de "gripe espanhola" de 1918 matou aproximadamente 50 milhões de pessoas; e os virologistas afirmam que outros episódios desse tipo são inevitáveis. No momento em que escrevo este texto, um surto de gripe aviária no Extremo Oriente mostra alguns dos sinais de advertência. E no século XXI, com suas cidades mais populosas e maiores, bem como a freqüência da viagem de longa distância, o índice de disseminação seria proporcionalmente maior que os surtos do século passado.

O mais encorajador, porém, é que a Organização Mundial da Saúde (OMS) permanece moderadamente otimista com relação a suas chances de sucesso na tentativa de eliminar a pólio. Por volta de 2003, a doença só havia desaparecido de seis países, e o mundo está agora empenhado em um plano estratégico de quatro anos a fim de interromper a transmissão do vírus da poliomielite e abrir caminho para sua erradicação até o fim dessa década ou início da próxima. Enquanto isso, a filariose ainda parece ser uma das doenças com as melhores chances de erradicação. Em 1986, havia 3,5 milhões de casos em todo o mundo; por volta de 2004 esse número caíra para 15.500, todos no Sudão, na África Ocidental.

Para ofuscar todas essas conquistas, há a perspectiva do aquecimento global. Em curto prazo, o pobre – como sempre – sofrerá mais, em grande parte pela maior incidência de doenças infecciosas que esse fato introduzirá. Em longo prazo, todas as apostas estão afastadas – com exceção de uma. Nenhum de nós escapará de suas mais amplas conseqüências.

Guia de Referência

Cronologia

Principais Doenças Humanas

Notas

Leituras Recomendadas

Índice das Personalidades Médicas

Cronologia

Os eventos não médicos selecionados aparecem em **negrito**

a.C.

*c.*9000	**As primeiras plantas e animais domésticos – surgimento das novas doenças humanas**
*c.*4000	**Primeiros centros urbanos (Mesopotâmia)**
*c.*3000	**Invenção da palavra escrita**
*c.*650	A epilepsia é descrita em textos babilônicos
585	Surgimento de Thales de Mileto; início da filosofia grega
430	"Praga" de Atenas (até o ano de 427 a.C.)
428	**Nascimento de Platão**
420	Surgimento de Hipócrates de Cos
399	**Morte de Sócrates**
384	Nascimento de Aristóteles de Stagira
310	Surgimento de Praxágoras de Cos
300	Fundação do Museu e da Biblioteca de Alexandria
*c.*200	Fitologista chinês *Pen T'sao*

d.C.

23	Nascimento de Plínio, O Velho, escritor romano sobre história natural
40	*Sobre Medicina,* de Celsus
60	Surgimento de Dioscorides
*c.*110	Surgimento de Rufus e Soranus (ambos de Éfeso)
129	Nascimento de Galeno, de Pérgamo
140	Reconstrução do Templo de Asclepius de Pérgamo
165	Início da praga, de Antonino (até 169)

CAMBRIDGE
HISTÓRIA DA MEDICINA

313	Legalização do Cristianismo no Império Romano
330	Fundação de Constantinopla, capital ocidental do Império Romano
350	Primeiros hospitais no Império Romano Ocidental
390	Inauguração de um hospital em Roma por Fabíola
512	Publicação da Edição Ilustrada *Sobre a Ciência Médica* de Dioscorides
541	Primeira praga pandêmica (até 749) e a Praga de Justiniano (até 544)
610	**Fundação do Império Bizantino**
618	**Fundação da Dinastia T'ang na China**
632	**Morte de Maomé**
650	Surgimento de Paulo, de Égina
700	Início da "Era das Pragas", no Japão
710	**Invasão da Espanha pelos muçulmanos**
750	**Estabelecimento do Califado de Abbasid em Bagdá**
800	**Coroação de Carlos Magno, Sagrado Imperador de Roma**
c.850	Mais Perguntas e Respostas de Ibn Ishaq
900	Surgimento de ar-Razi
929	**Estabelecimento do Califado em Córdoba**
979	**Reunião da dinastia Sung na China**
1000	Surgimento de al-Zahrawi
1037	Morte de Ibn Sina (Avicena), autor do "Cânon da Medicina"
1066	**Conquista da Inglaterra pelos Normandos**
1080	Escola de Salerno (até 1200)
1095	**As Cruzadas (até 1278)**
1123	Fundação do Hospital São Bartolomeu, em Londres
1136	Fundação do Hospital Pantokrator, em Constantinopla
1187	Morte de Gerardo, de Cremona, tradutor do "Cânon" de Avicena
c.1200	Fundação das Universidades de Paris e de Oxford
1204	**Saque de Constantinopla pelos cruzados latinos**
c.1250	Fundação das primeiras escolas médicas islâmicas, na Turquia; demonstrações anatômicas, em Salerno
1258	**Saque de Bagdá pelos mongóis; fim do califado de Abbasid**
1275	**Chegada de Marco Polo à China**
1280	Morte de Albertus Magnus ("Doutor universal")
1284	Fundação do Hospital Mansuri no Cairo

GUIA DE REFERÊNCIA
CRONOLOGIA

1288	Fundação do Hospital Santa Maria Nuovas em Florença; morte de Ibn-an-Nafis primeiro a descrever a circulação sangüínea pulmonar
c.1315	Primeira dissecação do corpo humano por Mondino dei Liuzzi de Bolonha
1321	Morte de Dante
1337	**Início da Guerra dos 100 anos entre Inglaterra e França (até 1453)**
1347	Início da Peste Negra (término em 1352)
1363	*"Grande Cirurgia"* de Guy de Chauliac
1368	**Fundação da Dinastia Ming na China**
c.1400	Instituição da junta de saúde permanente em Milão
1415	**Captura da Ceuta pelos portugueses – início da expansão européia**
1424	Primeiro regulamento escrito para parteiras em Bruxelas
1453	**Captura de Constantinopla pelos turcos otomanos; fim do Império Bizantino**
c.1455	**Impressão da Bíblia de Gutenberg em Mainz**
1490	Primeira impressão, em latim, dos trabalhos de Galeno
1492	**Queda de Granada; expulsão de árabes e judeus da Espanha; travessia do Oceano Atlântico por Cristóvão Colombo**
1495	Infecção sifilítica do exército de Carlos VIII, durante o cerco de Nápoles
1498	Navegação de Vasco da Gama à Índia através do Cabo da Boa Esperança
1500	Descoberta do Brasil por Portugal, por Pedro Álvares Cabral
c.1510	Tráfico inicial de escravos da África para a América
1519	Início da circunavegação do mundo por Magellan (até 1522); morte de Leonardo Da Vinci; tradução do trabalho "Métodos de Tratamento" de Galeno por Thomas Linacre
1521	**Tomada do Império Asteca pela Espanha, por Cortés**
1525	Impressão do "Corpus Hippocraticus" em latim
1526	**Fundação da Dinastia Mughal na Índia**
1534	**Ruptura entre a Inglaterra e Roma por Henrique VIII**
1540	União, em Londres, dos Cirurgiões e Barbeiros
1541	Morte de Paracelsus
1543	**Descrição do sistema planetário centrado no Sol, por Nicolau Copérnico;** publicação da grande obra de Andreas Versalius sobre a anatomia do corpo humano, "De Humani Corporis Fabrica"
1546	Publicação da primeira versão da Teoria bacteriana das doenças, de autoria de Girolamo Fracastoro "Das Doenças Contagiosas e Contagiantes"
1553	Michael Servetus, médico e teólogo espanhol queimado na fogueira em Gênova

1559	Publicação de "De Anatomia", de Realdo Colombo
1571	Os portugueses estabelecem colônias em Angola
1577	Francis Drake inicia sua circunavegação
1584	Sir Walter Raleigh envia a primeira de três expedições às Américas
1588	Derrota da Armada Espanhola
1590	Morte do cirurgião francês Ambroise Paré
1600	Fundação da Companhia Anglo-Germânica Ocidental da Índias
1601	Estabelecimento da *Poor Law* inglesa
1602	Estabelecimento da Dinastia japonesa de Tokugawa (até 1868)
1603	Fundação da Companhia Alemã das Índias Ocidentais; estudo das veias, por Girolamo Fabrizio
1607	Primeiro povoamento inglês na América – em Jamestown, Virginia
1608	Fundação de Quebec por colonialistas franceses
1610	Primeira cirurgia de cesariana bem documentada, realizada na Alemanha
1611	Versão da Bíblia "Rei James" autorizada
1616	Morte de Shakespeare
1618	Peregrinos vão para o Novo Mundo no navio *Mayflower*
1621	Publicação da obra "Anatomia da Melancolia", de Robert Burton
1628	William Harvey descreve a circulação do sangue
c.1630	Invenção do fórceps obstétrico por Peter Chamberlen
1633	O religioso francês, Vincent de Paul, funda as "Irmãs de Caridade"
1636	Fundação da primeira universidade americana Harvard College
1641	Publicação de "Meditationes de Prima Philosophia", de René Descartes
1642	Abel Tasman descobre a Tasmânia e a Nova Zelândia; morte de Galileu
1644	Fim da Dinastia Ming na China e fundação da Dinastia Qing dos Manchus
1647	Início da primeira epidemia no Novo Mundo, de febre amarela, em Barbados
1648	Obra "Ortus Medicinae" de Johannes Baptiste van Helmont
1653	Descrição do fígado, por Francis Glisson
1658	Aurangzeb, Imperador mongol, começa governar a Índia
1660	Lei de Robert Boyle sobre a relação entre pressão gasosa e volume gasoso; fundação da Real Sociedade de Londres
1663	Marcello Malpighi descreve os pulmões
1665	A Grande Praga de Londres
1666	Thomas Sydenham descreve o tratado sobre as febres; fundação, em Paris, da Academia das Ciências

CRONOLOGIA

1672   Regnier de Graaf descobre os "corpos de Grasaf" nos ovários

1677   Casca de cinchona incluída na Farmacopéia de Londres como um tratamento de febre

1687   **Publicação de *Principia Mathematica* de Isaac Newton**

1690   Publicação da obra de John Locke "Ensaio sobre a Compreensão Humana"

1701   Giacomo Pylarini, de Constantinopla, inocula-se com varíola; fundação da Universidade de Yale

1704   *Optica* de Newton

1705   Raymond Vieussens descreve o ventrículo esquerdo do coração e o trajeto dos vasos sangüíneos coronarianos

1707   **Morte de Aurangzeb e declínio do poder mongol na Índia;** John Floyer introduz a contagem do pulso

1708   Publicação do trabalho "Instituições Médicas" de Herman Boerhaave

1709   A grande praga, na Rússia

1714   Gabriel David Fahrenheit constrói o primeiro termômetro de mercúrio

1717   Giovanni Maria Lancisi sugere que a malária pode ser transmitida por mosquitos; Lady Mary Wortley Montagu introduz a prática turca de inoculação de varíola, na Inglaterra

1721   O fórceps obstétrico é usado por Jean Palfyn

1726   Stephen Hales mede a pressão sangüínea do cavalo; fundação da Escola de Medicina da Universidade de Edimburgo

1728   Pierre Fauchard descreve como extrair um dente

1729   **Primeira apresentação da *Paixão de São Mateus*, de J. S. Bach**

1730   Primeira traqueotomia para tratamento da difteria, por George Martine

1733   Stephen Hales, em seu trabalho *Hemostasia* descreve suas tomadas de pressões arteriais; publicação do trabalho *Osteographia*, de William Cheselden

1735   **Publicação de *Systema Naturae* de Linnaeus**

1736   Primeira apendicectomia bem-sucedida, realizada por Claudius Amyand, na França; o médico americano William Douglass descreve a febre escarlatina

1741   Inauguração do Hospital Foundling em Londres

1745   A Companhia dos Cirurgiões separa-se da Companhia dos Barbeiros em Londres

1747   Primeiro livro sobre fisiologia, de Albrecht von Haller, intitulado *Primae Lineae Physiologiae*; James Lind descobre que frutas cítricas curam o escorbuto

1748   John Fothergill descreve a difteria no trabalho de sua autoria *Irritação Pútrida da Garganta*

1751	Grande instituição pública de saúde mental (Hospital São Lucas) é inaugurada em Londres; Robert Whytt demonstra que a contração pupilar em resposta à luz é um reflexo motor
1752	Feita a primeira abordagem científica da obstetrícia, por William Smellie, em seu trabalho intitulado *"Teoria e Prática ou Tratado das Parteiras"*; René-Antoine Ferchault de Réaumur descobre que a digestão é um processo químico
1753	Publicação do *"Tratado do Escorbuto"* de James Lind
1754	A primeira mulher é graduada em Medicina na Universidade de Halle
1756	Primeira descrição de modelos para falsos dentes, feita por Philipp Pfaff
1759	Caspar Friedrich Wolff mostra que órgãos especializados se desenvolvem de tecidos indiferenciados
1761	Leopold Auenbrugger desenvolve a percussão como técnica para diagnosticar doenças no tórax
1763	Fundação da primeira sociedade médica americana, em New London, Connecticut
1765	John Morgan funda a primeira escola de medicina nos Estados Unidos na Universidade de Pensilvânia, Filadélfia
1766	Albrecht von Haller mostra que a estimulação nervosa controla a ação muscular
1768	**James Cook desenha o mapa da costa da Nova Zelândia e explora a costa leste da Austrália, retornando à Inglaterra em 1771**; Robert Whytt escreve *"Observações sobre hidrocefalia"* – a primeira descrição da encefalite tuberculosa na criança
1771	John Hunter escreve o tratado "A História Natural da Dentição Humana"
1772	**James Cook circunavega os oceanos mais ao sul até 1775**, Antonio Scarpa descobre o labirinto do ouvido
1773	Lazzaro Spallanzani descobre a ação digestiva da saliva
1774	Joseph Priestley descobre o oxigênio; William Hunter publica seu tratado *"Anatomia do Útero Gravídico Humano"*; Franz Mesmer usa a hipnose como tratamento médico
1775	**A Declaração da Independência Americana;** Percivall Pott sugere serem fatores ambientais as principais causas do câncer
1776	**Publicação da obra de Adam Smith** *A Saúde das Nações;* Matthew Dobson demonstra que a "urina doce" do diabético é causada pelo açúcar; John Fothergill descreve, clinicamente, a nevralgia do trigêmeo
1780	Luigi Galvani experimenta a eletricidade e os movimentos musculares
1781	Henry Cavendish determina a composição da água
1784	Goethe, o poeta alemão, descobre o osso intermaxilar humano

GUIA DE REFERÊNCIA
CRONOLOGIA

1785   William Withering introduz o digital *(Digitalis purpurea)* para tratamento da hidropsia

1789   **George Washington se torna o primeiro presidente dos Estados Unidos; começa a Revolução Francesa;** Antoine-Laurent Lavoisier escreve seu *"Tratado de Química Elementar"*

1793   A epidemia de febre amarela rompe na Filadélfia; Mattew Baillie descreve a aparênca de cada órgão no primeiro texto em inglês de anatomia mórbida

1794   Lavoisier é guilhotinado

1795   Thomas Beddoes e Humphry Davy conduzem experiências com o óxido nitroso ou "gás hilariante"; Sir Gilbert Blane torna a ingestão de suco de limão obrigatória na Armada britânica

1796   A primeira vacinação contra o varíola é conduzida por Edward Jenner; C. W. Hufeland publica sua obra *"Macrobiótica ou a Arte de Prolongar Sua Vida"*

1798   Publicação do *"Ensaio dos Princípios da População"*, de autoria de Thomas Malthus

1800   François Bichat estuda as mudanças *post mortem* dos órgãos humanos; o cloro é usado para purificar a água; Davy produz o óxido nitroso em grande quantidade e sugere seu uso como anestésico; Benjamin Waterhouse torna-se o primeiro médico americano a usar a vacina contra varíola

1801   Philippe Pinel advoga um tratamento mais humano para os doentes mentais; Thomas Young descobre a causa do astigmatismo

1804   **Napoleão Bonaparte é coroado Imperador da França; a república negra é estabelecida no Haiti**

1805   **Início da Batalha de Trafalgar;** a morfina é isolada por Frederick Sertürner

1807   **O comércio de escravos é abolido dentro do Império Britânico**

1809   É realizada a primeira ovariotomia (sem anestesia)

1810   Samuel Hahnemann introduz a homeopatia

1811   Charles Bell publica a *"Nova Anatomia do Cérebro"*

1812   Benjamin Rush publica *"Inquérito e Observação Médicas sobre Doenças Mentais"*

1815   **Começa a Batalha de Waterloo; gigantesca erupção do vulcão Tambora, na Indonésia, em abril, mata milhares de pessoas e causa dois invernos gelados na Europa e na América do Norte**

1816   Estetoscópio é inventado por René Laënnec

1817   Tem início a primeira pandemia de cólera; James Parkinson publica seu trabalho *"Sobre a Paralisia com Tremores"*

1818   **Publicado *Frankenstein* de Mary Shelley**

1821	Charles Bell descreve a paralisia facial
1822	**A Libéria é fundada como uma colônia de escravos livres**
1823	William Prout descobre o ácido hidroclórico na secreção gástrica; início da publicação de *The Lancet*
1824	Henry Hickman usa o dióxido de carbono em animais como anestésico geral; começa a segunda pandemia de cólera; Justus von Liebig é nomeado professor de química, em Giessen, aos 21 anos de idade
1825	**Inaugurada a primeira estrada de ferro, unindo Estocolmo a Darlington;** Pierre Bretonneau realiza a primeira traqueotomia
1826	Bretonneau descreve os sintomas da difteria
1827	Richard Bright descreve as doenças renais
1828	Friedrich Wöhler sintetiza a uréia
1829	Johann Schönlein descreve a hemofilia; o escândalo de William Burke e William Hare que assassinavam para conseguir corpos para dissecação
1830	Charles Bell distingue diferentes tipos de nervos
1831	**Charles Darwin se junta à tripulação do HMS *Beagle* (N. do T.: *Her* ou *His Majesty Ships*);** começa a cólera epidêmica na Europa; o químico americano Samuel Guthrie descobre o clorofórmio
1832	**Reforma de Bill na Inglaterra;** Pierre-Jean Robiquet isola a codeína; o Ato de Anatomia de Warburton legaliza o comércio de cadáveres para dissecação anatômica na Inglaterra; Thomas Hodgkin descreve o câncer nos gânglios linfáticos
1834	**Promulgada a Nova Lei dos Pobres na Inglaterra;** o amálgama é usado pelos dentistas para obturações dentárias; publicado o trabalho de Pierre Louis *"Ensaios sobre o Aprendizado Clínico"*
1837	**A Rainha Victoria sobe ao trono britânico**
1838	Início de Atos de Registros na Inglaterra (nascimentos, mortes e casamentos)
1839	Início da terceira pandemia de cólera; Theodor Schwann define a célula como a unidade básica da estrutura animal
1840	**Início da Primeira Guerra do Ópio entre a China e a Inglaterra;** a *quaker* inglesa Elizabeth Fry funda o Instituto de Enfermagem de Londres
1841	F.G.J. Henle publica o tratado de anatomia microscópica
1842	Publicado o *"Relatório sobre as Condições Sanitárias da População Trabalhadora da Grã-Bretanha"*, de autoria de Edwin Chadwick
1844	Horace Wells usa o óxido nitroso para extrair seu próprio dente, sem dor
1845	**Primeiro fracasso da colheira de batata na Irlanda**

CRONOLOGIA

1846   Constituída a Instituição Smithsoniana estabelecida em Washington DC (aberta em 1855); William Morton usa o éter como anestésico no Hospital Geral de Massachusetts

1847   James Young Simpson usa o clorofórmio para aliviar a dor do parto natural; Karl Ludwig inventa o quimógrafo

1848   Primeira Lei de Saúde Pública estabelece o Comitê Geral de Saúde na Inglaterra, dirigido por lideranças médicas da saúde; Ignaz Semmelweis introduz a anti-sepsia em Vienna

1849   Nos Estados Unidos, Elizabeth Blackwell torna-se a primeira mulher a se qualificar como médica nos tempos modernos; Thomas Addison descreve a anemia

1851   Hermann von Helmholtz introduz o oftalmoscópio

1853   **Início da exploração da África por David Livingstone**; a vacinação contra varíola torna-se compulsória na Inglaterra; John Snow administra clorofórmio à Rainha Victoria no nascimento do Príncipe Leopold

1854   **Início da Guerra da Criméia (término em 1856)**; John Snow rompeu a bomba da água da Broad Street em Londres

1855   Thomas Addison descreve a doença da deficiência hormonal que resulta em disfunção das glândulas supra-renais

1856   Primeira tinta sintética – mauvina – feita por William Perkin

1858   Lei da Reforma Médica determina o Registro e Conselho Geral Médico na Grã-Bretanha; primeira edição de *"Anatomia"* de Gray; em seu trabalho intitulado *"Patologia Celular"*, Rudolf Virchow demonstra que toda célula é um produto de outra célula do organismo

1859   **Charles Darwin escreve *"A Origem das Espécies"***

1860   Fundada a Escola de Enfermagem de Nightingale no Hospital São Tomas, em Londres

1861   **Explosão da Guerra Civil Americana**; Louis Pasteur descobre as bactérias anaeróbicas

1863   Etienne-Jules Marey inventa a esfigmografia; início da quarta pandemia de cólera

1864   Fundada a Cruz Vermelha Internacional

1865   **Fim da Guerra Civil Americana e da escravidão nos Estados Unidos; Gregor Mendel descreve o hibridismo**; Joseph Lister introduz o fenol como um desinfetante em cirurgia

1866   Thomas Allbutt desenvolve o termômetro clínico

1867   **A Rússia vende o Alasca para os Estados Unidos; estabelecido o domínio do Canadá**; primeiro congresso médico internacional em Paris

1869 **Abertura do Canal Suez**; Jacques Reverdin descreve os transplantes de pele; Sophia Jex-Blake matricula-se em medicina na Universidade de Edimburgo (mas a universidade reverte a decisão em 1873)

1871 Publicação de *A Origem do Homem* de Darwin

1873 William Osler descreve as plaquetas sangüíneas

1874 Louis Pasteur sugere a colocação de instrumentos em água fervente para esterilizá-los; Sophia Jex-Blake inaugura a primeira Escola de Medicina para Mulheres de Londres (depois o Hospital Real Livre)

1875 A Lei de Saúde Pública é aprovada na Grã-Bretanha

1876 **Alexander Graham Bell patenteia o telefone inventado por ele**; Robert Koch identifica o bacilo do antraz; Lei de Crueldade aos Animais é aprovada na Grã-Bretanha; descoberta a conexão entre pâncreas e *diabetes mellitus*

1879 Patrick Manson descobre que os mosquitos transmitem a filaríase

1880 Charles Laveran isola o parasita sangüíneo causador da malária

1881 Início da quinta pandemia de cólera; fundado o Instituto de Parteiras em Londres; Louis Pasteur desenvolve uma vacina contra o antraz

1882 **Erupção do vulcão Krakatoa, no Estreito de Sunda (N. do T.: ilha do arquipélago malaio)**; Robert Koch isola o bacilo da tuberculose; introduzida a cirurgia para remoção da vesícula biliar

1883 Robert Koch descobre o vibrião da cólera

1884 Elie Metchnikoff descreve a fagocitose

1885 Louis Pasteur desenvolve a vacina anti-rábica

1886 **Descobre-se ouro em Witwatersrand, no sul da África**

1889 **Brasil sai do domínio português**; aberto o Hospital Johns Hopkins em Baltimore

1890 Emil von Behring e Shibasabura Kitasato desenvolvem vacinas contra tétano e difteria; William Halsted introduz as luvas cirúrgicas

1893 Jean Charcot escreve sobre o uso do hipnotismo; Daniel Williams realiza a primeira cirurgia de coração aberto em Chicago; fundada a Escola de Medicina do Hospital Johns Hopkins

1894 **Nicholas II torna-se o último Czar da Rússia**; primeiro uso da antitoxina diftérica na Grã-Bretanha, por Charles Sherrington

1895 Wilhelm Röentgen descobre os raios X; Elie Metchnikoff sucede Louis Pasteur na direção do Instituto Pasteur em Paris

1896 Antoine Becquerel descobre a radiação; Scipione Riva-Rocci inventa um aparelho para medir a pressão venosa

CRONOLOGIA

1897   Ronald Ross localiza o parasita da malária no mosquito *Anopheles;* lançado o primeiro dos sete volumes dos *"Estudos da Psicologia do Sexo"* de Havelock Ellis

1898   Edição do livro *Doenças Tropicais* de Patrick Manson; Pierre e Marie Curie obtêm rádio do urânio

1899   **Início da guerra de Boer (término em 1902);** sexta pandemia de cólera; fundada a Escola de Higiene e Medicina Tropical de Londres; descoberta da aspirina

1900   Lançada a obra de Sigmund Freud *"A Interpretação dos Sonhos";* Karl Landsteiner identifica os quatro maiores grupos sangüíneos do homem (A, O, B e AB); fundada a Comissão de Febre Amarela do Exército Americano

1901   **Morte da Rainha Victoria;** primeiros prêmios Nobel

1902   William Bayliss e Ernest Starling descobrem o hormônio secretina; a Lei de Registro das Parteiras é aprovada na Grã-Bretanha

1903   **Os irmãos Wright voam em uma aeronave propulsionada a petróleo;** Willem Einthoven descreve o primeiro eletrocardiograma

1904   Fundado em Nova Iorque o Instituto Rockefeller para Pesquisas Médicas

1905   George Washington Crile realiza a primeira transfusão sangüínea direta; J. B. Murphy desenvolve o primeiro quadril artificial

1906   Frederick Gowland Hopkins começa experiências envolvendo "fatores alimentares adjuvantes" (vitaminas); Charles Sherrington escreve o clássico da Neurologia *"A Ação Interativa do Sistema Nervoso"*

1907   John Scott Haldane desenvolve o método de trazer mergulhadores de profundidades à superfície em segurança

1908   Sintetizada, pela primeira vez, a sulfanilamida

1909   **Produção industrial de plásticos começa após o desenvolvimento da baquelita; Robert Peary e Matthew Hensen alcançam o Pólo Norte;** publicação de *"Erros do Metabolismo do Recém-Nascido"* de Archbibald Edward Garrod

1910   Paul Ehrlich anuncia a descoberta do Salvarsan para tratamento da sífilis – o começo da quimioterapia moderna

1911   **Roald Amundsen atinge o Pólo Sul;** Lei de Segurança Nacional estabelece o primeiro esquema de seguro médico estatal na Grã-Bretanha; William Hill desenvolve o primeiro gastroscópio rígido

1912   **O navio Titanic afunda em sua viagem inaugural;** Harvey Cushing escreve a obra *"A Glândula Pituitária e Seus Distúrbios";* Casimir Funk cunha o termo "vitamina"

1913	John Jacob Abel desenvolve o primeiro rim artificial; criação do Comitê de Pesquisa Médica (conselho a partir de 1920) na Grã-Bretanha
1914	**Explosão da Primeira Guerra Mundial; abertura do canal do Panamá;** Alexis Carrel realiza a primeira cirurgia cardíaca com sucesso em um cão; Henry Dale descobre o neurotransmissor acetilcolina em fungo (N. do T.: qualquer fungo do gênero *Claviceps*, que infecta vários tipos de cereais)
1916	**Albert Einstein publica a *Teoria Geral da Relatividade;*** Walter Gaskell nomeia o sistema nervoso involuntário; Margaret Sanger funda a primeira clínica de controle de natalidade na América, no Brooklyn, Nova Iorque
1917	Carl Jung publica sua obra *"Psicologia do Inconsciente"*
1918	**Fim na Primeira Guerra Mundial;** início da pandemia da gripe
1919	**Ernest Rutherford subdivide o átomo; primeira travessia do Oceano Atlântico pelo ar**
1920	**Criação da Liga das Nações;** criação da Clínica Tavistock, primeiro centro de ensino do Reino Unido para ensinamento das idéias psicanalíticas de Freud
1921	Marie Stopes abre a primeira clínica de controle da natalidade em Londres; F. G. Banting e C. H. Best isolam a insulina
1922	**Fundação da USSR (União das Repúblicas Socialistas Soviéticas)**
1923	**Formação da República Turca – fim do Império Otomano;** Albert Calmette e Camille Guérin desenvolvem a vacina BCG para a tuberculose
1926	Primeira enzima cristalizada (urease) pelo bioquímico americano James B. Sumner
1927	Philip Drinker e Louis Shaw desenvolvem o "pulmão de aço"
1928	Alexander Fleming descobre a penicilina no mofo; Albert Szent-Györgyi isola a vitamina C
1929	**Quebra de Wall Street (N. do T.: Bolsa de Valores de Nova Iorque);** Henry Dale e H.W. Dudley demonstram a transmissão química dos impulsos nervosos; Werner Forssman desenvolve o cateter cardíaco
1932	Armand Quick introduz o teste de medida da capacidade de coagulação do sangue; Gerhard Domagk descobre a primeira sulfa, o Prontosil
1935	Desenvolvimento da lobotomia pré-frontal para tratamento das doenças mentais; criação do primeiro banco de sangue nos Estados Unidos, na Clínica Mayo, em Rochester; *"Ratos, Lêndeas e História"* escrito por Hanz Zinsser
1936	Ugo Cerletti descreve a terapia eletroconvulsiva
1937	Desenvolvimento da vacina contra a febre amarela por Max Theiler; desenvolvimento do primeiro anti-histamínico por Daniel Bovet; Charles Dodds descobre a síntese do estrogênio (estilboestrol)

CRONOLOGIA

1938 A Lei de Seguridade Social da Nova Zelândia estabelece o pioneirismo do serviço médico estatal; John Wiles desenvolve o primeiro quadril artificial usando aço inoxidável

1939 **Explosão da Segunda Guerra Mundial**

1940 Howard Florey e Ernst Chain desenvolvem a penicilina como antibiótico; Karl Landsteiner descobre o fator Rh (N. do T.: Rhesus) no sangue

1941 Norman Gregg mostra os riscos da coincidência de rubéola na gravidez, como a catarata e outras anormalidades na criança

1942 Relatório de William Beveridge pavimenta os caminhos para a idéia do Serviço Nacional de Saúde na Grã-Bretanha

1943 Wilhelm Kolff idealiza e cria a primeira máquina de diálise renal; Selman Waksman descobre o antibiótico estreptomicina

1944 Alfred Blalock realiza a primeira operação da "criança azul" (N. do T.: comunicação interventricular)

1945 **Fim da Segunda Guerra Mundial e início da Guerra Fria**; a fluoretação da água é introduzida nos Estados Unidos para evitar as cáries dentárias

1946 **Primeiro Encontro da Assembléia Geral das Nações Unidas, em Nova Iorque**; início dos primeiros testes clínicos randomizados com a estreptomicina para tratamento da TB (N. do T.: tuberculose pulmonar)

1948 As Nações Unidas criam a Organização Mundial da Saúde; instituído o Serviço Nacional de Saúde na Grã-Bretanha e o primeiro Instituto Nacional de Saúde nos Estados Unidos; Philip Hench descobre que a cortisona pode ser usada na artrite reumatóide

1951 John Gibbon desenvolve a máquina "coração-pulmão artificial" e opera (1953) o primeiro paciente usando esta máquina, com sucesso

1952 Douglas Bevis desenvolve a amniocentese; a cirurgia de "coração aberto" começa com a implantação de valvas cardíacas artificiais

1953 E. A. Graham e E. L. Wynder mostram que o tabaco pode causar câncer em camundongos; James Watson e Francis Crick determinam a estrutura de dupla hélice do DNA

1954 Relizado o primeiro transplante renal com sucesso; criação das lentes de contato de plástico

1957 **Tratado de Roma – dando início ao estabelecimento (1958) da Comunidade Econômica Européia**; Albert Sabin desenvolve a vacina contra poliomielite; Clarence Lillehei desenvolve o primeiro marca-passo cardíaco compacto

1958 Ian Donald usa o ultra-som para diagnosticar distúrbios fetais

1961 Início da sétima pandemia de cólera

1962	Crise gerada pelos mísseis instalados em Cuba; o *laser* é usado pela primeira vez em cirurgia oftálmica; condenação da talidomida
1963	A vacina contra o sarampo é liberada nos Estados Unidos; realizado o primeiro transplante hepático por Thomas Starzl; lançado no comércio o tranquilizante valium
1964	**Explosão da Guerra do Vietnã entre o Vietnã do Norte e os Estados Unidos (até 1973);** diálise renal doméstica introduzida nos Estados Unidos e na Grã-Bretanha
1966	**Início da Revolução Cultural na China**
1967	Introduzida a mamografia para diagóstico do câncer mamário; Christiaan Barnard realiza o primeiro transplante cardíaco no homem; Rene Favaloro desenvolve a cirurgia de pontes coronarianas; Marburg descortina a causa viral de doenças
1969	**Neil Armstrong pisa na lua;** primeira tentativa de uso do coração artificial no ser humano; Patrick Steptoe e Robert Edwards anunciam a fertilização do óvulo humano fora do corpo da mulher
1972	A tomografia computadorizada axial é introduzida comercialmente como método de diagnóstico médico por imagens; primeira apresentação do drama hospitalar *MASH* em rede de televisão, baseado na Coréia
1976	Epidemia causada pelo virus Ébola no Sudão e no Zaire
1978	Nascimento do primeiro "bebê de proveta", na Inglaterra
1979	O mundo é declarado livre da varíola
1980	Desenvolvimento experimental da vacina contra a hepatite B
1981	A AIDS (N. do T.: Síndrome da Imunodeficiência Adquirida – SIDA) é reconhecida pelos Centros Americanos para Controle de Doenças
1983	Primeira transferência de embrião humano com sucesso
1986	Instalação oficial do Projeto do Genoma Humano; descoberto o gene causador da distrofia muscular
1991	**Colapso da União das Repúblicas Socialistas Soviéticas (USSR)**
1994	As Américas são declaradas zonas livres de poliomielite
1995	A Organização Mundial de Saúde desenvolve e distribui a vacina contra a malária

Principais Doenças Humanas

Doenças	Causas	Meios de transmissão
Ancilostomíase	Parasitas nematódeos *(Ancylostoma duodenale)*	Penetração ativa pela pele, geralmente pelos pés, em solo contaminado
Ascaridíase	Verme *(Ascaris lumbricoides)*	Consumo de ovos maduros do parasitas pela ingestão de alimentos e água contaminados com fezes humanas
Beribéri	Deficiência de tiamina	Historicamente tem afetado pessoas submetidas a dietas centradas em arroz
Brucelose	Bactéria *(Brucella)*	Contato com animais infectados
Caxumba	Vírus	Humanos a humanos
Cólera	Bactéria *(Vibrio cholerae)*	Passagem das fezes à boca, geralmente através de água contaminada
Coqueluche	Bactéria *(Bordetella pertussis)*	Principalmente através do ar
Dengue	Arbovírus	Mosquitos *(Aedes aegyptii)* infectados sugadores de sangue
Desnutrição protéica	Dieta pobre em proteínas	Atinge mais crianças de países subdesenvolvidos, agrava por infecções intercorrentes

Continua

Doenças	Causas	Meios de transmissão
Difteria	Bactéria (*Corynebacterium diphtheriae*)	Humanos a humanos
Disenteria Amebiana	Ameba (*Entamoeba histolytica*)	Ingestão de água e alimentos contaminados
Doença de Carrion	Bactéria (*Bartonella*)	Mosquitos (flebótomos) sugadores de sangue
Doença de Chagas (Tripanossomose americana)	Protozoose (*Trypanosoma cruzi*)	Comensais de animais domésticos, transmitida ao homem pelos insetos (triatomídeo ou "barbeiro") infectados
Doença de Vírus de Marburg	Vírus	Aparentemente através de sangue e de animais infectados (macacos) para humanos
Doença do Sono (Tripanossomíase africana)	Protozoário (*Trypanosoma brucei*)	Picada de mosca tsé-tsé
Doença do Vírus do Ebola	Vírus	Agulhas e seringas não esterilizadas e outras rotas ainda desconhecidas
Dracunculíase	Nematódio (*Dracunculus medinensis*)	Ingestão de água contaminada
Encefalite letárgica (Doença do Sono)	Vírus	Parece acompanhar e seguir epidemias de gripe
Ergotismo	Fungos do gênero *Claviceps* (*Claviceps purpurea*)	Ingestão de grãos ou alimentos de grãos contaminados pelo fungo
Erisipela (Doença de Santo Antônio)	Bactéria (*Streptococcus*)	Transmissão a partir de pessoas infectadas através de instrumentos cirúrgicos, ferimentos e contato direto

Guia de Referência
Principais Doenças Humanas

Doenças	Causas	Meios de transmissão
Escorbuto	Deficiência de ácido ascórbico (vitamina C)	Afeta pessoas submetidas a dietas pobres em frutas cítricas e frescas e vegetais (p. ex., marinheiros)
Esquistossomíase (Bilharzíase)	Trematódeo (*Schistosoma*)	Penetração pela pele geralmente das pernas em águas contaminadas
Febre amarela	Vírus	Picadas de mosquitos, sobretudo *Aedes*
Febre das Montanhas Rochosas	Riquétsia	Carrapatos
Febre do Vale	Vírus	Mosquitos sanguessuga
Febre escarlatina	Bactéria (*Streptococcus*)	Contato íntimos entre humanos
Febre hemorrágica Argentina	Vírus	Doenças de roedores; provavelmente infecta o homem através de contato ou alimentos contaminados com excreções de roedores
Febre hemorrágica boliviana	Vírus	Doença de roedores que provavelmente infecta o homem através de água, ar e alimentos contaminados
Febre Lassa	Vírus	Urina de roedores, e depois de humanos para humanos
Febre recorrente	Bactéria espiroqueta (*Borrelia*)	Lêndeas e carrapatos
Febre tifóide e Paratifóide	Bactéria (*Salmonella*)	Passagem das fezes para a boca
Filaríase (incluindo a elefantíase)	Parasitas (Nematódio filarial)	Mosquitos infectados

Continua

Doenças	Causas	Meios de transmissão
Hepatites A e B	Vírus	Hepatite A pela ingestão de água e alimentos contaminados; Hepatite B pela transfusão de sangue contaminado
Influenza (gripe)	Vírus	Humanos a humanos (animais em reservatórios)
Leishmaniose	Protozoários (*Leishmania*)	Mosquitos sanguessuga
Lepra	Bactéria (*Mycobacterium leprae*)	Humanos a humanos após longos períodos de contato
Leptospirose (Doença de Weil)	Bactéria espiroqueta (*Leptospira*)	Contato com animais contaminados, sobretudo por sua urina
Malária	Protozoários (*Plasmodium*)	Mosquitos sanguessuga, sobretudo o *Anopheles*
Oncocercíase	Nematódeo filarial (*Onchocerca*)	Mosquitos sanguessuga
Pelagra	Deficiência de niacina (Vitamina B_3)	Historicamente tem afetado pessoas com dietas centradas em milho
Pinta	Bactéria espiroqueta (*Treponema*)	Contato de pele a pele de humanos
Poliomielite (pólio)	Vírus	Passagem das fezes para a boca
Praga	Bactéria (*Yersinia pestis*)	Mosquitos sanguessuga contaminados por outros animais (ratos)
Rubéola	Vírus	Humanos a humanos
Rubéola (Sarampo alemão)	Vírus	Humanos a humanos
Sífilis não venérea	Bactéria espiroqueta (*Treponema pallidum*)	Humanos a humanos, geralmente crianças, pelas secreções, como a saliva
Sífilis venérea	Bactéria espiroqueta (*Treponema pallidum*)	Intercurso sexual ou de mãe para o filho (pelo sangue)

GUIA DE REFERÊNCIA
PRINCIPAIS DOENÇAS HUMANAS

Doenças	Causas	Meios de transmissão
Síndrome da Imunodeficiência Adquirida – SIDA – AIDS	Vírus (HIV-1 e HIV-2)	Coito; transfusões sangüíneas; uso de drogas intravenosas; gravidez, para a criança
Tétano	Bactéria *(Clostridium)*	Ferimentos, geralmente em presença de terra
Tifo (febre do carneiro; febre da prisão)	Riquétsia	Picadas de moscas, piolhos, lêndeas
Tracoma	Bactéria *(Chlamydia trachomatis)*	De olho para olho através dos dedos; de moscas varejeiras; de mãe para criança de colo
Triquinose	Nematódeo *(Trichinella spiralis)*	Consumo de carnes mal cozidas, principalmente de porco
Tuberculose	Bacilo *(Mycobacterium tuberculosis)*	Humanos a humanos
Tularemia (Febre do coelho)	Bactéria *(Francisella tularensis)*	Contatos com animais infectados
Varicela	Vírus	Humanos a humanos
Varíola	*Pox vírus*	Humanos a humanos, principalmente por perdigotos

Notas

Introdução
1 Lord Horder, "Whither medicine", *British Medical Journal* vol. i (1949), pp. 557-60 (quote p. 58).
2 Lewis Thomas, "Biomedical science and human health – the long-range prospects". Paper presented at a Festschrift in honour of Dr Otto Westphal, Freiberg, 1 February 1978.

Capítulo 2
1 Quoted in J. V Kinnier Wilson and E. H. Reynolds, "A Babylonian treatise on epilepsy", *Medical History* vol. 34 (1990), p. 192.
2 Quoted in H. E, Sigerist, *A History of Medicine I: Primitive and Archaic Medicine* (New York, Oxford University Press, 1951), p. 324.
3 Ibid, p. 334.
4 Margery Kempe, *The Book of Margery Kempe* (Penguin Books, 1985); quoted by R. Porter, *A Social History of Medicine* (London, Weidenfeld & Nicolson, 1987), p. 108.

Capítulo 3
1 Quoted in Timothy P. Weber, "The Baptist tradition", in Ronald L. Numbers and D. W. Amundsen (eds.), *Caring and Curing: Health and Medicine in the Western Religious Tradition* (New York, Macmillan, 1986), p. 291.
2 Quoted in Richard Palmer, "The Church, leprosy and the plague in Medieval and Early Modern Europe", in W. J. Sheils (ed.), *The Church and Healing* (Oxford, Basil Blackwell, for the Ecclesiastical History Society, 1982), pp. 79-100 (quote p. 97).
3 W. H. S. Jones (transl.), "The sacred disease", in *Hippocrates* (London, Heinemann, 1923), vol. 2, p. 141.
4 N. D. Jewson, "The disappearance of the sick man from medical cosmology, 1770-1870", *Sociology* vol. 10 (1976), pp. 225-44.
5 Michaela Reid, *Ask Sir James* (London, Hodder & Stoughton, 1987), p. 201.
6 E. L. Griggs (ed.), *Collected Papers of Samuel Taylor Coleridge*, vol. I (Oxford, Clarendon Press, 1965), p. 256: Coleridge to Charles Lloyd, Sr., 14 November 1796.

7 Gustav Broun, "The amputation of the clitoris and labia minora: a contribution to the treatment of vaginismus"; transt. from the German by Jeffrey Moussaieff Masson in *A Dark Science: Women, Sexuality, and Pyschiatry in the Nineteenth Century* (New York, The Noonday Press, 1988), pp. 128-38.
8 Thomas Beddoes, *Essay on the Causes, Early Signs, and Prevention of Pulmonary Consumption for the Use of Parents and Preceptors* (Bristol, 1799), p. 6.
9 Quoted in Susan Sontag, *Illness as Metaphor* (London, Allen Lane, 1979), p. 29.
10 Quoted in W. S. Lewis (ed.), *The Yale Edition of Horace Walpole's Correspondence*, 48 vols (New Haven, Yale University Press, 1937-83), vol. 25, p. 402.
11 Quoted in R. W. Chapman (ed.), *The Letters of Samuel Johnson*, 3 vols (Oxford, Clarendon Press, 1952), letter 891, vol. 3, p. 81.
12 Quoted in J. W. Warter (ed.), *Southey's Common-Place Book* (London, Longman, 1831), p. 551.
13 "Bec's birthday", in Harold Williams (ed.), *The Poems of Poems of Jonathan Swift*, 3 vols (Oxford, Clarendon Press, 1937), vol. 2, p. 761.
14 Edward Shorter, *From Paralysis to Fatigue: A History of Psychosomatic Illness in the Modern Era* (New York, Free Press, 1992).
15 W. H. Helfand, "James Morison and his pills", *Transactions of the British Society of the History of Pharmacy* vol. 1 (1974), pp. 101-35.
16 Charles E. Rosenberg and Janet Golden (eds.), *Framing Disease: Studies in Cultural History* (New Brunswick, NJ, Rutgers University Press, 1992).

Capítulo 4

1 [George] Bernard Shaw, Preface (1911) to *The Doctor's Dilemma: A Tragedy* (Harmondsworth, Penguin, 1946), p. 76.
2 William Buchan, *Domestic Medicine: Or, A Treatise on the Prevention and Cure of Disease,* 10th edn (London, 1788; first published 1769), pp. 162-3.
3 Adolf Kussmaul, *Jugenderinnerungen* (Stuttgart, 1922), pp. 222-3.
4 W. Brockbank and F. Kenworthy (eds.), *The Diary of Richard Kay, 1716-51, of Baldingstone, near Bury: A Lancashire Doctor* (Manchester, Chetham Society, 1968), pp, 162-4.
5 Arthur E. Hertzler, *The Horse and Buggy Doctor* (New York, 1938), p. 117.
6 James B. Herrick, *Memoirs of Eighty Years* (Chicago, University of Chicago Press, 1949), pp. 100-1.
7 Edward Sutleffe, *Medical and Surgical Cases: Selected During a Practice of Thirty-eight Years* (London, 1824), pp. 409-10.
8 Benjamin Rush, "Observations and reasoning in medicine" (1791), in Dagobert D. Runes (ed.), *The Selected Writings of Benjamin Rush* (New York, Philosophical Library, 1947), p. 249.

NOTAS

9 William Douglass, *A Summary, Historical and Political, of the ... Present State of the British Settlements in North America*, 2 vols (Boston, 1755), vol. 2, pp. 351-2.
10 *The Spectator in Four Volumes* (London, Dent, 1945), vol. 1, (24 March 1711), pp. 64-5.
11 D[aniel] W. Cathell, *The Physician Himself and What He Should Add to the Strictly Scientific* (Baltimore, 1882), p. 139.
12 Q. J. C. Yeatman, quoted in I. S. L. London, "The origin of the general practitioner", *Journal of the Royal College of General Practitioners* vol. 33 (1933), pp. 13-18.
13 Karl Stern, *The Pillar of Fire* (New York, Harcourt, 1951), pp. 102-3.
14 Hertzler, *Horse and Buggy Doctor* (1938), op. cit. (note 5), pp. 101-10.
15 D[aniel] W. Cathell, *Book on the Physician Himself from Graduation to Old Age*, Crowning edn (Philadelphia, 1924), p. 132.
16 Hertzler, *Horse and Buggy Doctor* (1938), op. cit. (note 5), p. 9.
17 William Victor Johnston, *Before the Age of Miracles: Memoirs of a Country Doctor* (Toronto, Fitzhenry and Whiteside, 1972), p. 58.
18 Quoted in Walter Rivington, *The Medical Profession* (London, 1879), pp. 338-9.
19 Anon, "St Bartholomew's Hospital: Casualty Department", *The Lancet* vol. i (11 January 1879), pp. 59-60 (quote p. 60).
20 Joseph McDowell Mathews, *How to Succeed in the Practice of Medicine* (Philadelphia, 1905), p. 133.
21 George T. Welch, "Therapeutical superstition", *Medical Record* vol. 44 (8 July 1893), pp. 33-8 (quote p. 35).
22 A. Conan Doyle, *The Srark Maine, Letters* (London, 1895), 1). 208.
23 Robert I. Lee and Lewis Webster Jones, *The Fundamentals of Good Medical Care* (Chicago, 1922, Publications of the Committee on the Costs of Medical Care, no. 22), p. 244.
24 James Mackenzie, *The Future of Medicine* (London, 1919), p. 171.
25 Quoted in Erna Lesky, *Die Wiener Medizinische Schule im 19. Jahrhundert* (Graz: Böhlau, 1978), pp. 146-7.
26 Bernhard Naunyn, *Erinnerungen, Gedanken und Meinungen* (Munich, 1925), p. 516.
27 Jacob Bigelow, "On the medical profession and quackery" (1844), in Bigelow, *Modern Inquiries: Classical, Professional, and Miscellaneous* (Boston, 1867), pp. 199-215 (quote p. 214).
28 Oliver Wendell Holmes, "Currents and counter-currents in medical science" (1860), in Holmes, *Medical Essays, 1842-1882* (Boston, 1911), pp. 173-208 (quotes pp. 184, 203-4).
29 William Osler, *The Principles and Practure of Medicine* (New York, 1892), p. 75.
30 Hertzler, *Horse and Buggy Doctor* (1938), op. cit. (note 5), pp. 99-100.
31 Max Neuburger, *Hermann Nothnagel: Leben und Wirken cities deutschen Klinikers* (Vienna, 1922), pp. 146, 159, 162, 406, n. 20.

32 [Autobiography] *Barney, Sachs,* 1854-1944 (New York: privately, printed, 1949), p. 48.
33 Quoted in C[larence] B. Farrar, "The four doctors", in *Proceedings of the Seventh Annual Psychiatric Instute, September 16, 1959* (Princeton: New Jersey, 1959), pp. 105-16 (quote p. 110).
34 C.B.F. [Clarence B. Farrar], "I remember Oster, Psychotherapist", *American Journal of Psychiatry* vol. 121 (1965), pp. 761-2 (quote p. 762).
35 Lewellys F Barker, *Time and the Physician* (New York, 1942), p. 270.
36 G[eorge] Canby Robinson, *The Patient as a Person: A Study of the Social Aspects of Illness* (New York, 1939), pp. 9-10, 410-14.
37 Francis Weld Peabody, *The Care of the Patient* (Cambridge, 1927), p. 34.
38 William R. Houston, *The Air of Treatment* (New York, 1936), pp. 72, 74.
39 Cathell, *Book on the Physician Himself* (1924), op. cit. (note 19), pp. 63-4.
40 Guy de Maupassant, *Mont-Oriol* (Paris: Gallimard, 1976, first publ. 1887), p. 238.
41 Joseph S. Collings, "General practice in England today: a reconnaissance", *The Lancet* vol. i (25 March 1950), pp. 555-85 (quote p. 577).
42 Rivington, *The Medical Profession* (1879), op. cit. (note 23), p. 54.
43 Wilmot Herringham, "The consultant", *British Medical Journal* vol. 2 (10 Jul), 1920), pp. 36-8 (quote p. 36).
44 John Brotherston, "Evolution of medical practice", in Gordon McLachlan and Thomas McKeown (eds.), *Medical History and Medical Care* (London, Oxford University Press, 1971), pp. 87-125 (quote p. 108).
45 Cathell, *Book on the Physician Himself* (1924), op. cit. (note 19), p. 33.
46 Naunyn, *Erinnerungen* (1925), op. cit. (note 38), pp. 164-5.
47 Ralph W. Tuttle, "The other side of country practice", *New England Journal of Medicine* vol. 199 (1 November 1928), pp. 874-7 (quote p. 876).
48 W. Stanley Sykes, *A Manual of General Medical Practice* (London, 1927), pp. 54-5.
49 Keith Hodgkin, *Towards Earlier Diagnosis in Primary Care* (1963), 4th edn (Edinburgh, Churchill Livingstone, 1978), p. ix.
50 J. M. Last, "The iceberg: 'Completing the clinical picture' in general practice", *The Lancet* vol. ii (6 July 1963), pp. 28-31 (quote p. 30).
51 Sykes, *A Manual of General Medical Practice* (1927), op. cit. (note 61), p. 2.
52 John H. Budd. "Art vs. science in medicine: a look at public perception of physicians", *Postgraduate Medicine,* vol. 69 (1981), pp. 13-19 (quote p. 15).
53 Herrick, *Memoirs of Eighty Years* (1949), op. cit. (note 9), p. 103. Herrick was present at the scene, involving an unnamed family physician.

Capítulo 5

1. Friedrich Hoffmann, *Fundamenta Medicinae*, transl. and introduced by Lester S. King (London, MacDonald, 1971; first published 1695), p. 5.
2. Quoted in A. C. Corcoran, *A Mirror up to Medicine* (Philadelphia, J.B. Lippincott, 1961), p. 60.
3. Quoted in W. F. Bynum, *Science and the Practice of Medicine in the Nineteenth Century* (New York, Cambridge University Press, 1994), p. 98.
4. Quoted in Corcoran, *A Mirror up to Medicine* (1961), op cit. (note 4), p. 261.
5. Thomas Lewis, "The Huxley Lecture on clinical science within the university", *British Medical Journal* vol. 1 (1935), pp. 631-6.

Capítulo 6

1. Jerome, *The Principal Works of Jerome,* transl. by the Hon. W. H. Freemantle (Oxford, James Parker; New York, The Christian Literature Co., 1893), p. 190.
2. Quoted in W. B. Howie, "Medical education in eighteenth-century hospitals", *Scottish Society for the History of Medicine, Report Proceedings* (1969-70), pp. 27-46 (quote pp. 41-2).
3. Quoted in Toby Gelfand, '"Invite the philosopher, as well as the charitable"; hospital teaching as private enterprise in Hunterian London", in W. F. Bynum and R. Porter (eds.), *William Hunter and the Eighteenth-Century Medical World* (Cambridge, Cambridge University Press, 1985), pp. 129-52 (quote p. 146).
4. Quoted in R. Porter, *Doctor of Society*: *Thomas Beddoes and the Sick Trade in Late Enlightenment England* (London, Routledge, 1991), p. 77.
5. J. Hendow, (ed.). *The Journals and Letters of Fanny Burney (Madame D'Arblay)*, 12 vols (Oxford, Clarendon Press, 1972-84), vol. 6, p. 598f.

Capítulo 7

1. E. Stone, "An account of the success of the bark of the willow in the cure of Agnes", *Philosophical Transactions of the Royal Society* vol. 53 (1763), pp. 195-200.
2. Anonymous, "Yo-Ho-Ho. Pulv. Ipecac. Co. (Dover's Powder", in *Round the Fountain* (London, St Bartholomew's Hospital Medical Journal, 1923).
3. Sir William Osler, "Teaching and thinking"; address given at McGill Medical School in 1894, reprinted in *Aequanimatas*, 3rd edn (London, H. K. Lewis, 1941), pp. 119-29 (quote p. 121).
4. *The Lancet* vol. i (1853), p. 453.
5. Quoted by H. H. Dale, in "Acetylcholine as achemical transmitter of the effects of nerve impulses", *Journal of the Mount Sinai Hospital* vol. 4 (1937-8), pp. 401-29.
6. James Lind, Preface to *A Treatise on the Scurvy* (London, 1753).

Capítulo 8

1 Aretaeus the Cappadocian, *The Extant Works*, ed. and transl. by Francis Adams (London, The Sydenham Society, 1856).
2 William Pargeter, *Observations on Maniacal Disorders* (Reading, for the author, 1792), p. 31.
3 John Locke, *An Essay Concerning Human Understanding*, ed. by P. H. Nidditch (Oxford, Clarendon Press, 1975), pp. 160-1.
4 C. Dickens and W. H. Wills, *A Curious Dance Around a Curious Tree* (1852); reprinted in *Charles Dickens' Uncollected Writings from Household Words* (Bloomington, Indiana University Press, 1968), vol. 2, pp. 281-91.
5 Jimmie Laing and Dermot McQuarrie, *Fifty Years in the System* (Edinburgh, Mainstream, 1989), p. 89.
6 Thomas S. Szasz, *The Myth of Mental Illness: Foundations of a Theory of Personal Conduct*, rev. edn (New York, Harper and Row, 1974), p. 1.

Capítulo 9

1 George Eliot, *Middlemarch: A Study of Provincial Life* (London, Dent in Everyman's Library; first published 1871-2), pp. 149-50.
2 W. Rivington, *The Medical Profession* (Dublin and London, 1879), pp. 135-6.

Capítulo 10

1 Frank Macfarlane Burnet, *Genes, Dreams and Realities* (Aylesbury, Medical & Technical Publishing, 1971).
2 Maurice King, "Health is a sustainable state", *The Lancet* vol. 336, pp. 664-7 (1990).
3 Ian Kennedy, *The Unmasking of Medicine* (London: Allen & Unwin, 1981), p. 26.
4 Julius Comroe and Robert Dripps, "Scientific basis for the support of biomedical science", *Science* vol. 192, pp. 105-11 (1976).

Leituras Recomendadas

Trabalho e Referências Gerais

Ackerknecht, E. H., *A Short History of Medicine* (Baltimore, Johns Hopkins University Press, 1968). Probably the best brief history.

Ackerknecht, E. H., *Therapeutics from the Primitives to the Twentieth Century* (New York, Hafner, 1973).

Brieger, Gert H., "History of medicine", in Paul T. Durbin (ed.), *A Guide to the Culture of Science, Technology and Medicine* (New York, Free Press, 1980), pp. 121-96.

Bynum, W. F., "Health, disease and medical care", in G. S. Rousseau and R. Porter (eds.), *The Ferment of Knowledge* (Cambridge, Cambridge University Press, 1980), pp. 211-54.

Bynum, W. F., and Porter, Roy (eds.), *Companion Encyclopedia of the History of Medicine*, 2 vols (London, Routledge, 1993). The most up-to-date work of reference.

Castiglioni, Arturo, *A History of Medicine*, transl. and edited by E. B. Krumbhaar (New York, Alfred A. Knopf, 1941).

Clarke, Edwin, *Modern Methods in the History of Medicine* (London, Athlone Press, 1971).

Conrad, Lawrence et al., *The Western Medical Tradition: 800 BC to AD 1800* (Cambridge, Cambridge University Press, 1995).

Garrison, Fielding H., *An Introduction to the History of Medicine* (Philadelphia, Saunders, 1960; first published 1917).

Howells, John G. and Osborn, M. Livia, *A Reference Companion to the History of Abnormal Psychology*, 2 vols (London, Greenwood Press, 1984).

Illich, I., *Limits to Medicine: The Expropriation of Health* (London, Marion Boyars, 1976; paperback edition, Penguin, 1977).

Jordanova, L. J. "The social sciences and history of science and medicine", in P. Corsi and P. Weindfing (eds.), *Information Sources in the History of Science and Medicine* (London, Butterworth Scientific, 1983), pp. 81-98.

Kiple, Kenneth F. (ed.) *The Cambridge World History of Human Diseases* (Cambridge, Cambridge University Press, 1993).

Magner, Lois N., *A History of Medicine* (New York, Marcel Dekker, 1992).

McGrew, Roderick E., *Encyclopedia of Medical History* (New York, McGraw-Hill, 1985). An extremely useful work of reference.

McKeown, T., *The Role of Medicine: Dream, Mirage or Nemesis?* (London, Nuffield Provincial Hospitals Trust, 1976, Princeton, Princeton University Press, 1979; Oxford, Blackwell, 1979).

Morton, L. T., *A Medical Bibliography (Garrison and Morton): An Annotated Checklist of Texts Illustrating the History of Medicine*, 4th edn (Aldershot, Hants, Gower, 1983).

Neuburger, Max, *History of Medicine*, transl. by Ernest Playfair, 2 vols (London, H. Frowde, 1910-25).

Olby R. C., Cantor, G. N., Christie, J. R. R., and Hodge, M. J. S. (eds.), *Companion to the History of Modern Science* (London, Routledge, 1989).

Payer, Lynn, *Disease-Mongers: How Doctors, Drug Companies, and Insurers are Making You Feel Sick* (New York, Wiley, 1992).

Pelling, Margaret, "Medicine since 1500", in P. Corsi and Paul Weindling (eds.), *Information Sources in the History of Science and Medicine* (London, Butterworth Scientific, 1983), pp. 379-407.

Shryock, Richard H., *The Development of Modern Medicine: An Interpretation of the Social and Scientific Factors,* 2nd edn (New York, Alfred A. Knopf, 1947; reprinted Madison, University of Wisconsin Press, 1980). A dated but highly stimulating work.

Sigerist, Henry E., *Civilization and Disease* (Ithaca, Cornell University Press, 1943; reprinted Chicago, University of Chicago Press, 1962).

Sigerist, Henry E., *A History of Medicine I: Primitive and Archaic Medicine* (New York, Oxford University Press, 1951).

Sigerist, Henry E., *A History of Medicine II: Early Greek, Hindu and Persian Medicine* (New York, Oxford University Press, 1961).

Singer, Charles and Underwood, E. Ashworth, *A Short History of Medic*ine (Oxford, Clarendon Press, 1928; 2nd edn, New York, Oxford University Press, 1962).

Sournia, Jean-Charles, *The Illustrated History of Medicine* (London, Harold Starke, 1992). Very finely illustrated.

Temkin, O., *The Double Face of Janus and Other Essays in the History of Medicine* (Baltimore, Johns Hopkins University Press, 1977).

Walton, John, Beeson, Paul B. and Bodley Scott, Ronald (eds.), *The Oxford Companion to Medicine*, 2 vols (Oxford, Oxford University Press, 1986).

Webster, Charles, "The historiography of medicine", in P. Corsi and P. Weindling (eds.), *Information Sources in the History of Science and Medicine* (London, Butterworth Scientific, 1983), pp. 29-43.

A pesquisa contemporânea na história da medicina é abordada de maneira abrangente em duas publicações contínuas: *Bibliography of the History of Medicine*, no. 1 - (Bethesda, National Library of Medicine, 1965-), uma publicação anual que contém atualizações dos últimos cinco anos, e em *Current Work in the History of Medicine. An International Bibliography* (Wellcome Institute for the History of Medicine, London, 1954-). Trata-se de uma publicação acumulada da *Current Work* e da maior parte da literatura secundária do Wellcome Institute for the History of Medicines, *Subject Catalogue of the History of Medicine*, 18 vols. (seção de assuntos, 9 vols., seção de biografias, 5 vols., seção de topografia, 4 vols. (Munich, Krays International, 1980). Desde 1977, esse material consta dos arquivos em cartão e em computador na Wellcome Library.

História da Doença (Capítulo 1)

Ackerknecht, Erwin H., *History and Geography of the Most Important Diseases* (New York, Hafner, 1965).

Akroyd, W. R., *Conquest of Deficiency Diseases* (Geneva, World Health Organization, 1970).

Anderson, Roy M. and May, Robert M., *Infectious Diseases of Humans: Dynamics and Control* (Oxford, Oxford University Press, 1991).

Ashburn, P. M., *The Ranks of Death: A Medical History of Conquest of America* (New York, Coward-McCann, 1947).

Burnet, Sir Macfarlane, *Natural History of Infectious Disease,* 3rd edn (Cambridge, Cambridge University Press, 1962).

Cartwright, Frederick F., *Disease and History* (New York, Thomas Y. Crowell, 1972).

Cohen, Mark Nathan, *The Food Crisis in Prehistory: Overpopulation and the Origins of Agriculture* (New Haven and London, Yale University Press, 1977).

Crosby, Alfred W., *Ecological Imperialism: The Biological Expansion of Europe, 900-1900* (Cambridge and New York, Cambridge University Press, 1986).

Crosby, Alfred W., *The Columbian Exchange: Biological and Cultural Consequences of 1492* (Westport, CT, Greenwood Press, 1972).

Dobyns, Henery F., *Their Numbers Become Thinned* (Knoxville, University of Tennessee Press, 1983).

Dubos, René and Dubos, Jean, *The White Plague: Tuberculosis, Man, and Society* (Boston, Little Brown, 1952).

Fiennes, Richard, *Zoonoses of Primates: The Epidemiology and Ecology of Simian Diseases in Relation to Man* (Ithaca, Cornell University Press, 1979).

Harrison, Gordon A., *Mosquitoes, Malaria, and Man* (New York, Dutton, 1978).

Henschen, Folke, *The History and Geography of Diseases,* transl. by Joan Tate (New York, Delacorte Press, 1962).

Hoeppli, Reinhard, *Parasitic Diseases in Africa and the Western Hemisphere: Early Documentation and Transmission by the Slave Trade* (Basel, Verlag für Recht und Gesellschaft, 1969).

Hopkins, Donald R., *Princes and Peasants: Smallpox in History* (Chicago, University of Chicago Press, 1983).
Kiple, Kenneth F., *The Caribbean Slave: A Biological History* (Cambridge, Cambridge University Press, 1984).
Kiple, Kenneth F. (ed.), *The Cambridge World History of Human Diseases* (Cambridge, Cambridge University Press, 1993).
Livingstone, Frank B., *Abnormal Hemoglobins in Human Populations* (Chicago, Aldine, 1967).
McGrew, Roderick E., *Encyclopedia of Medical History* (New York, McGraw-Hill, 1985).
McKeown, Thomas, *The Origins of Human Disease* (Oxford and New York, Basil Blackwell, 1988).
McKeown, Thomas, *The Modern Rise of Population* (London, Edward Arnold, 1976).
McNeill, William H., *Plagues and Peoples* (Garden City, NY, Anchor Press/Doubleday, 1976).
Ramenofsky, Ann, *Vectors of Death: The Archaeology of European Contact* (Albuquerque, University of New Mexico Press, 1987).
Roe, Daphne A., *A Plague of Corn: The Social History of Pellagra* (Ithaca, Cornell University Press, 1973).
Scrimshaw, Nevin S., Taylor, Carl E. and Gordon, Jack E., *Interactions of Nutrition and Infection* (Geneva, World Health Organization, 1968).
Stannard, David E., *Before the Horror: The Population of Hawaii on the Eve of Western Contact* (Honolulu, University of Hawaii Press, 1989).
Wrigley, Anthony and Scofield, Roger S., *The Population History of England, 1541-1871* (Cambridge, MA, Harvard University Press, 1981).
Zinsser, Hans, *Rats, Lice, and History*, 4th edn (London, Routledge, 1942).

Ascensão da Medicina (Capítulo 2)

Cohn, S. K., *The Black Death Transformed* (London, Arnold, 2002).
Edelstein, L., *Ancient Medicine* (Baltimore, Johns Hopkins University Press, 1987).
Estes, J. Worth, *The Medical Skills of Ancient Egypt* (Canton, MA, Science History Publications, 1989).
Jackson, R., *Doctors and Diseases in the Roman Empire* (London, British Museum Publications, 1988).
Jones, Peter Murray, *Medieval Medical Miniatures* (London, British Library, 1984).
Loyd, G. E. R., *In the Grip of Disease: Studies in the Greek Imagination* (Oxford, Oxford University Press, 2003).
Lloyd, G. E. R., *The Revolutions of Wisdom* (Berkeley, University of California Press, 1987).

Longrigg, J. N., *Greek Rational Medicine* (London, Routledge, 1993).
Nunn, J. F., *Ancient Egyptian Medicine* (London, British Museum Publication, 1996).
Nutton, V., *Ancient Medicine* (London, Routledge, 2004).
Nutton, V., *From Democedes to Harvey* (London, Variorum, 1988).
Rawcliffe, C., *Medicine and Society in Later Medieval England* (Stroud, Alan Sutton, 1994).
Siraisi, N. G., *Medieval and Early Renaissance Medicine* (Chicago, University of Chicago Press, 1990).
Temkin, O., *Hippocrates in a World of Pagans and Christians* (Baltimore, Johns Hopkins University Press, 1991).
Ullmann, Manfred, *Islamic Medicine* (Edinburgh University Press, 1978).

O que É Doença? (Capítulo 3)

Balint, M., *The Doctor, His Patient, and the Illness* (London, Pitman, 1957).
Black, Nick *et al.* (eds.), *Health and Disease: A Reader* (Milton Keynes, Open University Press, 1984).
Bynum, W. F. and Porter, Roy (eds.), *Companion Encyclopaedia of the History of Medicine*, 2 vols; (London, Routledge, 1993).
Caplan, A.L., Engelhardt, H.T., and MacCartney, J. J. (eds.), *Concepts of Health and Disease* (Reading, MA, Addison-Wesley, 1981).
Cutter, Caroline and Stacey, Meg, *Concepts of Health, Illness and Disease*: A Comparative Perspective (Leamington Spa, Berg, 1986).
Douglas, Mary, *Purity and Danger: An Analysis of Concepts of Pollution and Taboo* (Hamondsworth, Penguin, 1966).
Dubos, René, *The Mirage of Health* (New York, Harper, 1959).
Engelhardt, Jr, H. Tristram, "The concepts of health and disease", in Tristram Engelhardt and Stuart F. Spicker (eds.), *Evaluation and Explanation in the Biomedical Sciences* (Dordrecht, Reidel, 1975), pp. 125-141.
Fee, Elizabeth and Fox, Daniel M. (eds.), *AIDS, The Burdens of History* (Berkeley, Los Angeles and London, University of California Press, 1988).
Fee, Elizabeth and Fox, Daniel M. (eds.), *AIDS: The Making of a Chronic Disease* (Berkeley, Los Angeles and London, University of California Press, 1992).
Flew, Anthony, *Crime or Disease?* (London, Macmillan, 1973).
Foucault, M., *Naissance de la Clinique: Une Archéologie du Regard Médical* (Paris, Presses Universitaires de France, 1963); transl. by A. M. Sheridan Smith as *The Birth of the Clinic* (London, Tavistock, 1973).
Gilman, Sander L., *Seeing the Insane* (New York, Brunner, Mazel, 1982).
Gilman, Sander, *Disease and Representation: From Madness to AIDS* (Ithaca, Cornell University Press, 1988).

Gilman, Sander L., *Difference and Pathology* (Ithaca, Cornell University Press, 1985).
Helman, C., *Culture, Health and Illness* (Bristol, Wright, 1984).
Illich, I., *Limits to Medicine: The Expropriation of Health* (London, Marion Boyars, 1976; paperback edition, Harmondsworth, Penguin, 1977).
Keele, K., *Anatomies of Pain* (Oxford, Blackwell Scientific Publications, 1957).
King, Lester S., *The Philosophy of Medicine: The Early Eighteenth Century* (Cambridge, MA, Harvard University Press, 1978).
King, Lester S., *The Growth of Medical Thought* (Chicago, University of Chicago Press, 1963).
Kleinman, A., *Social Origins of Distress and Disease: Depression, Neurasthenia, and Pain in Modern China* (New Haven, Yale University Press, 1986).
Parsons, Talcott, *The Social System* (Glencoe, IL, Free Press, 1951).
Riese, Walther, *The Conception of Disease, its History, its Versions and its Nature* (New York, Philosophical Library, 1953).
Risse, G., "Health and disease: history of the concepts", in W T. Reich (ed.), *Encyclopedia of Bioethics,* vol. 2 (New York, Free Press, 1978), pp. 579-85.
Rosenberg, Charles E. and Golden, Janet (eds.), *Framing Disease: Studies in Cultural History* (New Brunswick, Rutgers University Press, 1992).
Sacks, Oliver, *A Leg to Stand On* (London, Duckworth, 1984).
Sontag, S., *AIDS as Metaphor* (Harmondsworth, Allen Lane, 1989).
Taylor, F. Kräupl, *The Concepts of Illness, Disease and Morbus* (Cambridge, Cambridge University Press, 1979).
Turner, Bryan S., *Medical Power and Social Knowledge* (London and Beverly Hills, Sage Publications, 1987).
Watts, Geoff, *Pleasing the Patient* (London, Faber, 1992).

Cuidados Primários (Capítulo 4)

Beeson, Paul B. and Maulitz, Russell C., "The inner history of internal medicine", in C. Maulitz and Diana E. Long (eds.), *Grand Rounds: One Hundred Years of internal Medicine* (Philadelphia, University of Pennsylvania Press, 1988), pp. 15-54.
Bliss, Michael, *The Discovery of Insulin* (Toronto, McClelland and Stewart, 1982).
Brotherston, John, "Evolution of Medical Practice", in Gordon McLachlan and Thomas McKeown (eds.), *Medical History and Medical Care* (London, Oxford University Press, 1971), pp. 84-125.
Cartwright, Ann and Anderson, Robert, *General Practice Revisited: A Second Study of Patients and Their Doctors* (London, Tavistock, 1981).
Foster, W. D., *A Short History of Clinical Pathology* (Edinburgh, Livingstone, 1961).

GUIA DE REFERÊNCIA
LEITURAS RECOMENDADAS

Hodgkin, Keith, *Towards Earlier Diagnosis in Primary Care*, 4th edn (Edinburgh, Churchill Livingstone, 19781; first published 1963).

Johnston, William Victor, *Before the Age of Miracles: Memoirs of a Country Doctor* (Toronto, Fitzhenry and Whiteside, 1972).

King, Lester S., *The Medical World of the Eighteenth Century* (Chicago, University of Chicago Press, 1958).

Koos, Earl Lemon, *The Health of Regionville: What the People Thought and Did about It* (New York, Columbia University Press, 1954).

London, I. S. L., *Medical Care and the General Practitioner*, 1750-1850 (Oxford, Clarendon Press, 1986).

Parssinen, Terry M., *Secret Passions, Secret Remedies: Narcotic Drugs in British Society, 1820-1930* (Philadelphia, Institute for the Study of Human issues, 1983).

Peterson, M. Jeanne, *The Medical Profession in Mid-Victorian London* (Berkeley, University of California Press, 1978).

Porter, Roy (ed.), *Patients and Practitioners: Lay Perceptions Of Medicine in Pre-industrial Society* (Cambridge, Cambridge University Press, 1985).

Reiser, Stanley Joel, *Medicine and the Reign of Technology* (Cambridge, Cambridge University Press, 1978).

Rosenberg, Charles, "The practice of medicine in New York a century ago", *Bulletin of the History of Medicine*, vol. 41 (1967), pp. 223-53.

Rothstein, William G., *American Physicians in the Nineteenth Century: From Sects to Science* (Baltimore, Johns Hopkins University Press, 1972).

Shorter, Edward, *Bedside Manners: The Troubled History of Doctors and Patients* (New York, Simon and Schuster, 1985); republished with a new preface as *Doctors and Their Patients: A Social History* (New Brunswick, NJ, Transaction Publishers, 1991).

Shorter, Edward, *From Paralysis to Fatigue: A History of Psychosomatic illness in the Modern Era* (New York, Free Press, 1992).

Sneader, Walter, *Drug Discovery: The Evolution of Modern Medicines* (Chicester, Wiley, 1985).

Starr, Paul, *The Social Transformation of American Medicine* (New York, Basic Books, 1982).

Stevens, Rosemary, *Medical Practice in Modern* England: The Impact of Specialization and *State Medicine* (New Haven, Yale University Press, 1966).

Stevens, Rosemary, *American Medicine and the Public Interest* (New Haven, Yale University Press, 1971).

Taylor, Stephen, *Good General Practice* (London, Oxford University Press, 1954).

Warner, John Harley, *The Therapeutic Perspective: Medical Practice, Knowledge, and Identity in America, 1820-1885* (Cambridge, MA, Harvard University Press, 1986).

Ciência Médica (Capítulo 5)

Booth, Christopher, *Doctors in Science and Society: Essays of a Clinical Scientist* (London, British Medical Journal, 1987).

Brock, Thomas D., *Robert Koch: A Life in Medicine and Bacteriology* (Madison, WI, Science Tech Publishers, 1988).

Bulloch, William, *The History of Bacteriology: University of London, Heath Clark Lectures, 1936* (London, Oxford University Press, 1938); reprinted in 1960 (New York, Dover, 1979).

Bynum, W. F., *Science and the Practice of Medicine in the Nineteenth Century* (Cambridge, Cambridge University Press, 1994).

Bynum, W. F., and Porter, Roy (eds.), *Companion Encyclopedia of the History of Medicine* (London, Routledge, 1993), Various chapters offer the best up-to-date short summaries of particular dimensions of medical science.

Coleman, William and Holmes, Frederic L. (eds.), *The Investigative Enterprise: Experimental Physiology in Nineteenth-Century Medicine* (Berkeley, Los Angeles, and London, University of California Press, 1988).

Cunningham, George J., *The History of British Pathology* (Bristol, White Tree Books, 1992).

Foster, W. D., *A Short History of Clinical Pathology* (Edinburgh, Livingstone, 1961).

Foster, W. D., *A History of Medical Bacteriology and immunology* (London, Hememann, 1970).

Frank, Robert G., *Harvey and the Oxford Physiologists: Scientific Ideas and Social Interaction* (Berkeley, University of California Press, 1980).

Fye, W. Bruce, *The Development of American Physiology: Scientific Medicine in the Nineteenth Century* (Baltimore, Johns Hopkins University Press, 1987).

Goodfield, June G., *The Growth of Scientific Physiology* (London, Hutchinson, 1960).

Hall, Thomas S., *Ideas of Life and Matter: Studies in the History of General Physiology 600 B.C. to 1900 A.D.*, 2 vols (Chicago, University of Chicago Press, 1969).

Harvey, William, *An Anatomical Disputation Concerning the Movement of the Heart and Blood in Living Creatures*, transl. by G. Whitteridge (Oxford, Blackwell Scientific, 1976).

Long, E. R., *A History of Pathology* (New York, Dover Publications, 1965).

Maulitz, Russell C., *Morbid Appearances: the Anatomy of Pathology in the Early Nineteenth Century* (Cambridge and New York, Cambridge University Press, 1987).

Roberts, K. B., *The Fabric of the Body: European Traditions of Anatomical illustration* (Oxford and New York, Clarendon Press, 1992).

Rothschuh, Karl E., *History of Physiology* (original German edn, 1953); edited and transl. by G. B. Risse (Huntington, NY, Robert E. Krieger, 1973).

Singer, C. and Underwood, E. Ashworth, *A Short History of Medicine* (New York and Oxford, Oxford University Press, 1962).

Hospitais e Cirurgia (Capítulo 6)

Abel-Smith, B., *The Hospitals 1500-1848: A Study in Social Administration in England and Wales* (London, Heinemann, 1964).
Ackerknecht, Erwin H., *Medicine at the Paris Hospital, 1794-1848* (Baltimore, Johns Hopkins University Press, 1967).
Cartwright, F. F., *The Development of Modern Surgery* (London, Arthur Barker; New York, Thomas Y. Crowell, 1967).
Dally, Ann, *Women Under the Knife, A History of Surgery* (London, Hutchinson Radius, 1991; New York, Routledge, 1992).
Freidson, Eliot (ed.), *The Hospital in Modern Society* (London, Collier and MacMillan, 1963).
Gelfand, Toby, *Professionalizing Modem Medicine: Paris Surgeons and Medical Science and Institutions in the 18th Century* (Westport, CT, Greenwood Press, 1980).
Granshaw, Lindsay, *St. Mark's Hospital, London: A Social History of a Specialist Hospital* (London, King's Fund, 1985).
Granshaw, Lindsay and Porter, Roy (eds.), *The Hospital in History* (London, Routledge, 1989; paperback edition, 1990).
Granshaw Lindsay, "The hospital", in W. F. Bynum and Roy Porter (eds.), *Companion Encyclopedia of the History of Medicine* (London, Routledge, 1993), pp. 1173-95.
Haeger, Knut, *The Illustrated History of Surgery* (New York, Bell, 1988).
Hunt, Tony, *The Medieval Surgery* (Woodbridge, Sussex, Boydell Press, 1992).
Hurwitz, Alfred and Degenshein, George A., *Milestones in Modern Surgery* (New York, Hoeber-Harper, 1958).
Jones, Colin, *The Charitable Imperative: Hospitals and Nursing in Ancien Regime and Revolutionary France*, Wellcome Institute Series in the History of Medicine (London and New York, Routledge, 1989).
Lawrence, Christopher (ed.), *Medical Theory, Surgical Practice: Studies in the History of Surgery* (London and New York, Routledge, 1992).
Lawrence, Ghislaine, "Surgery (traditional)", in W. F. Bynum and Roy Porter (eds.), *Companion Encyclopedia of the History of Medicine* (London, Routledge, 1993), pp. 957-79.
Nightingale, Florence, *Notes on Hospitals* (London, John W. Parker & Son, 1859).
Pickstone, John, *Medicine and Industrial Society: A History of Hospital Development in Manchester and its Region 1752-1946* (Manchester, Manchester University Press, 1985).
Pouchelle, Marie-Christine, *The Body and Surgery in the Middle Ages*, transl. by Rosemary Morris (New Brunswick, Rutgers University Press, 1990).
Poynter, F. N. L. (ed.), *The Evolution of Hospitals in Britain* (London, Pitman, 1964).
Ravitch, Mark M., *A Century of Surgery: 1880-1980*, 2 vols (Philadelphia, J. B. Lipincott, 1982).

Risse, Guenter, *Hospital Life in Enlightenment Scotland: Care and Teaching at the Royal Infirmary of Edinburgh* (Cambridge, Cambridge University Press, 1986).

Rosenberg, Charles E., *The Care of Strangers: The Rise of America's Hospital System* (New York, Basic Books, 1987).

Stevens, Rosemary, *In Sickness and in Wealth: American Hospitals in the Twentieth Century* (New York, Basic Books, 1989).

Taylor, Jeremy R. B., *Hospital and Asylum Architecture in England 1840-1914: Building for Health Care* (London/New York, Mansell, 1991).

Thompson, J. D. and Goldin, G., *The Hospital; A Social and Architectural History* (New Haven and London, Yale University Press, 1975).

Tröhler, Ulrich, "Surgery (modern)", in W. F. Bynum and Roy Porter (eds.), *Companion Encyclopedia of the History of Medicine* (London, Routledge, 1993), pp. 980-1023.

Wallace, Anthony F., *The Progress of Plastic Surgery: An Introductory History* (Oxford, William A. Meeuws, 1982).

Wangensteen, Owen H. and Wangensteen, Sarah D., *The Rise of Surgery: From Empiric Craft to Scientific Discipline* (Minneapolis, University of Minnesota Press, 1978; Folkestone, Kent, Dawson, 1978).

Woodward, J., *To Do The Sick No Harm: A Study of the British Voluntary Hospital System to 1875* (London and Boston, Routledge & Kegan Paul, 1974).

Tratamento por Drogas e Surgimento da Farmacologia (Capítulo 7)

Binden, J. S. & Ledniger, D. (eds.), *Chronicles of Drug Discovery* (New York, Wiley, 1982).

Bliss, M., *The Discovery of Insulin* (Toronto, McClelland & Stewart, 1982).

Blunt, Wilfrid and Raphael, Sandra, *The Illustrated Herbal* (London, Francis Lincolin/Weidenfeld & Nicolson, n.d.).

Holmstect, B, & Liljestrand, G., *Readings in Pharmacology* (Oxford, Pergamon Press, 1963).

Pagel, W., *Paracelsus: An Introduction to Philosophical Medicine in the Era of the Renaissance*, 2nd rev. edn (Basel, Karger, 1982).

Parascandola, J., *The Development of American Pharmacology: John J. Abel and the Shaping of a Discipline* (Baltimore and London, Johns Hopkins University Press, 1992).

Ross, W. S., *The Life/Death Ratio: Benefits and Risks in Modern Medicines* (New York, Reader's Digest Press, 1977).

Sneader, W., *Drug Discovery: The Evaluation of Modern Medicines* (Chichester, Wiley, 1985).

Weatherall, M., *In Search of a Cure: A History of Pharmaceutical Discovery* (Oxford, Oxford University Press, Oxford, 1990).

Doença Mental (Capítulo 8)

Alexander, Franz G. and Selesnick, Sheldon T., *The History of Psychiatry: An Evaluation of Psychiatric Thought and Practice from Prehistoric Times to the Present* (London, Allen Unwin, 1967).

Barham, Peter, *Closing the Asylum: The Mental Patient in Modern Society* (Harmondsworth, Penguin, 1992).

Feder, L, *Madness in Literature* (Princeton, Princeton University Press, 1980).

Foucault, Michel, *La Folie et la Déraison: Histoire de la Folie à l'Age Classique* (Paris, Librairie Plon, 1961); abridged as *Madness and Civilization: A History of Insanity in the Age of Reason*, transl. by Richard Howard (New York, Random House, 1965).

Howells, John (ed.), *World History of Psychiatry* (New York, Bruner/Mazel, 1968).

Howells, John G. and Osborn, M. Livia, *A Reference Companion to the History of Abnormal Psychology* (Westport, CT, Greenwood Press, 1984).

Hunter, Richard and Macalpine, Ida, *Three Hundred Years of Psychiatry: 1535-1860* (London, Oxford University Press, 1963).

Ingleby, David (ed.), *Critical Psychiatry: The Politics of Mental Health* (Harmondsworth, Penguin, 1981).

Laing, R. D., *The Divided Self* (New York, Random House, 1969).

Peterson, D. (ed.), *A Mad People's History of Madness* (Pittsburgh, University of Pittsburgh Press, 1982).

Porter, Roy, *Mind Forg'd Manacles: Madness and Psychiatry in England from Restoration to Regency* (London, Athletic Press, 1987; paperback edition, Penguin, 1990).

Porter, Roy, *A Social History of Madness* (London, Weidenfeld & Nicolson, 1987; paperback edition, 1989).

Porter, Roy, *The Faber Book of Madness* (London, Faber, 1991).

Scheff, Thomas, *Being Mentally Ill: A Sociological Theory* (Chicago, Aldine Press, 1966).

Scull, Andrew, *The Most Solitary of Afflictions: Madness and Society in Britain, 1700-1900* (New Haven and London, Yale University Press, 1993).

Scull, Andrew, *Decarceration: Community Treatment and the Deviant - A Radical View*, 2nd edn (Oxford, Polity Press; New Brunswick, Rutgers University Press, 1984).

Sedgwick, Peter, *Psychopolitics* (London, Pluto Press; New York, Harper and Row, 1982).

Simon, Bennett, *Mind and Madness in Ancient Greece* (Ithaca, Cornell University Press, 1978).

Skultans, V., *Madness and Morals: Ideas on Insanity in the Nineteenth Century* (London and Boston, Routledge & Kegan Paul, 1975).

Szasz, Thomas S., *The Manufacture of Madness* (New York, Dell, 1970; London, Paladin, 1972).
Szasz, Thomas S., *The Myth of Mental Illness: Foundations of a Theory of Personal Conduct* (London, Granada, 1972; revised edn, New York, Harper and Row, 1974).
Szasz, Thomas S., *The Age of Madness: The History of Involuntary Mental Hospitalization Presented in Selected Texts* (London, Routledge and Kegan Paul, 1975).

Medicina, Sociedade e Estado (Capítulo 9)

Fox, Daniel, *Health Policies, Health Economics: The British and American Experiences, 1911-1965* (Princeton, Princeton University Press, 1986).
Hollingsworth, J. Rogers, *A Political Economy of Medicine: Great Britain and the United States* (Baltimore, Johns Hopkins University Press, 1986).
Hollingsworth, J. Rogers, Haget, Jerald, and Hanneman, Robert A., *State Intervention in Medical Care: Consequences for Britain, France, Sweden and the United States, 1890-1970* (Ithaca, Cornell University Press, 1986).
Klein, Rudolf, *The Politics of the NHS* (London, Longman, 1983).
Rosen, George, *A History of Public Health* (New York, MD Publications, 1986).
Rosenberg, Charles E., *The Care of Strangers: The Rise of America's Hospital System* (New York, Basic Books, 1987).
Starr, Paul, *The Social Transformation of American Medicine: The Rise of a Sovereign Profession and the Making of a Vast Industry* (New York, Basic Books, 1982).
Stevens, Rosemary, *Medical Practice in Modern England: The impact of Specialization and State Medicine* (New Haven, Yale University Press, 1966).
Stevens, Rosemary, *In Sickness and in Wealth: American Hospitals in the Twentieth Century* (New York, Basic Books, 1989).

Olhando para o Futuro (Capítulo 10)

Austyn, J. M. (ed.), *New Prospects for Medicine* (Oxford, Oxford University Press, 1988).
Helman, C., *Culture, Health and Illness* (Bristol, Wright, 1984).
Illich, L, *Limits to Medicine: The Exploration of Health* (London, Marion Boyars, 1976; paperback edn, Penguin, 1977).
Kennedy, I., *The Unmasking of Medicine* (London, Allen & Unwin, 1981).
McKeown, T., *The Role of Medicine* (Oxford, Blackwell, 1979).
Pietroni, P., *The Greening of Medicine* (London, Gollancz, 1990).
Wilkie, T., *Perilous Knowledge* (London, Faber, 1993).

Índice das Personalidades Médicas

Abel, John Jacob, 1857-1938, American biochemist and pharmacologist 360
Addison, Thomas, 1793-1860, English physician and medical teacher 161, 357
Aikin, John, 1747-1822, English physician and writer 192
Albertus Magnus, St (**Count of Bollstädt**), c. 1200-1280, German philosopher, theologian, and scientist 350
Albucasis *ver* al-Zahrawi
Alderotti, Taddeo, d. 1295, Italian physician and teacher 67
Allbutt, (Sir) Thomas Clifford, 1836-1925, English physician 357
Amyand, Claudius, 1681/6-1740, French surgeon 353
Aristotle, 384-322 BC, Greek philosopher and naturalist 54, 56, 59, 65, 83, 92, 245, 250, 349
Arnald of Villanova, 1240?-1311, French physician and teacher 67
Aselli, Gasparo, 1581-1625, Italian physician and anatomist 144
Attlee, John, 19th century, English surgeon 202
Auenbrugger, Leopold, 1722-1809, Austrian physician 154, 354
Averroës *ver* Ibn Rushd
Avicenna *ver* Ibn Sina

Baillie, Matthew, 1761-1823, Scottish physician and anatomist 157, 355
Banting, (Sir) Frederick Grant, 1891-1941, Canadian physiologist 231-2, 360
Barker, Lewellys F., 1867-1943, American physician 128
Barnard, Christiaan Neethling, 1922-, South African surgeon 3, 362
Battey, Robert, 1828-95, English surgeon 202
Battie, William, 1704-76, English physician 191
Bayle, Gaspard-Laurent, **1774-1816**, French physician 159, 160
Bayliss, (Sir) William Maddock, 1860-1924, English physiologist 152, 359
Beaulieu, Jacques de (Frère Jacques), 1651-1714, French "stone-cutter" 196
Becquerel, Antoine Henri, 1852-1908, French physicist 212, 358
Beddoes, Thomas, 1760-1808, English physician and chemist 94, 155, 193, 203, 355
Behring, Emil Adolf von, 1854-1917, German bacteriologist 123, 170, 171, 229, 358
Bernard, Claude, 1813-78, French physiologist 165, 166, 172, 225, 226, 230, 282
Best, Charles Herbert, 1899-1978, Canadian physiologist 231, 232, 360

Bevis, Douglas Charles Aitchison, 20th century, English physician 361
Bichat, Marie-François-Xavier, 1771-1802, French pathologist 157, 164, 355
Bigelow, Jacob, 1786-1879, American physician and botanist 126
Billroth, Theodor, 1829-94, Austrian surgeon 205
Black, Joseph, 1728-99, Scottish chemist and physicist 153
Blackwell, Elizabeth, 1821-1910, English-born American physician 357
Blalock, Alfred, 1899-1964, American cardiac surgeon 209, 361
Blane, (Sir) Gilbert, 1749-1834, Scottish physician 355
Bleuler, Eugen, 1857-1939, Swiss psychiatrist, 262
Boerhaave, Herman, 1668-1738, Dutch physician 106, 111, 149, 150, 152, 161, 353
Bois-Reymond, Emil Heinrich du, 1818-96, German physiologist 163, 233
Bonet, Théophile, 1620-89, French anatomist 156
Bordeu, Théophile de, 1722-76, French physician 152
Borelli, Giovanni Alfonso, 1608-79, Italian physicist and physiologist 141, 146-7
Bostok, Bridget, 18th century, English healer 79
Bovet, Daniel, 1907-92, Swiss-born Italian pharmacologist 360
Boyle, Robert, 1627-91, Irish-born British physicist and chemist 146-7, 154, 352
Bretonneau, Pierre, 1778-1862, French physician 356
Bright, Richard, 1789-1858, English physician 161, 356
Brock, Russell Claude (1st Baron Brock), 1903-80, English surgeon 209
Broun, Gustav, b. 1829, German physician 92
Brown, John, c. 1735-88, Scottish physician 88, 151
Brücke, Ernst Wilhelm von, 1819-92, German physician and physiologist 163
Brunton, (Sir) Thomas Lauder, 1844-1916, Scottish physician 122
Buchan, William, 1729-1805, Scottish physician 107
Buchheim, Rudolph, 1828-79, German physician and pharmacologist 226
Burnet, (Sir) Frank Macfarlane, 1899-1985, Australian physician and virologist 307
Burns, John, 1774-1850, Scottish surgeon

Calmette, Albert, 1863-1933, French bacteriologist 360
Cammann, George P., 1804-63, American physician 158
Cannon, Walter Bradford, 1871-1945, American physiologist 166, 174, 233
Carrel, Alexis, 1873-1944, French-born American surgeon and botanist 205-6, 360
Cathell, Daniel, 1839-1925, American physician 113, 119, 129, 132
Caventou, Joseph-Bienaimé, 1795-1877, French pharmacist 225-6
Celsus, Aulus Cornelius, 25 BC-AD 50, Roman philosopher and writer 56, 183-4, 220, 349
Cerletti, Ugo, 1877-1963, Italian psychiatrist 360
Chadwick, (Sir) Edwin, 1800-90, English social reformer 279, 356
Chain, (Sir) Ernst Boris, 1906-79, German-born British biochemist 361
Chamberlen, Peter, 1560-1631, English midwife 352

GUIA DE REFERÊNCIA
ÍNDICE DAS PERSONALIDADES MÉDICAS

Charcot, Jean-Martin, 1825-93, French pathologist and neurologist 358
Charnley, (Sir) John, 1911-82, English orthopaedic surgeon 211
Cheselden, William, 1688-1752, English surgeon 148, 192, 196, 353
Cheyne, (Sir) William Watson, 1852-1932, English surgeon 205
Chiarugi, Vincenzio, 1759-1820, Italian psychiatrist 256
Christison, (Sir) Robert, 1797-1882, Scottish pharmacologist 227
Clarke, William E., 19th century American dentist 203
Clay, Charles, 1801-93, English surgeon 202
Clift, William, 1775-1849, English osteologist and medical draughtsman 157
Collings, Joseph S., 1866-1950, English physician 130
Collip, James Bertram, 1892-1965, Canadian biochemist 231-2
Colombo, Realdo, c. 1516-c. 1559, Italian anatomist 145, 352
Comroe, Julius Hiram, 1911-, American physiologist 328-9
Constantine the African, c. 1020-87, Latin scholar and translator 64
Cooper, (Sir) Astley Paston, 1768-1841, English surgeon 201
Cormack, Allan Macleod, 1924-, South Africanborn American physicist 213
Crick, Francis Harry Compton, 1916-, English molecular biologist 3, 175, 361
Crile, George Washington, 1864-1943, American surgeon and physiologist 359
Crookes, (Sir) William, 1832-1919, English chemist and physicist 212
Crowther, Bryan, 19th century, English prison surgeon 258
Cullen, William, 1710-90, Scottish physician 151
Curie, Marie (was Marya Sklodowska), 1867-1934, Polish-born French physicist 212, 359
Curie, Pierre, 1859-1906, French physical chemist 212, 359
Cushing, Harvey Williams, 1869-1939, American neurosurgeon and physiologist 173, 207, 389

Dale, (Sir) Henry Hallett, 1875-1968, English physiologist and pharmacologist 174, 233, 360
Daviel, Jacques, 1696-1762, French oculist 197
Davy, (Sir) Humphry, 1778-1829, English chemist and science popularizer 203, 355
Desault, Pierre-Joseph, 1738-95, French surgeon and anatomist 198
Descartes, René, 1596-1650, French philospher and mathematician 83-4, 146, 149, 152, 173, 250, 256, 352
Dietl, Joseph, 1804-78, Austrian physician 125
Diocles, 4th century BC, Greek physician and anatomist 54
Dionis, Pierre, 1643-1718, French surgeon 198
Dioscorides, Pedanius, c. 40-c. 90, Greek physician 56, 202, 219, 349, 350
Djerassi, Carl, 1923-, Austrian-born American organic chemist 232
Dobson, Matthew, d. 1784, English physician and anatomist 155, 354
Dodds, (Sir) Edward Charles, 1899-1973, English physician and biochemist 360

Doll, (Sir) William Richard Shaboe, 1912-, English cancer researcher and
  epidemiologist 178
Domagk, Gerhard, 1895-1964, German bacteriologist and pathologist 138, 235, 360
Donald, Ian, 1910-87, Scottish obstetrician 361
Douglass, William, c. 1691-1752, American physician 112, 353
Dover, Thomas, 1660-1742, English physician 223
Drinker, Philip, active 20th century, American bioengineer 360
Dripps, Robert, 1911-73, American medical scientist 328-9
Dudley, Harold W., 1887-1935, English pharmacologist 360
Dupuytren, Guillaume (Baron), 1777-1835, French surgeon and anatomist 201

Edwards, Robert Geoffrey, 1925-, English reproductive biologist 210, 362
Ehrlich, Paul, 1854-1915, German medical scientist 170-1, 229-30, 235, 359
Eijkman, Christiaan, 1858-1930, Dutch physician and pathologist 172
Einthoven, Willem, 1860-1927, Dutch physiologist 212, 328, 359
Elion, Gertrude Belle, 1919-, American pharmacologist 238
Ellis, Henry Havelock, 1859-1939, English physician and writer on sex 359
Elmqvist, Dan Rune, 1935-, Swedish medical engineer 208
Epicurus, 341-271 BC, Greek philosopher 77
Erasistratus (of Ceos), active c. 280 BC, Greek physician and anatomist 54
Erichsen, (Sir) John Eric, 1818-96, English surgeon 204
Euler, Ulf Svante von, 1905-83, Swedish neurophysiologist 233
Eustachio, Bartolommeo, 1520-74, Italian anatomist 144

Fabrizio (or Fabrici), Girolamo (Hieronymus Fabricius ab Acquapendente),
  1537-1619, Italian anatomist 144-5, 352
Fahrenheit, Gabriel Daniel, 1686-1736, German physicist 353
Falloppio, Gabriele (Fallopius), 1523-62, Italian anatomist 144
Farrar, Clarence B., 1874-1970, American psychiatrist 128
Fauchard, Pierre, 1678-1761, French dentist 353
Favaloro, Rene, 20th century, American cardiovascular surgeon 362
Félix, Charles-François, 1635-1703, French surgeon 198
Ferrier, (Sir) David, 1843-1928, Scottish neurologist 174
Finlay, Carlos Juan, 1833-1915, Cuban physician and epidemiologist 169
Finsen, Niels Ryberg, 1860-1904, Danish physician and medical scientis 212
Fleming, (Sir) Alexander, 1881-1955, Scottish bacteriologist 360
Flexner, Abraham, 1866-1958, American medical educationalist 176
Flexner, Simon, 1863-1946, American microbiologist 176
Florey, Howard Walter (1st Baron Florey), 1898-1968, Australian experimental
  pathologist 361
Floyer, (Sir) John, 1649-1734, English physician 353

Fontanon, Denys, 15th/16th century, French physician 249
Forlanini, Carlo, 1847-1918, Italian medical scientist 205
Forssmann, Werner Theodor Otto, 1904-79, German physician 360
Foster, (Sir) Michael, 1836-1907, English physiologist 167
Fothergill, John, 1712-80, English physician 155, 353-4
Fracastoro, Girolamo (Fracastorius), c. 1483-1553, Italian physician 89, 351
Freud, Sigmund, 1856-1939, Austrian neurologist and psychoanalyst 151, 163, 243, 245, 256, 262, 359-60
Funk, Casimir, 1884-1967, Polish-born American biochemist 234, 359

Galen of Pergamum, 129-216, Greek physician, anatomist, and physiologist 53, 56, 59, 60, 61, 64-5, 67, 82-3, 106, 143, 145, 219-20, 247, 330, 349, 351
Gallo, Robert C., 1937-, American virologist 329
Galvani, Luigi, 1737-98, Italian anatomist and electrophysiologist 232, 328, 354
Garrod, (Sir) Archibald Edward, 1857-1936, English physician 175, 359
Gaskell, Walter Holbrook, 1847-1914, English physiologist 167, 360
Gerard of Cremona, c. 1114-87, Italian scholar 64
Gibbon, John H., Jr, 1903-73, American surgeon 361
Gillies, (Sir) Harold Delf, 1882-1960, New Zealand plastic surgeon 210
Gilman, Alfred, 1908-84, American pharmacologist 238
Glisson, Francis, c. 1597-1677, English physician and anatomist 150, 352
Goldberger, Joseph, 1874-1929, Hungarian-born American physician and epidemiologist 172
Goodman, Louis Sanford, 1906-, American pharmacologist 238
Graaf, Regnier de, 1641-73, Dutch physician and anatomist 144, 353
Graham, Evarts Ambrose, 1883-1957, American surgeon 361
Grassi, Giovanni Battista, 1854-1925, Italian parasitologist 169
Gray, Alfred L., 1873-1932, American radiologist 208
Greatrakes (or Greatorex), Valentine, 1629-83, Irish healer 79
Gregg, (Sir) Norman McAlister, 1892-1966, Australian ophthalmologist 361
Guérin, Camille, 1872-1961, French bacteriologist 360
Guy de Chauliac, c. 1300-68, French surgeon 184, 351

Haffkine, Waldemar Mordecai Wolfe, 1860-1930, Russian-born British bacteriologist 171
Hahnemann, Christian Friedrich Samuel, 1755-1843, German founder of homeopathy 355
Haldane, John Scott, 1860-1936, Scottish physiologist 359
Hales, (Revd) Stephen, 1677-1761, English clergyman, physiologist, and inventor 161, 353

Haller, Albrecht von, 1708-77, Swiss physiologist, anatomist, and botanist 150-2, 353-4
Halsted, William Stewart, 1852-1922, American surgeon 204-5, 358
Haly Abbas *ver* al-Majusi
Harvey, William, 1578-1657, English physician and anatomist 1, 83, 144-6, 148, 150, 221, 352
Haygarth, John, 1740-1827, English physician 155
Heberden, William, 1710-1801, English physician 153
Helmholtz, Hermann von, 1821-94, German physiologist and physicist 163, 357
Helmont, Johannes (Jean or Jan) Baptiste (or Baptista) van, c. 1579-1644, Flemish chemist and physiologist 147-8, 152, 352
Hench, Philip Showalter, 1896-1965, American physician 361
Henle, Fredrich Gustav Jakob, 1809-85, German pathologist and anatomist 163, 356
Herophilus, fl. 300 BC, Greek anatomist and surgeon 54
Herrick, James B., 1861-1954, American physician 110
Herringham, (Sir) Wilmot Parker, 1855-1936, English physician 131
Hertzler, Arthur E., 1870-1946, American physician 109, 118-20, 126
Hill, (Sir) Austin Bradford, 1897-91, English epidemiologist 178, 240
Hippocrates (of Cos), b. c. 460 BC, Greek physician, the "father of medicine" 8, 52, 54, 56, 81, 144, 147, 154, 219, 247, 349
Hitchings, George Herbert, 1905-, American pharmacologist 238
Hobbes, Thomas, 1588-1679, English philosopher 83
Hodgkin, George Keith Howard, active 20th century, English physician 135
Hodgkin, Thomas, 1798-1866, English physician and pathologist 160, 356
Hoffmann, Friedrich, 1660-1742, German physician 150
Holmes Sellors, Thomas, 1902-87, English surgeon 209
Holmes, Oliver Wendell, 1809-94, American physician and writer 126, 202
Hooke, Robert, 1635-1703, English physicist 146
Hopkins, (Sir) Frederick Gowland, 1861-1947, English biochemist 172, 359
Hounsfield, (Sir) Godfrey Newbold, 1919-, British electrical engineer 213
Houston, William R., b. 1873, American physician 129
Howard, John, 1726-90, English prison reformer 194, 271
Hufeland, Christoph Wilhelm, 1762-1836, German physician 128, 355
Huggins, Charles Brenton, 1901-, Canadianborn American surgeon 208
Hunain ibn Ishaq (Johannitius), 808-73, Arab physician 59, 64
Hunter, John, 1728-93, Scottish anatomist and surgeon 152, 201, 354
Hunter, William, 1718-83, Scottish anatomist and obstetrician 157, 354
Huntington, George, 1850-1916, American physician 176
Huxham, John, 1692-1768, English physician 155
Ibn an-Nafis, d. 1288, Syrian physician 60, 351

GUIA DE REFERÊNCIA
ÍNDICE DAS PERSONALIDADES MÉDICAS

Ibn Hayyan, Jabir *ver* Jabir ibn Hayyan, Abu Musa
Ibn Ishaq, Humain *ver* Hunain ibn Ishaq
Ibn Ridwan, Ali, 11 th century, Islamic physician 61
Ibn Rushad (Averröes), 1126-98, Arab physician, philosopher, and astronomer 61
Ibn Sina (Avicenna), 980-1037, Islamic physician and philosopher 61, 64-5, 183, 220, 350

Jabir ibn Hayyan, Abu Musa, c. 721-c. 815, Arab alchemist and physician 220
Jenner, Edward, 1749-1823, English physician 35, 237, 276, 355
Jex-Blake, Sophia Louisa, 1840-1912, English physician and pioneer of medical education for women 358
Johannitius *ver* Hunain ibn Ishaq
Johnston, William Victor, 1897-1976, Canadian physician 122
Jones, Warren, 1938-, Australian medical geneticist 312
Jorden, Edward, 1569-1632, English physician and chemist 80
Jung, Carl Gustav, 1875-1961, Swiss psychiatrist 243, 360

Kay, Richard, active 1716-51, English physician 108-9
al-Kindi, c. 800-c. 870, Arab philosopher 64
King, Maurice, 1927-, English epidemiologist 317, 319
Kitasato, Shibasaburo, 1852-1931, Japanese bacteriologist 123, 171, 359
Koch, Robert, 1843-1910, German physicist and bacteriologist 85, 123, 169-70, 204, 229, 268, 285, 358
Kocher, Emil Theodor, 1841-1917, Swiss surgeon 205-6
Kraepelin, Emil, 1856-1926, German psychiatrist 262
Krafft-Ebing, Richard von (Freiherr), 1840-1902, German psychiatrist 261
Kühne, Wilhelm, 1837-1900, German physiologist 171
Kussmaul, Adolf, 1822-1902, German physician 107, 128

Laënnec, René-Théophile-Hyacinthe, 1781-1826, French physician and medical teacher 95, 158-60, 165, 355
Laing, Ronald David, 1927-89, Scottish psychiatrist 244
Lancisi, Giovanni Maria, 1654-1720, Italian physician 353
Landsteiner, Karl, 1868-1943, Austrian-born American pathologist 359, 361
Lane, (Sir) William Arbuthnot, 1856-1943, Irish-born English surgeon 207
Langley, John Newport, 1852-1925, English physiologist 167
Larrey, Dominique-Jean (Baron), 1766-1842, French military surgeon 195, 201
Laveran, Charles-Louise-Alphonse, 1845-1922, French physician and microbiologist 358
Lavoisier, Antoine-Laurent, 1743-94, French chemist and social reformer 153, 224, 226, 355

Leeuwenhoek, Antoni van, 1632-1723, Dutch microscopist 146
Lettsom, John Coakley, 1744-1815, English physician 155
Lewis, (Sir) Thomas, 1881-1945, Welsh cardiologist and clinical scientist 120, 177-8
Liebig, Justus von (Freiherr), 1803-73, German organic chemist 162, 164, 171, 356
Lillehei, Clarence Walton, 1918-, American thoracic and cardiovascular surgeon 361
Linacre, Thomas, 1460?-1524, English physician and classical scholar 351
Lind, James, 1716-94, Scottish naval physician 171, 224, 233, 240, 353-4
Lister, Joseph (1st Baron Lister), 1827-1912, English surgeon and bacteriologist 204, 205, 357
Liston, Robert, 1794-1847, Scottish surgeon 202-3
Lizars, John, 1787?-1860, Scottish surgeon 202
Loewi, Otto, 1873-1961, German-born American pharmacologist 174, 233
Louis, Pierre-Charles-Alexandre, 1787-1872, French physician and pathologist 159-60, 165, 200, 224, 356
Lower, Richard, 1631-91, English physician and physiologist 146
Ludwig, Karl Friedrich Wilhelm, 1816-95, German physiologist 163, 282, 357

MacEwen, (Sir) William, 1848-1924, Scottish surgeon 205
Mackenzie, (Sir) James, 1853-1925, Scottish cardiologist 120, 125, 177
Macleod, John James Rickard, 1876-1935, Scottish-born Canadian physiologist 232
Magendie, François, 1783-1855, French anatomist and physiologist 165, 225-6
Maimonides *ver* Moses ben Maimon
al-Majusi (Haly Abbas), d. 994, Islamic physician 61, 64
Malpighi, Marcello, 1628-94, Italian anatomist 146, 148, 352
Manson, (Sir) Patrick, 1844-1922, Scottish physician and parasitologist 168, 358-9
Marey, Etienne-Jules, 1830-1904, French physiologist 357
Martine, George, 1700?-41, Scottish surgeon 353
Mathews, Joseph, 1847-1928, American physician 124
Matteucci, Carlo, 1811-68, Italian physiologist 328
McCollum, Elmer Verner, 1879-1967, American physiologist 172
McDowell, Ephraim, 1771-1830, American surgeon 202
Mesmer, Franz, 1734-1815, Austrian physician 354
Metchnikoff, Elie (Ilya Ilich Mechnikov), 1845-1916, Russian zoologist and bacteriologist 170, 229, 358
Mondeville, Henri de, b. 1260, French surgeon 184
Mondino dei Liuzzi, c. 1270-c. 1326, Italian anatomist 351
Monro, Alexander, *primus*, 1697-1767, Scottish anatomist 151, 199
Montagnier, Luc, 1932-, French virologist 329
Morgagni, Giovanni Battista, 1682-1771, Italian physician and anatomist 156-7
Morgan, John, 1735-89, American physician 354
Morison, James, 1770-1840, English drug merchant 101-2

GUIA DE REFERÊNCIA
ÍNDICE DAS PERSONALIDADES MÉDICAS

Morton, William Thomas Green, 1819-68, American dentist 181, 203, 357
Moses ben Maimon (Maimonides), 1135-1204, Hispano-Jewish physician and philosopher 61
Müller, Johannes Peter, 1801-58, German physiologist and comparative anatomist 163-4
Murphy, John Benjamin, 1857-1916, American surgeon 359
Murray, George, 1865-1939, English physician 231
Murrell, William B., active 19th century; English physician 123

Naunyn, Bernhard, 1839-1925, German physician 125, 133
Niccolò da Reggio, active 1305-48, Graeco-Italian scholar 64
Nightingale, Florence, 1820-1910, English nurse and hospital reformer 281, 357
Nothnagel, Hermann, 1841-1905, Austrian physician 127-8, 130

Oribasius, 325-403, Greek physician 56
Osler, (Sir) William, 1849-1919, Canadian physician 12, 126, 128-9, 226, 358

Palfyn, Jean, 1650-1730, Flemish surgeon 353
Paracelsus (Philippus Aureolus Theophrastus Bombastus von Honenheim), 1493-1541, Swiss alchemist and physician 147, 220-1, 351
Paré, Ambroise, c. 1510-90, French surgeon 143, 184-5, 197, 352
Parkinson, James, 1755-1824, English physician 355
Pasteur, Louis, 1822-95, French chemist and microbiologist 164, 169-70, 204, 229, 268, 285, 328, 357-8
Patin, Gui, 1601-72, French physician 148
Paul of Aegina (Paulus Aegineta), c. 625-c. 690, Greek physician 183
Peabody, Francis Weld, 1881-1927, Americm physician 129
Pelletier, Pierre-Joseph, 1788-1842, French pharmacist 225-6
Pereira, Jonathan, 1804-53, English physician and chemist 226
Perkin, (Sir) William Henry, 1838-1907, English chemist 227, 357
Petit, Jean-Louis, 1674-1750, French military surgeon 197
Pfaff, Philipp, active 18th century German dentist 354
Pincus, Gregory Goodwin, 1903-67, American experimental biologist 232
Pinel, Philippe, 1745-1826, French physician and psychiatrist 200, 256, 258, 355
Plater, Felix, 1536-1614, Swiss pathologist 249
Plato, c. 427-347 BC, Greek philosopher 52
Pott, Percivall, 1714-88, English surgeon 43, 193, 197, 354
Praxagoras of Cos, active c. 310 BC, Greek physician 54
Prout, William, 1785-1850, English chemist and physiologist 356
Pylarini, Giocomo, active early 18th century, Italian physician 353

Quick, Armand James, 1894-1973, American haematologist 360

Rau, Johannes, 1668-1719, Dutch surgeon 196
ar-Razi, Abu Bakr (Rhazes), c. 864-c. 935, Persian physician and alchemist 61, 350
Réaumur, René-Antoine Ferchault de, 1683-1757, French naturalist and physician 150, 153, 354
Reid, (Sir) James, 1849-1923, English physician 87
Reil, Johann Christian, 1759-1813, German physician and psychiatrist 256
Reverdin, Jacques-L., 1842-1908, French surgeon 209, 358
Rhazes *ver* ar-Razi
Riva-Rocci, Scipione, 1863-1937, Italian physician 358
Rivington, Walter, 1835-97, English surgeon 130-1
Robinson, George Canby, 1878-1960, American physician 129
Robiquet, Pierre-Jean, 1780-1840, French chemist 356
Rokitanski, Carl von (Frieherr), 1804-78, Austrian pathologist 161
Röntgen, Wilhelm Konrad von, 1845-1923, German physicist 211, 328
Ross, (Sir) Ronald, 1857-1932, British physician and parasitologist 169, 177, 359
Roux, Pierre-Paul-Emile, 1853-1933, French physician and parasitologist 170
Rufus of Ephesus, 1st century BC-1St century AD, Greek anatomist and physician 56, 349
Ruleau, Jean, active c. 1700, French surgeon 185
Rumford, Count *ver* Thompson, (Sir) Benjamin
Rush, Benjamin, 1745-1813, American physician and politician 92, 112, 355
Rutherford, John, 1695-1779, English physician 192

Sabin, Albert Bruce, 1906- Polish-born American microbiologist 44, 361
Sachs, Barney, 1854-1944, American neurologist 128
Salk, Jonas Edward, 1914-95, American virologist 44
Sanger, Margaret Louise (née Higgins), 1883-1966, American social reformer and birth-control pioneer 360
Sargant, William, 1907-88, English psychiatrist 263
Sauerbruch, Ernst Ferdinand, 1875-1951, German surgeon 205
Sauvages, François Boissier de, 1706-67, French physician 152
Scarpa, Antonio, 1752-1832, Italian anatomist 354
Schafer, (Sir) Edward *ver* Sharpey-Schafer, Edward
Schmiedeberg, Oswald, 1838-1921, German pharmacologist 226
Schönlein, Johannes Lukas, 1793-1864, German physician 356
Schwann, Theodor Ambroise Hubert, 1810-82, German physiologist 163-4, 356
Semmelweis, Ignaz Phillip, 1818-65, Hungarian obstetrician 203-4, 357
Senning, Åke, 1915-, Swedish surgeon 208
Sertürner, Friedrich Wilhelm Adam, 1783-1841, German chemist 355
Servetus, Michael (Miguel Serveto), 1511-53, Spanish physician and theologian 145, 351

GUIA DE REFERÊNCIA
ÍNDICE DAS PERSONALIDADES MÉDICAS

Sharpey-Schafer, (Sir) Edward Albert, 1850-1935, English physiologist 167, 173
Sherrington, (Sir) Charles Scott, 1857-1952, English neurophysiologist 173-4, 358-9
Shippen, William, 1736-1808, American physician 192
Simon, (Sir) John, 1816-1904, English pathologist and public-health reformer 281
Simpson, (Sir) James Young, 1811-70, Scottish gynaecologist and obstetrician 203, 357
Sims, James Marion, 1813-83, American surgeon 202
Škoda, Josef, 1805-81, Austrian physician 125, 128
Smellie, William, 1697-1763, Scottish obstetrician 354
Snow, John, 1813-58, English physician, anaesthetist and epidemiologist 228, 357
Soranus of Ephesus, fl. AD 110, Greek physician 56, 183, 349
Souttar, (Sir) Henry Sessions, 1875-1964, English surgeon 209
Spallanzani, Lazzaro, 1729-99, Italian physiologist 354
Stahl, Georg Ernst, 1660-1734, German chemist and physician 149-51
Starling, Ernest Henry, 1866-1927, English physiologist 172, 359
Starzl, Thomas E., 1926-, American transplant surgeon 362
Steptoe, Patrick Christopher, 1913-88, English gynaecologist and obstetrician 210, 362
Stern, Karl, 1906-75, German physician 117-8
Stoerck, Anton, 1731-1803, Austrian physician 192
Stopes, Marie Charlotte Carmichael, 1880-1958, English birth-control pioneer 360
Sutleffe, Edward, active early 19th century, English physician 111-2
Sydenham, Thomas, 1624-89, English physician and epidemiologist 153-5
Sykes, William Stanley, 1894-1960, English physician 135, 137
Sylvius, Franciscus (Franz de le Boë), 1614-72, German physician, anatomist, and chemist 144, 148, 152
Szasz, Thomas Stephen, 1920-, Hungarian-born American psychiatrist 244, 264
Szent-Györgyi, Albert von Nagyrapolt, 1893-1986, Hungarian-born American biochemist 172, 360

Taussig, Helen Brooke, l898-1986, American paediatrician 209
Taylor, ("Chevalier") John, 1703-72, English physician and quack oculist 197
Tenon, Jacques-René, 1724-1816, French surgeon 194
Theiler, Max, 1899-1972, South African-born American physician and bacteriologist 360
Thomas, Edward Donnall, 1920-, American surgeon
Thomas, Lewis, 1913-93, American physician and writer 9
Thompson, (Sir) Benjamin (Count Rumford), 1753-1814, Anglo-American adventurer, social reformer, and physicist 272
Thomson, Samuel, 1769-1843, American health *reformer and* herbalist 100
Trautman, Jeremiah, active early 17th century, German surgeon 185

Trembley, Abraham, 1700-84, Swiss zoologist 150
Treviranus, Gottfried Reinhold, 1776-1837, German biologist 152
Tuttle, Ralph W., active 19th century, American physician 134

Venel, Jean-André, 1740-91, Swiss orthopaedic surgeon 198
Vesalius, Andreas, 1514-64, Flemish anatomist 73, 83, 143-4, 148, 184
Virchow, Rudolf, 1821-1902, German pathologist 157, 163-4, 357
Volhard, Franz, b. 1872, German physician 117

Waksman, Selman Abraham, 1888-1973, Ukiainian-born American biochemist 361
Waterhouse, Benjamin, 1754-1846, American physician 355
Watson, James Dewey, 1928-, American molecular biologist 3, 175, 361
Welch, William Henry, 1850-1934, American pathologist 166
Wells, (Sir) Thomas Spencer, 1818-97, English surgeon 202
Wepfer, Johann Conrad, 1657-1711, German anatomist 156
Whytt, Robert, 1714-66, Scottish physician 151, 354
Wiles, John, 20th century, English orthopaedic surgeon 361
Williams, Daniel Hale, 1858-1931, American surgeon 358
Willis, Thomas, 1621-75, English anatomist and physician 146
Wiseman, Richard, 1625-86, English surgeon 185
Withering, William, 1741-99, English physician 120, 355
Wöhler, Friedrich, 1800-82, German chemist 162, 356
Wolff, Caspar Friedrich, 1733-94, German embryologist 354
Wood, Alexander, 1725-1884, Scottish physician 121
Woodall, John, 1556?-1643, English surgeon 185
Wynder, Ernst Ludwig, 1922-, German-born American epidemiologist 361

Yersin, Alexandre-Emile-John, 1863-1943, Swissborn French bacteriologist 170
Young, Thomas, 1773-1829, English physiologist and physicist 355

al-Zahrawi (Albucasis), c. 976-c. 1013, Spanish Arab surgeon 61, 183, 350
Zinsser, Hans, 1878-1940, American bacteriologist and immunologist 360
Zwinger, Theodor, 16th century, Swiss physician 48-9

Índice Remissivo

A
Adaptação, 330
Agente(s)
   antivirais, 237
Agricultura
   antes da, 12
   e doença, 15
AIDS (Síndrome da Imunodeficiência Adquirida)
   causas, 367
   transmissão, 367
   meios de, 367
Alteração, 330
Ancilostomíase
   causas, 363
   transmissão, 363
   meios de, 363
Anestesia
   era da, 201
Anticorpo(s)
   monoclonais, 311
Ascaridíase
   causas, 363
   transmissão, 363
   meios de, 363
Ascensão
   de novas doenças, 18
   da medicina, 47-72
      antigos curandeiros, 49
         da Babilônia, 49
         do Egito, 49
      grega, 52
      doente, 57
         visão cristã do, 57
      influência árabe, 59
      no mundo Bizantino, 62
      na idade das trevas, 63
      universidade de, 65
      desenvolvimento da, 65
Assepsia
   era da, 201
Atendimento
   do paciente, 125
   como pessoa, 125
   ceticismo e, 125
Auto-Ajuda, 333
Autoridade
   luta contra, 220
   Paracelsus e, 220

B
Babilônia
   curandeiros da, 49
   antigos, 49
Base(s)
   anatômicas, 142
   estabelecendo as, 142
   química, 224
   dos remédios, 224
Bem-estar
   social, 283
   imperialismo e, 283
Benefício(s)
   para o pobre, 315
Beribéri
   causas, 363
   transmissão, 363
   meios de, 363
Bilharzíase
   causas, 365
   transmissão, 365
   meios de, 365
Bizantino
   mundo, 62
   medicina no, 62
Brucelose
   causas, 363
   transmissão, 363
   meios de, 363

C
Câncer
   quimioterapia do, 238
Carrion
   doença de, 364
   causas, 364
   transmissão, 364
   meios de, 364
Caxumba
   causas, 363
   transmissão, 363
   meios de, 363
Ceticismo
   e atendimento, 125
   do paciente, 125
   como pessoa, 125
Chagas
   doença de, 364
   causas, 364
   transmissão, 364
   meios de, 364
Cidadão(s)
   medicina para, 289
   1920-70, 289
Cidade(s)
   como magnetos, 21
   para doenças, 21
Ciência
   mecânica, 83
   e estigma, 88
   médica, 141-179
      bases anatômicas, 142
      William Harvey, 144
      e a nova ciência, 144

ÍNDICE REMISSIVO

teorias da vida, 148
  no século das luzes, 148
ciência clínica, 153, 176
  origem da, 153
  do século XX, 176
doença, 154
  conceitos de, 154
medicina, 157, 161, 167
  científica, 157
  no laboratório, 161
  tropical, 167
    na era do imperialismo, 167
  descobertas, 169
  do século XX, 169
de alta tecnologia, 211
  cirurgia, 211
e ética, 180
  à luz da, 324
Cirurgia, 181-215
  tradicional, 183
  visitas clínicas, 192
    início das, 192
  ordens religiosas, 193
  de enfermagem, 193
  prática cirúrgica, 194
  status da, 194
    crescimento do, 194
  anestesia, 201
    era da, 201
  assepsia, 201
    era da, 201
  era da, 206
  de ouro, 206
  ciência, 211
  de alta tecnologia, 211
  robôs, 312
Civilização(ões)
  antigas, 218
  remédios das, 218
Clínica(s)
  ciência, 153, 176
  origem da, 153
  do século XX, 176
  visitas, 192
    início das, 192
  nascimento da, 200

Cólera, 36
  causas, 363
  transmissão, 363
  meios de, 363
Computador(es)
  em medicina, 314
Confinamento
  do insano, 252
Consulta(s)
  natureza das, 135
  mudança da, 135
Coqueluche
  causas, 363
  transmissão, 363
  meios de, 363
Corpo
  e essência, 86
Cristandade
  medicina na, 78
Cristianismo, 77
Crônica(s)
  de doenças, 93
Cronologia, 349-362
Cuidado(s)
  primários, 105-139
  paciente, 106, 125
    tradicional, 106
    o que quer?, 106
    como pessoa, 125
    atendimento do, 125
  médicos, 108, 113
    tradicionais, 108
    o que ofereciam?, 108
    moderno, 113
    formação do, 113
  medicamentos, 119
    novos, 119
    tecnologia e, 124
    lugar dos, 130
    mudando o, 130
  consultas, 135
    natureza das, 135
    mudança da, 135
  e medicina, 138
    de hoje, 138
Cura
  e santidade, 75

Curandeiro(s)
  antigos, 49
  da Babilônia, 49
  do Egito, 49

D

Degeneração, 261
Dengue
  causas, 363
  transmissão, 363
  meios de, 363
Desenvolvimento
  da universidade, 65
  de medicina, 65
Desnutrição
  protéica, 363
  causas, 363
  transmissão, 363
  meios de, 363
Difteria
  causas, 364
  transmissão, 364
  meios de, 364
Dilema(s)
  reprodutivos, 325
Disenteria
  amebiana, 364
  causas, 364
  transmissão, 364
  meios de, 364
Doença(s)
  história da, 11-46
  agricultura, 12, 15
  antes da, 12
  novas, 18
  ascensão de, 18
  magnetos para, 21
  cidades como, 21
  novo mundo, 26, 31
  conquista o, 26
  novos patógenos, 31
  africanas, 30
  no novo mundo, 30
  nutrição, 35
  declínio da mortalidade, 35
  novas pragas, 36
  febre amarela, 36
  cólera, 36

ÍNDICE REMISSIVO

e imperialismo, 38
nutricionais, 38
no mundo moderno, 42
o que é?, 73-104
  e enfermidade, 74
  cura, 75
  e santidade, 75
  cristianismo, 77
  dor, 77
  sofrimento, 77
  medicina, 78, 100
  na cristandade, 78
  alternativa, 100
  visão médica da, 81
  ciência, 83, 88
    mecânica, 83
    e estigma, 88
  corpo, 86
    e essência, 86
  crônicas de, 93
  doente, 97
    papel do, 97
conceitos de, 154
remédio para, 221
mental, 243-264
  tradição grega, 244
  loucura, 249, 251
    medieval, 249
    da renascença, 249
    na idade da razão, 251
  confinamento, 252
    do insano, 252
  técnicas, 255
    psiquiátricas, 255
  museus da loucura, 257
    do século XIX, 257
  degeneração, 261
  esquizofrenia, 261
  medicina psicológica, 262
    moderna, 262
  enquadrar alguém?, 263
  de volta para, 263
humanas, 363-367
  principais, 363-367
de Carrion, 364
  causas, 364
  transmissão, 364
    meios de, 364
de Chagas, 364

  causas, 364
  transmissão, 364
    meios de, 364
do vírus, 364
  de Marburg, 364
    causas, 364
    meios de transmissão, 364
  do Ebola, 364
    causas, 364
    meios de transmissão, 364
de santo Antônio, 364
  causas, 364
  transmissão, 364
    meios de, 364
do sono, 364
  causas, 364
  transmissão, 364
    meios de, 364
de Weil, 366
  causas, 366
  transmissão, 366
    meios de, 366
Doente
  visão do, 57
    cristã, 57
  papel do, 97
Dor, 77
Dracunculíase
  causas, 364
  transmissão, 364
    meios de, 364
Droga(s)
  tratamento por, 217-242
    remédios, 218, 219, 221, 224
    das civilizações antigas, 218
    gregos, 219
    romanos, 219
    para cada doença, 221
    base química dos, 224
    autoridade, 220
    luta contra, 220
    Paracelsus, 220

    novos medicamentos, 222
    de além-mar, 222
    testes clínicos, 224
    primeiros, 224
    como funcionavam, 225
  química, 227
    giros da, 227
  quimioterapia, 229, 238
    início da, 229
    germes e, 229
    do câncer, 238
  funções das glândulas, 231
    sem ducto, 231
  mensageiros, 232
    químicos, 232
    elétricos, 232
  vitaminas, 233
  moderna farmacêutica, 235
    surgimento da, 235
    agentes, 237
    antivirais, 237
  funciona?, 239
  efeitos, 241
    indesejáveis, 241
    sociedade e, 241
  novas, 310
    por projeto, 310
Ducto
  glândulas sem, 231
  funções das, 231

E

Ebola
  vírus do, 364
  doença do, 364
    causas, 364
    meios de transmissão, 364
Economia
  médica, 287
  nova, 287
Efeito(s)
  indesejáveis, 241
  das drogas, 241
Egito
  curandeiros do, 49
  antigos, 49

ÍNDICE REMISSIVO

Elefantíase
  causas, 365
  transmissão, 365
  meios de, 365
Encefalite
  letárgica, 364
  causas, 364
  transmissão, 364
  meios de, 364
Enfermagem
  ordens de, 193
  religiosas, 193
Enfermidade
  doença e, 74
Era
  da anestesia, 201
  da assepsia, 201
  de ouro, 206
  da cirurgia, 206
Ergotismo
  causas, 364
  transmissão, 364
  meios de, 364
Erisipela
  causas, 364
  transmissão, 364
  meios de, 364
Escorbuto
  causas, 365
  transmissão, 365
  meios de, 365
Esquistossomíase
  causas, 365
  transmissão, 365
  meios de, 365
Esquizofrenia, 261
Essência
  corpo e, 86
Estado
  medicina e, 265-302
    instituições médicas, 267
    e política, 267
Estigma
  ciência e, 88
Ética
  ciência e, 280

Europa
  mercado médico na, 269
  no século das luzes, 269

F

Farmacêutica
  moderna, 235
  surgimento da, 235
Farmacologia
  surgimento da, 217-242
    remédios, 218, 219, 221, 224
    das civilizações antigas, 218
    gregos, 219
    romanos, 219
    para cada doença, 221
    base química dos, 224
    autoridade, 220
    luta contra, 220
      Paracelsus, 220
    novos medicamentos, 222
    de além-mar, 222
    testes clínicos, 224
    primeiros, 224
    como funcionavam, 225
    maioridade da, 226
    química, 227
    giros da, 227
    quimioterapia, 229, 238
      início da, 229
      germes e, 229
      do câncer, 238
    funções das glândulas, 231
    sem ducto, 231
    mensageiros, 232
    químicos, 232
    elétricos, 232
    vitaminas, 233
    moderna farmacêutica, 235
    surgimento da, 235
    agentes, 237
    antivirais, 237
  indústria farmacêutica, 239
    crescimento da, 239
    funciona?, 239
    efeitos, 241
    indesejáveis, 241
    sociedade e, 241
Febre
  amarela, 36
    causas, 365
    transmissão, 365
    meios de, 365
  das Montanhas Rochosas, 365
    causas, 365
    meios de transmissão, 365
  do vale, 365
    causas, 365
    transmissão, 365
    meios de, 365
  escarlatina, 365
    causas, 365
    transmissão, 365
    meios de, 365
  hemorrágica, 365
    Argentina, 365
    causas, 365
    meios de transmissão, 365
    boliviana, 365
    causas, 365
    meios de transmissão, 365
  Lassa, 365
    causas, 365
    transmissão, 365
    meios de, 365
  recorrente, 365
    causas, 365
    transmissão, 365
    meios de, 365
  tifóide, 365
    causas, 365
    transmissão, 365
    meios de, 365
  paratifóide, 365
    causas, 365

ÍNDICE REMISSIVO

transmissão, 365
  meios de, 365
do carneiro, 367
  causas, 367
  transmissão, 367
    meios de, 367
da prisão, 367
  causas, 367
  transmissão, 367
    meios de, 367
do coelho, 367
  causas, 367
  transmissão, 367
    meios de, 367
Filaríase
  causas, 365
  transmissão, 365
    meios de, 365
Formação
  do médico, 113
    moderno, 113
Futuro
  olhando para o, 303-334, 335-345
  1996, 303-334
  medicina, 307, 314, 332, 334
    promessa da, 307
    computadores em, 314
    complementar, 332
    universal, 334
  genoma, 309
    seqüência do, 309
  novas drogas, 320
    por projeto, 310
  anticorpos, 311
    monoclonais, 311
  cirurgia, 312
    robôs, 312
    transplantes, 314
      de tecido fetal, 314
  benefícios, 315
    para o pobre, 314
  medos, 320
    dos ricos, 320
  ciência, 324
    à luz da, 324
  mais dilemas, 325

reprodutivos, 325
pesquisa, 327
  alteração, 330
  adaptação, 330
  vida, 330
    qualidade de, 330
  auto-ajuda, 333
  revisitado, 335-345

G
Genoma
  seqüência do, 309
Germe(s)
  e quimioterapia, 229
    início da, 229
Glândula(s)
  sem ducto, 231
  funções das, 231
Gripe
  causas, 366
  transmissão, 366
    meios de, 366
Guerra
  período de, 293
    medicina no, 293
  mundial, 294
    segunda, 294
    serviços de saúde após, 294

H
Hepatite(s)
  A, 366
    causas, 365
    transmissão, 365
      meios de, 365
  B, 365
    causas, 365
    transmissão, 365
      meios de, 365
História
  da doença, 11-46
    agricultura, 12, 15
    antes da, 12
    novas, 18
    ascensão de, 18
    magnetos para, 21
    cidades como, 21
    novo mundo, 26, 31

    conquista o, 26
    novos patógenos, 31
    africanas, 30
    no novo mundo, 30
  nutrição, 35
    declínio da mortalidade, 35
  novas pragas, 36
    febre amarela, 36
    cólera, 36
  e imperialismo, 38
    nutricionais, 38
  no mundo moderno, 42
Hospital(is), 181-215
  tradicional, 186
  visitas clínicas, 192
    início das, 192
  ordens religiosas, 193
    de enfermagem, 193
  reforma dos, 194
    movimentos para, 194
    prática cirúrgica, 194
    status da, 194
    crescimento do, 194
  clínica, 200
    nascimento da, 200
  anestesia, 201
    era da, 201
  assepsia, 201
    era da, 201
  do século XX, 213

I
Idade
  das trevas, 63
    medicina na, 63
  da razão, 250
    loucura na, 250
Imperialismo
  doença e, 38
  era do, 167
    medicina na, 167
    tropical, 167
  e bem-estar social, 283
Indústria
  farmacêutica, 239
    crescimento da, 239
  e liberalismo, 275
    medicina, 275

ÍNDICE REMISSIVO

Influência
  árabe, 59
  na medicina, 59
Influenza
  causas, 366
  transmissão, 366
  meios de, 366
Insano
  confinamento do, 252
Instituição(ões)
  médicas, 267
  e política, 267
  visão ampla, 267

L
Laboratório
  medicina no, 161
Leishmaniose
  causas, 366
  transmissão, 366
  meios de, 366
Lepra
  causas, 366
  transmissão, 366
  meios de, 366
Leptospirose
  causas, 366
  transmissão, 366
  meios de, 366
Liberalismo
  medicina, 275
  indústria e, 275
Loucura
  medieval, 249
  da renascença, 249
  museus da, 257
  do século XIX, 257
Lugar
  dos cuidados primários, 130
  mudando o, 130
Luz(es)
  século das, 148, 269
  teorias no, 148
  da vida, 148
  mercado médico no, 269
  na Europa, 269
  da ciência, 324

M
Magneto(s)
  cidades como, 21
  para doenças, 21
Maioridade
  da farmacologia, 226
Malária
  causas, 366
  transmissão, 366
  meios de, 366
Marburg
  vírus de, 364
  doença de, 364
  causas, 364
  meios de transmissão, 364
Medicamento(s)
  novos, 119, 222
  de além-mar, 222
Medicina
  ascensão da, 47-72
  antigos curandeiros, 49
  da Babilônia, 49
  do Egito, 49
  grega, 52
  doente, 57
    visão cristã do, 57
    influência árabe, 59
    no mundo Bizantino, 62
    na idade das trevas, 63
    universidade de, 65
    desenvolvimento da, 65
  na cristandade, 78
  de hoje, 138
  cuidados primários e, 138
  científica, 157
  no laboratório, 161
  tropical, 167
  na era do imperialismo, 167
  psicológica, 262
  moderna, 262
  sociedade, 265-302
  instituições médicas, 267
  e política, 267

mercado na Europa, 269
  no século das luzes, 269
  francesa, 272
  revolução na, 272
  indústria, 275
  e liberalismo, 275
  ciência, 280
  e ética, 280
  imperialismo, 283
  e bem-estar social, 283
  problemas sociais, 284
  soluções científicas, 284
  economia médica, 287
  nova, 287
  para os cidadãos, 289
  1920-70, 289
  na guerra, 293
  serviços de saúde, 294
  após segunda guerra mundial, 294
  medicina amanhã, 299
  e estado, 265-302
  instituições médicas, 267
  e política, 267
  promessa da, 307
  computadores em, 314
  complementar, 332
  universal, 334
Médico(s)
  tradicionais, 108
  o que ofereciam?, 108
  moderno, 113
  formação do, 113
Medo(s)
  dos ricos, 320
Mensageiro(s)
  químicos, 232
  elétricos, 232
Mental
  doença, 243-264
  tradição grega, 244
  loucura, 249, 251
  medieval, 249
  da renascença, 249

ÍNDICE REMISSIVO

na idade da razão, 251
confinamento, 252
  do insano, 252
  técnicas, 255
  psiquiátricas, 255
  museus da loucura, 257
  do século XIX, 257
degeneração, 261
esquizofrenia, 261
medicina psicológica, 262
  moderna, 262
enquadrar alguém?, 263
  de volta para, 263
Mercado
  médico, 269
  na Europa, 269
  no século das luzes, 269
Mortalidade
  declínio da, 35
  nutrição e, 35
Mundo(s)
  novo, 26, 30
  doença no, 26, 30
  conquista, 26
  africanas, 30
  novos patógenos, 31
  moderno, 42
  doença no, 42
  Bizantino, 62
  medicina no, 62
Museu(s)
  da loucura, 257
  do século XIX, 257

N

Natureza
  das consultas, 135
  mudança da, 135
Nutrição
  e declínio, 35
  da mortalidade, 35

O

Oncocercíase
  causas, 366

transmissão, 366
  meios de, 366
Ordem(ns)
  de enfermagem, 193
  religiosas, 193

P

Paciente
  tradicional, 106
  o que quer?, 106
  como pessoa, 125
  atendimento do, 125
  ceticismo e, 125
Paracelsus
  e luta, 220
  contra autoridade, 220
Patógeno(s)
  novos, 31
  novos mundos, 31
Pelagra
  causas, 366
  transmissão, 366
  meios de, 366
Personalidade(s)
  médicas, 387-398
  índice das, 387-398
Pesquisa
  futuro da, 327
Pinta
  causas, 366
  transmissão, 366
  meios de, 366
Pobre
  benefícios para, 315
Pólio
  causas, 366
  transmissão, 366
  meios de, 366
Poliomielite
  causas, 366
  transmissão, 366
  meios de, 366
Política
  instituições médicas e, 267
  visão ampla, 267
Praga
  causas, 366
  transmissão, 366
  meios de, 366

Praga(s)
  novas, 36
  febre, 36
  amarela, 36
  cólera, 36
Prática
  cirúrgica, 194
  status da, 194
  crescimento do, 194
Problema(s)
  sociais, 284
  soluções para, 284
  científicas, 284

Q

Qualidade
  de vida, 330
Química
  base, 224
  dos remédios, 224
  giros da, 227
Quimioterapia
  início da, 229
  germes e, 229
  do câncer, 238

R

Razão
  idade da, 250
  loucura na, 250
Reforma
  hospitalar, 194
  movimentos para, 194
Remédio(s)
  das civilizações antigas, 218
  gregos, 219
  romanos, 219
  para cada doença, 221
  base dos, 224
  química, 224
Renascença
  loucura da, 249
Revolução
  na medicina, 272
  francesa, 272
Rico(s)
  medos dos, 320

ÍNDICE REMISSIVO

Robô(s)
  cirurgia, 312
Rubéola
  causas, 366
  transmissão, 366
  meios de, 366

S

Santidade
  cura e, 75
Santo
  Antônio, 364
  doença de, 364
    causas, 364
    meios de transmissão, 364
Sarampo
  alemão, 366
  causas, 366
  transmissão, 366
  meios de, 366
Saúde
  serviços de, 294
  após a segunda guerra, 294
  mundial, 294
Século
  das luzes, 148, 269
    teorias no, 148
    da vida, 148
    mercado médico no, 269
    na Europa, 269
  XX, 169, 176, 213
    descobertas do, 169
    ciência clínica no, 176
    hospital do, 213
  XIX, 257
    museus do, 257
    da loucura, 257
Sífilis
  não-venérea, 366
    causas, 366
    transmissão, 366
    meios de, 366
  venérea, 366
    causas, 366
    transmissão, 366
    meios de, 366

Síndrome
  da imunodeficiência adquirida, *ver* AIDS
Sociedade
  e drogas, 241
  medicina, 265-302
    instituições médicas, 267
    e política, 267
    mercado na Europa, 269
    no século das luzes, 269
    francesa, 272
    revolução na, 272
    indústria, 275
    e liberalismo, 275
    ciência, 280
    e ética, 280
    imperialismo, 283
    e bem-estar social, 283
    problemas sociais, 284
    soluções científicas, 284
    economia médica, 287
    nova, 287
    para os cidadãos, 289
    1920-70, 289
    na guerra, 293
    serviços de saúde, 294
    após segunda guerra mundial, 294
    medicina amanhã, 299
Sofrimento, 77
Solução(ões)
  científicas, 284
  para problemas sociais, 284
Sono
  doença do, 364
    causas, 364
    transmissão, 364
    meios de, 364

T

Tecido
  fetal, 314
  transplantes de, 314

Técnica(s)
  psiquiátricas, 255
Tecnologia
  e cuidados primários, 124
Teoria(s)
  da vida, 148
  no século, 148
  das luzes, 148
Teste(s)
  clínicos, 224
  das drogas, 224
  primeiros, 224
Tétano
  causas, 367
  transmissão, 367
  meios de, 367
Tifo
  causas, 367
  transmissão, 367
  meios de, 367
Tracoma
  causas, 367
  transmissão, 367
  meios de, 367
Tradição
  grega, 244
  na doença mental, 244
Transplante(s)
  de tecido fetal, 314
Tratamento
  por drogas, 217-242
  remédios, 218, 219, 221, 224
    das civilizações antigas, 218
    gregos, 219
    romanos, 219
    para cada doença, 221
    base química dos, 224
    autoridade, 220
    luta contra, 220
    Paracelsus, 220
    novos medicamentos, 222
    de além-mar, 222
    testes clínicos, 224
    primeiros, 224

ÍNDICE REMISSIVO

como funcionavam, 225
química, 227
  giros da, 227
quimioterapia, 229, 238
  início da, 229
  germes e, 229
  do câncer, 238
funções das glândulas, 231
  sem ducto, 231
mensageiros, 232
  químicos, 232
  elétricos, 232
vitaminas, 233
moderna farmacêutica, 235
  surgimento da, 235
agentes, 237
  antivirais, 237
funciona?, 239
  efeitos, 241
  indesejáveis, 241
  sociedade e, 241
Treva(s)
  idade das, 63
  medicina na, 63
Tripanossomíase
  africana, 364
  causas, 364
  transmissão, 364
    meios de, 364
Tripanossomose
  americana, 364
  causas, 364

transmissão, 364
  meios de, 364
Triquinose
  causas, 367
  transmissão, 367
    meios de, 367
Tuberculose
  causas, 367
  transmissão, 367
    meios de, 367
Tularemia
  causas, 367
  transmissão, 367
    meios de, 367

U

Universidade
  de medicina, 65
  desenvolvimento da, 65

V

Varicela
  causas, 367
  transmissão, 367
    meios de, 367
Varíola
  causas, 367
  transmissão, 367
    meios de, 367
Vida
  teorias da, 148
    no século das luzes, 148
  qualidade de, 330

Vírus
  de Marburg, 364
    doença de, 364
    causas, 364
    meios de transmissão, 364
  do Ebola, 364
    doença do, 364
    causas, 364
    meios de transmissão, 364
Visão
  cristã, 57
  do doente, 57
  médica, 81
    da doença, 81
    ampla, 267
    das instituições médicas, 267
    e política, 267
Visita(s)
  clínicas, 192
    início das, 192
Vitamina(s), 233

W

Weil
  doença de, 366
  causas, 366
  transmissão, 366
    meios de, 366
William Harvey
  e a nova ciência, 144

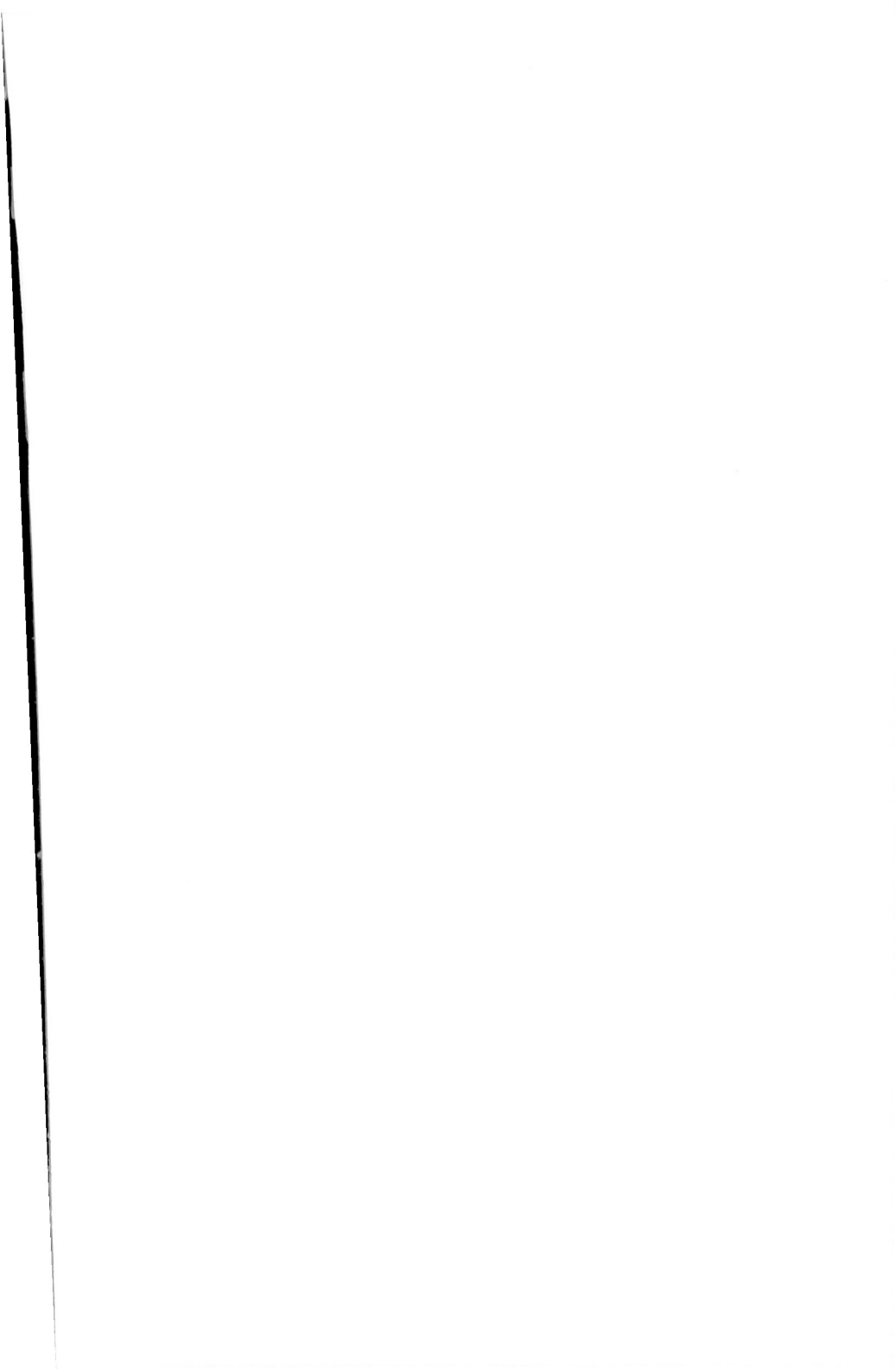